国家卫生健康委员会"十四五"规划教材
全国高等学校教材

供卫生信息管理、医学信息学及信息管理与信息系统等相关专业用

医院信息系统

主　编　刘章锁　刘　云

副主编　罗海琼　朱卫国　舒　婷

编　委（以姓氏笔画为序）

邓文萍　湖北中医药大学	尚小平　郑州大学第一附属医院
甘昕艳　广西中医药大学	罗海琼　广西医科大学
冯芮华　中国医学科学院北京协和医学院	周　典　安徽医科大学
医学信息研究所	周庆利　浙江大学医学院附属第四医院
朱卫国　中国医学科学院北京协和医院	费科锋　浙江大学医学院附属浙江医院
刘　云　南京医科大学	顾　铮　南京中医药大学
刘章锁　郑州大学第一附属医院	高志宏　温州医科大学附属第一医院
闫朝升　黑龙江中医药大学	郭艳宏　齐齐哈尔医学院附属第二医院
许玉龙　河南中医药大学	彭建明　新疆维吾尔自治区人民医院
李　萌　哈尔滨医科大学（大庆）	葛小玲　复旦大学附属儿科医院
李　舒　中国医科大学	舒　婷　国家卫生健康委医院管理研究所
张兰华　山东第一医科大学	窦清理　深圳大学第二附属医院
苑宁萍　内蒙古医科大学	颜鲁合　甘肃中医药大学

编写秘书　尚小平（兼）

人民卫生出版社
·北京·

图书在版编目（CIP）数据

医院信息系统 / 刘章锁, 刘云主编. —北京: 人民卫生出版社, 2022.9

全国高等学校卫生信息管理 / 医学信息学专业第三轮规划教材

ISBN 978-7-117-33552-2

Ⅰ. ①医⋯ Ⅱ. ①刘⋯②刘⋯ Ⅲ. ①医院－管理信息系统－高等学校－教材 Ⅳ. ①R197.324

中国版本图书馆 CIP 数据核字（2022）第 170247 号

人卫智网	www.ipmph.com	医学教育、学术、考试、健康，购书智慧智能综合服务平台
人卫官网	www.pmph.com	人卫官方资讯发布平台

医院信息系统
Yiyuan Xinxi Xitong

主　　编：刘章锁　　刘　云
出版发行：人民卫生出版社（中继线 010-59780011）
地　　址：北京市朝阳区潘家园南里 19 号
邮　　编：100021
E - mail：pmph @ pmph.com
购书热线：010-59787592　010-59787584　010-65264830
印　　刷：廊坊一二〇六印刷厂
经　　销：新华书店
开　　本：850 × 1168　1/16　　印张：21
字　　数：592 千字
版　　次：2022 年 9 月第 1 版
印　　次：2022 年 11 月第 1 次印刷
标准书号：ISBN 978-7-117-33552-2
定　　价：82.00 元

打击盗版举报电话：010-59787491　E-mail：WQ @ pmph.com
质量问题联系电话：010-59787234　E-mail：zhiliang @ pmph.com
数字融合服务电话：4001118166　E-mail：zengzhi @ pmph.com

全国高等学校卫生信息管理 / 医学信息学专业规划教材第三轮修订

出 版 说 明

为进一步促进卫生信息管理 / 医学信息学专业人才培养和学科建设，提高相关人员的专业素养，更好地服务卫生健康事业信息化、数字化的建设发展，人民卫生出版社决定组织全国高等学校卫生信息管理 / 医学信息学专业规划教材第三轮修订编写工作。

医学信息学作为计算机信息科学与医学交叉的一门新兴学科，相关专业主要包括管理学门类的信息管理与信息系统、信息资源管理、大数据管理与应用，理学门类的生物信息学，工学门类的医学信息工程、数据科学与大数据技术，医学门类的生物医药数据科学、智能医学工程等。我国医学信息学及卫生信息管理相关专业的本科教育始于 20 世纪 80 年代中期，通过以课程体系和教学内容为重点的改革，取得系列积极成果。2009 年人民卫生出版社组织编写出版了国内首套供卫生信息管理专业使用的规划教材，2014 年再版，凝结了众多专业教育工作者的智慧和心血，与此同时，也有多个系列的医学信息学相关教材和专著出版发行，为我国高等学校卫生信息管理 / 医学信息学教育和人才培养做出了重要贡献。

当前，健康中国、数字中国加快建设，教育教学改革不断深化，对卫生信息管理 / 医学信息学人才的需求持续增加，知识更新加快，专业设置更加丰富，亟需在原有卫生信息管理课程与教材体系的基础上，建设适应新形势的卫生信息管理 / 医学信息学相关专业教材体系。2020 年国务院办公厅发布《关于加快医学教育创新发展的指导意见》，对"十四五"时期我国医学教育创新发展提出了新要求，人民卫生出版社与中华医学会医学信息学分会在对国内外卫生信息管理 / 医学信息学专业人才培养和教材编写进行广泛深入调研的基础上，于 2020 年启动了第三轮规划教材的修订工作。随后，成立全国高等学校卫生信息管理 / 医学信息学专业规划教材第三届评审委员会、明确本轮教材编写原则、召开评审委员会会议和主编人会议，经过反复论证，最终确定编写 11 本规划教材，计划于 2022 年秋季陆续出版发行，配套数字内容也将同步上线。

本套教材主要供全国高等学校卫生信息管理、医学信息学以及信息管理与信息系统等相关专业使用。该套教材的编写，遵循全国高等学校卫生信息管理 / 医学信息学专业的培养目标，努力做到符合国家对高等教育提出的新要求、反映学科发展新趋势、满足人才培养新需求、适应学科建设新特点。在修订编写过程中主要体现以下原则和特点。

一是寓课程思政于教材思政。立德树人是教育的根本任务，专业课程和专业教材与思政教育深度融合，肩负高校教育为党育才、为国育人的历史重任。通过对国内外卫生信息管理 / 医学信息学专业发展的介绍，引导学生坚定文化自信；通过对医学信息安全与隐私保护相关伦理、政策法规等的介绍，培养和增强学生对信息安全、隐私保护的责任意识和风险意识。

二是培养目标更加明确。 在以大数据、人工智能为代表的新一轮科技革命和产业变革新背景下，卫生健康信息化加快发展，医工、医理、医文更加交叉融合，亟需加大复合型创新人才培养力度，教材结构、内容、风格等以服务学生需求为根本。

三是统筹完善专业教材体系建设。 由于卫生信息管理/医学信息学相关专业涉及医学、管理学、理学、工学等多个门类，不同高校在专业设置上也各具特色，加之学科领域发展迅猛、应用广泛，为进一步完善专业教材体系，本轮教材在进行整合优化的基础上，增加了《医学大数据与人工智能》《公众健康信息学》《医学知识组织》和《医学信息安全》等，以满足形势发展和学科建设的需要。

四是遵循编写原则，打造精品教材。 认真贯彻"三基、五性、三特定"的编写原则，重点介绍基本理论、基本知识和基本技能；体现思想性、科学性、先进性，增强启发性和适用性；落实"三特定"即特定对象、特定要求、特定限制的要求。树立质量和精品意识，突出专业特色，统筹教材稳定性和内容新颖性，坚持深度和广度适宜、系统与精练相统一，同一教材和相关教材内容不重复，相关知识点具有连续性，减轻学生负担。

五是提供更为丰富的数字资源。 为了适应新媒体教学改革与教材建设的新要求，本轮教材增加了多种形式的数字资源，采用纸质教材、数字资源（类型为课件、在线习题、微课等）为一体的"融合教材"编写模式，着力提升教材纸数内容深度结合、丰富教学互动资源。

希望本轮教材能够紧跟我国高等教育改革发展的新形势，更好地满足卫生健康事业对卫生信息管理/医学信息学专业人才的新需求。真诚欢迎广大院校师生在使用过程中多提供宝贵意见，为不断提高教材质量，促进教材建设发展，为我国卫生信息管理/医学信息学相关专业人才培养做出新贡献。

序　言

随着互联网、大数据、云计算、人工智能等信息技术在医学和卫生健康领域的广泛深入应用，信息技术与医学和卫生健康事业的结合日益紧密。医学和卫生健康领域的信息化、数字化、智能化，对于推动健康中国和数字中国建设、卫生健康事业高质量发展、深化医药卫生体制改革和面向人民健康的科技创新，实现人人享有基本医疗卫生服务、保障人民健康等具有极为重要的意义，迫切需要既了解医学与卫生健康行业又懂信息技术的复合型、高层次医学信息专业人才。

医学信息学是实现医学和卫生健康领域信息化、数字化、智能化高质量发展，以及推动健康中国、数字中国建设的重要基础，是引领和支撑医学和卫生健康事业发展的重要支柱。医学信息学作为一门计算机信息科学与医学交叉的新兴学科，已经成为医学的重要基础学科和现代医学的重要组成部分。它伴随着计算机信息技术在医学领域中的应用以及服务医学研究与实践的需要而产生，也随着服务于医学及相关领域的目标与活动而不断发展。目前，已涵盖与人类生命健康相关的各层次（分子—基因—蛋白—亚细胞—细胞—组织—器官—个体—群体）的医学应用，通过对医学信息（数据）的挖掘、有效组织和管理、开发与应用，实现对医学信息的充分利用和共享，提高医学管理与决策的质量和效率，全面赋能医学与卫生健康事业发展。

我国医学信息学的发展主要起步于医学图书和情报管理领域，早期主要集中在医院信息系统、医学情报研究、医学信息资源建设与服务等方面。20世纪80年代中期开始，当时卫生部所属4所医学院校创办图书情报专业，开始了医学信息学专业教育的探索。经过30余年的建设，特别是进入新世纪以来，医学信息学发展迅速，加快形成为与理学、工学、管理学、医学相互交叉的新兴学科，涉及学科门类、专业类目众多，主要相关的如管理学门类的信息管理与信息系统、卫生信息管理、信息资源管理、大数据管理与应用，理学门类的生物信息学，工学门类的医学信息工程、数据科学与大数据技术，医学门类的健康数据科学、生物医药数据科学、智能医学工程等。目前，我国的卫生信息管理／医学信息学高等教育已形成以本科教育为基础、硕博士教育为龙头、专科教育为补充的多层次教育格局。与此同时，以课程体系和教学内容为重点的教学改革取得了系列成果，出版了一批内容新颖、富有特色的教材，包括规划教材、自编教材、翻译教材等。在全国高等学校规划教材建设方面，2009年人民卫生出版社就组织编写并出版了国内首套共9本供卫生信息管理专业学生使用的教材，2014年更新再版扩展至11本，为我国高等学校卫生信息管理／医学信息学教育做出了重要贡献。

随着计算机科学与信息技术的迅猛发展，健康中国建设的推进，医学信息学呈现诸多新特征，主要表现为，信息技术应用与卫生健康行业深度交融加快，数字健康成为健康服务的重要组成部分，信息技术与医学的深度融合推动新的医学革命，数据治理与开放共享、信息安全与隐私保护更加受到重视，医学信息学科发展加速。在此背景下，卫生信息管理/医学信息学人才需求持续增加，亟需建设适应新形势的相关专业教材体系，为培养复合型、高层次专业人才提供帮助。人民卫生出版社主动履行使命、担当作为，联合中华医学会医学信息学分会，在对国内外相关专业人才培养和教材编写进行深入调研的基础上，决定组织编写新一轮全国高等学校卫生信息管理/医学信息学专业教材，并将其作为国家卫生健康委员会"十四五"规划教材。

2020年人民卫生出版社成立全国高等学校卫生信息管理/医学信息学专业规划教材第三届评审委员会，由我担任主任委员，中华医学会医学信息学分会现任主任委员、中国医学科学院医学信息研究所钱庆研究员和候任主任委员、郑州大学第一附属医院刘章锁教授等8位专家学者担任副主任委员，来自全国高等院校、科研院所等机构的32位专家学者担任委员。评审委员会在现状调研和专家论证等基础上，紧密结合新形势、新需求，更好体现系统性、权威性、代表性和实用性，经反复论证对既往多个教材品种进行整合优化，针对前沿发展新增4个品种《医学信息安全》、《医学知识组织》、《医学大数据与人工智能》、《公众健康信息学》，最终确定11个品种，力求体现新的学科发展成果和更好满足人才培养需求。整套教材将于2022年秋陆续出版发行，配套数字内容也将同步上线。

经评审委员会和人民卫生出版社共同协商，从全国长期从事卫生信息管理/医学信息学相关教学科研工作的专家学者中，遴选出本套教材的主编和副主编。最终，11本教材共有主编18人、副主编40人、编委130余人，涵盖了全国110多所高校、科研院所和相关单位。

教材编写过程中，各位主编率领编委团队高度负责、精诚团结、通力合作、精益求精，高质量、高水平地完成了编写任务，中国医学科学院医学信息研究所的李姣研究员担任本套教材评审委员会的秘书，同人民卫生出版社共同完成了大量卓有成效的工作。我要特别指出的是，本轮教材的顺利出版，离不开人民卫生出版社的优质平台，离不开各参编院校、科研院所的积极参与，在此，我向各位领导的支持、专家同道的辛勤付出和做出的卓越贡献致以崇高的敬意，并表示衷心的感谢。

作为一门快速发展的新兴交叉学科，编写中尽可能反映学科领域的最新进展和主要成果，但囿于时间和水平等原因，难免存在错漏和不当之处，真诚欢迎各位读者特别是广大高等院校师生在使用过程中多提宝贵意见。

全国高等学校卫生信息管理/医学信息学专业

第三届教材评审委员会主任委员　代　涛

2022年秋于北京

主编简介

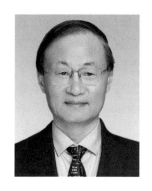

刘章锁

　　教授、主任医师、博士生导师、中原学者、国家级教学名师、享受国务院特殊津贴专家。现任郑州大学第一附属医院首席科学家，河南省肾脏病研究中心主任，河南省医学大数据研究院首届理事长。兼任中华医学会医学信息学分会候任主任委员，中华医学会肾脏病学分会常务委员兼秘书长，中国研究型医院学会肾脏病学专业委员会主任委员，河南省研究型医院学会会长等职务。

　　从医、从教、从研近 40 年，先后主持国家自然科学基金联合重点项目 2 项、面上项目 4 项、国家重点研发计划重点专项课题 1 项、河南省重大公益专项 1 项，主持国家级或省厅级科研项目 50 余项。发表论文近 500 篇，其中，SCI 收录 100 余篇；主编或副主编专著及教材近 10 部；担任我国首套《肾脏病科普丛书》执行主编。牵头创立并担任 *Diabetic Nephropathy* 杂志主编；执笔和参与制定 20 余项国内指南和共识。获发明专利授权 3 项、实用新型专利 2 项、计算机软件著作权 2 项。获国家科技进步奖二等奖 1 项，获河南省科技进步奖一等奖 1 项、二等奖 5 项。

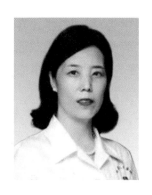

刘　云

　　二级教授、主任医师、博士生导师、享受国务院特殊津贴专家。现任南京医科大学生物医学工程与信息学院副院长，江苏省人民医院（南京医科大学第一附属医院）副院长，南京医科大学医学信息学与管理研究所所长，国家重点研发计划项目首席科学家。兼任中国卫生信息学会标准委员会副主任委员，中华医学会医学信息学分会委员，江苏省医学会医学信息学与智能健康分会主任委员，江苏智慧健康信息化专家咨询委员会秘书，江苏大数据联盟健康医疗专业委员会主任委员。

　　常年从事医院管理及临床、信息化建设工作。创办了南京医科大学医学信息学系，带领团队较早地启动智慧医院建设，提出基于数据驱动的医院管理及泛在理论下的慢性病管理策略思想，先后获得江苏省"科教兴卫""科教强卫"工程优秀医学重点人才、江苏省卫生拔尖人才、江苏省"333 高层次人才培养工程"培养对象、江苏省"五一劳动奖章"获得者等称号和荣誉。

副主编简介

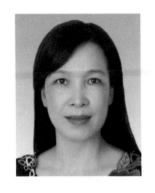

罗海琼

教授。现任广西医科大学信息与管理学院医学信息系主任、医学信息管理教研室主任兼病案管理教研室主任，广西壮族自治区卫健委卫生信息化咨询专家。兼任广西医院协会信息管理专业委员会副会长，《中国数字医学》杂志编委，中国卫生信息学会健康医疗大数据医疗质量管理与监督专业委员会委员，中国卫生信息学会卫生信息学教育专业委员会委员，中华医学会医学信息学分会教育学组委员。

从事教学工作近 20 年。主编、参编教材 8 册，发表 SCI、核心期刊等论文 20 篇。主持、参与国家级、省级、校级的科研、教改课题 15 项，获得广西高等教育自治区教学成果奖一等奖 1 项。

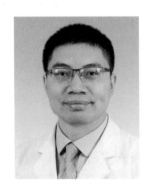

朱卫国

副主任医师。现任中国医学科学院北京协和医院医疗保险管理处处长，原信息中心处长。兼任第八届国家卫生健康标准委员会卫生健康信息标准专业委员会委员，中华医学会医学信息学分会常委，中国医院协会信息专业委员会副主委及青委主委，中华医学会全科医学分会青年学组副组长等。

参加医院信息工作 10 余年，被评为"2015—2016 年度中国医院优秀CIO"。参与教学工作 10 余年，获第二届全国高校（医学类）微课教学比赛一等奖及北京高校第八届青年教师教学基本功比赛二等奖、最受学生欢迎奖。承担科技部"数字诊疗装备研发"重点专项等课题。发表 SCI 及核心期刊文章 50 余篇。

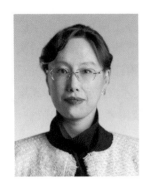

舒　婷

研究员。现任国家卫生健康委医院管理研究所医疗信息化研究部主任。长期从事智慧医院建设、电子病历及互联网医疗等医院信息化相关政策、标准等的起草、评价、研究等工作。开展多项省部级研究课题，研究成果曾获得中国医院协会"医院科技创新奖"一等奖。出版多本医疗信息化相关论著，在国内外核心期刊上发表多篇论文。

前　言

随着信息技术的不断发展和国家医疗改革的不断深入，信息系统作为现代管理模式的重要技术支撑，在医疗卫生领域的发展也极为迅速。医院信息系统在医院广泛而深入的应用，使医院流程再造得以实现，将传统的以人事、财务、物资为核心的管理模式，转变成以患者为中心、以提升临床治疗和就诊体验为重点、以精细化管理为目标的新模式。医院信息系统的建设已成为医院建设与发展的重要任务，而医院信息系统的建设与应用水平，也标志着医院人性化服务、精细化管理、科学化决策的水平。

本教材融合了国家对医疗卫生信息化建设的最新政策，新兴卫生信息管理技术，当前通信与信息技术及相关新理论、新知识、新成果，以满足我国医疗卫生事业发展对专业人才的最新需求，培养符合时代发展要求的医院信息化管理人才。

本书从医院信息系统的宏观角度入手，顺应信息化发展趋势，按照特定的对象、特定的要求、特定的限制，全面、系统地介绍医院信息系统的基本理论、基本知识、基本技能，注重思想性、科学性、先进性、启发性、适用性原则，着重介绍具有实用性的知识。

全书共二十章。从基础构成、应用系统和未来发展三方面对医院信息系统进行介绍。其中，第一章至第三章介绍了医院信息系统的概况、基础建设、相关技术及标准；第四章至第十六章分别具体介绍了当前医院所使用的主要信息系统，既包括医疗相关系统，如门急诊系统、住院系统等，也包括医院管理和患者服务相关系统；第十七章至第二十章介绍了医院信息系统的建设和发展，包括信息集成平台建设、数据中心建设、智慧医院建设和医院信息化发展的方向。

由微观至宏观，由当下至未来，图文相称，深入浅出，环环相扣，力图生动、全面地向读者展现医院信息系统的面貌。

本教材是全国高等学校卫生信息管理/医学信息学专业第三轮规划教材的其中一本新增教材，作为第一版教材，我们深知所担负的责任和面临的考验，因此不敢有丝毫懈怠。为了能够全方位地为广大学生展现我国在医院信息系统领域方方面面的成果和应用现状，本版教材编委会云集了来自国家卫生健康委医院管理研究所、北京协和医院、郑州大学、南京医科大学、广西医科大学等全国二十多所高等院校、大型综合医院和研究机构的专家学者。来自全国各地的编者们有着长期的专业知识积淀和权威的专业素养，经过反复的酝酿和思想碰撞，经反复考量和数次修订，他们的智慧和汗水最终凝结成这版教材。在此，对各位编者和所有为本教材提供过无私帮助的人们致以衷心感谢和崇高敬意。

无论是从信息技术本身来看，还是从医疗应用角度来看，未来数年甚至十余年，医院信息系统无疑将处于不断更新、快速发展的阶段。尽管所有参编专家已力求完善，但囿于区域发展不平衡及我们个人知识水平所限，教材中难免存在瑕疵。不当之处，望读者不吝赐教。

希望《医院信息系统》教材能带领读者接触更大的知识空间，带来更多的启发，也希望我国医疗卫生行业的信息化发展越来越好。

刘章锁

2022 年 4 月

目　录

第一章　绪论 ·· 1

第一节　医院信息系统概述 ··· 1

一、医院信息系统的定义 ·· 1

二、医院信息系统的发展历程 ··· 2

第二节　医院信息系统构成 ··· 4

一、医院信息系统的结构和组成 ··· 4

二、医院信息系统的总体架构 ··· 5

第三节　医院信息系统建设 ··· 6

一、医院信息系统顶层设计 ·· 6

二、医院信息系统总体规划 ·· 7

三、医院信息系统建设概况 ·· 8

第二章　医院信息系统基础设施建设及相关技术 ·· 10

第一节　医院信息系统硬件基础 ·· 10

一、服务器 ··· 10

二、存储 ·· 11

三、交换机 ··· 12

四、机房建设 ··· 13

五、网络基础 ··· 14

第二节　医院信息系统软件基础 ·· 16

一、信息系统开发及数据输入技术 ··· 16

二、数据库系统及其开发技术 ··· 19

三、数据传输交换系统及信息集成平台 ··· 21

四、数字认证系统 ··· 22

五、数据可视化技术 ··· 23

第三节　医院信息系统安全建设 ·· 25

一、医院信息系统安全技术 ·· 25

二、终端输入/输出安全 ··· 26

三、网络运行安全 ··· 28

四、数据安全技术 ··· 30

第三章　医学信息相关标准 ·· 32

第一节　国际通用医学信息相关标准 ··· 32

一、HL7 标准 32

二、ICD 标准 36

三、DICOM 标准 38

四、SNOMED CT 标准 41

第二节 国内相关标准 45

一、国内卫生行业相关通用标准 45

二、中医药相关标准 47

第四章 门急诊信息系统 50

第一节 门急诊信息系统概述 50

一、我国门急诊信息系统发展概况 50

二、门急诊信息系统功能 50

第二节 门急诊信息系统业务流程 51

一、门诊信息系统业务流程 51

二、急诊信息系统业务流程 55

第三节 门急诊信息系统功能 56

一、门急诊挂号系统功能 57

二、门急诊收费系统功能 58

三、门急诊叫号系统功能 59

四、急诊预检分诊与留观系统功能 59

五、门急诊医生站功能 60

六、门急诊护士站功能 61

七、门急诊电子病历系统功能 62

八、输液管理系统功能 64

九、皮试管理系统功能 65

十、药品管理系统功能 65

十一、医疗管理系统功能 68

十二、门急诊医保管理系统功能 69

十三、患者管理服务系统功能 69

十四、医技科室系统功能 69

十五、门急诊应急系统功能 71

第五章 住院信息系统 72

第一节 住院信息系统概述 72

第二节 住院信息系统业务流程 73

一、入院登记 74

二、预交金管理 74

三、安排床位 74

四、病案首页及入院记录 74

五、开立医嘱 74

六、核对医嘱 74

七、药物汇总领药及派发 ·· 74

八、绘制体温单及护理记录 ·· 76

九、查房、操作等病程记录 ·· 76

十、预核算、办理出院手续和出院结算 ······························ 76

第三节　住院信息系统功能模块 ·· 76

一、入院、出院、转科管理 ·· 76

二、医嘱管理 ··· 77

三、手术管理 ··· 77

四、医技计费管理 ··· 78

五、配发药管理 ··· 78

六、结算及出纳管理 ··· 78

七、住院医生工作站 ··· 79

八、住院护士工作站 ··· 81

九、护理管理 ··· 84

十、重症监护信息系统 ··· 86

十一、不良反应／不良事件上报 ······································ 87

第四节　住院病历系统 ·· 87

一、病历的定义 ··· 87

二、病历的作用 ··· 87

三、纸质病历的不足 ··· 88

四、电子病历的发展 ··· 88

五、住院病历书写内容 ··· 88

六、住院病历生成流程 ··· 89

七、住院病历系统具体功能 ·· 89

第五节　住院收费管理系统 ·· 92

一、系统特点 ··· 93

二、主要功能 ··· 93

三、结算方式 ··· 93

第六章　实验室信息系统 ·· 96

第一节　实验室信息系统概述 ·· 96

一、实验室信息系统发展历程 ·· 96

二、实验室信息系统架构及类型 ······································ 98

第二节　实验室信息系统业务流程 ······································ 99

一、实验室信息系统住院业务流程 ···································· 99

二、实验室信息系统门诊业务流程 ··································· 100

三、区域实验室信息管理业务模式 ··································· 101

第三节　实验室信息系统功能模块 ····································· 102

一、条码管理 ·· 102

二、标本管理 ·· 102

三、设备数据采集 ·· 103

四、检验报告书写 ·· 104

五、检验报告自动审核 ··· 104

六、质控管理 ·· 105

七、检验报告审核 ·· 105

八、危急值管理 ·· 105

九、全过程时间管理 ·· 106

十、检验知识库 ·· 107

十一、试剂管理 ··· 107

十二、日常管理 ··· 107

第四节　实验室信息系统技术 ·· 107

一、系统与仪器之间的数据交互技术 ··· 107

二、系统之间的接口技术 ·· 108

三、超融合架构技术 ·· 108

四、现代技术应用助力实验室信息系统革新 ···································· 108

第七章　医学影像归档与传输系统 ···110

第一节　医学影像归档与传输系统概述 ·· 110

一、产生与发展 ··· 110

二、分类与组成 ··· 111

第二节　医学影像归档与传输系统的原理与方法 ···································· 112

一、医学影像数据采集 ··· 112

二、医学影像数据存储 ··· 114

三、医学影像数据传输 ··· 116

四、医学图像显示和处理 ·· 116

五、医学影像信息与其他医疗信息的交换 ······································· 118

第三节　医学影像归档与传输系统/放射信息系统功能 ······························ 119

一、预约登记 ·· 120

二、影像检查 ·· 120

三、影像诊断与报告生成 ·· 121

四、诊断结果发放 ·· 123

五、远程影像会诊系统 ··· 123

第八章　药事管理信息系统 ·· 125

第一节　药事管理信息系统概述 ·· 125

一、药事管理信息化 ·· 125

二、药事管理信息化应用情况 ·· 127

第二节　药事管理信息系统业务流程 ··· 127

一、药库管理系统业务流程 ·· 127

二、药房管理系统业务流程 ·· 128

三、安全用药监测系统业务流程 ·· 130

第三节　药事管理系统功能 ··· 131

一、药库管理系统功能 131

二、门/急诊药房管理系统功能 132

三、住院药房管理系统功能 133

四、静脉用药集中调配管理系统功能 134

五、安全用药监测系统功能 135

六、药事服务系统功能 137

第九章　手术麻醉信息系统 140

第一节　手术麻醉信息系统概述 140

一、国内外发展趋势 140

二、系统模块 141

第二节　手术麻醉信息系统业务流程 142

一、术前管理流程 142

二、术中管理流程 143

三、术后管理流程 146

四、手术麻醉支撑系统 148

第三节　手术麻醉信息系统技术 150

一、技术特点 150

二、数据存储管理 151

第十章　输血信息系统 152

第一节　输血信息系统概述 152

一、血液管理信息化发展历史 152

二、国内外输血管理信息化现状 152

三、血液管理信息化的发展趋势 153

第二节　输血信息系统业务流程 154

第三节　输血信息系统功能介绍 156

一、血液管理 156

二、临床用血管理 157

三、申请单管理 160

四、标本管理 160

五、实验检测管理 161

六、发血管理 161

七、血液输注管理 162

八、血袋回收 164

九、输血科辅助管理 164

第十一章　电子病历系统 166

第一节　电子病历系统概述 166

一、国内外发展趋势 166

二、系统架构 169

第二节 电子病历系统业务流程 ……………………………………… 172
　　一、医疗业务流程闭环管理 …………………………………… 172
　　二、医疗管理流程闭环管理 …………………………………… 176
第三节 电子病历系统技术 …………………………………………… 178
　　一、电子病历的编辑与存储技术 ……………………………… 178
　　二、电子病历的电子签名与认证技术 ………………………… 180
　　三、电子病历系统集成共享技术 ……………………………… 181
　　四、电子病历系统中的新技术应用 …………………………… 184

第十二章　远程医疗信息系统 ……………………………………… 186

第一节 远程医疗系统概述 …………………………………………… 186
　　一、国内外远程医疗的发展历程 ……………………………… 186
　　二、远程医疗的发展阶段 ……………………………………… 187
　　三、远程医疗的发展趋势 ……………………………………… 188
第二节 远程医疗信息系统的架构 …………………………………… 189
　　一、远程医疗信息系统的总体架构 …………………………… 189
　　二、远程医疗信息系统的功能架构 …………………………… 190
　　三、远程医疗信息系统的信息架构 …………………………… 191
第三节 远程医疗信息系统的功能 …………………………………… 193
　　一、远程会诊系统 ……………………………………………… 193
　　二、远程影像诊断系统 ………………………………………… 194
　　三、远程心电诊断系统 ………………………………………… 194
　　四、远程医学教育系统 ………………………………………… 194
　　五、远程预约系统 ……………………………………………… 195
　　六、双向转诊系统 ……………………………………………… 195
　　七、远程重症监护系统 ………………………………………… 196
　　八、远程病理诊断系统 ………………………………………… 196
　　九、远程手术示教系统 ………………………………………… 196
第四节 远程医疗的技术实现 ………………………………………… 197
　　一、多媒体计算机系统 ………………………………………… 197
　　二、现代网络通信技术 ………………………………………… 197
　　三、多系统整合技术 …………………………………………… 198
　　四、网络的安全防范技术 ……………………………………… 199
　　五、虚拟现实技术 ……………………………………………… 199

第十三章　临床决策支持系统 ……………………………………… 200

第一节 临床决策支持系统概述 ……………………………………… 200
　　一、临床决策支持系统发展回顾 ……………………………… 200
　　二、临床决策支持系统发展现状 ……………………………… 201
第二节 临床决策支持系统的分类 …………………………………… 201
　　一、按照系统结构分类 ………………………………………… 201

二、按照人机交互方式分类 ……………………………………………… 203

三、按照临床应用场景分类 ……………………………………………… 203

第三节　临床决策支持系统的构建方法 …………………………………… 203

一、基于知识库的系统构建方法 ………………………………………… 203

二、基于非知识库的系统构建方法 ……………………………………… 205

第四节　临床决策支持系统的应用场景 …………………………………… 206

一、临床诊断 ……………………………………………………………… 207

二、影像诊断 ……………………………………………………………… 207

三、检验申请 ……………………………………………………………… 207

四、检查申请 ……………………………………………………………… 207

五、合理用药 ……………………………………………………………… 208

六、用血申请 ……………………………………………………………… 208

七、治疗选择 ……………………………………………………………… 208

八、预后判断 ……………………………………………………………… 208

九、危急值处理 …………………………………………………………… 208

十、医保合规 ……………………………………………………………… 209

十一、病历质控 …………………………………………………………… 209

十二、患者服务 …………………………………………………………… 210

第五节　临床决策支持系统应用问题及注意事项 ………………………… 210

一、警示疲劳问题 ………………………………………………………… 210

二、普适性问题 …………………………………………………………… 210

三、知识库更新问题 ……………………………………………………… 210

四、决策风险问题 ………………………………………………………… 211

五、接口问题 ……………………………………………………………… 211

六、政策法规问题 ………………………………………………………… 211

七、伦理问题 ……………………………………………………………… 212

八、其他问题 ……………………………………………………………… 212

第六节　临床决策支持系统未来发展趋势探讨 …………………………… 212

一、精准医学临床决策支持系统的发展 ………………………………… 212

二、多模态数据整合对临床决策支持系统的推动 ……………………… 212

三、医学知识库的规范化构建对临床决策支持系统的推动 …………… 213

第十四章　医院便民服务系统 ……………………………………………… **214**

第一节　医院便民服务系统概述 …………………………………………… 214

第二节　医院自助服务系统 ………………………………………………… 214

一、系统定义及其功能模块 ……………………………………………… 214

二、医院便民服务系统的特点 …………………………………………… 216

第三节　排队叫号系统 ……………………………………………………… 217

一、业务流程 ……………………………………………………………… 217

二、系统类型及其功能模块 ……………………………………………… 217

第四节　便民护理服务系统 ………………………………………………… 219

一、陪护服务系统 219

二、床边交互系统 220

第五节　智能导航定位系统 221

一、智能导航定位系统概述 221

二、智能导航定位系统实施流程 221

三、智能导航定位系统技术 222

四、功能模块 222

第六节　医院信息公开服务系统 223

一、医院信息公开内容及推送方式 223

二、信息公开监管制度 224

第七节　医院满意度评价系统 224

一、医院满意度评价系统概述 224

二、系统申请流程 224

三、系统功能模块 225

第八节　随访系统 226

一、随访系统概述 226

二、系统框架及功能模块 227

第十五章　医院运营管理系统 229

第一节　医院人力资源管理系统 229

一、医院人力资源管理系统概述 229

二、医院人力资源管理系统的主要内容 230

三、医院人力资源管理系统的实现 231

第二节　医院财务管理系统 233

一、医院财务管理系统概述 233

二、医院财务管理系统的主要内容 234

三、医院财务管理系统的实现 235

第三节　医院物资管理系统 236

一、医院物资管理系统概述 237

二、医院物资管理系统的主要内容 237

三、医院物资管理系统的实现 238

第四节　医院绩效考核管理系统 241

一、医院绩效考核管理系统概述 241

二、医院绩效考核管理系统的主要内容 243

三、医院绩效考核管理系统的实现 243

第十六章　院内感染管理系统 246

第一节　院内感染管理系统概述 246

一、国内外院内感染管理系统的特点和发展趋势 246

二、系统架构 249

第二节　院内感染管理系统业务流程 250

　　第三节　院内感染管理系统功能模块 ……………………………………………… 251
　　　　一、感染数据采集 …………………………………………………………………… 251
　　　　二、院内感染综合监测 ……………………………………………………………… 252
　　　　三、环境卫生学监测 ………………………………………………………………… 254
　　　　四、医务人员职业防护管理 ………………………………………………………… 254
　　　　五、感染筛查与预警 ………………………………………………………………… 255
　　　　六、感染审核与上报 ………………………………………………………………… 255

第十七章　医院信息集成平台 …………………………………………… 257

　　第一节　医院信息集成概述 ………………………………………………………… 257
　　　　一、医院信息集成的必然性 ………………………………………………………… 257
　　　　二、医院信息集成原则 ……………………………………………………………… 259
　　第二节　医院信息集成技术 ………………………………………………………… 260
　　　　一、医院信息集成框架 ……………………………………………………………… 260
　　　　二、医院信息集成模式 ……………………………………………………………… 261
　　第三节　医院信息平台的建设 ……………………………………………………… 264
　　　　一、医院信息平台的总体框架及参考技术架构 …………………………………… 264
　　　　二、医院信息平台建设内容 ………………………………………………………… 265
　　第四节　医院信息平台测评 ………………………………………………………… 269
　　　　一、测评目的及对象 ………………………………………………………………… 269
　　　　二、测评内容、评级方案及测评组织 ……………………………………………… 269

第十八章　医院数据中心 …………………………………………………… 272

　　第一节　医院数据中心概述 ………………………………………………………… 272
　　　　一、国内外医院数据中心的特点和发展趋势 ……………………………………… 272
　　　　二、医院数据中心系统架构 ………………………………………………………… 273
　　第二节　医院数据中心建设 ………………………………………………………… 274
　　　　一、医院数据中心常用技术介绍 …………………………………………………… 274
　　　　二、数据采集 ………………………………………………………………………… 276
　　　　三、数据治理 ………………………………………………………………………… 276
　　　　四、数据服务 ………………………………………………………………………… 279
　　第三节　医院数据中心应用 ………………………………………………………… 281
　　　　一、基于大数据的预测模型应用 …………………………………………………… 281
　　　　二、基于大数据的药物不良事件自动预警模型在药物临床试验安全性评价的应用 …… 281
　　　　三、先天性心脏病防诊治方案精准化研究 ………………………………………… 281

第十九章　智慧医院建设 …………………………………………………… 283

　　第一节　智慧医院概述及发展现状、趋势 ………………………………………… 284
　　　　一、智慧医院概述 …………………………………………………………………… 284
　　　　二、国外智慧医院发展现状与趋势 ………………………………………………… 286
　　　　三、我国智慧医院的发展现状 ……………………………………………………… 288

第二节　建设智慧医院的重点和技术难点 …………………………………………… 290
　　一、建设智慧医院的重点 ……………………………………………………… 290
　　二、建设智慧医院存在的问题及技术难点 ………………………………… 293

第二十章　医院信息化未来发展 ……………………………………………………… 297
　第一节　互联网医院 …………………………………………………………………… 297
　　一、互联网医院概述 …………………………………………………………… 297
　　二、互联网医院信息化建设 …………………………………………………… 298
　第二节　医联体 ………………………………………………………………………… 301
　　一、医联体概述 ………………………………………………………………… 301
　　二、医联体成员医院信息化建设 ……………………………………………… 302
　第三节　区块链 ………………………………………………………………………… 305
　　一、区块链概述 ………………………………………………………………… 305
　　二、医院信息化的区块链应用 ………………………………………………… 307
　第四节　物联网 ………………………………………………………………………… 308
　　一、物联网概述 ………………………………………………………………… 308
　　二、医院信息化的物联网应用 ………………………………………………… 309

推荐阅读 …………………………………………………………………………………… 313

中英文名词对照索引 ……………………………………………………………………… 315

第一章

绪　论

　　随着时代的发展，信息管理已逐渐渗透到医疗卫生领域的每一个方面。建立实用共享的卫生信息系统，大力推进卫生信息化建设，逐步实现统一高效、互联互通的信息化平台已成为新时代的要求。

　　医院信息化建设是新时代发展的必然趋势。医院信息系统作为医院信息化建设中的关键支撑和重要组成部分，其运行模式及成熟度影响着整个医疗卫生领域的信息化发展趋势。全面、有效的医院信息系统，可以显著规范医疗行为、提高医疗质量、提升医院管理水平、改善患者就医体验。2009年4月，中共中央、国务院发布了《关于深化医药卫生体制改革的意见》（以下简称"新医改方案"），提出建设城乡居民基本医疗卫生保健制度的四梁八柱构架，其中的一柱就是信息系统。这也是我国首次将医疗卫生信息系统确定为支撑医疗卫生体制改革的支柱之一，充分体现了医疗卫生信息系统在医疗卫生事业中的重要性。"新医改方案"推动了卫生事业的快速发展，医院信息化建设在此背景下也得以蓬勃发展。国家卫生健康委、国家中医药管理局2021年9月发布的《公立医院高质量发展促进行动（2021—2025年）》要求将信息化作为医院基本建设的优先领域，建设电子病历、智慧服务、智慧管理"三位一体"的智慧医院信息系统，完善智慧医院顶层设计，提高医疗服务的智慧化、个性化水平，推进医院信息化建设标准化、规范化发展，落实国家和行业信息化标准。

　　医院信息化从最初以收费为中心的医院管理信息系统到以患者为中心的临床信息系统，如今已发展为线上线下一体化的医疗服务、业务管理新模式。信息化需求的快速变化和新技术的不断涌现，推动着医院数字化从量变向质变进化。医院正从数字化医院向智慧医院转型，医院的信息化建设也从数字化医院建设向智慧医院建设迈进。

第一节　医院信息系统概述

一、医院信息系统的定义

　　由于技术水平、发展阶段及国情背景不同，医院信息系统的内涵不断被改进，外延获得扩充。美国学者莫里斯·库伦于1988年曾提出医院信息系统的定义：利用电子计算机和通信设备，为医院所属各部门提供患者诊疗信息和行政管理信息的收集、存储、处理、提取和数据交换的能力，并满足所有授权用户的功能需求。

　　目前，医院信息系统（hospital information system，HIS）的定义有广义和狭义之分。广义的医院信息系统是指利用计算机软硬件技术、网络通信技术等现代化手段，对医院及其所属各部门的人流、物流、财流进行综合管理，对在医疗活动各阶段中产生的数据进行采集、存贮、处理、提取、传输、汇总、加工生成各种信息，从而为医院的整体运行提供全面的、自动化的管理及各种服务的信息系统。而狭义的医院信息系统,又称医院管理信息系统(hospital management information system,HMIS),是指利用计算机软硬件技术、网络通信技术等现代化手段,对医院以收费为中心的经济管理系统,为医院业务提供全面的支撑及各种服务的信息系统。本教材所提到的医院信息系统指的是广义的医院信息系统。

二、医院信息系统的发展历程

医院信息系统并不是新生事物,其雏形最早可追溯到20世纪50年代中期,美国一家医院将计算机技术应用于医院的财务会计及部分事务性工作的管理。以此为起点,随着计算机、信息、通信技术的不断发展,计算机的应用逐渐从以"收费"为核心转向临床医疗,并延伸到行政管理等医院业务活动的方方面面,尤其是随着21世纪全球性的信息化浪潮,最终形成了今天为人们所知的医院信息系统。虽然医院信息系统已经有很长的发展历史,但未来仍有巨大的发展空间。下面介绍医院信息系统在美国、欧洲、日本及我国的发展历程。

(一)美国

在过去的半个多世纪,美国始终走在信息化发展的前沿,在医院信息系统方面也不例外,尤其在探索阶段,美国在医疗领域对计算机应用进行了很多里程碑式的尝试和开拓。如20世纪60年代初就诞生了首个利用计算机技术管理医疗相关数据的患者护理系统,而第一个完整意义上的一体化医院信息系统问世则要追溯到1971年面向问题的医疗信息系统(problem oriented medical information system,PROMIS)在妇科病区的使用,该系统从研发到投用历时3年。更广为人知的集成型医院信息系统Omaha也是在20世纪70年代研发的。截至1985年,美国有四分之一以上的医院应用了能够使医院内部的信息按照既定的业务流程在各部门之间流转的专属信息系统。

随着医院信息系统的研发和应用,信息标准与规范的重要性凸显出来,在随后的10年中涉及分类、编码、接口等方面的标准应运而生。其中影响范围较大的有:国际疾病分类第9版临床修订本手术与操作(International Classification of Diseases Clinical Modification of 9th Revision Operation and Procedures,ICD-9-CM-3),以及用于解决数字化医学影像传输和存储问题的医学数字成像和通信(digital imaging and communications in medicine,DICOM)标准,用于解决系统之间端口衔接问题的卫生信息交换标准(Health Level Seven,HL7),用于临床信息表达的医学术语系统命名法——临床术语(Systematized Nomenclature of Medicine-Clinical Terms,SNOMED-CT)等。这些标准几经修订,至今仍在医院信息系统的建设和运行中发挥着重要作用。

20世纪90年代后,在计算机断层成像、磁共振成像等基础上,以计算机射线成像术、数字化射线成像术为代表的常规X线数字化成像技术的大规模应用推动了医学影像学的信息化发展,进一步扩大了医院信息系统在临床方面的应用范围。此后医院信息系统的发展重心开始转向电子病历系统、计算机辅助决策系统的开发,数字化医院建设等。

(二)欧洲

欧洲各国对医院信息系统的应用始于20世纪70年代末。虽然起步晚于美国,但发展迅速,尤其在实现区域医疗方面取得了较大成果,并在此基础上探索了国家层面的卫生信息共享模式。进入21世纪后,由英、法、意、德等多国参与的"战略卫生信息化网络工程"为分布式数据库系统和开放网络工程做了大量实践。此外,在电子病历基础上,欧盟国家推行公民个人健康档案,不仅可以共享访问,还可以附带患者本人对自身慢性疾病观测所得的信息和观点作为参考。尽管有着宏大的构想,但是对于这些项目的推广和实施,除了技术上的难点,更大的困扰则是来自政治权衡、公民隐私保护和文化背景差异等方面的阻碍。尤其是在疫情防控常态化的今天,对诸多人为因素的考量显得更为严峻。

(三)日本

随着日本战后的经济复苏,日本各行业对计算机技术的应用也得以较早起步。日本医院的信息化建设最早可追溯到 20 世纪 70 年代初。但早期的医院信息系统主要围绕挂号、收费等事务性管理开展，并未直接涉及与临床诊疗等医院专业性活动相关的业务领域。尽管起步较早，但日本医院信息系统发展速度曾一度放缓，直到 20 世纪 90 年代中期，才开始逐步发展以医疗服务为中心的医院信息系统建设，应用范围也扩展到医疗设备的采购、库存、财会等业务，并开始积极推进各系统的整合。目前，日本已经实现了医院主要业务工作的完全电子化。日本的医院信息系统在设计理念上主要表现出的特点：一是极为重视患者服务流程；二是通过计算机系统监管来确保医疗质量；三是通过高度集成和共享来提升运营和科研管理的成效。

（四）中国

信息系统在中国医疗领域的应用是伴随着计算机技术的普及和推广而发展起来的。其发展大致可分为以下四个阶段。

1. **萌芽探索期（20 世纪 70 年代）**　我国在 20 世纪 70 年代开始了计算机在医院业务中的应用探索。与国际医院信息化的发展规律相同，我国第一代医院信息化领域的专家们摸索着走过了单一系统、部门级系统到全院级医院信息系统的发展过程。

1973 年，日坛医院（现中国医学科学院肿瘤医院肿瘤研究所）成立计算机室，引进国产 441B 晶体管计算机，开展全国肿瘤疾病死因调查数据统计处理工作，成为我国有期刊文献记载的第一个专门设立计算机科室的医院。20 世纪 70 年后期，上海、北京等大城市医院开始尝试利用计算机处理日常工作中的数据。1976 年，上海肿瘤医院利用计算机进行 X 线放射剂量的计算，后与复旦大学合作建立病史存储、检索和分析系统。1980 年，北京积水潭医院在小型机上实现药房账务管理，与此同时，原河南医科大学第一附属医院等一批教学医院也开始在研究生教学中设置计算机课程。在此阶段，虽然限于技术水平，计算机为医院提供的仅是简单的数据管理，且仅寥寥几家院校参与其中，但这些探索为此后信息系统在医院中的应用奠定了理论和实践基础。

2. **起步推进期（20 世纪 80 年代至 90 年代）**　计算机在医院的应用受到国家层面的关注。原卫生部陆续下发了有关政策文件和课题任务，如：1984 年的"计算机在我国医院管理中应用的预测研究"课题；1988 年将医院信息管理开发计划列入"八五"攻关项目；1996 年启动以开发医院信息系统为主要目标之一的"金卫工程"等。尽管在此阶段难以避免地遭遇了技术上的低水平重复开发、相关标准不够规范、应用局限性大、无法大规模推广等问题，但由于原卫生部层面的大力推进，系统性的大型医院信息系统终于初具雏形。

3. **快速发展期（2000—2009 年）**　21 世纪，中国医疗卫生体系经历多次重大挑战，促使相关部门意识到医疗卫生信息建设的重要性和紧迫性。中央出台诸多鼓励政策，并建立了多个国家级项目，从而形成了国内医疗行业信息化建设的高潮。2002 年 5 月，卫生部正式印发《医院信息系统基本功能规范》（第 2 版）。2003 年严重急性呼吸综合征（SARS）疫情期间，北京小汤山医院作为 SARS 防治定点医院，采用我国自主研发的"军字一号"大型一体化信息系统，在 72h 内完成了整体医院信息系统建设，医院开业时同步启用。2007 年 12 月，卫生部公布首批 20 家数字化试点示范医院，希望通过示范医院的带动辐射作用，将先进的信息系统和现代科学管理模式引入医院管理体系，加速全国医疗信息化发展。在此期间国内医院信息系统产品从 HIS 一枝独秀过渡到 HIS、影像归档与传输系统（PACS）、实验室信息系统（LIS）、电子病历系统（EMRS）百花齐放。

4. **新医改推动的新发展期（2010 年至今）**　近年来，医院信息系统建设快速发展，组织领导和资金投入持续加强，人才保障、信息安全管理、远程医疗服务等多项政策制度不断完善，基础建设继续深入，重点项目稳步推进，信息系统功能应用不断拓展。

通过电子病历、居民健康卡、远程医疗、区域卫生信息化工程的深入推进，预约挂号、健康门户、检验 / 检查报告查询、健康档案查询、健康管理 App、互联网医疗等面向公众的服务功能逐步应用，百姓就医日趋便捷,同时这些功能的应用在降低居民就医成本、提高就医体验、改善医患关系、促进和谐就医方面发挥了重要作用。目前大多数医院已实现以电子病历为核心的大型集成信息管理系统,各子系统间根据需求实现不同程度的功能互联和数据互通,形成在业务流程上以电子病历为核心的闭环管理,在功能上也从数据管理提升到决策支持。截至 2021 年底,我国已有 4 家医院通过电子病历系统功能应用水平分级评价 7 级考核,32 家医院通过电子病历系统功能应用水平分级评价 6 级考核。与此同时,越来越多新兴技术被应用于医院信息系统,我国也在不断尝试利用这些新兴技术探索更优化、更便捷的医疗模式,如"互联网医院""医联体"等。

第二节　医院信息系统构成

一、医院信息系统的结构和组成

医院信息系统为"双金字塔"的体系结构,即管理信息系统(MIS)及临床信息系统(CIS),分为四个层次:基础层、业务层、知识层、决策支持层(图 1-1)。

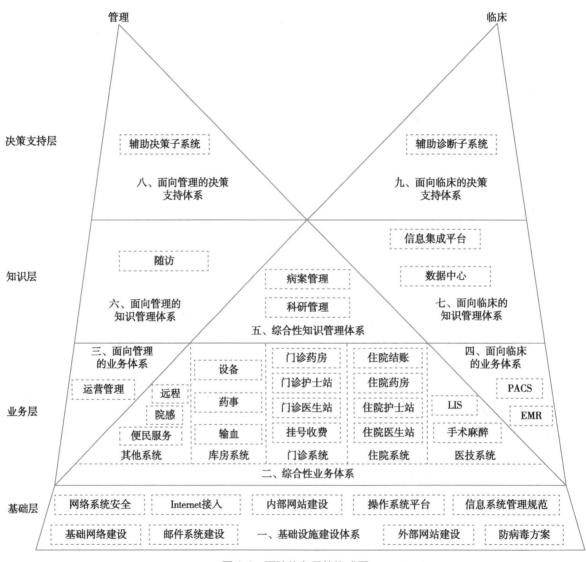

图 1-1　医院信息系统构成图

由于业务的特殊性，医院信息系统可能是各类信息系统中最复杂的一个。在图 1-1 描述的子系统中，一些是目前所有医院信息化管理都需倚重的核心业务系统，还有一些是可选配的系统。尽管国家相继出台了一系列指导性文件，对于医院信息化也设置了相应的评审标准，但想要构建最适合某家医院的系统，更多地要从医院自身的性质、规模和业务流程等方面去考量，绝非包含的子系统越多越好。

二、医院信息系统的总体架构

目前我国医院信息系统通常采用成熟的宽带局域网技术和集成技术，客户机/服务器（client/server）和浏览器/服务器（browser/server）网络服务方式，构成完全依赖计算机网络的信息系统。目前，大多数医院信息管理业务是在基于医院信息平台的医院信息系统中开展。

2011 年 3 月，在卫生部发布的《基于电子病历的医院信息平台建设技术解决方案（1.0 版）》中，医院信息平台的总体架构设计分为九个部分，包括：医院信息平台门户层、医院信息平台应用层、医院信息平台服务层、医院信息平台信息资源层、医院信息平台信息交换层、医院业务应用层、信息基础设施层以及信息标准体系、信息安全体系与系统运维管理。

如图 1-2 所示，其中上半部分包括的医院信息平台门户层、医院信息平台应用层、医院信息平台服务层、医院信息平台信息资源层、医院信息平台信息交换层是属于医院信息平台的软件部分，主要

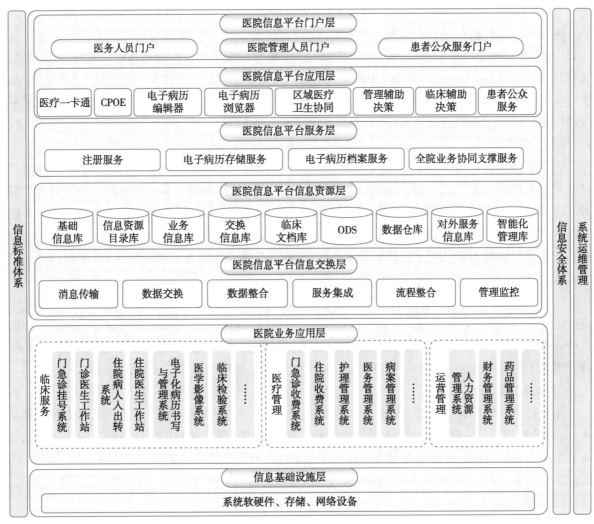

图 1-2 医院信息平台总体架构图

CPOE：电子处方系统；ODS：操作型数据存储

服务于医院信息系统应用整合的需求；医院业务应用层是目前医院内部的业务应用系统，是医院信息平台的基础；信息基础设施层以及标准体系和信息安全与系统运维管理服务于医院业务应用系统和医院信息平台，其中信息基础设施层主要服务于医院信息系统基础设施整合的需求。

医院信息平台信息交换层，主要用于实现全院级应用系统互联互通的需求；医院信息平台信息资源层，主要服务于建立全院级的患者主索引和整合全院级数据的需求，并为医院信息的二次利用、为患者提供公众服务、与外部互联奠定数据基础；医院信息平台应用层包含了建立在医院信息平台信息资源层、医院信息平台服务层、医院信息平台信息交换层的基础上的全院级应用。

第三节　医院信息系统建设

医院信息系统是计算机技术对医院管理、临床医学、患者服务长期影响、渗透以及相互结合的产物。现代医院，尤其是三级甲等医院，普遍存在规模庞大、业务复杂、对临床信息和管理信息的高度共享与实施要求高的情况，医院信息系统呈现出多元性和复杂性的特点。建设多元、高效的医院信息系统，实现各业务信息系统的信息和数据共享，建设线上线下医疗服务模式将是一项艰巨的工程。

一、医院信息系统顶层设计

医院信息系统建设是一项长期而复杂的系统工程，是"一把手"工程。医院信息系统建设的深度、广度和质量将影响医院整体的发展。高效的医院信息系统可引领医院整体快速发展，滞后的医院信息系统将成为医院发展的瓶颈。因此，医院信息系统的建设情况往往是一家医院"飞高走远"的决胜环节。医院管理者应做好顶层设计，正确认识系统建设的重要性，竭力避免低水平、低层次的开发和引进。

（一）系统定位

现阶段，医院对信息系统的功能定位应为"医疗 + 互联网"，即"医疗为体，互联网为用"。医院信息系统建设应转变为"以患者为中心，以医护人员为主体"，即医院信息系统建设的目的是为患者服务。因此，医院信息系统建设应以提高医疗服务水平为目的，并体现以患者为中心的服务理念。就医院本身而言，信息系统的建设应根据医院基本情况和需求有计划地循序渐进。但从宏观角度，信息系统建设应体现为临床医疗和科研服务的目标，并以此提升医疗水平和医疗效率，进而提高医院的区域地位。

（二）资金投入

医院信息系统建设需要投入大量资金，这往往是医院管理者在启动信息系统建设时最大的顾虑之一。然而医院信息系统建设是智慧医院的主要支撑环境。换言之，对于医院信息系统的投入，医院管理者不能简单粗暴地以短期内的投入产出比进行衡量，而应当具备长远的战略眼光。

（三）人才储备

医院信息系统的建设不仅是软件系统和配套硬件设施的安装与使用。信息系统的使用对象是人，信息系统的目的是辅助和优化人的工作流程。在医院信息系统建设中应该同时关注医院信息化人才的储备和培养。一方面要根据需要有计划地引入不同层次的信息领域专业人才；另一方面，还要注意培养临床人员的信息素质，使临床人员也具备相应的信息系统知识。

（四）信息安全

信息资源是一个国家的无形资产，保护信息安全不仅是保护患者的个人利益，更是保卫国家的整体利益。我国于 2016 年 11 月 7 日通过《中华人民共和国网络安全法》，自 2017 年 6 月 1 日起施行，并发布了《网络安全等级保护条例》等多项配套标准；于 2021 年 6 月 10 日通过《中华人民共和国数据安全法》，2021 年 9 月 1 日起正式施行；于 2021 年 8 月 20 日通过《中华人民共和国个人信息保护法》，2021 年 11 月 1 日起施行。医院信息系统要按照"法规为本、标准先行，安全为上、保护隐私"的要求，妥善处理应用发展与安全保障的关系，增强安全技术支撑能力，确保系统和数据的安全。

二、医院信息系统总体规划

在现代医院管理中，医院信息系统发挥着越来越重要的作用，其在整体医院运营中所占据的地位不容小觑。对信息系统建设，始终要保持清醒的危机意识。不同于其他建筑工程建设，信息系统的建设是一个风险更大的工程，即便只是毫厘之失，也可能就此前功尽弃。因此，信息系统建设（或升级）前的总体规划显得尤为重要，在周详细致的总体规划指导下，往往可以使一个医院信息系统的建设事半功倍。在总体规划阶段，一般需要进行四项主要工作：明确系统建设的目标，评估达成目标所需的预算，结合前两者及本单位实际情况进行可行性分析，制订系统建设实施计划。理论上，四步工作应依次进行，后者需要建立在前者已经完成且结论合理的基础上；不可同时进行，更不可跳跃或省略。

（一）明确系统建设的目标

总体规划的第一步就是基于医院整体发展的目标设定明确的系统建设目标。简单来说就是医院想要一个什么样的系统，或者说医院需要哪些功能的信息系统。这不是一个可以凭空想象或者纸上谈兵的过程，而需要针对所有可能接触到该系统的人员——医院的管理者、医务人员、系统开发人员，甚至是患者，进行大量的现场调研。在这个过程中充分加深对自身需要的认知，同时也对信息系统在技术层面上可实现的功能有进一步了解。

（二）评估达成目标所需的投入

总体规划的第二步是评估达成目标所需的投入。国内外医院信息系统建设的经验表明，这项基本建设需要有较高的投入，而如果是需要针对特殊需求专门研发全新系统，甚至可能需要源源不断的投入。因此，从资金角度来说，在总体规划中必须尽可能全面考虑要达成第一步中的目标所需要的总体预算。

另一方面，除了单纯引进信息系统而需要付给研发方的资金外，在评估投入中还需要考虑医院在构建信息系统过程及使用中的成本，如管理协调工作所需的人力投入、组建专业技术队伍的经费、医院工作流程改变后对人员的培训费用，甚至更长远的运维、二次开发费用等。这些投入或许没有前者那么明显，但累积起来并不是小数目，而且一旦处理失当，可能在系统未来的使用中埋下隐患。总之，在评估投入时，应该尽量考虑系统涉及的各方面因素。

（三）进行可行性分析

总体规划的第三步是结合前两者及本单位实际情况进行可行性分析。这样做的目的并不是单纯判断该方案是否可行，实际上，除了可行或不可行这样简单的结果外，可行性分析更多地是帮助决策者提前发现可能存在的风险或漏洞，以便于能够尽早制订出弥补漏洞或者规避风险的对策。

对于信息系统建设，可行性分析应该考虑的内容包括：①医院现行状态是否可以承担为达成目标所需要的投入，或者是否有渠道可以保证投入；②医院现行状态是否可以承担由信息系统的研发或使用造成的风险，或者是否有应对风险的预案；③医院现行状态在信息系统投入使用后有哪些需要调整之处，是否能够如期进行调整；④抵消损耗后，投入使用信息系统能否为医院带来预期的效果等。

（四）制订系统建设实施计划

如何建设信息系统，需要一个全面周密的计划。其主要内容大体包括：整体工期的规划，工期内各个阶段的时间分配,每个阶段要实现的目标,每个阶段中具体的人员调配、物资使用、配套的规章制度等。尽管我们强调应尽可能将实施方案策划周全,但是在实际操作中:一方面不可能真的做到事无巨细、万无一失;另一方面在系统建设中难免会发生变故或无法克服的难题,不可能完全按照预期进行。因此,在制订计划时,也要充分考虑上述可能性,并做出相关的应对方案或后备预案。计划中也可留有适当的弹性变通空间。

三、医院信息系统建设概况

一般而言,医院信息系统的建设需要经过六个阶段,即:基础准备、模拟运行、分步上线、全面铺开、单轨运行和正式运行。

(一)基础准备

基础准备阶段一般是从筹备建设开始,到系统软件准备上线模拟运行为止。在基础准备阶段,需要做的工作包括:①管理层统一思想,建立专门的项目领导小组和保障小组,由专人负责各项相关工作;②基层相关人员统一规划,如内部机构的调整、岗位的变动等,配套培训也可在此时分批开展起来;③既往数据的汇总、整理和录入工作;④资金和物资的筹备是此阶段的根本工作,没有充足的资金和相关物资保障,其他工作都是空谈。

(二)模拟运行

在系统投入运行工作之前,必须对系统进行一系列的调试和模拟运行。即使系统在设计和编程中未发现任何明显故障,也不可疏忽大意。此阶段的主要工作是模拟工作流程,模拟基础数据字典对应关系,处理此期间发生的任何问题和故障,完善系统规划。

(三)分步上线

分步上线阶段是在模拟运行中的问题得到基本解决后,采取以点带面,小批量分步上线运行的阶段。在此阶段中,各子系统模拟运行成熟一个,就上线一个,对相关人员实操情况的检验也可趁此开展。由于此时整体系统还未上线,可以集中力量进行针对性强的审核和纠正。在此阶段可以进一步测评系统的运行效果,对存在问题的制度、流程和人员配置进行进一步调整。

(四)全面铺开

在基本解决此前暴露出来的系统问题后,新的工作流程和数据流程、规章制度基本健全,人员培训工作基本完成,系统内数据基本正确、完整,就可以转入全面铺开阶段了。此阶段是对新系统的全面调试和磨合,应重点检查系统全面铺开运行时的多用户性能,如不同类别用户的权限控制、资源共享性、系统功能是否存在冲突等,同时对系统运行情况进行全面、客观的评价。

(五)单轨运行

单轨运行是在全面铺开的基础上,进行新、旧系统数据的切换与合并,逐步脱离传统方式,以计算机网络管理模式运行的阶段。这一阶段的重点工作就是逐步完成新、旧工作模式的转换,建立数据监控机制,完善规章制度。

(六)正式运行

上述工作都完成后,系统即可考虑进入正式运行阶段。此时系统应该具备如下条件:①整体系统可长期平稳、安全运行,工作流程顺畅,效率优良;②相关人员培训结束,具备操作资质;③相关配套规章制度完善,应急预案完备。此外,应保证在后续运行中可按时巡查、随时维护和及时优化升级。

（刘章锁）

思 考 题

1. 纵观国内外医院信息系统的发展趋势,你认为我国未来医院信息系统的发展趋势是怎样的?

2. 结合我国国情,你认为医院信息系统中哪些子系统最重要?

3. 你认为医院信息系统对医院的发展有什么作用?

第二章

医院信息系统基础设施建设及相关技术

医院信息系统是信息技术在医院的应用成果。它利用计算机软硬件技术和网络技术等辅助医院进行综合管理,对医疗活动各阶段产生的数据进行采集、处理、储存,为医院的整体运行提供服务。可以说,医院信息系统是建立在服务器、交换机、网络设备等硬件之上的软件系统;能够在系统软件和应用软件的支撑下正常运行;同时,医疗过程中产生的数据是医院信息系统的核心,数据库系统必须支持各类数据的采集、存储、整合、传输、交换、利用等。随着网络的广泛应用和攻击技术的发展,医院信息系统的安全建设主要包括系统安全、数据安全、终端安全、网络安全及容灾备份等方面。本章主要介绍医院信息系统建设过程中的基础理论和关键技术。

第一节 医院信息系统硬件基础

一、服务器

服务器是整个信息系统的核心设备,用于提供计算服务。由于服务器需要响应服务请求,并进行处理,所以一般来说服务器应具备承担服务、保障服务的能力。

（一）服务器的定义

服务器具有高速运算的能力、长时间可靠运行的能力、强大的输入 / 输出（input/output, I/O）吞吐能力以及良好的可扩展性。服务器是为网络用户提供服务的核心,是实现资源共享的重要组成部分。简单地说,服务器就是专指某些计算机,安装不同的应用软件,能够通过网络对外提供服务。

（二）服务器分类

1. 按用途分类

（1）专用型（或称功能型）服务器:是为某一种或某几种功能专门设计的服务器,如文件传输协议（file transfer protocol, FTP）服务器,主要用于在网上进行文件传输,这就要求服务器在硬盘稳定性、存取速度、I/O（输入 / 输出）带宽方面具有明显优势。

（2）通用型服务器:是指没有为某种特殊服务专门设计,可以提供各种服务功能的服务器。当前大多数服务器是通用型服务器。因为不是专为某一功能而设计,所以在设计时就要兼顾多方面的应用需要。

2. 按机箱结构分类

（1）台式服务器:也称为塔式服务器。塔式服务器是最容易理解的一种服务器结构类型,因为它的外形以及结构都跟我们平时使用的立式计算机机箱差不多。当然,由于服务器的主板扩展性较强、插槽较多,个头比普通主板大一些,所以塔式服务器的主机机箱也比标准的扩展 AT 型（advanced technology extended，ATX）机箱要大，一般都会预留足够的内部空间以便日后进行硬盘和电源的冗余扩展。我们平时常说的通用服务器一般都是塔式服务器。它可以集多种常见的服务应用于一身，不管是计算还是存储都可以使用塔式服务器来解决。

（2）机架式服务器：外形看起来不像计算机而像交换机，有 1U（1U = 4.45cm）、2U、4U 等规格。机架式服务器安装在标准的 19 英寸机柜里面，多为功能型服务器。通常 1U 的机架式服务器最节省空间，但性能和可扩展性较差，适合一些业务相对固定的应用领域。4U 以上的产品性能较高，可扩展性好，一般支持 4 个以上的高性能处理器和大量的标准热插拔部件。机架式服务器管理也十分方便，厂商通常提供相应的管理和监控工具，适合访问量大的关键应用，但体积较大，空间利用率不高。

（3）机柜式服务器：在一些企业服务器中，由于内部结构复杂，内部设备较多，有的许多不同设备单元或几个服务器都放在一个机柜中，这种服务器就是机柜式服务器。

（4）刀片式服务器：是指在标准高度的机架式机箱内可插装多个卡式的服务器单元，实现高可用和高密度。每一块"刀片"实际上就是一块系统主板。它们可以通过"板载"硬盘启动自己的操作系统，如 Windows Server、Linux 等，类似于一个个独立的服务器。在这种模式下，每一块母板运行自己的系统，服务于指定的不同用户群，相互之间没有关联，因此相较于机架式服务器和机柜式服务器，单片母板的性能较低。不过，管理员可以使用集群软件将这些母板集合成一个服务器集群。在集群模式中，由于每块"刀片"都是热插拔的，所以可以轻松地对系统进行替换，并且把维护时间减少到最小。

二、存储

在计算机中，根据存储介质读写速度的不同，存储设备的成本也不一样。一般来说，存储介质的读写速度越快，成本也相对越高。

（一）存储介质

1. 磁介质　目前，磁介质依旧是数据存储的主要介质。在磁介质中应用最为广泛的就是硬盘。硬盘的内部通常由一张或多张含有磁性材料的特制碟片组成，通过机械臂组件的移动和碟片的转动，实现对磁盘任意物理位置的读取。硬盘的数据存取速度受碟片磁密度和转速的影响。

2. 固态存储　固态存储器常被称为固态硬盘。固态硬盘的存储介质是晶体管，这使得固态硬盘不需要像磁介质一样，通过读写头和转动来存取数据。固态硬盘的最明显优势就是它的速度非常快。这是因为固态硬盘没有机械结构，也就没有传统硬盘的寻道时间。

3. 混合型存储　是传统磁介质和固态存储的一种结合方案。其主要原理是依旧将数据保存在磁介质中，通过优化的算法，将一定数量的常用数据作为缓存保存在固态存储中，以此来加快数据的调用速度，达到降低程序反应延迟的目的。

（二）磁盘阵列

磁盘冗余阵列（redundant array of inexpensive disks，RAID）利用多个物理存储介质构建成一个或多个逻辑存储单元，是利用冗余技术和并行技术的一种存储技术，目前广泛地应用于数据存储领域。随着技术的发展，磁盘并非单指磁介质硬盘，而泛指所有类型的硬盘。磁盘阵列的出现，主要为了解决计算机存储的两个瓶颈和一个问题：一是容量的瓶颈，二是速度的瓶颈，同时还有数据安全的问题。

磁盘阵列根据组成数量、存储形式的区别，划分成了不同的等级。每个等级都有理论上的优点与不足，等级编号仅用于不同等级的区分，并非表示优劣顺序。磁盘阵列的形式有很多种，表 2-1 详细描述了磁盘阵列常用的几种等级。

表 2-1   常用的磁盘阵列等级

名称	描述	优点	缺点
RAID0	使用至少两个硬盘,将数据分段,分散存储在不同的磁盘上,读写都可以并行处理	速度非常快,由于不存在校验位,所以不占用 CPU(中央处理器)资源,部署简单	没有冗余,不适合用于关键数据环境;坏掉任何一块将丢失全部数据
RAID1	两组以上的等量硬盘互为镜像。由于在两组硬盘上存储完全一样的数据,任意一组的损坏不会对数据完整性有任何影响	提供了很高的数据安全和可用性,使用简单,不做校验计算,占用 CPU 资源少	空间利用率只有 50%,造成一定的浪费
RAID5 和 RAID6	把数据分割存储于不同组的磁盘中,还会产生一个校验信息存在另一组磁盘当中。当一组磁盘发生损坏时,可以利用校验信息和正常的磁盘恢复损坏的数据。RAID6 在 RAID5 的基础上增加一组校验数据,使它牺牲一些存储空间换取更高的安全性	是成本和数据安全兼顾的存储方案。高读取速率,中等写速率,具有一定程度的数据安全。磁盘可用空间大约是 N-1(RAID6 为 N-2)个硬盘空间	牺牲一些存储空间来换取更高的安全性
混合型 RAID	这种类型不是标准的 RAID 级别,但在重要数据存储领域经常见到。常见的有 RAID10/01,可以看作是 RAID0 和 RAID1 的组合	可以同时满足数据的安全性和数据高速存取的要求	磁盘的利用率只有 50%
热备用磁盘(hot spare disk)	一般简称为热备盘。作为 RAID 的补充,热备盘在 RAID 正常工作的时候并不参与数据的存取。一旦 RAID 当中的某个硬盘发生故障,无法继续正常工作的时候,热备盘会接替该磁盘的存取任务	保证 RAID 内数据的安全,并给予足够的时间进行故障的排除,热备盘可以设置一块或多块	数据只能从带有冗余的逻辑驱动器上进行重建(除了 RAID 0 以外)

（三）磁盘阵列的架构类型

　　磁盘阵列具有大容量、高性能、安全可靠等特点,将数据存放位置从应用服务器中分离出来,进行集中管理,可以和各种网络设备共同组成整个系统。磁盘阵列按其架构可分为三类,即直连式存储（directed attached storage，DAS）、网络接入存储（network attached storage，NAS）、存储区域网络（storage area network，SAN）。

　　1. DAS　被定义为直接连接在各种服务器或客户端扩展接口下的数据存储设备。它依赖于服务器,其本身是硬件的堆叠,不带有任何存储操作系统。在这种方式中存储设备通过电缆直接连接到服务器,并将 I/O 读写请求直接发送到存储设备。

　　2. NAS　是一种专业的网络文件存储系统。它是基于局域网,通过传输控制协议 / 网际协议（Transmission Control Protocol/Internet Protocol，TCP/IP）进行通信,通过网络文件系统（Network File System，NFS）或通用网络文件系统（Common Internet File System，CIFS）对外提供文件级访问服务。NAS 包含操作系统、处理器和文件服务管理工具,以及一个或者多个硬盘驱动器。

　　3. SAN　是一种通过光纤交换机将磁盘阵列与服务器连接起来的高速存储子网。它提供一个专用的、高可靠性的、基于光纤通道的存储网络。SAN 允许独立地增加它们的存储容量,这使得管理及集中控制更加简化,而且,光纤接口提供了几千米的连接长度,这使得物理上分离的远距离存储变得更容易。

三、交换机

　　交换机（switch）意为"开关",是一种用于电信号转发的网络设备。它可以为接入交换机的任意两个网络节点提供独享的电信号通路。随着通信业的发展以及国民经济信息化的推进,网络交换机市场呈稳步上升态势。它具有性价比高、灵活度高、使用简单等特点。

（一）交换机设备的分类

从广义上来看，交换机分为两种：广域网交换机和局域网交换机。广域网交换机主要应用于电信领域，提供通信用的基础平台。而局域网交换机则应用于局域网络，用于连接终端设备，如计算机及网络打印机等。根据传输介质和传输速度，可分为以太网交换机、快速以太网交换机、千兆以太网交换机、光纤分布式数据接口（fiber distributed data interface，FDDI）交换机、异步传输模式（asynchronous transfer mode，ATM）交换机和令牌环交换机等。根据规模应用，又可分为企业级交换机、部门级交换机和工作组交换机等。

（二）交换机的工作原理

交换机工作于开放式系统互联通信参考模型（open system interconnection reference model，OSI）的第二层，即数据链路层。交换机内部的中央处理器（central processing unit，CPU）会在每个端口成功连接时，通过将媒体存取控制地址（media access control address，MAC）和端口对应，形成一张MAC表。在后续通信中，发往该MAC地址的数据包将仅送往其对应的端口，而不是所有的端口。因此，交换机可用于划分数据链路层广播，即冲突域；但它不能划分网络层广播，即广播域。

（三）交换机与集线器的区别与联系

1. OSI体系结构方面　集线器属于第一层物理层设备，而交换机属于OSI的第二层数据链路层设备。也就是说集线器只是对数据的传输起到同步、放大和整形的作用，对于数据传输中的短帧、碎片等无法进行有效的处理，不能保证数据传输的完整性和正确性；而交换机不但可以对数据的传输做到同步、放大和整形，而且可以过滤短帧、碎片等。

2. 工作方式方面　集线器是一种广播模式。也就是说集线器的某个端口工作的时候，其他所有端口都能够收听到信息，容易产生广播风暴，当网络较大时，网络性能会受到很大影响；而交换机就能够避免这种现象，当交换机工作的时候，只有发出请求的端口与目的端口之间相互响应而不影响其他端口，因此交换机能够隔离冲突域并有效地抑制广播风暴的产生。

3. 带宽方面　集线器不管有多少个端口，所有端口都共享一条带宽，在同一时刻只能有两个端口传送数据，其他端口只能等待；而对于交换机而言，每个端口都有一条独占的带宽，当两个端口工作时不影响其他端口的工作。此外，集线器只能在半双工模式下工作，交换机不但可以在半双工模式下工作，而且可以在全双工模式下工作。

四、机房建设

医院的机房建设是医院信息化相关建设的物理基础。一个良好的符合规范的机房，是医院各个信息系统能够长期稳定运行的根本保证。依据《综合医院建筑设计规范》（GB 51039—2014）要求：信息网络机房设计应满足《数据中心设计规范》（GB 50174—2017）的有关规定，二级医院的信息网络机房建设标准不应低于C级，三级医院的信息网络机房建设标准不应低于B级；二、三级医院宜设置灾备机房，灾备机房建设标准不应低于主机房。机房建设有以下几项基本建设内容。

（一）机房选址

一个良好的机房位置，能够对机房中的计算机设备起到较好的保护作用，对设备的可靠性、可用性都会带来有效的提升。机房选址应远离强振源和强噪声源，避开强电磁场干扰。多层或高层建筑物的机房，宜设于第二、三层，并综合考虑建筑物的管线敷设、基础设施安装、雷电感应和结构荷载等情况。对于超大型医院，建议建设数据中心楼；数据中心楼由医院信息系统、保安监控系统、消防系统、楼宇自动控制系统、能源管理系统共同使用。

（二）机房面积

在规划机房面积的时候，一定要有前瞻性，考虑到日后随着使用和需求的增加，随之带来的设备扩充的需要。可以根据功能需求、员工数量、床位数量等信息进行合理规划。

（三）机房功能分配

医院目前主要存在三大类机房：中心机房、设备间和其他设备间。由于发展程度不同，大型医院可以将中心机房分为数据中心机房、网络中心机房和管理运行中心、异地容灾机房等，但在建设规格上还应按照上述的三类机房来设计。针对不同的机房，基本要求也有高低之分：中心机房主要用于数据存储、网络运行和运维管理，要严格遵从相关标准进行设计规划；设备间主要用于存放网络设备；其他设备间按照各自功能分别进行设计规划，但不间断电源（uninterruptible power supply，UPS）、空调、防雷、空气净化、接地等是必需的配套设施。

（四）供电系统

机房供电系统主要包括：机房设备用电、UPS 本身用电、照明用电、消防用电、安防门禁用电及其他辅助区域用电。主机房内各设备使用的插座容量要符合设备对用电量的要求，并有一定的冗余量；主机房内插座安装的位置一般直接接进机柜里，也可以安装在使用方便但较为安全的地方，禁止用临时的照明开关控制上述电源插座，降低偶然断电事故发生的频率。

（五）照明与应急照明系统

机房内的照明设计，须达到照度、眩光限制、均匀度等标准的要求。在设计时应注意以下照明原则：照明亮度分布均匀，无眩光干扰；光照空间分布要合理，色温应适当；节能环保。为了在停电、自然灾害等事故中依然保证机房内的基本照明，在机房内应该设有应急照明设施。

（六）环境测控系统

主机房和基本工作间应设置空气调节系统，包括：精密空调、通风管路和新风系统。温度和湿度是机房运行的两项重要环境指标，尤其是温度，过高会直接影响设备工作的稳定性。在机房内，应当设置温、湿度监控装置和信息监测记录报警系统。

（七）安防系统

机房安防系统的建设，是防止机房物理入侵的重要途径和手段。由于医院机房内存放的各种工作人员、患者、医疗数据等相关内容属于个人敏感数据或国家明确规定的档案，安防系统的建设就成为医院信息安全的基础保障。通常，机房的安防系统由两部分组成：一个是门禁系统，另一个是视频监控系统。

（八）防灾害系统

防灾害系统主要包括防火、防潮 / 防水、防雷电、防静电等方面。机房的防火系统通常由火灾自动报警系统、探测感应系统、灭火系统等多个部分组成。机房内运行的设备受潮或遇水，会导致绝缘性能降低，金属部件加速氧化或腐蚀，容易造成电子元器件放电击穿设备。雷电对于计算机的硬件设备危害极大。遭遇雷击可能导致计算机设备丢失数据、失去控制、死机，甚至物理设备的不可逆损坏。雷电影响机房的主要渠道为电力线路和网络线路。机房的防静电系统是计算机防护系统的一部分。静电是容易产生的、频发的、不易消除的计算机危害之一。由于现在计算机制造技术水平的提高，半导体元器件具有高密度、小型化、大容量等特点，静电造成的损害可能会成为不可逆的物理损伤，对整体系统的正常运行造成极大的隐患。机房内应配备导静电地板；机房内的工作台、桌椅等配套设施也应是导静电的。机房内的导体都应做良好、可靠的接地，不应存在对地独立的导体。

五、网络基础

网络作为医院信息化建设的基础设施，连接着门诊部、住院部、检验 / 检查、办公等医院的各个部门；承担着医院人、财、物数据的实时传输。近年来，由于无线网络、物联网等网络新技术的出现，为医疗信息化建设带来了一些新的机遇与挑战。

（一）计算机网络基础

1. 计算机网络的定义　计算机网络是利用通信设备和通信线路把地理位置不同、功能独立的多台计算机相互连接起来，在网络软件（网络通信协议、网络操作系统等）管理下实现网络中资源共享和信息交换的系统。它主要由计算机和通信两部分组成：计算机是通信网络的终端或信源；通信网络为计算机之间的数据交换提供了必要的条件。

2. 网络传输介质　可分为有线传输介质和无线传输介质。网络系统中使用的有线传输介质有同轴电缆、双绞线、光纤等；常用无线传输介质有微波、卫星通信等。目前局域网主流的传输介质主要是双绞线和光纤。双绞线可提供100m以内点到点的链路连接；当网络中节点间链路长度超过100m，一般会选择光纤方式进行连接。光纤主要分为多模和单模两种，普通光纤的最远传输距离从550m到40km不等，需要根据实际链路距离选择适合的光纤类型。

3. 网络连接　计算机网络的硬件设备包括计算机设备和网络连接设备。计算机设备包括服务器、工作站、共享设备等：服务器是计算处理的核心设备，负责处理网络中资源管理和用户服务；工作站是具有独立处理能力的计算机，负责用户的信息处理；共享设备是指为众多用户共享的打印机、磁盘子系统等公用设备。网络连接设备包括用于网内连接的网络适配器、中继器、集线器、交换机、传输线等。

4. OSI 参考模型　一共分为七层，从底层到高层分别为：物理层、数据链路层、网络层、传输层、会话层、表示层和应用层。第一层到第三层属于 OSI 参考模型的低三层，负责创建网络通信连接的链路；第四层到第七层为 OSI 参考模型的高四层，具体负责端到端的数据通信。各层的基本数据单元以及作用均不相同，每层完成一定的功能，每层都直接为其上层提供服务，并且所有层次都互相支持，而网络通信则可以自上而下（在发送端）或者自下而上（在接收端）双向进行。

5. TCP/IP 协议体系　在 OSI 七层参考模型的框架下，形成了目前的 TCP/IP 协议架构。这种架构是 OSI 参考模型思想成功推广的典型代表。TCP/IP 协议将 OSI 七层参考模型中的上三层，即应用层、表示层和会话层的功能结合在一起，形成了 TCP/IP 协议的应用层。同时将数据链路层和物理层集合在一起，形成了网络接口层，其余两层则保持不变。我们所熟知的 IP 协议就是网络层协议，目的是为计算机网络提供逻辑编址与寻址等，而 TCP 则通过经典的拥塞控制机制，对终端间的流量进行端到端控制。

（二）无线通信

无线通信技术是信息技术中发展最快的领域之一，无线保真（wireless fidelity，WiFi）、射频识别（radio frequency identification，RFID）、近场通信（near field communication，NFC）、全球定位系统（global positioning system，GPS）、卫星通信等无线通信技术都已经用于医疗卫生信息化领域，并形成一个称为"移动医疗"的分支。在上述无线技术的医疗应用中，WiFi 主要用于数据传输，是医院局域网的扩展，将信息系统的操作从医生办公室、护士站和诊疗室扩大到患者床边。RFID 则用于医疗物品、设备与患者的定位、示踪和追溯，将医疗信息监控从计算机扩展到物体和患者，实现物联网中的物与物的相连。NFC 是一种极短距离的数据传输技术，通信距离仅为20cm（主动通信模式）和10cm（被动通信模式），传输速率在0.5Mbit/s以内，能够实现设备间快速的识别和数据传输。

（三）第五代移动通信技术

第五代移动通信技术（5th generation mobile communication technology，5G）是具有高速率、低时延和大连接特点的新一代宽带移动通信技术，是实现人、机、物互联的网络基础设施。它可以应用在：智慧医疗服务体系，如 5G + 远程超声检查、重症监护等新型应用场景；现有医疗服务体系，如超高清远程会诊、远程影像诊断、移动医护等；应急救护方面，如 5G 应急救援网络，即在救护车接到患者的第一时间，将患者的体征数据、病情图像、急症病情记录等以毫秒级速度，无损、实时地传输到医院，帮助院内医生做出正确的远程指导并提前制订抢救方案，实现患者"上车即入院"的愿景。

（四）物联网

物联网（internet of things，IOT）最初的含义是把所有物品通过 RFID 等信息传感设备与互联网连接起来，实现智能化识别和管理。2005 年，国际电信联盟发布了一份名为《物联网》的年度报告，对物联网概念进行了扩展，提出了"任何时刻、任何地点、任意物体之间互联，无所不在的网络和无处不在的计算"的发展愿景，除 RFID 技术外，还包括传感器技术、智能终端技术、无线通信技术等的广泛应用。物联网是指通过信息传感设备，按照约定的协议，把任何物品与互联网连接起来，进行信息交换和通信，以实现智能化识别、定位、跟踪、监控和管理的一种网络。它是在互联网基础上延伸和扩展的网络。物联网是各种信息感知技术、网络技术、人工智能与自动化技术的聚合与集成应用，使"人"与"物"，"物"与"物"之间在信息层面建立联系和对话，并作用于行为控制和管理决策。具体描述详见第二十章。

（五）虚拟化

虚拟化是将计算机资源进行抽象的一种方法。通过对计算机物理资源的虚拟化，用户可以像使用计算机物理资源那样使用虚拟化资源。虚拟化是物理资源的逻辑表示，不受物理限制的约束。虚拟化应用包括服务器、存储、网络等各种资源的虚拟化，用户可以在虚拟系统中使用物理系统的部分或者全部功能。虚拟化技术能够通过区分资源的优先次序，并随时随地将系统资源分配给最需要它们的工作负载，达到简化管理、提高效率、提高资源利用率的目的。

（六）云计算

云计算是分布式处理、并行处理和网格计算的发展。虚拟化实现了计算资源的高度整合和利用，是云计算的基础。云计算以一种新型的共享基础架构方法，将所有的计算资源集中管理，并以网络的方式向用户提供信息技术资源服务。"云"中的资源在用户看来是可以随时获取和按需扩展的，这种特性经常被比喻为"像水电一样使用信息技术资源，按需购买和使用"。云计算按照服务类型可以分为三类：基础设施服务（infrastructure as a service，IaaS）、平台即服务（platform as a service，PaaS）、软件即服务（software as a service，SaaS）。IaaS 包括虚拟化、服务器、存储器和网络服务；PaaS 则包括 Iaas 服务以及操作系统、中间件和软件运行服务；而 SaaS 则包括 IaaS、PaaS、数据和应用软件服务。用户可以根据自身的需求购买或者租用相应的服务。云计算又分为公有云和私有云。公有云通常是指由服务商建立、管理、向公众用户提供的云服务，一般通过 internet（互联网）使用。私有云是指企业内部建立和使用的云，它的服务对象是企业内部人员或分支机构。私有云的部署适合于有众多分支机构的大型企业或政府部门。

第二节   医院信息系统软件基础

一、信息系统开发及数据输入技术

（一）信息系统开发技术

1. **开发方法**   常见的方法体系包括以下三种。

（1）结构化生命周期法：将信息系统软件生命分为系统规划、系统分析、系统设计、系统实施和系统维护五个阶段，如表 2-2 所示。在生命周期的每一个阶段都有明确的工程任务，并要求产生一定规格的文档资料。只有前一阶段工作完成并通过评审后，才能开始下一阶段的工作。如果在评审过程中发现错误，则要返回到前面某个阶段，重复有关工作，直到该阶段通过评审为止。这样做可以及时发现错误，防止错误蔓延到后续阶段，避免重大损失。

表2-2　结构化生命周期法的几种阶段划分

一般模式	具体内容	成果表现形式
系统规划	对组织的环境、战略、目标、现行系统的状况进行初步调查，根据组织的目标和发展战略，确定信息系统的发展战略，对建设新系统的需求做出分析和预测，同时考虑建设新系统所受的约束，研究建设新系统的必要性和可行性	系统开发立项报告、可行性研究报告、系统开发计划书
系统分析	分局系统设计任务书所确定的范围，对现行系统进行详细调查，描述现行系统的业务流程，指出现行系统的局限性和不足之处，确定新系统的基本目标和逻辑功能需求，及提出新系统的逻辑模型	系统分析说明书
系统设计	根据系统分析说明书中规定的功能需求，考虑实际条件，具体设计实现逻辑模型的技术方案，即设计新系统的物理模型	系统设计说明书（包括业务流程重组、数据流程图、信息系统流程图等）、程序设计报告
系统实施	是将设计的系统付诸实施的阶段，主要包括程序的编写和调试，人员培训，数据文件转换，计算机等设备的购置、安装和调试，系统调试和转换等	系统测试报告
系统运行和维护	系统投入运行后，需要经常进行维护和评价，记录系统运行的情况，根据一定的规则对系统进行必要的修改，评价系统的工作质量和经济效益	记录系统运行情况，定期整理成新的需求建议书

（2）原型法：是伴随着计算机软件技术的发展，特别是在关系数据库系统、第四代程序设计语言和各种开发工具产生的基础上，提出的一种具有全新设计思想和开发工具的系统开发方法。所谓原型是指由系统分析设计人员与用户合作，在短期内定义用户基本需求的基础上，首先开发出一个具备基本功能、实验性的、简易的应用软件。然后运行这个原型，并在相应的辅助开发工具的支持下，按照不断求优的设计思想，通过反复的完善性试验而最终开发出符合用户要求的信息系统。

（3）面向对象开发设计方法：是一种自底向上和自顶向下相结合的方法。它以对象建模为基础，建立系统所有对象的数据结构。面向对象技术在需求分析、可维护性和可靠性这三个软件开发的关键环节与质量指标上，较之其他方法均有实质性突破。

2. 系统开发的主要程序语言

（1）超文本标记语言（hyper-text markup language，HTML）：是用于描述网页文档的一种标记语言，一般 HTML 页面记录的只是静态的内容。目前，在 HTML5 平台上，视频、音频、图像、动画以及人机交互都被标准化，是未来网页应用的核心技术。

（2）超文本预处理器（hypertext preprocessor，PHP）：用 PHP 开发的动态页面是将程序嵌入到 HTML 文档中去执行，执行效率比完全生成 HTML 标记的公共网关接口（common gateway interface，CGI）要高许多；PHP 还可以执行编译后代码，编译可以实现加密和优化代码运行，使代码运行更快。PHP 具有非常强大的功能，不仅能实现所有 CGI 的功能，而且支持几乎所有流行的数据库以及操作系统。

（3）Java script（Java 脚本）：是一种基于对象和事件驱动并具有相对安全性的客户端脚本语言，同时也是一种被广泛用于客户端 web（万维网）开发的脚本语言。HTML 主页设计者和企业应用程序开发人员都可以使用 Java script 动态地描述在用户机上以及服务器上运行的对象的行为，如响应用户的各种操作。

（4）Python：是一种解释型的脚本语言，开发效率高，所以非常适合用来做 web 开发。Python 有上百种 web 开发框架，有很多成熟的模板技术，如 Django、flask 等。选择 Python 开发 web 应用，不但开发效率高，而且运行速度快。

（5）ASP.NET：是一种建立在通用语言上的程序构架，用 Visual Studio.NET 开发环境进行开发，并使用一种以字符为基础的、分级的配置系统，使服务器环境和应用程序的设置以及一些平常任务的运行，如表单的提交、客户端的身份验证、分布系统和网站配置变得非常简单。

（6）Java：具有面向对象、与平台无关、安全、稳定和多线程等优良特性，是目前软件设计中优秀的编程语言。Java 不仅可以用来开发大型的应用程序，而且特别适合于网络的应用开发。Java 确实具备了"一旦写成，处处可用"的特点，这也是 Java 最初风靡全球的主要原因。Java 不仅是一门正在被广泛使用的编程语言，而且许多新的技术领域都涉及 Java 语言。Java 已成为网络时代最重要的语言之一。

3．web 服务器　网站制作好以后，上传到服务器上，需要依靠 web 服务器软件进行协议解析才能在 internet 上形成网页供用户浏览。目前常用的 web 服务器主要有 IIS、Apache、Tomcat 等。

（1）IIS：网络信息服务（internet information services，IIS）是基于 Windows 操作系统的 internet 基本服务。IIS 是目前非常流行的 web 服务器产品之一，很多著名的网站都是建立在 IIS 的平台上。IIS 是一种 web 服务组件，其中包括 web 服务器、FTP 服务器、网络新闻传输协议（Network News Transfer Protocol，NNTP）服务器和简单邮件传输协议（Simple Mail Transfer Protocol，SMTP）服务器，分别用于网页浏览、文件传输、新闻服务和邮件发送等方面。IIS 使得在网络上发布信息成了一件很容易的事。

（2）Apache：是目前应用最为广泛的 web 服务器软件，很多著名的网站都是依靠 Apache 运行的。它的成功之处主要在于源代码开放，有一支开放的开发队伍，支持跨平台的应用（可以运行在大多数的 UNIX、Windows、Linux 系统平台上）以及它的可移植性等方面。

（3）Tomcat：是一个开放源代码，运行 Java 服务器端小应用（java server applet，Servlet）和 Java 服务器页面（Java Server Pages，JSP）web 应用软件的基于 Java 的 web 应用软件容器。Tomcat 服务器是根据 Servlet 和 JSP 规范进行执行的。它技术先进，性能稳定，而且免费，因而深受 Java 爱好者的喜爱并得到了部分软件开发商的认可，成为目前比较流行的 web 应用服务器。

（二）常用的数据输入设备

1．键盘　经历时间最长而应用最广泛的输入设备。

2．磁卡读卡机　通过读取磁卡中保留的关键资料后作用于信息检索，减少资料录入的错误。销售终端（point of sale，POS）机也是磁卡读卡机的一种，多用于与银行系统联网的实时非现金交易。在医院信息系统中多用于患者缴费。

3．扫描仪　是图形/图像输入工具。高精度的扫描仪可以作为 X 线、计算机断层扫描（computed tomography，CT）、磁共振成像（magnetic resonance imaging，MRI）图像的输入工具，同时也是手写病历电子阅读的输入工具。

4．汉字手写板　该设备目前已处于渐趋成熟的阶段，多数采用人机交互式汉字识别的方法。目前对楷书的识别率较高，但输入速度较慢，通常适用于对汉字输入法不熟练的人员。

5．语音识别　运用计算机系统对语音所承载的内容和声音特征进行自动识别，为实现数据采集和人机对话提供了新手段。

（三）新兴的数据输入技术

1．智能卡　智能卡主要用于存放数据以方便采集，如医院挂号卡、社保卡和银行卡等。随着微电子技术的发展，卡中还可以嵌入带有 CPU 的微芯片，这种智能卡被称为 CPU 卡，如手机 SIM 卡、居民健康卡等。读卡设备需要自动读取这些卡片上的信息，以达到识别患者身份以及获取患者信息的目的。

2．**条码技术**　所谓条码（条形码的简称），就是一种利用光电扫描阅读设备识读并实现数据自动输入计算机的特殊编号。严格地讲，它是由一组规则排列的条、空及其对应字符组成的标记，用以表示一定的信息。条码有一维码和二维码之分：一维码信息密度小、占用面积大；二维码则解决了这些问题。二维码可以携带大量信息，使用二维码时可以脱离后台数据库，因为二维码包含了存储于后台数据库中的信息（如物品名称、规格等），可以直接通过阅读条码获得信息。作为一种自动识别技术，条码技术具有以下多方面的优势：输入速度快，可靠性高，采集信息量大，灵活实用，易于制作等。

3．**RFID技术**　RFID即射频识别（radio frequency identification）俗称电子标签。RFID是一种非接触式的自动识别技术，通过射频信号自动识别目标对象并获取相关数据，识别工作无须人工干预，可工作于各种恶劣环境。RFID技术可识别高速运动物体并可同时识别多个标签，操作快捷方便，常用于临床护理、医疗设备管理、药品管理、标本采集、医疗垃圾管理等。

4．**生物识别技术**　通过计算机与光学、声学、生物传感器和生物统计学原理等高科技手段密切结合，利用人体固有的生理特性（如指纹、面相、虹膜等）和行为特征（如笔迹、声音、步态等）来进行个人身份的鉴定。

二、数据库系统及其开发技术

数字、文字、图像、图形和声音，都要经过数字化以后存入计算机，即数据输入过程。人们通过数据库系统在计算机中对这些数据进行存储和处理，实现了对信息的有效管理，为生产和生活服务。

（一）基本概念

1．**数据**　是记录原始事实并可以被鉴别的符号。数据可以有多种表现形式，如文字、数字、图形、图像等。

2．**信息**　是有意义的数据，是经过加工并对人们的行动产生影响的数据。两者既有区别又有联系：数据是人们为了反映客观事实而记录下来的可以鉴别的符号；信息则是对数据进行提炼、加工的结果，是对数据赋予一定意义的解释。

3．**数据库**　就是存放数据的仓库。它是有组织的、关于某个特定主题或目的的信息集合。数据库能使数据按一定格式组织、存储和管理，且具有较小的冗余度、较高的数据独立性和易扩展性，并可被多个用户共享。

（二）数据库管理系统

与操作系统一样，数据库管理系统也是计算机系统软件；所不同的是操作系统负责管理计算机软硬件资源，而数据库管理系统负责组织、存储、管理和维护数据。其主要功能有数据定义，数据操作，数据库的建立、运行和维护。现在流行的数据库管理系统有Oracle、MySQL等。

（三）常见的数据库模型

1．**网状模型**　使用网络结构表示实体和实体之间的联系，能够比较好地描述现实世界中多种事物之间的联系。第一个网状数据库管理系统是在1964年开发成功的。网状数据库在关系数据库出现之前有着广泛的应用，在数据库发展史上有着重要地位。

2．**层次模型**　使用树状结构来表示实体和实体间的关系。在现实世界中，层次模型非常容易理解，很多现实实体的联系就是一种自然的层次关系。应用这一模型的产品开发于1969年。层次模型是早期数据库管理系统的主要模型之一。层次模型通常用结点来表示实体，用结点之间的连接线表示两个实体之间的关系，这种关系只能是一对多的。

3．**关系模型**　使用具有行和列的二维表格，来描述实体和实体间的关系。关系模型的数据结构非常简单，就是二维表。这一模型的应用是数据库历史上的一个里程碑。无论是实体，还是实体之间的联系,都可以统一使用二维表来表示。这种概念非常容易理解,可以最大限度地利用这一模型对现实世界的实物进行信息化、数字化管理。

4. 面向对象模型　于 20 世纪 90 年代开始成为软件设计的主流,近些年这一概念也开始在数据库当中有所应用。通过把现实世界的一切事物当作对象,现实世界中的关系抽象成类、继承,帮助人们实现对现实世界的抽象与数字建模。这种数据模型的扩充性也非常好,比传统的数据模型具有更灵活的特性,也可以与传统的数据模型进行结合,共同构建复杂的数据库模型。

5. 非 SQL(not only SQL, NoSQL)模型　泛指非关系型的数据库,即对传统关系数据库的补充和升级。它的种类繁多,但有一个共同点就是去掉了关系型数据库的关系型特性。因为关系型数据库需要定义固定数据库模式,严格遵守数据定义和相关约束条件,数据模型不灵活,先天与非结构数据不适配。存储和索引机制在实现强一致性和高效查询的同时,会使水平扩展能力受限,不能支持大规模海量数据存储和处理的需求。NoSQL 没有了关系模型的负担,架构设计具有可扩展能力,因此在大数据量、高性能方面表现优秀。目前开源的 NoSQL 数据库软件有 MongoDB、HBase 等。

（四）网络数据库开发技术

相对于单机版软件处理的数据存放在本地计算机上,网络版软件处理的数据存放在网上的数据库服务器上,需要通过计算机网络才能读写,因此称作网络数据库。

1. 客户端 / 服务器(client/server, C/S)体系结构　在 C/S 体系结构下,将应用一分为二:后台数据库服务器负责存放和管理数据;客户机运行前台客户端程序,负责完成与用户和数据库的交互任务。客户端程序提供用户界面、运行逻辑处理任务,发送 SQL（结构化查询语言）请求;数据库服务器接收客户端 SQL 语句并对数据库进行查询,然后返回查询结果。用一个形象的比喻描述:服务器端就像一个仓库,主要功能是存储原材料和成品,但并不进行加工;而客户端就像加工车间,完成从原料到成品的整个制造过程,然后将成品存储到仓库。用 FTP 下载软件,用 Foxmail 或 Outlook Express 收发邮件都是 C/S 的应用实例。

2. 浏览器 / 服务器(browser/server, B/S)体系结构　在 B/S 体系结构下,将数据处理过程分为三层:第一层是客户端（用户界面）,提供用户与系统的友好访问,即用户服务层;第二层是应用服务器,负责业务逻辑的实现,即业务服务层;第三层是数据服务器,负责数据信息的存储、访问及优化,即数据服务层。由于业务逻辑被提取到应用服务器,大大降低了客户端负担,所以也成为瘦客户端架构。客户端不需要安装应用程序,通过浏览器处理交互。用户通过浏览器向 web 应用服务器提出访问请求;web 应用服务器响应请求,返回对应的网页文件,即 HTML 代码;用户浏览器根据 HTML 代码显示网页内容。如果所浏览的网页存在数据库操作的请求代码,数据库服务器会响应请求,向 web 应用服务器返回操作结果。

3. 数据库的连接访问　在 C/S 和 B/S 体系结构下,数据库通常安装在独立服务器上,应用程序需要建立连接才能访问。如果应用程序直接连接访问数据库,则在开发时需要根据数据库、服务器和通信协议类型,编写不同的数据库连接代码,一旦发生变化就需要重新修改数据库连接代码。由此可见,这种方式存在不通用、不可移植的问题。于是,出现了 ActiveX 数据对象（activeX data objects, ADO）、开放数据库连接（open database connectivity, ODBC）和 Java 数据库连接（Java database connectivity, JDBC）等数据库连接访问技术。

4. 结构化查询语言(structured query language, SQL)　集数据定义、查询、操作和控制功能于一体,经过不断修改完善,已经发展成为关系数据库的标准语言。

（五）新兴的数据库技术

1. 数据仓库　是面向主题的、集成的、相对稳定的、随时间不断变化的数据集合,用以支持决策制定过程。由此可见,数据仓库不同于事务处理的数据库。它面向分析性数据处理,用于决策支持。

可集成多个异构的数据源，按主题重组，包含历史数据，且一般不再做修改。在医院信息系统中，存储动态增长迅速的明细表主要有门诊收费信息、住院收费信息、医嘱信息、各种药品或物资的进出库明细等。对这些信息，可以以病种、患者来源、治疗方案、诊治费用、采购计划等为主题，分析不同病种、发展趋势、治疗方法及治疗效果等，以支持医院内部控制和决策管理。有些流行病学的数据，也可以利用数据仓库进行主题研究。

2. **医学数据挖掘**　面向整个医学数据库或医学信息集合提供知识和决策，是医疗决策支持系统的重要组成部分。数据仓库和数据挖掘之间有着内在的联系和互补性，基于数据仓库的数据挖掘能更好地满足高层战略决策的要求。数据仓库完成了数据的收集、集成、存储、管理等工作，数据挖掘面对的则是经过初步加工的数据，更专注知识的发现；"数据仓库＋数据挖掘"的结构是决策支持的有效解决方案。决策层通常包括面向管理者的管理决策和面向医务人员的诊疗决策，通过建立强大的管理和诊疗数据仓库系统，使得医院管理和决策建立在科学的基础上。同时诊疗数据仓库系统可以为医生建立强大的诊疗辅助决策系统，医疗质量得到有效提高。

3. **大数据**　是指数量大、获取速度快或形态多样的数据，难以用传统关系型数据分析方法进行有效分析，或者需要大规模的水平扩展才能高效处理的数据。大数据是以容量大、类型多、存取速度快、价值密度低为主要特征的数据集合，正快速发展为对数量巨大、来源分散、格式多样的数据进行采集、存储和关联分析，并从中发现新知识、创造新价值、提升新能力的新一代信息技术和服务业态。目前医学大数据主要有以下几个方面的来源：人体脱氧核糖核酸数据、病程记录数据、检验数据、电生理数据、医学影像数据、治疗数据、管理信息数据、医学文献数据、公共卫生数据、搜索引擎数据等。云计算分布式架构能够很好地支持大数据存储和处理的需求，并使用户能低价获取巨量计算和存储能力，使得大数据处理和利用成为可能。在医学领域，大数据的主要应用涉及药品研发、临床决策支持、药物临床应用分析、流行病或疫情监控以及人口健康分析和预测等领域。

三、数据传输交换系统及信息集成平台

医院内的各种信息系统之间不是信息的孤岛，需要进行数据的传输与交换。同时，医院不是封闭的组织，不可避免地会与其他卫生机构产生联系，如社区卫生服务中心，疾病预防控制中心，采/供血机构，卫生监督、监测和检验机构，医学科研及在职培训机构、健康教育所等。另外，医院和医疗保险机构更是联系密切。这些机构之间的相互作用对医疗卫生事业的发展产生着巨大的影响。这种作用以数据交换的形式进行传递。换句话说，数据交换是医院内部信息流动，医院与卫生机构相互作用的主要媒介。信息系统设计的目标，是提高组织的信息利用效率，包括提高数据处理能力，加速数据流动，扩大信息共享范围，减少信息冗余。随着企业内部网络（intranet）和企业外部网络（extranet）相关技术的发展，医院信息系统也在朝着这个目标逐步迈进。在医院内部，医院信息系统必须和医院现有的电子病历系统（electronic medical record system，EMRS）、实验室信息系统（laboratory information system，LIS）、影像归档与传输系统（picture archiving and communication system，PACS）等，通过公共的中间库进行整合，实现数据交换和共享。外部接口部分也用同样的方式实现医院信息系统与医疗保险系统、区域医疗系统、远程医疗系统进行信息交换的数据通道。

目前，我国医院信息系统发展迅速，应用广泛。但是，在信息充分共享、业务协同和医疗智能化发展方面还存在不足。医院信息系统还存在各自管理，缺乏协同，相同的数据在不同系统中以不同的标准、不同的形式存储等现象，经常会对后续的医院数据统计分析及数据应用带来不良影响。因此，需要建设医院信息集成平台来解决医院信息化工作中存在的问题。目前，医院信息集成平台对业务系统提供标准的信息交换服务，确保数据交换过程的安全性、可靠性，实现数据在综合平台范围内自由、可靠、可信的交换。相关内容介绍详见第十七章。

四、数字认证系统

数字认证是以数字证书为核心技术的加密技术,它以公共密钥基础架构(public key infrastructure,PKI)技术为基础,对网络上传输的信息进行加密、解密、数字签名和数字验证,确保网上传递信息的保密性、完整性和不可否认性,保证系统应用的安全。

（一）数字认证的概念

1. 数字证书

（1）数字证书的概念:数字证书是一个经证书授权中心数字签名的包含公开密钥拥有者信息以及公开密钥的文件,标识某一主体(个人、单位、服务器等)身份信息。数字证书所有者在网上通过使用数字证书表明自己的身份,并用证书进行信息加密、数字签名(加盖电子公章)等相关操作。

（2）数字证书的原理:数字证书采用公钥体制,利用一对互相匹配的密钥(公钥和私钥)进行加密、解密。每个用户自己设定一把仅为本人所知的私有密钥(私钥),用它进行解密和签名;同时设定一把公共密钥(公钥)并由本人公开,用于加密和验证签名。当发送一份保密文件时,发送方使用接收方的公钥对数据加密,而接收方则使用自己的私钥解密。加密过程不可逆,即只有用私有密钥才能解密,从而保证信息的安全性。

（3）数字证书的构成:数字证书主要包含证书发行者的基本信息、拥有者的基本信息和公开密钥。证书的格式遵循 ITUT X.509 国际标准,包括证书的版本信息、序列号、所使用的签名算法、发行机构名称、有效期、证书所有人的名称、证书所有人的公开密钥、证书发行者对证书的签名。

（4）数字证书的作用:①身份确认。接收方能够通过数字证书来确认发送方的身份。②保密性。证书对信息进行加密,信息除接收方外不被其他人窃取。③完整性。用证书对信息进行签名,实现信息在传输过程中不被篡改。④不可否认性。发送方对于自己发送的信息不能抵赖。

2. 数字证书认证

（1）概念:数字证书认证中心(certificate authority,CA)是指发放、管理、废除数字证书的机构。

（2）结构:CA 层次结构分为认证中心、密钥管理中心、认证下级中心、证书审批中心、证书审批受理点等。证书注册审批机构(registration authority,RA)系统是 CA 的证书发放、管理的延伸,负责证书申请者的信息录入、审核以及证书发放等工作,对发放的证书完成相应的管理功能。发放的数字证书可以存放于 IC 卡、硬盘或软盘等介质中。

（3）CA 中心的职责:主要是颁发数字证书,并履行用户身份认证的职责。CA 认证中心的功能是证书发放、证书更新、证书撤销和证书验证。

（二）数字认证的相关技术

1. 数据加密技术 是解决数据的加密及解密的技术。加密是将信息转换为不可辨识的形式的过程。解密是将信息内容转变为明文的过程。

（1）对称密钥加密技术:加密和解密均采用同一把密钥,通信双方必须获得这把钥匙并保持钥匙的秘密。这时的密钥称为对称密钥,不对外发布,也称为私钥密码。

（2）公开密钥加密技术:为解决信息公开传送和密钥管理问题,1976 年,美国学者迪姆和亨曼提出一种新的密钥交换协议,即加密和解密使用的是两个不同的密钥,称为"公开密钥系统"。相对于"对称密钥加密技术",这种技术也叫做"非对称密钥加密技术"。与对称密钥加密技术不同,非对称密钥加密技术需要两个密钥:公开密钥和私有密钥。公开密钥与私有密钥是一对密钥,如果用公开密钥对数据进行加密,只有用对应的私有密钥才能解密;如果用私有密钥对数据进行加密,那么只有用对应的公开密钥才能解密。

2. 数字签名技术 是将摘要信息用发送者的私钥加密,与原文一起传送给接收者。接收者只有用发送者的公钥才能解密被加密的摘要信息,然后用哈希函数对收到的原文产生一个摘要信息,与解密的摘要信息对比。如果相同,则说明收到的信息是完整的,在传输过程中没有被修改,否则说明信息被修改过,因此数字签名能够验证信息的完整性。数字签名不是对数据原文加密,只是加密数据摘要,同时确定是谁发出的信息。

3. 数字时间戳技术　时间戳通常是唯一的标识某一刻时间的一个字符序列。数字时间戳技术是数字签名技术的变种应用,是数字签名功能与基于公共标准时间源的时间服务系统的结合。可信时间戳由中国科学院国家授时中心联合信任时间微服务中心根据国际时间戳标准签发,能证明数据电文在一个时间点是已经存在的、完整的、可验证的,具备法律效力的电子凭证。

4. 数字证书技术　数字证书采用公开密钥基础架构技术,利用一对互相匹配的密钥进行加密和解密。在公开密钥基础架构技术中,最常用的一种算法是 RSA 算法。其数学原理是将一个大数分解成两个质数的乘积,加密和解密用的是两个不同的密钥。即使已知明文、密文和加密密钥(公开密钥),想要推导出解密密钥(私密密钥),按现在的计算机技术水平,要破解目前采用的 1 024 位 RSA 密钥,需要上千年的计算时间。数字证书是标识网络用户身份信息的一系列数据,是虚拟世界的电子身份证,在网络上解决"我是谁"的问题。数字证书如同个人的居民身份证,表明一个人的身份。

（三）医院数字认证应用

1. 在医生、护士工作站中的应用　数字证书、电子签章和时间戳可应用于门急诊医生工作站、住院医生工作站、住院护士工作站等业务系统。电子认证系统的建立,为医务人员的工作提供了极大的方便。医生直接在电脑上书写病历,开具处方和检查项目,实现全流程的无纸化操作。只需将信息一次录入,进行电子签名,即可完成对病历信息的责任认定与业务流转。

2. 在实验室信息管理系统中的应用　在实验室信息管理系统中,数字证书、电子签章和时间戳可应用于对检验结果的认证。在检验报告中,使用数字签名技术,并通过电子签章的会签功能,实现对患者检验结果的审核;通过时间戳的使用,确定患者所送交检验样本的时间,为查询和审计提供可靠的依据,避免医患纠纷。

3. 在医学影像归档与传输系统中的应用　在医学影像归档与传输系统中,验证系统传递的带有数字签名的检查申请单,将数字证书、电子签章和时间戳应用于检查结果的认证。在检查报告中,使用电子签名技术,并通过电子签章的会签功能,实现对患者检查(放射、心电、内镜、病理、超声等)结果的审核。

4. 在血库管理系统中的应用　在血库管理系统中,数字证书、电子签章和时间戳可应用于入库记录、血型鉴定记录、交叉配血记录、血袋出库记录等的电子认证。

5. 在手术麻醉系统中的应用　在手术麻醉系统中,数字证书、电子签章及时间戳可用于对手术同意书进行电子签章和时间戳认证,确保谈话医生已将手术过程中可能存在的风险告知患者家属,并已经征得其同意,对谈话内容及时间进行电子签名。在实施手术麻醉过程中,对手术麻醉的过程信息进行完整性保护和时间认证。

建设医院电子认证系统,实现医院信息系统的安全登录及重要业务环节的签名和验证,建立"非法用户进不来、非授权用户看不到、确定的内容改不了、所做的操作赖不掉"的有效安全机制,可彻底解决电子病历真实性、可靠性问题,实现医院的无纸化管理,推动医院信息化的发展。

五、数据可视化技术

数据可视化技术的起源可追溯到 20 世纪 50 年代,即计算机图形学的时代。当时人们利用计算机创建了首批图形图表。1987 年,由布鲁斯·麦考梅克等人编写的美国国家科学基金会报告《科学计算之中的可视化》对于这一领域具有重大的奠基意义。此后科学可视化的概念出现;再之后,信息可视化也被提出。信息可视化旨在为许多应用领域中对于抽象的异质性数据集的分析工作提供支持。而数据可视化概念的外延则被认为同时涵盖了科学可视化与信息可视化两大领域。数据可视化这一术语的出现统一了成熟的科学可视化领域与较年轻的信息可视化领域，与信息图形、信息可视化、科学可视化以及统计图形密切相关。当前，在研究、教学和开发领域，数据可视化是一个极为活跃而又关键的技术。

（一）数据可视化的定义

随着数据可视化技术应用的不断发展，目前对数据可视化的理解可以描述为：通过特定软件工具，以图表、地图、动画或任何使内容更容易理解的图形方式来呈现数据。当然数据可视化不仅能够帮助数据的最终呈现，对发现数据中新的信息也起到非常关键的作用。数据可视化的实质是借助图形化手段，清晰、有效地传达与沟通信息，使通过数据表达的内容更容易被理解。

数据爆炸是当前信息科学领域面临的重大挑战，不仅所需处理的数据量越来越大，数据高维、多源、多态、多场景、动态性等特点。大数据时代的数据复杂性更高，如数据的流模式获取、非结构化、语义的多重性等。数据可视化将不可见现象转换为可见的图形符号，并从中发现规律和获取知识。针对复杂和大尺度的数据，已有的统计分析或数据挖掘方法往往是对数据的简化和抽象，隐藏了数据集的真实结构。而数据可视化则可还原乃至增强数据中的全局结构和具体细节。若将数据可视化看成艺术创作过程，则其最终生成的画面需达到真、善、美，以有效挖掘、传播与沟通数据中蕴含的信息、知识与思想，实现设计与功能之间的平衡。

（二）数据可视化的分类

数据可视化的处理对象是数据。依照所处理的数据对象，数据可视化包含科学可视化与信息可视化两个分支。广义上，科学可视化面向科学和工程领域数据，如含空间坐标和几何信息的三维空间测量数据、计算模拟数据和医学影像数据等，重点探索如何以几何、拓扑和形状特征来呈现数据中蕴含的规律。信息可视化的处理对象则是非结构化、非几何的抽象数据，如金融交易、社交网络和文本数据，其核心挑战是：针对大尺度的高维复杂数据，如何减少视觉混淆对有用信息的干扰。由于数据分析的重要性，将可视化与分析结合，形成一个新的学科——可视分析学。

（三）数据可视化与其他学科方向的关系

数据可视化既与信息图、信息可视化、科学可视化以及统计图形密切相关，也是数据科学中必不可少的环节。数据科学在研究、教学和工业界等方兴未艾，数据可视化是一个活跃且关键的方面。下面简单总结数据可视化与其他学科方向的关系。

1. 数据库与数据仓库 尽管现代数据库已经从最简单的存储数据表格发展到海量、异构数据存储的大型数据库系统，但它的基本功能中不包括复杂数据的关系和规则的分析。数据可视化通过数据的有效呈现，有助于对复杂关系和规则的理解。面向海量信息的需要，数据库的一种新的应用是数据仓库。数据仓库的一个重要特性是稳定性，即数据仓库反映的是历史数据。与之相对的是，数据可视化需要处理实时获取的数据流。数据库和数据仓库是大数据时代数据可视化方法中必须包含的两个环节。为了满足复杂的大数据可视化需求，必须考虑新型的数据组织管理和数据仓库技术。

2. 数据挖掘 数据挖掘领域注意到了可视化的重要性，提出了可视数据挖掘的方法，其核心是将原始数据和数据挖掘的结果用可视化方法予以呈现。这种方法融合了数据可视化的思想，但仍然是利用机器智能挖掘数据，与数据可视化基于视觉化思考的大方针不同。

3. 生命科学可视化 数据可视化是对各类数据可视化的理论与方法的统称。在可视化历史上，与领域专家的深度结合产生了面向领域的可视化方法与技术。生命科学可视化是指面向生物科学、生物信息学、基础医学、转化医学、临床医学等系列生命科学探索与实践中产生的数据的可视化方法，本质上属于科学可视化。

第三节　医院信息系统安全建设

一、医院信息系统安全技术

医院信息系统需要与区域医疗信息平台、远程医疗系统、医疗保险系统等众多外部系统进行信息共享和数据交换，所以不能对医院信息系统进行完全的物理隔离，必须建立安全技术保障体系，确保其在与外部系统对接时的安全。

（一）防火墙

在外网与互联网的出口处部署硬件防火墙，从逻辑上把网络分为内部上网区、隔离区和外部互联网区。通过网络地址转换来实现用户上网和提供各类应用服务的访问，并定制防火墙各区域间的安全策略以实现访问控制，同时，对部分常见攻击进行防护。

（二）入侵防御系统

随着安全技术的日益发展，攻击层次越来越高，防火墙无法拦截超过 70% 的应用层攻击。入侵防御系统（intrusion prevention system，IPS）是电脑网络安全设施，是对防病毒软件和防火墙的补充。入侵防御系统是一部能够监视网络或网络设备的网络资料传输行为的计算机网络安全设备，能够即时地中断、调整或隔离一些不正常或是具有伤害性的网络资料传输行为。

（三）网络版防病毒软件

在全网部署网络版防病毒软件。所有上网客户机和服务器都安装统一的网络版防病毒软件客户端，进行集中管控，减少各类单机版杀毒软件不能及时升级、查杀病毒所带来的隐患。管理员定制实时监控、定时查杀、定时升级等策略并统一下发，设置密码保护以防止客户端私自修改防病毒策略，减少病毒对客户机的破坏和对网络环境的影响。

（四）入侵检测

入侵检测系统是根据已有的、最新的攻击手段的信息代码对进出网段的所有操作行为进行实时监控、记录，并按制定的策略实行响应（阻断、报警、发送电子邮件），从而防止针对网络的攻击与犯罪行为。入侵检测系统一般包括控制台和探测器（网络引擎）：控制台用于制定及管理所有探测器（网络引擎）；探测器（网络引擎）用于监听进出网络的访问行为，根据控制台的指令执行相应行为。由于探测器采取的是监听而不是过滤数据包，所以入侵检测系统的应用不会对网络系统性能造成多大影响。

（五）漏洞扫描系统

漏洞扫描系统可以对网络中所有部件（网络站点、防火墙、路由器、服务器、终端设备、TCP/IP 及相关协议服务）进行攻击性扫描，还可以对网络系统中的所有操作系统进行安全性扫描，检测存在的安全漏洞，并产生报表以供分析，还会针对具体安全漏洞提出补救措施。

（六）内容安全管理系统

由网站访问、邮件收发、点对点网络（peer-to-peer，P2P）下载、即时通信、论坛、在线视频等正常网络行为导致的网络安全风险、敏感信息外泄等网络安全事件呈急剧上升的形势。内容安全管理系统为保证网络内容安全、净化网络环境、规范上网行为提供了行之有效的解决方法。

（七）日志审计

日志审计系统是用于全面收集企业信息系统中常见的安全设备、网络设备、数据库、服务器、应用系统、主机等设备所产生的日志（包括运行、告警、操作、消息、状态等）并进行存储、监控、审计、分析、报警、响应和报告的系统。基本功能包括：日志监控、日志采集、日志存储、日志检索、日志分析、日志转发和日志报表管理等。

（八）数据库审计

数据库审计以安全事件为中心，以全面审计和精确审计为基础，实时记录网络上的数据库活动，对数据库操作进行细粒度审计的合规性管理，对数据库遭受的风险行为进行实时告警。它通过对用户访问数据库行为的记录、分析和汇报，帮助用户事后生成合规报告、进行事故的追根溯源，同时通过大数据搜索技术实现高效查询审计报告、定位事件原因，以便日后查询、分析和过滤，加强对内外部数据库网络行为的监控与审计，提高数据资产的安全性。数据库审计是数据库安全技术之一。数据库安全技术主要包括：数据库漏洞扫描、数据库加密、数据库防火墙、数据脱敏、数据库安全审计系统。

（九）态势感知

态势感知是一种基于环境的，动态、整体地洞悉安全风险的能力，是以安全大数据为基础，从全局视角提升对安全威胁的发现与识别、理解与分析、响应与处置能力的一种方式，最终是为了决策与行动，是安全能力的落地。态势感知的概念最早在军事领域被提出，覆盖感知、理解和预测三个层次，并随着网络的兴起而升级为"网络态势感知"（cyberspace situation awareness，CSA）。态势感知旨在大规模网络环境中对能够引起网络态势发生变化的安全要素进行获取、理解、显示以及对最近发展趋势的顺延性预测，进而进行决策与行动。

（十）下一代防火墙

下一代防火墙（next generation firewall，NG firewall），是一款可以全面应对应用层威胁的高性能防火墙。通过深入洞察网络流量中的用户、应用和内容，并借助全新的高性能单路径异构并行处理引擎，NG firewall 能够为用户提供有效的应用层一体化安全防护，帮助用户安全地开展业务并简化用户的网络安全架构。

二、终端输入 / 输出安全

俗话说："千里之堤，溃于蚁穴。"单台终端看似影响有限，可一旦感染病毒，就会迅速传染给医院成百上千台终端设备，可能造成大面积瘫痪，所以终端安全不可谓不重要。主要从以下几个方面来介绍终端输入 / 输出安全。

（一）终端主机安全

在保证终端设备免受水、火、化学用品、静电、虫鼠等不利因素危害的基础上，还要注意以下几点。

1. 权限与密码管理 权限管理应依据最小授权原则，进行业务授权。根据用户不同的权限，提供专用的登录控制模块。密码管理方面，对密码的复杂性和登录策略都应有要求，如密码长度不能少于 8 位，需要数字、大小写字符、特殊字符等多种字符组成，最长使用期限不能超过 60d 等。在登录策略上，可以采用用户名、密码、验证码来实现用户的身份认证。

2. 终端主机配置管理 针对不同的终端进行个性化配置，并且采用桌面管理控制软件对终端配置情况进行统一管理。如果终端安装了高危或命令禁止安装的软件，或者医护人员私自连接违规外设，信息中心可据此进行快速排查处理。在增补终端系统的补丁时，可以使用云桌面管理技术。信息中心可以实现在云端操作，配置自动同步到终端，避免人为安装升级可能遗漏的风险。甚至还可以利用桌面管理软件进行应用软件的批量下发，防止医护人员访问系统关键磁盘，对其隐藏相应的系统盘符、禁止调用命令行等。

3. 终端文件交互管理 一般情况下，内网终端禁止使用 U 盘，防止医护人员或者外来人员私自接驳移动设备。如果有特殊情况需要传输数据，需要先到信息中心进行病毒查杀，然后在信息中心特定的电脑上进行数据交互。

（二）终端接入安全

医院有大量的网络端口暴露在医院建筑的各个角落，如果不加管控，随便用一根网线接入电脑就可以获取医院内部信息，这是十分危险的。

1. 有线准入

（1）虚拟局域网（virtual local area network，VLAN）技术：VLAN 工作在 OSI 参考模型的第二层和第三层，可以将含有数据的用户组与网络的其余部分隔离，即：一个 VLAN 内的用户不能和其他 VLAN 内的用户直接通信；如果不同 VLAN 要进行通信，则需要通过路由器或三层交换机等三层设备。与传统的局域网技术相比较，VLAN 技术更加灵活，可以控制广播活动，可提高网络的安全性。

（2）IP 与 MAC 的绑定：IP 和 MAC 绑定的方式有一定作用，但是其最大风险在于 MAC 信息可以通过某些手段进行伪造，管理成本也高。

（3）基于端口的 dotlx 认证：dotlx 是 IEEE 802.1x 的缩写，是基于 C/S 的访问控制和认证协议。它可以限制未经授权的用户/设备通过接入端口访问局域网（LAN）/广域网（WAN），在获得交换机或 LAN 提供的各种业务之前，802.1x 对连接到交换机端口上的用户/设备进行认证。在认证通过之前，802.1x 只允许 EAPOL（基于局域网的扩展认证协议）数据通过设备连接的交换机端口；认证通过以后，正常的数据才可以通过互联网端口。

（4）专业的准入设备：基于端口的 dotlx 认证方式相对复杂，操作不易，界面也不直观，需要对记录的日点进行二次分析。国内很多专业准入产品便应运而生。它们是通过计算设备的机器码，以一种动态的方式进行验证，从而达到相对安全的目的。在验证完成后如果更换设备或者硬件，机器码需要重新认证，如不匹配将禁止接入，因此终端接入安全性相对较高。当有新设备接入信息点或者交换机口时，准入系统将会自动发现，及时提示新设备接入，防止高危或不可信设备接入网络而对整个网络造成威胁。

2. 无线准入　随着移动医护的普及，医院大量采用无线网络，以及免费给患者提供无线 WiFi 上网，风险入口成倍增加。为保证医院网络安全，对无线终端的接入必须严加管控。

（1）医护人员接入认证：医护人员是接入医院内网进行工作的，所以考虑到身份认证的需求，必须严格部署认证服务器，可以采用 802.1x 认证，即内部员工通过安全证书、用户名口令作为接入网络的凭据，或者采用门户（portal）账号和密码进行认证，登录的账号可以为姓名、手机、工号甚至身份证号等。这些账号必须具有唯一性，以满足一人一账号的要求。

（2）患者及其家属接入认证：随着互联网医疗的发展与普及，很多医院都有自己运营的微信公众号。患者及其家属关注医院公众号，在公众号上进行操作就可以访问无线网络，通过微信和手机号就可以实现认证，或者通过手机接收验证码，输入相应的验证码即可获取上网权限。

（3）移动医疗终端接入认证：为了响应医疗终端的加密要求，现在已经有了智能预共享秘钥（pre shared key，PSK），可以针对医疗移动终端的媒体访问控制地址（media access control address，MAC）和序列号（serial number，SN）绑定进行认证，不同的终端使用不同的密码。医院内网无线网络只允许医疗终端接入，不允许其他无关终端接入，降低网络风险，保护内网资源安全。

（三）终端操作安全

规范终端使用人员的上网行为，防止使用有风险的应用造成的不良影响。

1. 禁止访问不明网站　禁止浏览器访问不受信任的互联网资源。通过在上网行为管理系统中内置的大量统一资源定位器（uniform resource locator，URL）数据库，对用户访问的网页进行精确分类，并根据管理需求对不良网站进行过滤和封堵，通过识别网站类别、URL 关键字文件类型等多种条件的灵活管理，将访问网页内容进行阻断、记录以及网页快照保存等操作，做到禁止访问非法网站、屏蔽违规网站等。

2．应用行为控制   对正在运行的应用做到实时监控和记录，一旦发现违规以及具有威胁的操作，及时响应并予以干预。针对非办公的娱乐应用也应通过配置来限制其使用。应用行为控制可以直观地了解到工作人员利用计算机在做什么，应用程序对计算机做了什么，将应用行为透明化。合理的控制会提高系统的安全性。

3．带宽管理   为满足医院内设备对不同应用和不同服务质量的要求，就需要根据用户的要求自动分配和调度带宽资源，对不同的数据流提供不同的服务质量。对实时性强、响应性要求高且重要的数据报文优先处理，例如适当提高便民平台、移动支付、远程会诊、科研网站报文处理的优先级。对带宽资源占用高的各种 P2P、在线视频等应用进行限速控制，为关键业务应用保障足够的可用带宽，保证系统的服务质量。

4．内容审计与过滤   系统通过对用户的管理实现不同用户对应不同的权限，使每个账号下的所有操作都有据可查，包括浏览的内容、应用所做的操作等，例如对邮局协议 3（post office protocol 3，POP3）、简单邮件传输协议（SMTP）收发邮件进行完整的内容审计，对邮件的附件进行精确识别。对即时通信工具的聊天行为、内容进行完整记录，对各类 BBS（公告板系统）论坛、新闻评论、贴吧的发帖内容进行监控审计。对使用搜索引擎的行为进行记录，可区分网页搜索、图片搜索、视频搜索等搜索类型，并将有害关键字过滤。当检测到敏感信息时，可以自动向管理员发送报警信息。系统通过全面的内容审计，可以及时发现网络中潜在的威胁，防患于未然。

三、网络运行安全

网络运行安全是医院信息系统安全的关键一环，要保证网络的保密性、完整性、可用性和可控性，保护医院各终端系统之间通信的安全性，主要分为以下几个方面。

（一）结构安全

结构安全是网络安全的前提和基础。医院选用主要网络设备时需要考虑业务处理高峰期的数据流量，考虑冗余空间，以满足业务高峰期需要。网络各个部分的带宽要保证接入网络和核心网络满足业务高峰期的需要。按照业务系统服务的重要次序定义带宽分配的优先级，在网络拥堵时优先保障重要主机。合理规划路由，在业务终端与业务服务器之间建立安全路径。医院网络不能与外部网络互连。

（二）网络访问控制

访问控制是维护网络安全、保护网络资源的重要手段，是网络安全核心策略之一。在网络层面，限制网络设备或主机设备通过网络传输什么样的数据，可以与哪些设备建立什么样的连接，典型设备如交换机、路由器、防火墙、网闸。防火墙是实现网络安全最基本、最经济、最有效的安全措施之一。防火墙通过制订严格的安全策略实现内、外网络或内部网络不同信任域之间的隔离与访问控制，并且可以实现单向或双向控制，对一些高层协议实现较细粒度的访问控制。目前，网闸已经成为继防火墙之后最受关注的访问控制产品。网闸是一套网络断开双主机系统，通过拷贝、镜像、反射等借助第三方非网络的方式来完成双主机之间的信息交换，很好地解决了隔离断开和高速度、高稳定性数据交换的难题。网闸可应用于医保网、不同的安全域网络之间，实现"只有符合全部安全政策的数据才能通过，其他都拒绝"的安全策略。

（三）网络安全审计

网络安全审计系统主要用于监视并记录网络中的各类操作，侦察系统中存在的现有和潜在的威胁，实时地综合分析并得出网络中发生的安全事件，包括各种外部事件和内部事件。在医院核心交换区域并联部署网络行为监控与审计系统，可形成对医院网络数据的安全审计，同时和其他网络安全设备共同为集中安全管理提供监测数据用于分析及检测。通过网络审计系统与其他网络安全设备的联动，将各自的检测记录送往安全管理中心的管理服务器上，集中对网络异常、攻击和病毒进行分析和检测。

（四）网络入侵防范

针对网络入侵防范，可通过部署网络入侵检测系统（intrusion detection system，IDS）来实现。IDS是根据已有的、最新的攻击手段的信息代码对进出网段的所有行为进行实时监控、记录，并按制定的策略实行响应（阻断、报警、发送电子邮件），从而防止针对网络的攻击与犯罪行为。可将网络入侵检测系统置于有敏感数据需要保护的网络上，通过实时侦听网络数据流，寻找网络违规模式和未授权的网络访问尝试。当发现网络违规行为和未授权的网络访问时，网络监控系统能够根据系统安全策略做出反应，包括实时报警、事件登录或执行用户自定义的安全策略等。IDS可以部署在医院的网络交换核心处以及主要服务器区的交换机上，监视并记录网络中的所有访问行为和操作，防止非法操作和恶意攻击。IDS还可以重现操作的过程，帮助信息安全员发现网络安全隐患。IDS作为网络安全体系的第二道防线，在防火墙阻断攻击失败时，可以最大限度地减少损失，是对防火墙非常有必要的附加而不仅仅是简单的补充。

（五）网络设备防护

网络设备主要包括交换机、路由器、防火墙、无线访问节点等。提高网络设备的自身安全性，保障各种网络应用的正常运行，需要对网络设备进行一系列的加固措施，例如：对登录网络设备的用户进行身份鉴别，用户名必须唯一；对网络设备的管理员登录地址进行限制；加强密码强度管理，口令设置3种字符以上，长度不少于8位，并定期更换；具有登录失败处理功能，失败后采取结束会话、限制非法登录次数、当网络登录连接超时自动退出等措施；采用安全外壳协议（secure shell，SSH）加密管理数据，防止被网络窃听。

（六）网络流量控制

安装网络流量控制系统，可以实时地监控网络终端流量，对异常网络行为（如大流量下载、并发连接数大、网络垃圾广播等行为）进行自动预警、阻断和事件源定位，极大地减少网络拥堵事件，提高网络利用率。有研究发现，95%的网络安全事件可以通过流量或者各种告警信息察觉到明显异常，如果告警事件在5min内被发现、确认并得到分析和定位，72%的安全事故可以避免，其中45%的系统安全故障事件发生在夜间。

（七）边界完整性检查

边界完整性检查是对医院内部网络中的用户未通过准许，私自连接外部网络的行为进行检查，从而维护医院的网络边界完整性，通过部署终端安全管理系统可以实现这一目标。终端安全管理系统其中一个重要功能模块就是非法外联控制，运用用户信息和主机信息匹配方法，实时发现内部网络中发生的外来主机非法接入、篡改IP地址、盗用IP地址等不法行为。通过非法外联监控的管理，可以防止用户访问非信任网络资源，并防止访问非信任网络资源导致的安全风险。

（八）边界入侵防御

一般情况下，在医院网络边界和主要服务器区安全域均部署了防火墙，在各区域边界起到了协议过滤的主要作用，对每个安全域进行严格的访问控制。防火墙主要是在网络层判断数据包的合法流动，但防火墙并不擅长处理应用层数据，因此面对越来越广泛的基于应用层内容的攻击行为，需要其他具备检测新型混合攻击和防护能力的设备与防火墙配合，共同防御来自应用层到网络层的多种攻击类型，进行多层次、多手段的检测和防护。入侵防护系统（IPS）是继防火墙、信息加密等传统安全保护方法之后的安全保障技术。它能够监视计算机系统或网络中发生的事件，并对它们进行分析，寻找危及信息的保密性、完整性、可用性或试图绕过安全机制的入侵行为并进行有效拦截。

将IPS串接在防火墙后面，核心服务器区的前面，在防火墙进行访问控制，在保证访问的合法性后，IPS 可动态地进行入侵行为的保护，对访问状态进行检测，对通信协议和应用协议进行检测，对内容进行深度检测，阻断来自内部的数据攻击以及垃圾数据流的泛滥。

（九）边界安全审计

医院各安全区域边界部署相应的安全设备负责区域边界的安全，对于流经各主要边界（例如服务器区域、外部连接边界等）的信息，需要进行必要的审计机制，对数据进行监视并记录各类操作，通过审计分析能够发现跨区域的安全威胁，实时地综合分析网络中可能发生的安全事件。可采取旁路设置的边界安全设备，开启审计功能模块，根据审计策略进行数据的日志记录与审计。边界安全审计和主存审计、应用审计、网络审计等一起构成完整的、多层次的审计系统。

四、数据安全技术

数据库存储的信息越来越多，而且越来越重要。为防止数据意外丢失，按照《中华人民共和国网络安全法》《中华人民共和国数据安全法》《中华人民共和国个人信息保护法》《信息安全技术　网络安全等级保护基本要求》（GB/T 22239—2019）、《信息安全技术　个人信息安全规范》（GB/T 35273—2020）等相关法律及国家标准的要求，建议从如下几个方面来确保数据安全。

（一）数据的完整性

数据的完整性主要保证各种重要数据在存储和传输过程中免受未授权用户的破坏。这种保护包括对完整性破坏的检测和修复。在网络安全第三级保护中要求如下：应采用校验技术或密码技术保证重要数据在传输过程、存储过程中的完整性，包括但不限于鉴别数据、重要业务数据、重要审计数据、重要配置数据、重要视频数据和重要个人信息等。

（二）数据的保密性

数据保密性主要从数据的传输和存储两个方面保证各类敏感数据不被未授权用户访问，以免造成数据泄露。在网络安全第三级保护中要求如下：应采用密码技术保证重要数据在传输过程和存储过程中的保密性，包括但不限于鉴别数据、重要业务数据和重要个人信息等。

（三）数据备份和恢复

对数据进行备份，是防止数据遭到破坏后无法使用的最好方法。

1. 传统备份与恢复　从传统的"周期备份""数据高可用"到"数据的零丢失"，与医院信息系统数据的重要性相匹配，按照数据的重要性对数据做出不同级别的保护。首先对所有业务数据都应该采用传统备份（即"周期备份"技术）进行保障。传统备份的数据，特别是结构性数据，是通过应用程序抽取出来的，其完整性和可用性均有保障；同时，备份集是备份软件进行特定格式的封装和加密，应用程序和系统管理员均无法直接对备份集进行操作，不会受到外界的干扰，具有独立性，所以备份集是安全级别最高的备份数据。传统周期备份的数据因其具有完整、可用以及独立的特性，成为数据的最后一道保障，即使发生了重大灾难，都能保证有一份可用的备份集进行应用的恢复。传统备份的方式如下。

（1）全量备份：对所有数据进行完全备份。

1）优点：当发生数据丢失时，只要对灾难发生前的全备份进行恢复即可。

2）缺点：需要备份的数据量大，备份时间较长。

（2）增量备份：每次备份的数据只是相对于上一次备份后新增加的和修改过的数据。

1）优点：没有重复地备份数据，节省空间和备份时间。

2）缺点：数据不完整，恢复数据比较麻烦。

（3）差分备份：每次备份的数据是相对于上一次全备份之后增加的和修改过的数据。差分备份则在缩短备份时间的同时提高了恢复效率。

2. **容灾备份与恢复**　数据零丢失是目前要求最高的一种容灾备份方式。它要求不管什么灾难发生，系统都能保证数据的安全。持续数据保护（continuous data protection，CDP）是解决业务系统实时性与连续性采用的一种技术。根据业务情况的需要，结合投入的经费，可以采用双机热备、磁盘镜像或容错、异地备份、关键部件冗余，建立异地容灾中心等灾难预防措施，确保系统发生故障后进行数据完整恢复。针对关键性业务系统采用"两地三中心"的容灾解决方案：在本地构建业务和数据的高可用容灾中心，当本地生产主机发生故障时能够及时进行业务系统的恢复，同时在异地构建数据灾备中心，当本地发生灾难时为灾后生产恢复提供需要的业务数据。

（1）双机容错：目的在于保证系统数据和服务的在线性，即当某一系统发生故障时，仍然能够正常地向网络系统提供数据和服务，使得系统不至于停顿。

（2）数据迁移：是由在线存储设备和离线存储设备共同构成的协调工作的存储系统。该系统在在线存储和离线存储设备间动态地管理数据，使得访问频率高的数据存放于性能较高的在线存储设备中，而访问频率低的数据存放于较为廉价的离线存储设备中。

（3）异地容灾：是以异地实时备份为基础的高效、可靠的远程数据存储。在各单位的 IT（信息技术）系统中，必然有核心部分，通常称之为生产中心。往往给生产中心配备一个备份中心，该备份中心是远程的，并且在生产中心的内部已经实施了各种各样的数据保护。当火灾、地震这种不可抗灾难发生时，一旦生产中心瘫痪了，备份中心会接管生产，继续提供服务。

网络安全第三级保护要求如下：①应提供重要数据的本地数据备份与恢复功能；②应提供异地实时备份功能，利用通信网络将重要数据实时备份至备份场地；③应提供重要数据处理系统的热冗余，保证系统的高可用性。

（李　萌）

思考题

1. 信息技术的进步，为医院信息系统的发展指明了哪些应用方向？
2. 你认为哪些信息技术有助于医院信息系统的智能化发展？
3. 你认为医院信息系统的安全建设应该包含什么内容？

第三章

医学信息相关标准

不以规矩，不成方圆。在医疗环境中存在着大量多源异构、离散分布的数据。为满足各类医学信息的表示、存储、交换、传输与共享协同等各类应用需求，消除信息混乱无序与信息孤岛现象，人们在多年实践过程中制定了医学术语、数据交换和系统协同等各类医学信息标准。这些标准的制定目标、应用领域及使用方式各有不同，但相互补充，织起了一张标准规范的立体保障网络，有效地指导和保障医学信息在医疗全流程中准确、高效及有序地流转，助力医疗数字化、信息化、标准化与智能化的快速发展。

本章重点介绍当前国内外主要的医学信息标准内涵，探讨标准的内容及其在医学各领域的应用情况，体现标准与时俱进与指导保障的特性，并对医学信息标准化的未来发展进行展望。

第一节　国际通用医学信息相关标准

一、HL7 标准

HL7 标准是一种医疗卫生信息的数据交换标准。它于 20 世纪 80 年代由 HL7 组织提出，经过数十年的发展，已经广泛应用于医疗机构间，医疗机构与患者、医疗事业行政机构、保险机构以及其他机构之间的健康医疗数据交换，逐步成为医学信息专业人员耳熟能详的一个词语。

（一）标准内容

HL7 是一个应用层协议。Level 7 指的是开放式系统互联通信模型（OSI）中的第 7 层，以此强调 HL7 是主要关注在应用程序及应用服务接口层面上的标准。

鉴于 HL7 标准在我国的实际应用情况，本部分仅就 V2 消息（messaging）、V3 参考信息模型（reference information model，RIM）和临床文档结构（clinical document architecture，CDA）及快速医疗互操作性资源（fast healthcare interoperability resources，FHIR）标准进行介绍。

1. HL7 V2 消息　医疗系统或应用程序间的数据交换可以通过彼此间的消息发送和接收来实现。基于 HL7 V2 标准的消息交互包括以下组成。

（1）触发事件（trigger event）：HL7 消息是基于事件驱动的，在现实世界中什么东西发生了一些事情（产生了事件），才会创建对应的 HL7 消息。举个例子，一个患者入院了，是一个现实世界的事件，就会触发一个 HL7 消息创建。当医务人员填写了入院表单，按下回车键，就会在登记系统中引发一连串的反应，最后创建 HL7 消息。消息的内容则取决于触发消息创建的事件。在这个例子里，消息中会包含入院患者的详细信息。

（2）确认消息（acknowledge message）：是很短的一条消息，当消息的接收方收到消息之后，就发送反馈消息给消息发送方，确认消息收到。HL7 需要知道反馈消息是从哪个程序发出的，这样才可以确保消息被接收程序正确地进行处理了。HL7 不仅仅想知道接收方是否收到了消息，还想知道接收方是否会对消息进行处理。用新登记患者作为例子，当医务人员登记一个患者并按下回车键，就会触发一个 A04 事件（登记患者）。这时候，系统就会产生一个新的入出转消息类（admission、discharge、transfer，ADT）的 A04 消息（图 3-1）。

```
MSH|^~\&|SENDER_APP|SENT_BY|RECEIVER_APP|RCVD_BY|201310201500||ADT^A04|
MSG_ID001|P|2.5||||AL
EVN|A04|201310201500||||ID221^Dude@Terminal
PID|1||PAT416^^^HEALTH_ID||SEBELUS^KANSAS||194801150600|M|||123  SESAME
ST^^TORONTO^ON^A1A2B2^CANADA|| (416)888-8088||ENGLISH
     |M||PAT_AC_721914
NK1|1|SEBELUS^MARY|SPOUSE|||| (416)888-9999| (647)123-1234|C|20131020
PV1|1|O|ROOM10^BED12^OUTPATIENT|ELECTIVE|||S21195^DRIKOFF^FRANCIS^^^DR^M
D||C90023^PAYNE^T
SELF|||||||||||||||||||||201310201500
PV2|||DAY SURGERY
AL1|1|FA^PEANUT||PRODUCES MILD RASH
```

图 3-1　登记患者 HL7 V2 消息样例

消息中的段落是按照特定的顺序组织的，这种构造顺序被称为消息结构（message structure）。不同的消息类型有不同的消息结构，但是有的结构都是一样的，比如每一个消息都是以消息头（message header，MSH）段落开头。图 3-2 是 ADT^A04 消息的部分抽象结构，包含段落 ID（标识）、段落名称和对这一段落进行解释的章节。

```
Partial Message Structure of ADT^A04
MSH                     Message header                  2
[{SFT}]                 Software segment                2
EVN                     Event type segment             3
PID                     Patient identification         3
[PD1]                   Additional demographics        3
[{ROL}]                 Role segment                   15
[{NK1}]                 Next of kin                     3
PV1                     Patient visit segment          3
[PV2]                   Patient visit – additional info 3
…                       …
```

图 3-2　登记患者 HL7 V2 消息的抽象结构（部分）

2. V3 RIM　HL7 V3 标准的基本特点是以模型来构建临床信息及信息交换场景，并由此生成计算机可使用的以可扩展标记语言（XML）形式表现的消息和医疗文书（图 3-3）。

```
<MCCI_IN000002UV01 ITSVersion="XML_1.0"xmlns:xsi="http://www.w3.org/2001/XMLSchema-instance"
Xmlns="um:h17-org:v3"xsi:schcemaLocation="um:h17-org:v3
file:///E:h17/hl7/v3ballot_fullsite_2011MAY/v3ballot/html/processable/multicacheschemas/MCCI_IN000002UV01_xsd">
          <id root="2.16.156.10011.2.5.1.1"extension="@12122"/>
          <creationTime value="20170106151903"/>
          <interactionId root="2.16.156.10011.2.5.1.2" extension="MCCI_IN000002UV01"/>
          <processingCode code="P"/>
          <processingModeCode/>
          <acceptAckCode code="AL"/>
          <receiver typeCode="RCV">
                <device classCode="DEV"deteminerCode="INSTANCE">
                     <id>
                          <item root="2.16.156.10011.2.5.1.3" extension="@111"/>
                     <id>
```

图 3-3　HL7 V3 消息样例

HL7 V3 全部标准均来源于基于 HL7 的参考信息模型（HL7 RIM）。HL7 RIM 的目标是覆盖医疗健康领域信息表达和交换的全部需要，其范围不局限于临床信息，也包括行政、财政、公共医疗保健、管理和安全等领域，因此它具有高度的抽象性。它通过 6 个核心类（backbone classes）、相应的衍生类、类间的关系，以及与医学代码的耦合绑定，形成了抽象化的 RIM 模型。RIM 模型中的 6 个核心类分别为：医疗事件（act）、参与方（participation）、实体（entity）、角色（role）、事件关系（act relationship）、角色关系（role link）。RIM 模型仅描述了数据之间的联系，无法用来表示具体的含义，因此，在 RIM 基础上派生出了领域信息模型（domain，message information model，D-MIM）以描述具体领域信息。对 D-MIM 进行进一步约束而细化出精细化消息模型（refined message information model，R-MIM）。D-MIM 的主要目的是提供一个领域参考点，来确保所有不同组件之间的相容性，确保一组相关的 R-MIM 属于相同的业务域。R-MIM 是应用最广泛的信息模型，是一种逻辑数据模型，用来表达特定的临床信息交换场景。而分层消息描述（hierarchical message description，HMD）与消息类型（message type，MT），则是对 R-MIM 的进一步约束。HL7 V3 RIM、D-MIM 和 R-MIM 层次结构如图 3-4 所示。

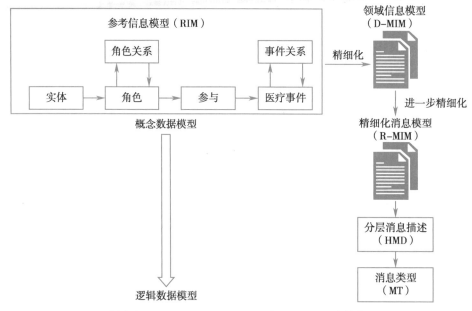

图 3-4　HL7 V3 RIM、D-MIM 和 R-MIM 层次结构

　　3. V3 CDA　以 HL7 V3 RIM 为基准建立的、以〈Clinical Document〉开头的 XML 共享文档。〈Clinical Document〉是 CDA XML 文档的根元素（图 3-5）。它包含一个文档头（header）和一个文档体（body）。文档头位于〈Clinical Document〉和〈structured body〉之间，对文档进行标识和分类，同时提供文档的所属患者、参与医生、就诊情况、签名等信息。文档体包含报告内容，可以是非结构化的，也可以是结构化的。结构化的内容位于〈structured body〉元素内，并具体分布在不同的章节（section）或子章节（nested section）中，通过区分机器阅读部分与人类阅读部分来确保病历文书的可读性与机器识别性的结合。

　　4. FHIR　由一系列基于资源（resources）的模块化组件构成，通过常见的 RESTful（一种网络应用程序的设计风格和开发方式）网络服务，实现跨科室、跨机构和跨地区的信息数据交换。图 3-6 是 FHIR 的参考架构：处于核心的就是 FHIR 服务器，它向外提供应用程序接口（Application Program Interface，API）的接口能力，包括 FHIR 的事务、FHIR 的各种交互和 FHIR 操作；底层是 FHIR 资源仓库，它可以持久化所有的 FHIR 资源，同时允许 FHIR 服务器对 FHIR 资源进行事务性的操作；所有需要使用 FHIR API 的客户端都可以使用 FHIR 服务器发布出来的 API 进行相应的操作与访问。

　　FHIR 规范由五层架构构成，从下至上分别为：基础公共组件层（交换格式、标准文档、数据格式等），平台支持层（交换组件、架构定义、字典值域、安全隐私、执行要点），医疗业务实体（患者、医生、设备、组织等），医疗业务事件（临床事件、诊断事件、用药事件、业务流程、保险支付），临床思维。

```
〈! --患者身份证号标识--〉
〈id root = "2.16.156.10011.1.3"extension = "420106201101011919"/〉
〈! -- 患者姓名 --〉
〈name〉贾小明〈/name〉
〈! -- 性别代码 --〉
〈administrativeGenderCode code = "1"codeSystem = "2.16.156.10011.2.3.3.4"
codeSystemName = "生理性别代码表(GB/T 2261.1)"/〉
〈birthTime value = "20080101"/〉
〈! -- 婚姻状况代码 --〉
〈maritalStatusCode code = "10"displayName = "未婚"
codeSystem = "2.16.156.10011.2.3.3.5"codeSystemName = "婚姻状况代码表(GB/T 2261.2)"/〉
〈! -- 民族 --〉
〈ethnicGroupCode code = "01"displayName = "汉族"
codeSystem = "2.16.156.10011.2.3.3.3"codeSystemName = "民族类别代码表(GB 3304)"/〉

〈! -- 工作单位 --〉
〈employerOrganization〉
    〈name〉工作单位名称〈/name〉
    〈telecom value = "010-99999999"〉〈/telecom〉
〈/employerOrganization〉

〈! --职业状况--〉
〈occupation〉
    〈occupationCode code = "17"codeSystem = "2.16.156.10011.2.3.3.13"
codeSystemName = "从业状况(个人身体)代码表(GB/T 2261.4)"displayName = "职员"/〉
    〈/occupation〉
〈/patient〉
```

图3-5 CDA样例

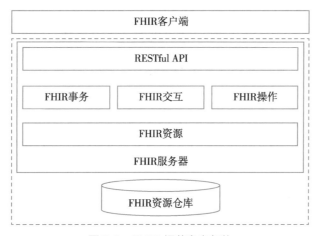

图3-6 FHIR规范参考架构

FHIR 规范定义了一系列的资源和一个处理资源的框架。医疗、管理、安全、术语服务等各类数据元素均以资源的形式构建和呈现。

FHIR 标准中对资源的操控是通过 RESTful API 支持的一组交互行为实现的。在 RESTful 框架中,交互直接通过超文本传输协议(Hyper Text Transfer Protocol,HTTP)请求或应答的服务器资源进行。此外,FHIR 标准还规定了 RESTful API 之外的其他交换方式,包括将一组资源组成文档或消息进行交换,或用其他形式的服务类型进行交换。

（二）应用情况

1. **国际应用情况**　HL7 拥有 57 个活跃的工作组。这些工作组覆盖了从临床诊疗、医院管理、医疗质量、临床辅助决策支持到数据安全、电子病历、移动医疗、医疗保险付费等领域。工作组制定和发布了诸多医学信息交换和医学信息模型相关标准,其中在国际上得到广泛应用的有 V2 Messaging、

V3 RIM、CDA R2、Context Management Specifications（CCOW）、HL7 V3 Standard: Structured Product Labeling Release 4、FHIR R4等。

除了发布标准外，工作组也积极推动其他机构或者组织参与到HL7标准的应用中。以最新的FHIR标准为例，有公司利用FHIR规范产出一个可替代医疗应用和可重复使用技术的开放平台架构，可用来创建可移植的FHIR应用程序（如根据需要，使用最新数据生成小儿生长曲线图），或利用基于任何FHIR系统的数据提供临床决策支持。

2．国内应用情况   在我国，深化医改需要整合散布在不同医疗卫生机构、不同应用系统中的医疗卫生信息资源，推进信息标准化和公共服务信息平台建设，逐步实现互联互通、信息共享，以促进医疗保健质量提升，降低成本和减少医疗差错，进一步提升卫生管理和决策水平。因此，在建设卫生信息标准时，也充分借鉴了HL7标准，形成了有我国特色的电子病历与健康档案共享文档标准，并在互联互通测评中参考HL7 V3的消息交换场景，制定了符合中国医院场景要求的医院信息平台交互规范——《W/ST 483.1—2016健康档案共享文档规范》和《W/ST 500.1—2016电子病历共享文档规范》。

《健康档案共享文档规范》旨在借鉴国内外成功经验，建立起一套适合中国国情的、科学规范的健康档案共享文档规范，从而为区域卫生信息互联互通标准化成熟度测评提供数据标准支持，进一步提升区域卫生信息平台的建设质量。在5个省级平台、28个市（县）区域平台开展的区域卫生信息互联互通标准化成熟度测评试点示范工作表明，采用《健康档案共享文档规范》建设区域卫生信息平台，可以满足各级各类医疗卫生机构信息传输与交换层面的规范、统一需求，实现医疗卫生信息跨机构、跨区域的交换与共享，有力促进人口健康信息共享和业务协同，提升信息化水平。

《电子病历共享文档规范》旨在借鉴国内外成功经验，建立起一套适合中国国情的、科学规范的电子病历共享文档规范，从而为医院信息互联互通标准化成熟度测评提供数据标准支持，进一步提升区域卫生平台的建设质量。在19家医院开展的医院信息互联互通标准化成熟度测评试点示范工作表明，采用《电子病历共享文档规范》建设医院信息平台，可以满足各级各类医院信息传输与交换层面的规范、统一需求，实现医院信息跨机构、跨区域的交换与共享，有力促进了人口健康信息共享和业务协同。

FHIR标准自2011年提出，到现在已经走过十余年的时间。以FHIR为基础的大量医疗软件呈快速增长趋势，FHIR也不断走向成熟，越来越多的厂商开始关注并使用FHIR标准。在国内，有很多公司开始在产品中使用FHIR标准。为了进一步推广新架构和新技术的应用，提升医疗信息系统互联互通能力，同时积极参与到FHIR标准的制定过程中，使标准与国内业务更契合，2016年5月在中国医院协会信息管理专业委员会（CHIMA）大会上成立了HL7中国FHIR工作组。从2016年开始，HL7中国FHIR工作组各位专家共组织了6次国内FHIR连接马拉松（FHIR connectathons）测试，制定并发布了患者、就诊、检查申请、检查报告、院内检验报告、院外检验报告、用药医嘱、预约、手术、术语、电子病历文档的生成与读取、文档共享服务、CDS-Hooks等测试用例场景。

二、ICD标准

ICD（international classification of diseas）即疾病和有关健康问题的国际统计分类，也称国际疾病与相关健康问题统计分类，是世界卫生组织（WHO）依据疾病特征将疾病分类并用编码的方法表示的系统。它是临床诊断命名的重要参考依据，广泛用于疾病分类和其他健康问题记录，便于进行临床信息系统或流行病学监控。

（一）标准内容

1．ICD-10编码体系   ICD已有110年的发展历史，早在1891年为了对死亡进行统一登记，国际统计研究所组织了一个对死亡原因分类的委员会进行工作，1893年该委员会主席Jacques Bertillon提出了一个分类方法《国际死亡原因编目》,此即为第一版。以后基本上为 10 年修订一次。1940 年第 6 次修订版由世界卫生组织承担该工作,首次引入了疾病分类,并强调继续保持用病因分类的哲学思想。1994 年在日内瓦第 10 次修改版本在世界得到了广泛的应用这就是全球通用的 ICD-10。

(1)分类原理:依据疾病的 4 个主要特征,即病因、部位、病理及临床表现(包括症状、体征、分期 / 分型等)进行编码与分类,形成以病因为主,解剖部位、临床表现、病理改变为辅的混合轴心。

(2)编码规则:ICD 是由三位数类目组成的单一编码表,每个类目可进一步分为多达 10 个四位数亚目。第 10 次修订本使用字母与数字组合的编码,即第一位用一个字母,第二、三、四位各用一个数字。第四位数在一个小数点之后,故编码的数字范围从 A00.0 到 Z99.9,但未使用 U,因为编码 U00~U49 被分配给某些病因不明的新疾病,编码 U50~U99 用于科学研究。

2. **ICD-10 类目体系**　ICD-10 的基本信息及框架见表 3-1。

表 3-1　ICD-10 基本信息及框架

标题	内容
全称	《疾病和有关健康委托的国际分类——第 10 次修订本》
编制机构	世界卫生组织 WHO
术语量	13 505
概念数	11 533
覆盖领域	和疾病相关的各种疾病统计
更新频率	每年
范畴体系	分为 22 章:传染病,肿瘤,血液,内分泌营养疾病,精神和行为障碍,神经系统疾病,眼和附器疾病,耳和乳突疾病,循环系统疾病,呼吸系统疾病,消化系统疾病,皮肤和皮下组织疾病,肌肉骨骼系统和结缔组织疾病,泌尿生殖系统疾病,妊娠、分娩和产褥期,起源于围生期的疾病,先天性畸形,症状体征等,损伤、中毒和外因的某些后果,死亡的原因,影响健康和与保健机构接触的因素,用于特殊目的的编码
应用	为临床病案记录提供统一的代码与命名标准

3. **ICD-11 标准**　相较于 ICD-10,ICD-11 引入了本体作为底层架构,即内容模型。基于内容模型的 ICD 能够让分类的内涵表达更加清楚,用户能够以一种更科学的方式识别分类单元。ICD-11 为 3 层架构(图 3-7):底层为本体组件,称“内容模型”,包含描述概念的参数和值域,值域引入外部术语;中间层为基础组件,称 ICD 概念,对内容模型的各参数进行赋值形成“实体”,基础组件是所有实体的集合;最上层为 ICD-11 的前端产物——线性组件,称“线性组合”,实体进入线性组合后承载了分类信息的功能,称为“分类”,线性组件是满足各种特定目的分类的集合。

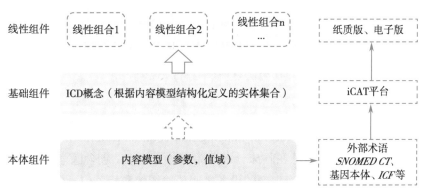

图 3-7　ICD-11 基础架构

ICD-11- 发病与死亡统计（ICD-11-MMS）是 ICD-11 的主要线性组合之一，其定位与 ICD-10 类似。相较于 ICD-10，ICD-11-MMS 的章节内容得到进一步优化与细分，从 22 章增加到 28 章，其中功能评定补充部分为第 V 章，扩展码为第 X 章（表 3-2）。

表 3-2   ICD-11-MMS 章节表

章节	中文名称	章节	中文名称
第 1 章	某些感染性疾病或寄生虫病	第 15 章	肌肉骨骼系统或结缔组织疾病
第 2 章	肿瘤	第 16 章	泌尿生殖系统疾病
第 3 章	血液或造血器官疾病	第 17 章	性健康相关情况
第 4 章	免疫系统疾病	第 18 章	妊娠、分娩或产褥期
第 5 章	内分泌、营养或代谢疾病	第 19 章	起源于围生期的某些情况
第 6 章	精神、行为或神经发育障碍	第 20 章	发育异常
第 7 章	睡眠 - 觉醒障碍	第 21 章	症状、体征或临床所见，不可归类在他处者
第 8 章	神经系统疾病	第 22 章	损伤、中毒或外因的某些其他后果
第 9 章	视觉系统疾病	第 23 章	疾病或死亡的外因
第 10 章	耳或乳突疾病	第 24 章	影响健康状态或与保健机构接触的因素
第 11 章	循环系统疾病	第 25 章	用于特殊目的的编码
第 12 章	呼吸系统疾病	第 26 章	补充章传统医学病证
第 13 章	消化系统疾病	第 V 章	功能评定补充部分
第 14 章	皮肤疾病	第 X 章	扩展码

（1）编码内容：WHO 定义了两种编码，主干码和扩展码。主干码：在特定的线性组合中可单独使用的编码，保证在每个诊断只能使用一个编码的情况下收集到有意义的最少信息。扩展码：不能单独使用，必须与主干码联合使用，并且排列在主干码之后。需要采集更多的病情细节时，使用标准化的方式为主干码添加附加信息。扩展码均以 X 开头，不采用主干码的编码框架。

（2）编码组配：ICD-11-MMS 提供预组配、后组配两种编码组配方式对疾病分类进行编码。主干码以预先组合的方式，包含了一个临床概念的所有相关信息，例如腹主动脉瘤伴穿孔 BD50.40，这种方式称为"预组配"。联合使用两个或以上编码以全面描述所记录的临床概念，主干码之间以"/"连接（如 2 型糖尿病性白内障 9B10.21/5A11），或使用扩展码时以"&"连接（如右侧股骨骨折 NC72&XK9K），这种方式称为"后组配"，后组配形成的代码称为"编码簇"。

（二）应用情况

ICD 为全世界范围的医疗卫生从业人员、医疗领域科研人员、健康信息管理人员和政府决策者等广泛应用，已经被翻译为汉语、阿拉伯语、英语、法语、俄语等 50 余种语言。世界卫生组织所有的成员国都在使用 ICD，超过 117 个国家使用 ICD 对死亡率进行统计，并将其作为健康状况的主要指标。

ICD 在中国被同时用于电子病案的记录与编码，是医院临床科研、教学中索引查询所需病案的重要工具，在医疗、教学、科研、医院管理等诸多方面发挥重大作用。

三、DICOM 标准

DICOM 指医学数字成像和通信（digital imaging and communications in medicine），即在生物医学领域，关于医学数字图像及其信息在临床诊断与治疗中的通信，包含医学成像和通信两个方面。DICOM 标准是一种可用于在不同厂商生产的设备之间传输图像和相关信息的标准方法，其目标是在全世界卫生领域实现图像系统与其他信息系统的有效兼容，并改进其流程效率。DICOM 标准目前已成为当前世界上使用最为广泛的医疗健康信息标准之一。特别是随着 CT 及其他数字诊断成像设备的引入，以及计算机在临床上的应用越来越多，DICOM 标准在医学数字影像通信及传输过程中发挥着越来越重要的作用。

（一）标准内容

1. 标准中涉及的基本概念和定义　DICOM 标准涉及医学图像、数据通信、管理信息系统等领域，在标准中又采用了面向对象的描述方法和 E-R（entity-relation）模型，从而引入了各专业方面的大量术语。标准中的常用技术词汇和缩略语解释如下。

（1）实体（entity）：表示一个或一类有相同特性个体的应用对象。在计算机系统分析中，凡是可以区别并被人们识别的事、物、概念等，都可以被抽象为实体。实体一般具有若干特征，称为属性，如：患者是一个实体，具有姓名、性别、年龄等属性；图像也是一个实体，有图像尺寸、图像数据等属性。

（2）联系（relation）：表示实体之间的相互关系，如患者实体与分析实体之间存在着引用联系，打印机实体和胶片实体之间存在着打印的联系。

（3）E-R 模型：是描述现实世界的一种信息模型。通过定义实体以及实体间的联系，表现系统的需求和功能，通常以 E-R 图的方式表示。在 DICOM 中，用方框表示实体，菱形表示联系，用带箭头或不带箭头的线段将实体（方框）与联系（菱形）连接表示它们之间存在联系。这是面向对象的分析方法所采用的主要表示方法，是对客观世界的一种抽象表示。

（4）对象（object）：即外部世界事物在计算机内部的表示，是事物属性值和处理方法的集合。对象具有封装和继承的特征。封装是指对象将属性和方法集合在一起，一般情况下只提供给自己和派生对象使用。继承是指当一个对象是由另一个对象（父对象）派生出时，它就自动具有父对象所具有的属性和方法。面向对象的方法就是以对象技术为中心，分析系统中各种信息之间的关系，抽象出系统各层次的对象模型，给出准确的系统描述，并在计算机系统中给予实现。应用面向对象的方法，可以提高开发效率，实现软件复用。

（5）信息对象定义（information object definition，IOD）：即信息实体的抽象，是 DICOM 命令的作用受体。

（6）服务（service）：是某对象为其他对象或程序提供的功能。要求使用此功能称"申请服务"，申请服务的对象称"服务用户"，而能完成该功能的对象是服务的提供者。

（7）服务对象对（service object pair，SOP）：是 DICOM 信息传递的基本功能单位，包括一个信息对象和一组 DICOM 消息服务元素。

（8）协议：是计算机网络中为保证能正确地传输数据而必须共同遵守的通信规则和格式。

（9）ISO-OSI：是国际标准化组织（ISO）所定义的开放系统互联（OSI）的七层网络参考模型。作为一个严格的网络模型，ISO-OSI 对于计算机网络的研究和发展起了重要的作用，但是由于种种原因在实际中并未得到广泛的普及和应用。在制定 DICOM 标准时，OSI 正值发展的高潮，因此 OSI 也是 DICOM 中主要的网络参考模型之一。

（10）TCP/IP：是传输控制协议 / 互联网协议。它首先被用于 UNIX 系统，随后成为计算机网络中不同种类计算机之间通信的主要通信协议，是互联网的基础。

2. DICOM 标准　具有良好的可扩充性。它由多部分组成，可以单独对某部分进行扩充；在各部分中，又将易于增加和修改的内容放到附录中，方便更新。目前的 DICOM 标准（指 DICOM PS3.1 2021c）由 22 个部分组成。

（1）第 1 部分：引言与概述。简要介绍了 DICOM 的概念及其组成。

（2）第 2 部分：兼容性。精确地定义了声明 DICOM 要求制造商精确地描述其产品的 DICOM 兼容性，即构造一个该产品的 DICOM 兼容性声明。它包括选择什么样的信息对象、服务类、数据编码方法等,每一个用户都可以从制造商处得到这样一份声明。

(3)第3部分:信息对象定义。利用面向对象的方法,定义了两类信息对象类,普通型和复合型。

(4)第4部分:服务类规范。说明了许多服务类,服务类详细论述了作用于信息对象上的命令及其产生的结果。

(5)第5部分:数据结构和编码。描述了怎样对信息对象类和服务类进行构造与编码。

(6)第6部分:数据字典。描述了所有信息对象是由数据元素组成的,数据元素是对属性值的编码。

(7)第7部分:消息交换。定义了进行消息交换通信的医学图像应用实体所用到的服务和协议。

(8)第8部分:消息交换的网络通信支持。说明了在网络环境下的通信服务和支持 DICOM 应用进行消息交换的必要的上层协议。

(9)第9部分:该部分已过时,被删除。

(10)第10部分:用于介质交换的介质存储和文件格式。这一部分说明了一个在可移动存储介质上医学图像信息存储的通用模型,提供了在各种物理存储介质上不同类型的医学图像和相关信息进行交换的框架,以及支持封装任何信息对象定义的文件格式。

(11)第11部分:媒体存储应用框架。是用于医学图像及相关设备信息交换的兼容性声明,提供了心血管造影、超声、CT、MRI 等图像的应用说明和临床数据中心(CDR)格式文件交换的说明。

(12)第12部分:媒体交换的媒体格式和物理媒体。它提供了在医学环境中数字图像计算机系统之间信息交换的功能。这种交换功能可增强诊断图像并挖掘其他潜在的临床应用。这部分说明了描述介质存储模型之间关系的结构,特定的物理介质特性及其相应的介质格式。具体说明了各种规格的磁 / 光盘,PC(个人计算机)上使用的文件系统和 1.44M 软盘,以及可刻写光盘(CD-R)。

(13)第13部分:该部分已过时,被删除。

(14)第14部分:说明了灰度图像的标准显示功能。这部分仅提供了用于测量特定显示系统显示特性的方法。这些方法可用于改变显示系统以与标准的灰度显示功能相匹配或用于测量显示系统与标准灰度显示功能的兼容程度。

(15)第15部分:安全和系统管理配置文件。通过引用外部开发的标准协议定义,并注意它们在使用 DICOM 标准协议进行信息交换的系统中的使用。

(16)第16部分:标准内容参考资源。将文档结构化为 DICOM 信息对象的模板和编码术语。

(17)第17部分:解释性信息。提供了规范的解释性文件。

(18)第18部分:web 服务。定义基于 web 的服务,用于访问 DICOM 持久对象。描述了从 HTML 页面或者 XML 文档访问 DICOM 持久对象的两种机制。

(19)第19部分:应用程序托管。规定了两个基于 DICOM 的医疗计算系统的应用程序编程接口。

(20)第20部分:使用 HL7 临床文档架构的成像报告。规定了使用 HL7 临床文档架构第 2 版(CDA R2,或简称 CDA)标准对成像报告进行编码的模板。

(21)第21部分:DICOM 和其表示形式之间的转换。规定了 DICOM 和相同信息的其他表示形式之间的转换。

(22)第22部分:实时通信。规定了基于时间码 SMPTE ST 2110-10 的服务,依赖于实时传输协议(Real-time Transport Protocol,RTP),用于 DICOM 元数据的实时传输。

3. DICOM 标准特点

(1)它对于一个网络环境是可用的。前几个版本只在点对点的环境中可用;对于在网络环境中的操作,需要一个网络接口单元(NIU)。DICOM 3.0 支持在网络环境中使用标准的网络协议操作,如 OSI 和 TCP/IP。

(2)它详细说明了声称与标准兼容的设备如何对命令做出应答和如何交换数据。前几个版本在传输数据上受到限制,但 DICOM 3.0 通过服务类别的概念,指定了命令和相关数据的语义。

(3)它详述了兼容性的等级。前几个版本指定了兼容性等级的最小集合。而 DICOM 3.0 清楚地描述了一个实现者必须如何构造一个与所选的特殊选项兼容的声明。

(4)它按照多部分的文档结构来组织。通过简化新特性的增加,这种结构使标准在迅速发展的环境中的演变更为容易。ISO 指示——定义如何去构造多部分文档——已经加入 DICOM 标准的构造中。

(5)它提出了明确的信息对象,并不只是针对图像和图形,还有研究、报告等。

(6)它为唯一地识别任何信息对象指定了一个确定的技术。这促进了在网络上运作的信息对象之间关系的明确定义。

(二)应用情况

作为医学数字影像通信的核心标准,DICOM 标准已经得到世界范围内的普遍认可。它的应用已经从单纯的医疗设备和疾病领域向教育、互联网与标准符合性测评等方面扩展,推动了医学数字影像的技术和应用发展,提升了疾病诊断与治疗的质量和水平。

1.国外应用情况 DICOM 是医学图像信息系统领域中的核心。它主要涉及信息系统中最主要也是最困难的医学图像的存储和通信。DICOM 标准的推出与实现,大大简化了医学影像信息交换的实现,推动了远程放射学系统、影像归档与传输系统(PACS)的研究和发展,并且 DICOM 的开放性与互联性,使得与其他医学应用系统[医院信息系统(HIS)、放射学信息系统(RIS)等]的集成成为可能。在美国放射学会和国家电子制造商协会的大力推广和支持下,这套标准也被医学领域广泛认可,使得医学影像数据的传输更加规范,同时,也在医疗器械的生产和使用上发挥了巨大作用。与此同时,越来越多设备的加入也使得该标准越来越走向全球化和标准化。从 DICOM 被采用的情况来看,DICOM 虽然是在美国产生、发展的,但已被欧洲各国、日本等发达国家和地区接受,并被列入国家标准。

2.国内应用情况 我国对 DICOM 的跟踪、学习、研究已有 20 年时间。在我国,DICOM 是唯一被接受的医疗影像国际规范,我国各大医院广泛采用 DICOM 格式作为医学影像文件的存储方式,DICOM 标准被普遍应用于 PACS 和放射治疗系统中。为快速推动医疗健康信息的互联互通和信息共享,国际 DICOM 标准中国委员会开始探索 DICOM 中文标准符合性测试,并于 2015 年 2 月对相关设备和软件厂商进行了 DICOM 中文标准符合性测试。2017 年 1 月,国际 DICOM 标准中国委员会在医院开展现场测试,推动标准的落地和应用。鉴于国内标准符合性测试工作的开展,国际 DICOM 标准委员会于 2017 年成立第 31 个工作组,即 DICOM 标准符合性测试工作组,对 DICOM 标准在实际应用过程中的标准符合性进行验证,并修改 DICOM 标准一致性声明模板,对 DICOM 标准中相应的内容进行调整。这些工作不仅对推进和建立我国医疗卫生信息标准采纳、应用和实施的监管体系,以及促进实现"统一高效、互联互通"的卫生信息化建设目标具有十分重要的实践意义,同时还为国际标准的制定提供了借鉴。

四、SNOMED CT 标准

《系统化临床医学术语集》(*the Systematized Nomenclature of Medicine Clinical Terms*,SNOMED CT)是由美国病理学会编著出版的当今世界上最庞大的医学术语集,是在美国病理学会编制的人类与兽类医学系统术语(*SNOMED Reference Terminology*,SNOMED RT)与英国国家卫生服务部编制的《临床术语集》(第 3 版)(*Clinical Terms Version3*,CTV3)相互融合的基础上,经过扩充和结构重组而形成的。从最初采用的 4 轴分类体系扩充到目前 SNOMED CT 的 19 轴分类体系,其用途也从满足以病理学术语为主体内容的分类和检索需求,变为能够满足信息化时代临床信息系统的检索、数据汇聚、分析和交互共享需求；它的应用可使保健知识更加易于获取，并应用于决策支持、统计报表、结果测量、公共卫生监督、卫生研究、成本分析等。

（一）标准内容

SNOMED CT 以概念为中心对疾病、临床发现、解剖结构、有机体、物质、药品、物理对象、物理力、标本等健康记录中的临床医学信息进行组织，基本组成单位为概念、概念描述、概念关系。目前，SNOMED CT 包括 42.5 万个概念、81.7 万个概念描述（术语）和 155 万个语义关系；所有概念分为 19 个大类，按等级结构进行组织。

1. **SNOMED CT 逻辑模型**　概念表收录了具有明确临床意义的术语和规范表达形式，同时还收录了表达概念之间关系的术语；描述表收集了各个概念的不同表达形式，并对各种表达形式进行了区分；关系表揭示了各个概念之间的逻辑关系。SNOMED CT 采取数字标识符表达一个概念、描述和关系。

2. **SNOMED CT 标识符**　临床术语都是通过数字标识符（SCTID）表示、存储和传递的。SCTID 本身不包含任何有关概念或术语的含义信息，而只是用于区分 SNOMED CT 中不同的组成成分，可以避免临床术语重复使用相同的标识符标识，从而避免歧义。

SCTID 分为标准数字标识符和扩展数字标识符两种。SCTID 的取值为 6~18 位数字。标准数字标识符由三部分构成，包括项目标识符、分区标识符、校验码；扩展数字标识符由四部分组成，包括扩展项目标识符、命名空间标识符、分区标识符、校验码。

3. **SNOMED CT 概念**　是一个具有明确临床意义的标识，由一个唯一的数字标识符（concept ID）标识。概念可表示不同水平的临床对象，可笼统、可具体。每个概念包含一组术语集，同时通过基于"语义"的概念关系定义概念，用数字编码固定每一个概念拥有的多个同义术语及具有的纵、横向关系，以利于计算机理解、处理和查询。

（1）概念顶级类目：SNOMED CT 依据现代西医本体论疾病观对所有概念进行分类，共设 19 个顶级类，其中"临床发现"与"操作"是核心类，其他类为"支持性类"，较理想地覆盖了临床科研工作所需的概念种类，各类之间具有不同的逻辑关系，并通过"IS_A"关系建立类之间的等级体系（表 3-3）。

表 3-3　SNOMED CT 顶级类及其含义

序号	顶级类（英文）	顶级类（中文）	顶级类含义
1	body structure	身体结构	包括正常及异常的解剖结构概念，其中："正常解剖结构"概念可被用来指定某种疾病，或者操作所涉及的身体部位；"异常的解剖结构"作为"异常形态"的子类概念单独收录
2	clinical finding	临床发现	用来收录临床可获得的各种信息，包括患者的总体情况、体格检查、理化检查、病史、导致损伤与中毒的原因，以及各种疾病/病症
3	environment or geographical location	环境和地理定位	包括环境的类型及已命名的地理位置，如国家、州和地区的概念
4	event	事件	包含了表达事情发生引起损伤的概念，但不包括医学操作/干预的概念
5	observable entity	观察对象	用来收录所有可与"具体结果"组合从而构成发现（finding）的询问或操作概念
6	organism	有机体	涵盖了对于人类和动物疾病具有病原学意义，包括动物、真菌、细菌与植物在内的全部有机体，并设置次级概念轴；收录有机体的生命周期形式、营养获得形式等概念

序号	顶级类 （英文）	顶级类 （中文）	顶级类含义
7	pharmaceutical/ biologic product	药物/生物产品	涵盖不同颗粒度的各种药物，包括药物种类概念，也包括药物具体的有效剂型概念
8	physical force	物理力	包括诸如运动、摩擦、电流、声音、辐射、热、空气压力等各种与医疗事件和医学行为相关的力
9	physical object	物理对象	收录与医疗创伤有关的自然或人造物体的概念
10	procedure	操作	用来收录在医疗保健过程中发生的各种诊断与治疗操作行为及方法
11	qualifier value	限定值	用于对相关概念进行赋值或加以限定
12	record artifact	人为记录件	是一种由一个人或者多个人创造的实体，用来为他人提供关于事件或事态的信息
13	situation with explicit context	具有明确语境的 情况	用于补充临床发现、操作类概念在临床记录中的表达，如：操作或临床发现没有发生；针对的是其他人而不是患者
14	social context	社会环境	包括各种可对卫生保健起到重要影响的社会情况和形式，如家庭和经济情况、人种、宗教、遗产、生活方式和职业情况等
15	special context	特殊概念	包括三种概念，即停止使用的概念、命名空间概念与导航性概念
16	specimen	标本	包括用来描述那些通常从患者处获得、用以检查或分析的实体
17	staging and scales	分期与分度	包括评估分级和肿瘤系统分期的概念
18	substance	物质	涵盖了大量生物及化学物质的概念，包括食品、营养素、应变原和材料，可以用来记录所有药物制品中的有效化学成分
19	SNOMED CT model component	SNOMED CT 模 型组件	包含支持 SNOMED CT 发布的技术元数据

（2）概念语义类型：概念通过完全指定名称（FSN）来表示。完全指定名称由概念名称和概念语义类型组成，每一个概念的结尾都会在括号内标识概念的语义类型，以此来区分概念在不同语义环境下表示的不同含义。每个完全指定名称以"概念名称（语义类型）"的形式构成，例如：tuberculosis（disorder）——肺结核（疾病）；uterine structure（body structure）——子宫结构（身体结构）。

SNOMED CT 的概念共赋予 41 种语义类型。SNOMED CT 的每个概念通过语义类型可以明确区分相同术语表达形式表达的不同含义，以此实现对每个概念内涵进行清晰、准确的定义。

4. SNOMED CT 概念描述　为 SNOMED CT 概念的术语表现形式。描述是分配给概念的命名后术语，一个概念可能会有多个概念描述。概念描述的类型有三种。

（1）完全指定名称（FSN）：每一个概念都有唯一的完全指定名称，以清晰、明确地定义一个概念。每个完全指定名称的结尾都会在括号内标识其语义类型，以明确概念独特的内涵，消除概念歧义，例如"心肌梗死"概念的完全指定名称为"myocardial infarction（disorder）"。

（2）优先术语（preferred term）：每一个概念都有一个优选术语，此优先术语是临床医生用于表达相应概念时最常用的单词或短语，例如"心肌梗死"概念的优先术语为"myocardial infarction"。

（3）同义词（synonym）：是一个可用于显示或选择概念的术语。一个概念可能有多个同义词，因此可以允许用户选择熟悉的术语来表达特定的临床定义。每一个概念只有一个同义词是优选术语，其他同义词都作为认可形式，例如"心肌梗死"概念的同义词为"myocardial infarction""cardiac infarction"及"heart attack"等。

5. SNOMED CT 关系　SNOMED CT 是以概念为核心的标准化临床医学术语集，关系是用于表示两个概念之间的关联，其可用于计算机逻辑化定义概念的内涵。关系类型用于表示来源概念和目标概念之间的关联，其本身也属于 SNOMED CT 的"连接概念"，在 SNOMED CT 中用"属性"表示（表 3-4）。

表 3-4   SNOMED CT 概念语义类型

语义类型（英文）	语义类型（中文）	语义类型（英文）	语义类型（中文）
body structure	身体结构	situation	情况
cell	细胞	disorder	紊乱
environment	环境	ethnic group	民族
event	事件	finding	发现
morphologic abnormality	形态异常	observable entity	观察实体
occupation	占领	organism	生物体
person	人	physical object	物理对象
procedure	处理	qualifier value	限定值
substance	物质	life style	生活方式
assessment scale	评估指标	attribute	属性
religion/philosophy	宗教 / 哲学	specimen	标本
physical force	物理力	geographic location	地理位置
tumor staging	肿瘤分期	product	产品
social concept	社会观念	staging scale	分期指标
cell structure	细胞结构	administrative concept	管理理念
regime/therapy	养生 / 治疗	inactive concept	无效概念
namespace concept	名称概念	special concept	特殊概念
environment/location	环境 / 地点	racial group	种群
navigational concept	导航概念	linkage concept	连锁概念
record artifact	人工记录	link assertion	确定链接
context-dependent category	基于上下文类目		

“属性”亚类概念被用于 SNOMED CT 概念间的关系构建。一些“属性”（“关系类型”）可用来逻辑地定义一个概念，称为“定义属性”。定义术语示例：|is a|、|偏侧性|、|操作部位|等。“属性”下还包括“非定义属性”。非定义属性示例：|因……缓解|、|评估|、|被……替代|等。

（二）应用情况

SNOMED CT 涵盖多方面的临床信息，能够灵活地表示医学术语，并反映出临床术语之间的逻辑关系。目前，美国、英国、加拿大等国家已经指定 SNOMED CT 作为临床信息系统的临床术语参考标准，有超过 50 个国家对 SNOEMD CT 开展了不同程度的应用。其重要应用包括以下几个方面。

1. 应用于电子健康记录   SNOMED CT 为电子健康记录的术语标准化提供了参考依据，使得电子健康记录的术语更精确，实现不同地域、不同机构之间的互操作。

2. 参与构建临床信息系统   SNOMED CT 涵盖大多数临床信息，如疾病、操作、药物等，可以在不同学科、地点之间实现临床数据的标引、存储、检索和汇聚，促进临床信息交互系统的信息共享。

3. 为医学术语标准的制定提供参考   SNOMED 从 2004 年开始为美国国家医学图书馆的一体化医学语言系统（UMLS）提供最为广泛和最为重要的医学术语词条，是 UMLS 所包含的多个术语集中最重要的一个。此外，SNOMED CT 还与其他信息标准有广泛的合作，包括 ICD、HL7、DICOM 等。而为了促进医疗信息语义上的互操作性，HL7 与 SNOMED CT 进行了广泛的合作，在 HL7 V3 中包括 HL7 V3 中使用 SNOMED CT 的执行指南。

4. 应用于知识本体的构建   SNOMED CT 提供的概念、描述和关系可以为知识本体的构建提供一定的索引,对医药、生物等领域内词汇进行分析,从而形成知识本体的核心术语。

目前国际卫生术语标准制定组织公布使用 SNOMED CT 有两种途径:一是成员国免费使用;二是非成员国付费使用。由于我国暂时还没有加入该组织,所以 SNOMED CT 在国内临床诊疗数据挖掘方面的应用还处于探索阶段,但 SNOMED CT 基于概念的组织方式、概念间的语义关系以及概念的表达形式对于今后我国开展临床诊疗术语标准化研究,具有较大的借鉴意义和实践价值。

第二节　国内相关标准

一、国内卫生行业相关通用标准

(一)标准内容

在卫生信息化的大背景下,建立标准统一的医疗卫生信息系统是必然要求。但只有规范医疗信息数据的收集要求,统一数据的定义、格式与值域范围,才能保证信息收集、利用与管理的准确性,才能促进医疗卫生信息的共享,进一步提高医疗卫生机构的服务水平。而这一切的基础是建立标准规范的数据集。我国卫生领域数据集的研究始于 2003 年 SARS 疫情之后,主要由国家卫生部信息化工作领导小组牵头,各个科研机构具体实施,目的是解决不同层次、不同领域的卫生信息标准化问题,进一步完善我国卫生信息系统建设,促进卫生信息化的进展。

为满足医疗机构临床诊疗信息的数据交换和共享需要,促进实现区域医疗服务信息的协同,2008 年国家卫生部统计信息中心开展了电子病历数据标准的研究制订工作。标准研制是在收集了国内 20 家数字化试点医院的上万张各类业务表单的基础上,通过对业务表单的综合分析与整理,归纳出 138 张各类业务表单,完成了业务需求分析。在此基础上,结合各类医疗业务规范,完成了电子病历基本架构与数据标准的研制,并于 2009 年 7 月形成征求意见稿;2009 年 12 月,《电子病历基本架构与数据标准(试行)》由国家卫生部和国家中医药管理局联合颁布。《电子病历基本架构与数据标准(试行)》是我国卫生领域制定发布的首部国家级具有中西医结合特点的电子病历业务架构基本规范和数据标准。试行以来,在促进区域范围内患者的医疗信息共享、医疗机构之间的互联互通和协同服务等方面发挥了积极的作用。

为了进一步推动医疗服务事业的发展,为卫生事业发展提供指导依据和规范,原国家卫生部出台了多项医疗业务规范,并颁布了一系列卫生信息标准,如住院病案首页(2011)、病历书写规范(2010)、电子病历应用管理规范 2017 版、卫生信息基本数据集编制规范(WS370—2012)、卫生管理基本数据集(WS 374.4—2012)、全国医院信息化建设标准与规范(试行)等。随着新行业规范与标准的不断实施,《电子病历基本架构与数据标准(试行)》亟待修订完善。

1. **电子病历基本架构**　《电子病历基本数据集》主要是在 2009 版电子病历内容基本架构的基础上,结合原国家卫生部、国家中医药管理局颁布的《病历书写基本规范》(2010 年)和《中医病历书写基本规范》(2010 年)相关要求,将电子病历基本架构划分为病历概要、门(急)诊病历记录、住院病历记录、转诊(院)记录、医疗机构信息,共 5 个业务域。各业务域的信息内容再根据临床业务规范和实际应用需要,细分为若干个既相对独立又彼此关联的"业务活动记录类别"。基本数据集就是基于"业务活动记录类别"这一层级划分的,共分为 17 个基本数据集(图 3-8)。

特别需要说明的是,在 5 个业务域中,"病历概要域"并非直接产生于临床诊疗过程的信息,而是对患者一次就诊(门急诊或住院)关键诊疗信息的集成,包括患者医疗费用信息。设置此业务域的主要目的是为"居民电子健康档案"提供所需的医疗摘要数据。

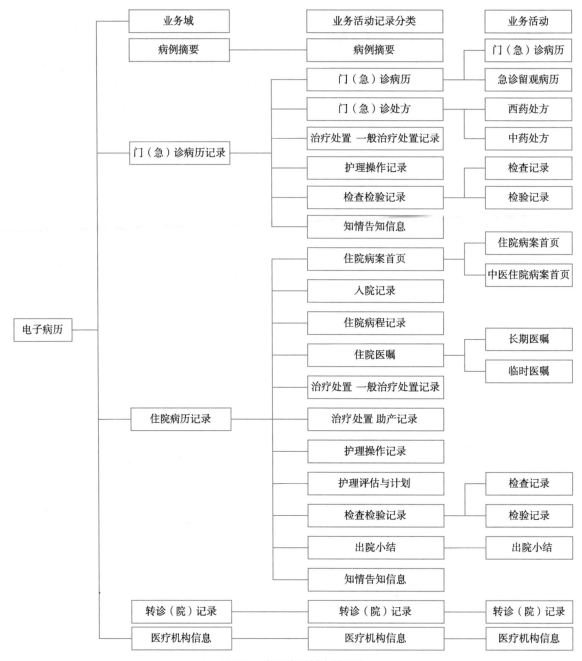

图 3-8　电子病历基本数据集

2. 基本数据集数据元的筛选及标准化　数据集标准制定的关键在于数据元的筛选及其标准化，它们决定了数据集标准的可用性与科学性。本标准数据元筛选的主要依据是 2009 年以后颁布的卫生行业的业务标准与规范，主要包括《病历书写基本规范》(2010 年)、《电子病历应用管理规范（试行）》《中医电子病历基本规范》(2010 年)、《住院病案首页》(2011 年)、《中医住院病案首页》(2011 年)等卫生行业规范。对于上述规范中明确要求记录的数据项，均考虑入选相应的数据集，但数据项是否作为数据元入选基本数据集，还需要根据数据项记录内容的复杂性进一步分析。如患者基本信息中的性别、年龄、职业等记录内容简单明了的数据项，可直接入选基本数据集，而像"现病史、既往史"等内容复杂的数据项，则需要从临床知识的角度对其进行解析。若解析后的若干个数据单元能够完整、准确地表达复杂数据项的内容，则将解析后的数据单元作为数据元纳入基本数据集，如"入院记录基本数据集"中的既往史通过"一般健康状况标志、疾病史（含外伤）、患者传染性标志、传染病史、预防接种史、手术史、输血史、过敏史、个人史、婚育史、月经史、家族史"来描述。如复杂数据项不便于解析或解析后不能完整、准确地表达原数据项的内容，则将该数据项作为数据元纳入数据集，如"主诉、现病史"等。

数据元标准化是电子病历基本数据集修订的另一重要环节，主要是对数据集数据元的专用属性进行标准化，包括数据元内部标识符，数据元标识符（DE），数据元的名称、定义，数据值的数据类型、表示格式，共6个属性。

本标准中数据元的标准化通过以下方式进行。首先将电子病历数据集中所选的数据元与已颁布的《卫生信息数据元目录》（WS363.1—2011）进行比对：若WS 363中已收录相同数据元，则等同采用该标准中相应数据元的属性描述；若WS 363中已有的数据元在电子病历特定语境下需要通过一定的约束才能使用，则结合特定语境通过对WS 363中数据元的对象类或允许值进行适当的约束，实现既能与上位标准兼容，又能满足特定语境下数据元属性描述的需求。如WS 363中的"性别代码"，在电子病历环境下可通过对象类的约束产生新的数据元，如"患者性别代码""新生儿性别代码"等。对于WS 363中未纳入的数据元，则遵循相关上位标准《卫生信息数据元标准化规则》（WS/T 303—2009）、《卫生信息数据集元数据规范》（WS/T 305—2009）对数据元的6个属性进行赋值。

数据元值域标准化主要参照《卫生信息数据元值域代码表》（WS 364.2—2011）。对于WS 364未包含但在电子病历语境下能够确定其允许值范围的，则列出该数据元允许值的值域代码表，这些值域代码表在WS 364更新时将补充纳入其中。

（二）应用情况

当前我国医疗制度改革、社会医疗保险的全面推行已使医院信息化建设面临缺乏统一标准带来的信息交换问题。事实上，长期以来，信息标准化问题一直是我国医院信息化发展的瓶颈。随着国内医疗卫生信息化的发展，特别是物联网、大数据和人工智能等新一代信息技术的兴起，人们已经认识到信息标准在信息技术应用发展中的关键作用。卫生信息标准是实现信息互联互通、业务协同的基础要素，对推进全民健康信息化建设、深化医药卫生体制改革和健康中国战略的实施具有重要作用。

数据集是信息系统标准化的基础，也是解决医疗卫生系统间数据交换困难的有效方法。统一数据集的内容、规范数据元的描述规则和值域，是信息元素在收集和表达上实现标准化。数据集是具有主题的、可标识的、能被计算机处理的数据集合。卫生信息数据集是在医药卫生领域，为满足政府卫生决策、业务处理、科学研究、信息发布与绩效评价等需求，按照数据集的概念设计、归纳、整合的主题信息集合。医疗卫生信息系统的设计与开发是在数据集的基础上进行的，且只有对数据集的内容和格式进行标准化，才可以实现不同系统间的数据互联互通，真正实现信息共享。

二、中医药相关标准

（一）标准内容

随着中医药信息标准规范的制定和实施，不断推进中医临床信息化、标准化，中医药信息标准研制也取得了一定的成效。中医药信息数据标准化工作促进了数据之间的共享，为中医临床数据的收集、存储、数据处理等工作提供了便捷，促进了中医医疗、临床教学、科研工作的发展。中医药医疗数据的急剧增长使现有数据标准难以支撑新业务和技术的发展。中医信息化建设囊括大量的标准和规范，针对中医药健康医疗大数据发展需求，加快构建中医药信息化标准体系，为中医药的现代化发展提供保障。

1.《中医病证分类与代码》（GB/T 15657—1995）　于1995年7月25日颁布，1996年1月1日实施，并于2020年进行第一次修订。

该标准规范了临床常用的中医病名和证候名称及分类原则，促进了中医临床诊断的规范化和标准化。作为第一个中医疾病分类国家标准,共收录中医病名 624 个、证候名称 1 625 个,其分类原则、编码方法和编目方法简介如下。

(1)病名分类原则:遵从中医学术理论本体,满足中医临床诊断需求,参考国际医学术语标准的发展趋势,将中医疾病名术语分为外感病类术语、寄生虫病类术语、中毒与意外伤害病类术语、脏腑病及相关病类术语、情志病类术语、气血津液病类术语、头身形体病类术语、皮肤黏膜病类术语、生殖病类术语、小儿相关病类术语、眼病类术语、耳病类术语、鼻病类术语、咽喉病类术语、口齿病类术语、瘤癌病类术语、临时诊断用术语 17 个大类,根据术语类属关系归入类目及系统。

(2)证候分类原则:将中医证候名术语分为八纲证候类术语、病因证候类术语、气血阴阳精髓津液证候类术语、脏腑官窍证候类术语、经络证候类术语、六经证候类术语、三焦证候类术语、卫气营血证候类术语、其他证候术语(无法归入上述各类的证候术语)、期度类术语 10 个大类,根据术语类属关系归入类目及系统。

(3)编码原则及编码:依据中医病证名术语的类属关系进行分类和分层次的混合编码结构,将病证名术语按照中医学术本体及其类目隶属关系形成大类,再分门别类,形成若干类目、子类、细类,直至术语名,以确立每个病证名术语的类属关系。以"A"代表疾病部分的标识符,以"B"代表证候部分的标识符,以"."表示分类层级,再加序号来给具体的术语条目编码;"."两边的病证名术语是上下层关系,两个"."之间的病证名术语是并列关系,编码末尾带"."的病证名术语表示一个术语类,编码末尾带"."的病证名表示该术语具有类目属性。

2.《中药编码规则及编码》(GB/T 31774—2015) 于 2015 年 5 月 29 日发布,2015 年 12 月 1 日实施。

该标准由中药编码规则和编码构成,适用于中药的分类编码,对中药材 1 219 种、中药饮片 1 603 味、中药配方颗粒 1 364 味、中药超微饮片 1 337 味、中药超微配方颗粒 1 337 味等进行了分类与编码。中药编码是用阿拉伯数字编码,实行中药品种、名称及其规格"一物、一名、一码",表达中药信息的电子信息化编码体系。

《中药编码规则及编码》由中药编码规则和编码两部分构成。中药编码规则的结构是以 10 层结构、17 位阿拉伯数字作为编码,每一层都有编码依据,将重要来源、药用部位、功效、炮制方法、规格等融入编码信息,包含科学属性、商品属性、专业属性和药用属性,并与国际标准的编码规则及其结构相衔接,具有唯一性、稳定性、兼容性和可扩展性等优点。

3.《中医临床诊疗术语》 是 1997 年由国家技术监督局正式颁布,并于当年 10 月在全国推广实施,首次规范了中医疾病、证候、治法等术语的概念,是中医规范化建设的重要基础工作,被广泛应用于中医医疗、卫生统计、中医病案管理等领域,具有重要的指导意义。《中医临床诊疗术语》分为《中医临床诊疗术语　疾病部分》《中医临床诊疗术语　证候部分》及《中医临床诊疗术语　治法部分》三个部分,共收录 1 369 个中医疾病名术语(含 113 个类目词和 53 个临时诊断用术语)、2 060 个中医证候名术语(含 406 个类目词)以及 1 168 个中医临床常用治则、治法和疗法术语。

中医临床术语的标准化是中医药规范体系的基础内容,服务于中医药临床、教学、科研进行科学、准确的信息交流和共享。作为中医药领域信息化业务的基础,基于标准规范的中医临床诊疗术语,完成了基本单元的概念定义和描述,为实现中医药信息高效地采集、存储和管理提供了便捷,也为实现中医药在新时代健康发展与推动中医药现代化事业进程提供了有力保障。

4.《中医基础理论术语》(GB/T 20348.1—2006) 是 2006 年国家质量监督检验检疫总局正式颁布的国家标准,2006 年 10 月全国实施,是中医理论的基础性规范。该标准界定了中医基础理论中阴阳、五行、经络、体质、病因、病机、藏象、养生、治则、五运六气等术语,共收录 1 600 个。

中医学根源于中国传统文化,具有独特的理论,中医术语也具有其自身的特点。中医术语是中医文化的精髓,是中国文化的重要组成部分,标准化的术语可以使信息在复制传播过程中保真度高、准确性高,中医术语的标准化研究势在必行。近年来,国家投入大量人力、物力、财力对中医理论进行现代研究,对中医学中常用的概念和术语进行统一定义,使中医理论更加现代化、国际化。

（二）推广与应用

中医药标准体系建设是中医药规范化、信息化、现代化的一项重大成果。该体系被广泛应用于中医药卫生领域,在多年的推广应用实践中经历了临床实践的检验,取得了可喜的社会和经济效益。在国家的大力支持下,中医药标准体系不断完善,为实现信息资源共享和有效利用,促进中医药事业发展改革创新奠定了基础。

当今世界,在科学技术不断发展的背景下,实现中医药信息化建设的"融入、整合、跨越"势在必行,同时也是深化医改、实现中医药信息化快速发展的关键任务。为适应医药卫生体制改革和中医药事业发展的新形势,利用信息技术加速中医药信息化、现代化进程,推动中医药的广泛应用和传承创新,已成为中医药界各级部门和机构的共识。同时,中医药信息化建设是一项复杂的系统工程,如何充分发挥中医药信息化标准的协调、规范和保障作用,有效实现资源共享,确保信息安全可靠是标准制定过程中的关键问题。2012年,国家中医药管理局印发了《中医药信息化建设"十二五"规划》,明确加强了中医药信息化建设"统一规范、统一代码、统一接口"的任务;这也是首次提出中医药信息标准化建设如何建立中医药标准信息平台和中医信息标准体系,以推进中医药信息资源共享和互联互通的实现。2016年,国家中医药管理局印发《中医药信息化发展"十三五"规划》,要求建立科学、实用、符合中医药特色的中医药信息标准体系。中医药信息化与标准化工作是一个动态和循环的过程。信息化标准体系需要随着科学技术和社会实际需求的发展而不断变化和完善。随着我国实施国家信息化发展战略,坚持走中国特色信息化发展道路,同时云计算、大数据、物联网、移动互联网等新技术得到广泛应用,信息技术对推动中医药传承创新和提升社会价值的革命性影响日趋明显,中医药信息化发展迎来了难得的机遇,在健康医疗和健康中国建设中将发挥出越来越重要的作用。

医院信息化建设经历了从烟囱式到体系化的发展,信息化建设过程中产生的医疗健康数据已成为国家重要的基础性战略资源。《"健康中国2030"规划纲要》明确指出,建立跨部门跨领域密切配合、统一归口的健康医疗数据共享机制,实现各应用信息系统数据采集、集成共享和业务协同。信息标准化工作是实现以上目标的基石,能有效促进医院信息化发展,进行战略指导。随着医疗卫生体制改革的不断深化,近些年相关标准化的指导文件相继发布,信息化作为医改支撑依托的作用越来越大,医疗卫生信息化建设迎来了一个新的发展阶段,这些政策的不断落实将为医疗信息化建设带来新一轮的腾飞。

（刘 云）

思 考 题

1. 你认为FHIR标准和其他HL7标准的区别在哪? 在我国具有哪些潜在应用?

2. 你认为ICD标准今后可以在哪些领域发挥作用?

3. 你认为DICOM标准对推动我国医疗健康大数据的共享和应用、分级诊疗制度的建设和远程医疗技术等方面具有哪些潜在意义?

4. 你认为SNOMED CT标准在医疗人工智能的发展中有哪些价值?

5.《电子病历基本数据集》包含哪些内容?

6. 中医药信息标准包含哪些常见内容?

第四章

门急诊信息系统

门急诊是医院业务的重要组成部分,作为医院的窗口,既是医疗质量的综合体现,又是诊疗技术水平的集中反映,更是衡量医院整体管理水平的重要标志之一。门急诊医生的医疗工作是医院工作的重要环节,是医院日常工作的重要部分。门急诊业务关系着患者按需治疗的质量。如何规划完整的门急诊诊疗流程,完善不同问题的处理路径,对提高患者的就诊质量与效率有较大的影响。门急诊信息系统是贯穿整个门急诊业务流程,为实现医疗门诊自动化,满足患者需求,提高门诊诊疗效率而开发的信息系统。门急诊信息系统包括门急诊医疗、护理系统、挂号收费系统、药房系统、检验检查系统及门诊业务所需的其他系统,整个流程形成了一个完整的闭环,方便患者就医,同时也提升了医院管理水平。

第一节 门急诊信息系统概述

一、我国门急诊信息系统发展概况

在互联网与信息技术交融应用的时代,各行各业通过"互联网+"实现业务流程再造与服务管理方式变革。在此背景下,我国医疗机构积极转变发展理念,引入先进的门急诊信息系统,实现一体化、协调性工作服务,为打造信息化医疗新格局奠定了重要基础,信息技术在医学领域的广泛应用也促进了数字医学的快速发展。近几年,随着医院信息化的迅速发展,我国医院门急诊信息化建设已具备相当规模,实现了信息采集、存储与传输手段的自动化,信息综合分类与加工处理方式的集约化。医院管理模式由传统管理模式进入信息化管理模式,由经验管理、终末控制变为科学管理、环节控制,实现了信息资源的共享,最大限度地提高工作效率和管理效率。医院的信息化建设,不仅改变了人们对医院传统模式的观念,同时也促成了医院在技术路径、业务流程、管理方式、运行模式等方面的重大变革,极大地提升了医院的医疗、教学、科研、管理等方面的工作质量和工作效率,同时也为医院带来了巨大的社会效益。

二、门急诊信息系统功能

门急诊业务定义了以门急诊医生、护士为主,辅以挂号、收费、自助服务、检查检验、手术、药事服务,面向患者、面向临床和面向管理者的所有诊疗业务流程。门急诊信息系统功能如图4-1所示。

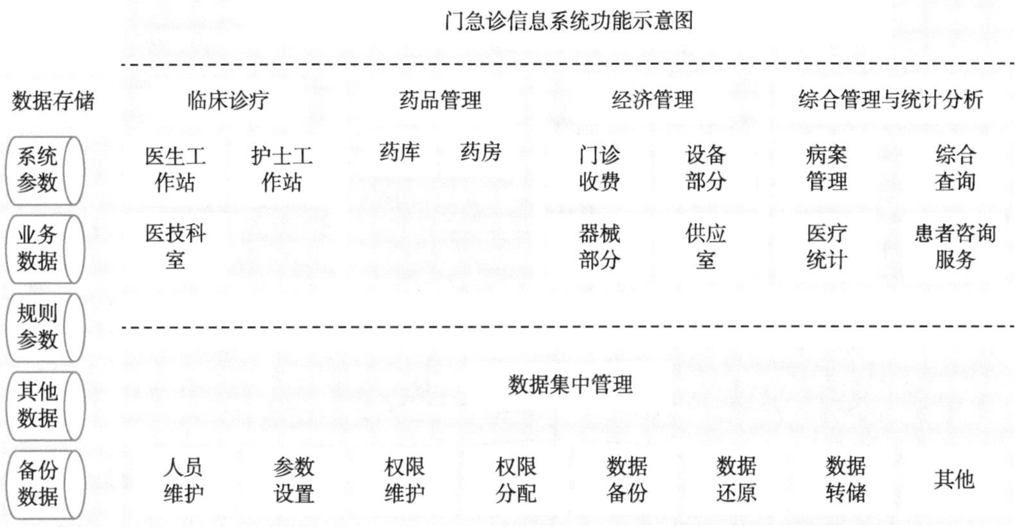

门急诊信息系统功能示意图

数据存储	临床诊疗		药品管理		经济管理		综合管理与统计分析	
系统参数	医生工作站	护士工作站	药库	药房	门诊收费	设备部分	病案管理	综合查询
业务数据	医技科室				器械部分	供应室	医疗统计	患者咨询服务
规则参数								

数据集中管理

其他数据								
备份数据	人员维护	参数设置	权限维护	权限分配	数据备份	数据还原	数据转储	其他

图 4-1　门急诊信息系统功能示意图

门急诊信息系统的一般性要求为操作简单、功能完善、数据安全和易于管理。在此基础上，我们提出了包括先进性、适用性、独立性、可扩展性、安全性等在内的各项要求，具体内容如下。

（1）先进性：整体系统的设计和实现要求采用国际上先进并且成熟的计算机信息技术，力求解决方案的先进、灵活、高效。软件系统采用平台技术研发，能够满足医院特殊化、复杂性的应用需求。

（2）适用性：系统应以医院需求为向导，结合先进、科学的管理模式，功能全面，切合实际，注重实用性与先进性相结合。

（3）独立性：系统着眼于日常的业务流程，提高系统的应变能力。系统必须是标准的商业化软件：有完整的安装程序，软件不需要做架构性改动就可以适应各类医院的要求，原则上不需要维护人员常驻医院进行反复修改。

（4）可扩展性：系统设计既要考虑长远发展的需要，又要考虑当前的实际需要及承受能力，以保证系统的扩展性。系统的可扩展性主要表现在系统架构、系统功能和数据存储与安全三个方面。

（5）可操作性：系统需要具有强大的操作性和灵活性，易学易用。不同于其他传统应用软件，系统开发商需要提供详尽完善的技术手册和维护手册，方便系统的维护和操作。

（6）安全性：临床医疗信息涉及患者隐私，管理信息涉及医院机密，而广泛的网络连接需要具有较高的可靠性和更强的安全机制。为防止用户越权操作，系统必须具备完整、灵活的临床医疗权限控制体系以及分析管理系统权限控制体系。

（7）系统性：将门急诊信息系统的各个部分整合为一个有机的系统，使医院的各项运作、流程成为一个不可分割的整体。

第二节　门急诊信息系统业务流程

一、门诊信息系统业务流程

门诊信息系统包括挂号、分诊叫号、收费、检查、治疗、检验、会诊、开药、发药等业务流程，具体的流程见图4-2。

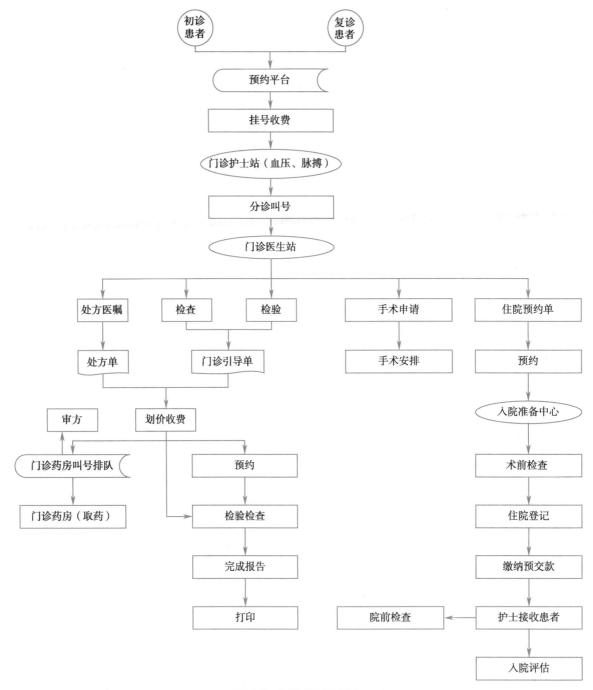

图 4-2 门诊业务流程图

1. 现场挂号、预约挂号业务流程 现场挂号可在挂号收费处、各诊区自助机及手机终端 App 完成。预约挂号包括现场预约、电话预约、网络预约、手机终端预约与诊间预约，具体流程如下。

（1）挂号前判断患者是否已在医院建立档案。已建档的患者可通过支付宝、微信人脸识别或者医院微信服务号上的二维码直接挂号付费，也可在挂号收费处打印患者信息二维码进行挂号付费；医保卡患者自动建档，可直接挂号付费。

（2）未在医院建档的患者，若无有效证件，则根据医院分配的临时病历号到挂号收费处建档并打印凭条后即可挂号付费。

（3）有证件但非身份证证件的患者需要建档，凭相关证件到挂号收费处建档并打印凭条后，即可挂号付费。

（4）凭身份证证件的患者需要建档，可选择是否自助：非自助需去挂号收费处凭身份证建档；选择自助则前往自助机读取身份证信息建档。建档完成后即可挂号付费。

（5）已预约患者，根据到院之前的各种预约方式（包括现场预约、电话预约、网络预约与诊间预约），选择付费后到服务台签到就诊；已预约用户若要变更预约时间，直接到预约的就诊科室服务台处变更，或者由线上取消后重新预约。

（6）挂号收费可在挂号收费处、自助机或手机移动端支付，可按需打印发票或手机接收电子发票。

2．**分诊、排队叫号业务流程** 门急诊分诊与排队叫号系统可方便患者排队叫号、退号、恢复排队。对医院患者在就诊过程中可能会出现复诊、被叫号患者缺席、患者要求退号、弃号等不确定情况，可由门诊护士台人工干预排队顺序。具体流程如下。

（1）患者到服务台进行签到，按签到顺序排入队列，或是按预约的时段排入就诊队列。护士对在服务台候诊的患者进行预检，录入患者的基本体征等数据；如需转科（一般仅限普通门诊，专家门诊需同级别医生转科或需重新预约挂号），服务台给予转科操作，转科后的患者到目标科室服务台签到。

（2）诊室电子显示屏上显示当前就诊患者、下一位等待患者。患者被呼叫后进入诊室就诊。若呼叫多次之后，患者仍未到诊，作为过号处理，并呼叫下一位患者。过号患者需到服务台重新排队入列。

（3）患者当天开展检查、检验、治疗等项目，获得报告后，如需医生复诊，患者需回到服务台再次签到，按需就诊。

3．**收费业务流程** 门诊就诊医生开具医嘱申请。患者可选择诊间结算、收费处结算、自助机或手机线上结算。具体流程如下。

（1）患者在门诊科室就诊，医生开具处方、治疗、检查、检验等项目医嘱申请单，患者需先进行费用结算。

（2）费用结算可选择诊间结算、收费处结算、自助机或手机线上结算。诊间结算时，医保患者及自费患者账户均可完成实时结算，若患者医保卡或就诊卡账户内费用不足，可支持支付宝或微信扫码支付；患者也可以选择收费处结算或自助结算。结算后按需选择发票凭证。

（3）收费结算后患者即可去相应科室进行申请项目的操作。申请项目操作过程中，如需增加额外项目的，由相应科室录入补充项目，于收费处、自助机或者手机线上缴费后，进行后续操作。

（4）完成费用结算和相关医疗事项后结束就诊。

4．**检查、治疗业务流程** 门诊检查是医生对患者病情了解的常用手段。由医生开具检查申请，患者付费后到检查科室执行检查项目。治疗即医生针对患者具体病情运用非药品手段进行处置，由医生开具治疗申请，患者付费后到相应科室执行治疗。具体流程如下。

（1）患者就诊过程中，医生在门诊系统开具检查、治疗申请，可由患者自主选择检查或治疗时间。需预约的则由医生安排检查、治疗时间，无需预约的直接到相应科室接受检查或治疗。

（2）预约患者可变更预约时间：患者到相应科室服务台更改预约时间，更改完成后凭有效预约依据进行检查或治疗。

（3）患者到相应科室服务台登记后，排队等候，到号后接受检查、治疗；到号未到场患者可在下次来院时变更执行时间，重新登记。

（4）执行完检查后，患者等待报告结果，完成本次业务，如需要，返回就诊科室或向相应科室医生反馈；完成治疗后，结束本次业务。

5．**检验业务流程** 门诊检验是医生对患者病情了解的常用手段，由医生开具检验申请，患者缴费后到检验科室由其采集患者相关标本，最后由检验科室出具结果报告。检验系统是医院信息系统的重要组成部分，先进的检验系统逐步采用智能辅助功能来处理大信息量的检验工作，即检验系统不仅可以自动接收检验数据、打印检验报告、保存检验信息,还可以根据检验业务的需要实现智能辅助功能。具体流程如下。

(1)门诊医生开立检验医嘱,患者完成缴费。

(2)患者缴费后到检验部门服务台登记并进行检验医嘱分类、打印并领取报告凭证。

(3)用非采血类容器进行标本采集的,由患者将标本送至指定检验窗口;血类标本患者信息进入抽血前处理系统进行自动条码打印,同时关联叫号系统。

(4)血类标本患者在抽血大厅等待叫号抽血;标本采集完成后,分批送到标本处理室;标本处理室进行标本分类处理并签收确认;血清类标本送到前处理流水线系统进行检验,其他标本进入相应的实验室信息系统工作站检验。

(5)仪器检验结果自动回传到检验系统,检验技师进入报告审核系统进行智能审核。

(6)审核后的检验结果回传到医院信息系统供医生查看;患者可自助取报告或在服务台取报告。

6. 会诊业务流程 门诊会诊是若干个不同专科对于无法由某一专科医生独立诊断的疑难病症进行共同会诊。具体流程如下。

(1)会诊申请由患者所在诊室医生发出。

(2)如是急诊会诊要求,由就诊科室护送患者至急诊并进行短信、电话通知;非急诊会诊,但属于急会诊的,也需发出短信、电话通知,并提交申请;平会诊则提交申请即可。

(3)接受会诊科室收到通知与会诊申请,确认完毕后,安排时间与申请科室共同开展会诊,最后完成会诊报告。

7. 开药、发药业务流程 开药、发药是门诊中治疗患者的重要手段,由医生根据诊断开具处方医嘱,患者付费成功后到药房领取药品。具体流程如下。

(1)患者门诊就诊,如医生需按病情开药的,由医生在诊断录入后,开立处方医嘱。

(2)处方单打印后,患者选择缴费方式,完成费用结算后,患者前往药房。

(3)患者凭处方单在药房配药,排队等候发药即可;如需输液的,患者前往输液室由护士安排输液。

(4)患者完成输液或领取完药品后,如有疑问或需向医生反馈信息,可再次返回就诊科室。

8. 传染性疾病上报业务流程 传染病上报的主要目的是让国家掌握整个传染病的发病动态和制订预防控制措施。传染病上报是医务工作者的义务。具体流程如下。

(1)患者到门诊科室就诊,门诊系统会根据医生开具的诊断判断是否为传染病:若不需要疾病上报,医生可继续按正常就诊流程处理;若需要疾病上报,信息系统提示报卡信息,由医生详细填写疾病报卡。该次疾病上报首先上报至院内疾病报卡系统;疾病报卡系统进行数据记录和审核后需继续上报至上级疾控平台。

(2)对于复诊患者,若该患者历次就诊中已有疾病上报记录,患者复诊中不会再次提示疾病上报信息,继而走正常的就诊流程;若未进行过疾病上报,则医生须填写疾病报卡,把该次疾病上报至疾病报卡系统,疾病报卡系统进行数据记录和审核后需继续上报至上级疾控平台。

9. 退费(药品)业务流程 因病情不需要或多开药等,患者可以申请退回药物并退回已缴费用。具体流程如下。

(1)如患者要求退药,退药前先根据患者病情判断是否可退药品;若患者病情不允许退药,医生需劝告患者取消退药,只有在患者病情允许退药时才可进入退药流程。

(2)患者已付药品费用的,根据国家药事管理规定,退药一般不被允许。

(3)药品未付费,未产生实物药品,如需全部退药只需医生作废电子处方即可;非全部退药也需由医生作废电子处方,再重新开具处方,凭重开的处方进入收费流程。

10. **退费(非药品)业务流程** 如果患者因病情不需要检查、检验、治疗等非药品项目,患者可以申请作废非药品项目并退回已收费用。具体流程如下。

(1)患者因某些原因要求取消如检查、检验、治疗等非药品项目的,取消前先判断患者是否已支付非药品项目的费用。

(2)对于尚未支付费用的项目作废,患者到就诊科室告知医生作废原因,取得医生同意后在门诊系统上作废,即完成。

(3)对于尚未支付费用的部分项目作废,患者到就诊科室告知医生作废原因,取得医生同意后由医生变更需要修改的条目,即部分项目作废,患者缴费后可去完成未作废的项目。

(4)如要撤销支付过费用的非药品项目,需先判断是否满足已执行的撤销条件,若执行过,则无法撤销。

(5)对于支付过费用但尚未执行过的非药品项目,患者需告知工作人员作废原因,经核实未执行后作废;患者到收费处退费,非药品项目取消流程完成。

二、急诊信息系统业务流程

1. **预检分诊** 护士对在服务台候诊的患者进行预检,录入患者的基本体征等数据,对患者进行预检分区(三区)、分级(四级)。2011 年,卫生部医管司的《急诊患者病情分级试点指导原则(征求意见稿)》中,将国内的急诊患者分级明确为四级:1 级为濒危患者;2 级为危重患者;3 级为急症患者;4 级为非急症患者。从空间布局上将急诊诊治区域分为三大区域:红区(A 区)、黄区(B 区)和绿区(C 区)。

红区为抢救监护区,适用于 1 级和 2 级患者的处置、快速评估和初始化稳定;黄区为密切观察诊疗区,适用于 3 级患者,原则上按照时间顺序处置患者,当出现病情变化或分诊护士认为有必要时可考虑提前应诊,病情恶化的患者应被立即送入红区;绿区即 4 级患者诊疗区。

(1)如果分诊进入红区,医生执行口头医嘱,实施抢救;抢救结束后医生补录医嘱并进行急诊文书录入,护士登记患者去向。

(2)如果分诊进入黄区,护士打印腕带并分配床位,医生下达医嘱,录入急诊文书;而后护士执行医嘱并录入护理文书。对于符合留观条件的患者,护士进行留观处置并让患者前往急诊收费处缴费,急诊留观治疗。

(3)如果分诊进入绿区,直接将患者分配至诊间,后续流程同门诊常规就诊流程。

2. **急诊输液**

(1)急诊医生给患者开具输液医嘱。

(2)患者在诊间结算 / 收费处 / 自助机缴费,打印注射单。

(3)药房发药,核对注射单后交还给患者或家属,将药物交予运送工人。

(4)患者或家属将注射单交予输液室护士,护士核对身份信息后打印"患者联"交予患者或家属。

(5)运送工人运送药物至输液室,护士接收药物,进行药物核对及检查药物完整性,并完成配置。

(6)护士携带配置完成的药物至患者位置,询问患者信息,核对"患者联"和药物信息,完成药物执行。

(7)输液过程做好巡视。

(8)患者结束本次输液治疗时,护士检查本次输液是否全部完成,并告知相关注意事项。

具体急诊业务流程图见图 4-3。

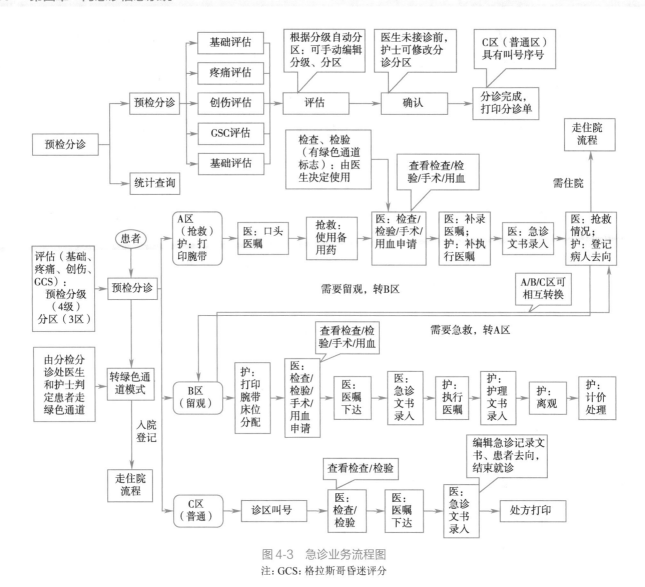

图 4-3　急诊业务流程图

注：GCS：格拉斯哥昏迷评分

第三节　门急诊信息系统功能

　　门急诊信息系统旨在通过信息化手段，优化和规范门急诊流程，主要实现基础的患者就医管理、收费管理、药品管理三大功能，涉及的模块包括：门急诊挂号收费、门急诊药房、电子病历等系统。门急诊系统应坚持以患者为中心，方便患者就医问诊，可提前安排就医计划和时间，同时减少患者在院排队时间，提高划价、收费工作的效率和服务质量，优化执行财务监督制度的流程；通过门急诊医生工作站、护士站开展工作，支持医院建立门急诊病历库，给医生提供高效的电子病历和电子处方管理平台，提高工作效率。通过皮试系统、输液系统提供及时、有效的护理；以电子病历为依据，利用患者的病历号对患者信息进行管理，加快复诊患者的就医速度。门急诊信息系统功能结构如图 4-4所示。

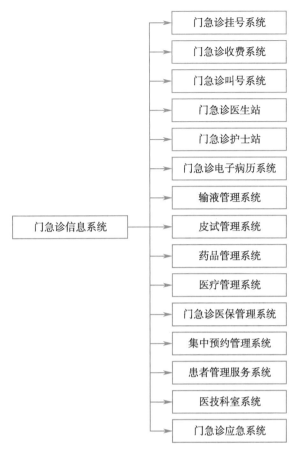

图 4-4　门急诊信息系统功能结构图

一、门急诊挂号系统功能

挂号是一般就诊流程的起点,主要包含当日窗口挂号和预约挂号两种方式。挂号系统将自动识别这两类挂号人群,分开处理,保证公平公正性,使两者互不干扰。预约方式包括电话预约、网页端、手机终端或院内自助机等,预约渠道广泛,适合各层次和各年龄段的人群。门急诊挂号系统的优点主要体现在方便患者就医问诊,可提前安排就医计划和时间,并且预约期间可以实时了解医院挂号信息资源、医生出诊信息和临时变更信息,提高挂号的准确性,减少患者往返医院的次数。预约挂号系统直接与医院内部系统实时互联。

门急诊挂号系统是用于医院门急诊挂号工作的信息系统,包括预约挂号、窗口挂号、处理号源、统计和门诊患者处理等基本功能。门急诊挂号系统直接为门急诊患者服务,减少患者排队等候时间,其主要目标是提高挂号工作效率和服务质量。门急诊挂号系统具有如下功能。

1. 挂号处理功能

(1)支持医保、农保、自费等多种类型的患者挂号。

(2)支持现金、信用卡、手机支付等多种收费方式。

(3)支持窗口挂号、预约挂号、电话挂号、自助挂号等功能。挂号时根据患者需求快速选择、科室、号别、医生,生成挂号信息,打印挂号单,并产生就诊患者基本信息等功能。

(4)支持急诊患者特殊挂号(如应急患者绿色通道、无名氏挂号等)。

2. 退号处理功能　支持患者退号,并正确处理患者就诊日期、类别、号别以及退号费用,进行相关统计等。

3. **查询功能**　支持预约号、退号、患者、科室、医生挂号状况、医生出诊时间、科室挂号状况等查询。

4. **门急诊挂号收费核算功能**　支持即时完成会计科目、收费项目和科室核算等。

5. **门急诊患者统计功能**　支持按科室、门诊工作量等统计功能。

6. **系统维护功能**　支持患者基本信息、挂号费用等维护。

二、门急诊收费系统功能

作为就诊流程中重要的环节，门急诊收费系统的建立极大地提高了医院的工作效率，让患者缴费更精准、快捷、方便。该系统包括诊疗费用收取、药品划价、药品处方提取、检验检查费用提取等功能模块。医院收费系统与医保系统实时互联，通过读取患者病历号或医保卡号即可进行缴费。现在很多医院支持微信与支付宝等新型支付方式，缴费明细还能通过互联网医院 App 上的消息推送反馈给患者，这种新型移动支付方式的普及也为门诊收费系统开辟了新天地。

门急诊收费系统包括门急诊划价、收费、退费、打印报销凭证、结账、统计等功能。医院门诊划价、收费系统直接为门急诊患者服务，减少患者排队等候时间，提高划价、收费工作的效率和服务质量，减轻工作强度，同时可优化财务监督制度的流程。门急诊收费系统具有如下功能。

1. **初始化功能**　包括医院科室代码、医生名表、收费科目、药品名称、规格、收费类别、患者交费类别等有关字典。

2. **划价功能**　支持划价收费一体化或分别处理收费功能。

3. **收费处理功能**

（1）支持从 HIS 系统中自动获取或直接录入患者收费信息：包括患者姓名、病历号、结算类别、医疗类别、临床诊断、医生编码、处方科室名称、药品 / 诊疗项目名称和数量等收费相关信息，系统自动划价和自动找零，支持自费和医保自动结算。

（2）支持急诊特殊患者绿色通道机制，并实现挂账功能。

4. **处理退款功能**　必须按现行会计制度和有关规定严格管理退款过程，程序必须使用冲账方式退款，保留操作全过程的记录。大型医院应执行科室确认监督机制。严格发票号管理，建立完善的登记制度，同时应采用发票号和机器生成号对应的方式管理发票。

5. **门急诊收费报销凭证打印功能**　必须按财政和卫生行政部门规定格式打印报销凭证，要求打印并保留存根，系统生成的凭证序号必须连续，不得出现重号。

6. **结算功能**

（1）日结功能：必须完成日收费科目汇总、科目明细汇总、科室核算统计汇总。

（2）月结处理功能：必须完成全院月收费科目汇总、科室核算统计汇总。

（3）全院门急诊收费月、季、年报表处理功能。

7. **统计查询功能**

（1）患者费用查询。

（2）收费员工作量统计。

（3）患者基本信息维护。

（4）收款员发票查询。

（5）作废发票查询。

8. **报表打印输出功能**

（1）打印日汇总表：按收费贷方科目汇总和合计，以便收费员结账。

（2）打印日收费明细表：按收费借方和贷方科目打印，以便会计进行日记账。

（3）打印日收费存根：按收费凭证内容打印，以便会计存档。

（4）打印日科室核算表：包括一级科室和检查/治疗科室工作量统计。

（5）打印全院月收入汇总表：包括医疗门急诊收入和药品门急诊收入统计汇总。

（6）打印全院月科室核算表：包括一级科室和检查/治疗科室工作量统计汇总。

（7）打印合同医疗单位月费用统计汇总表：按治疗费用和药品费用科目进行统计汇总。

（8）打印全院门急诊月、季、年收费核算分析报表。

（9）门急诊发票重打。

三、门急诊叫号系统功能

由于当今医院智能化建设的普及，社会对医院的服务要求越来越高。医院应尽量减少排队等待时间，提供舒适的就医环境，杜绝混乱无序现象。根据门急诊科室诊疗流程，建设门急诊叫号系统，通过系统互联护士分诊台和医生诊室，起到优化就医秩序、改善医患关系的作用。同时针对复诊、优先/延后就诊等方面进行系统设置，使得就医过程更加灵活。通过技术手段合理安排，尽可能地从门急诊叫号角度解决患者在就医过程中所遇到的拥挤和混乱等不合理现象，创造良好的就医环境。门急诊叫号系统主要包括以下流程。

（1）设置挂号数量上限：系统可以为每个科室的每个医生（特别是专家号），设定挂号数量上限。当就诊患者数量超过限定的数量时，计算机系统会自动预警并通知管理人员，以便及时提示护士台是否增加医生或停止挂号。

（2）自动按已挂号源或到达候诊区患者身份确认的时间依次排队分诊，实现自动叫号功能。支持医生叫号、重呼、跳过、休息等处理，与门诊医生工作站集成一体。

（3）各诊区的护士分诊台与诊间显示屏或大屏幕电视相连，支持多屏显示（医生、护士、候诊厅）和语音提示。

（4）医生登录设置：系统根据医生的登录号码，自动安排挂号患者到该诊室就诊，护士也可以通过手动调整患者到指定医生诊室就诊。

（5）复诊处理：复诊是指患者在做完检查、检验后回门诊进行再次就诊的情况。当患者来到门诊处复诊时，出示就诊卡、病历本和相关复诊依据，护士依据复诊证明，在叫号系统上进行复诊处理。系统能自动把患者安排给原来的处诊医生就诊。

（6）优先/延后就诊：比如急救患者、残疾人以及老干部或持老年卡的患者等需照顾优先就诊。针对这种情况，患者向护士申明，系统能够按设定提前优先就诊。

四、急诊预检分诊与留观系统功能

急诊预检是对急诊患者快速分类从而确定治疗类型或进一步处理优先级的流程。系统应符合急诊医学以及国家急诊分诊指南规范标准。系统应支持针对不同人群，做严格的划分（成人、儿童、妊娠期妇女、老人），以达到对不同人群分诊的客观准确性，若有特殊情况，还可临时调整诊疗计划或急诊医生。系统也应尽可能地压缩分诊评估时间，不能错过抢救的黄金时间，并且还需要支持电子化保存评估分诊数据，为医疗过程提供直接、有效的资料。

1. 分级导诊　录入患者的体征按四级（危重、重、轻、一般）情况导诊，分配具体的诊室和医生。具体功能如下。

（1）支持分诊登记功能，快速获取患者信息，打印分诊信息条、腕带。

（2）手工或自动采集体征数据，上传到预检分诊工作台。

（3）支持三区四级的分诊模式，并允许护士对评级做人工校正。

（4）支持评分管理，系统通过评分自动对患者病情按轻重缓急做系统分级。

（5）支持初诊患者、三无患者分诊建档/登记。

（6）管理急诊抢救患者，实现对患者历史就诊信息的查询及回顾，同时提供患者信息资料的完善和转归、打印、删除及患者详情查询。

（7）对超时未就诊患者，系统提供提醒及快速查询功能。

（8）通过预检分诊后送入抢救室的患者，其信息能自动传送到抢救室内，实现信息共享。

（9）支持群伤、批量救治患者的登记、分诊。

（10）提供预检时对卒中、胸痛、创伤患者进行标记，并一键分诊的功能。

（11）提供患者入院方式的标记功能，包括救护车、平车、轮椅等方式，并支持自定义入院方式。

（12）提供分诊知识库，支持患者分诊依据的快速选择，提供分诊知识库的自定义和维护功能；提供常用分诊知识库配置功能，支持一键快速分诊。

（13）支持手动分诊或手动调整分诊级别。

（14）支持与院内叫号系统集成，实现有序就诊。

（15）支持绿色通道。

2. 留观工作站　提供接收医嘱、察看医嘱、打印医嘱单，调整患者床位信息，录入体征信息，患者处置等功能。

五、门急诊医生站功能

门急诊医生站是门急诊业务的核心环节。医生工作站需要保证西医的症状体征、病史采集、检验、检查、处方、治疗，中医的望、闻、问、切、开方下药等诊疗活动的开展与实施，是一个集患者病历书写、医嘱处理、医技申请与结果查询、会诊处理、患者情况查询为一体的综合应用信息系统。其主要目的是实现就诊过程中各个部门和系统之间信息的交互与共享及确保信息传递的及时性和准确性。

门急诊工作站是以电子病历为核心开展工作的，支持医生建立门急诊病历库，给医生提供高效的电子病历和电子处方管理平台。从就诊患者信息的获取开始，医生可以在医生工作站中直接获取患者既往的就诊记录、病史、用药记录、各种检验/检查结果等信息，并通过医生工作站开具处方和各种检验、检查申请，记录患者病情及发展变化等情况。门急诊医生工作站还能够与其他系统实现一体化集成。具体功能描述如下。

（1）门急诊医生工作站的一体化：电子医嘱、门急诊电子病历、医嘱查询等。门急诊电子病历应与住院电子病历一体化管理，在门诊和住院工作站上都能查询本次与历次的电子病历记录。

（2）就诊、收费、发药信息获取：当患者完成挂号后，门急诊医生工作站将会从挂号系统中获取患者的基本信息和挂号信息，就诊后将自动回传就诊信息到挂号系统；当门急诊医生开完处方后，门急诊收费系统将从门急诊医生站中获取患者的基本信息和收费项目信息，完成收费后将回传收费信息到门急诊医生工作站和药房系统；药房系统可依据处方号、病历号、姓名、发票号等快速查询待发药信息，药师点击发药，即可完成发药操作。药房系统发药后将回传发药信息到门急诊医生工作站。

（3）检查、检验信息获取：当门急诊医生开具申请单后，实验室信息系统（LIS）、影像归档与传输系统（PACS）可以通过患者的病历号获取患者的基本信息以及待检验/检查的项目。患者完成检验/检查后，与检验/检查相关的诊断信息和图文信息将会自动回传到门急诊电子病历中。门急诊系统可将这些信息整合在一起形成报告，以便查看。

（4）病历录入、查询、修改：可录入、查询或修改患者主诉、现病史、家族史、婚姻史、药物过敏史、体检情况、诊断等病历信息。支持诊断采用 ICD-9（或 ICD-10、SNOMED 码）；支持一病多名的识别；支持录入多种诊断；支持记录诊断录入的先后次序，以区分诊断的重要程度；并且能区分确诊和非确诊。对于病历中需填写的检查 / 检验申请及处方信息，可以自动从电子申请单和处方中提取，避免多次录入的烦琐。严格控制病历的修改权限，病历一经录入和审核后，如果需要修改，将保留修改痕迹。

（5）多种病历模板录入：病历书写有智能提示功能，可定义病历结构和格式；支持病历内容以结构化或半结构化相结合的形式进行描述和存储。支持病历模板和常用术语的分级管理；支持即时动态医用词库模板，简化信息输入方式。

（6）实时查询：可随时查看标本状态、检验、检查进程状态。

（7）集成查阅：系统的检验、检查报告来自全院统一的医疗数据管理体系，能通过界面集成等方式查阅，并且能够根据结果和患者诊断、生理指标、历史检验结果对比、各种知识库等自动审核并提出处理建议。

（8）合理用药检查：开具处方时，具有针对患者诊断、性别、历史处方、过敏史、配伍禁忌、给药途径等综合自动合理用药检查功能，并给出提示；就诊数据能够自动成为门诊病历内容。

（9）统计：提供门急诊数据的各种统计报表，如医生工作量统计、就诊人次统计等。

（10）查询及分析：如空床位查询、药品查询（售价、药理信息、规格、剂型、药品适应证、药品禁忌、不良反应等）、诊疗项目查询（单价、注意事项、诊疗时间等）、医技结果查询、门诊病历查询、患者信息查询、门诊医生工作日志等。

（11）临床辅助决策功能：为医生诊断提供全套的诊疗方案参考。

（12）支持成套医嘱：医生可自行统计和整理自己的常用医嘱，保存为医嘱模板。医嘱与申请单相互关联，系统可自动根据医嘱产生电子申请单。支持医嘱费用打包，如卫生耗材打包，提高电子处方的输入速度。发送医嘱时系统可自动检查诊断填写功能，保证工作无遗漏。

（13）传染病报卡：支持门急诊医生快速查看患者诊疗情况，一旦发现诊断为传染性疾病，系统自动弹出传染病报卡提醒，医生填写报卡内容。

六、门急诊护士站功能

门急诊护士站是伴随着医院信息系统的发展而产生的。护士扮演的角色是医生、患者和信息系统之间信息的连接者，是医院医疗信息管理的主要角色之一。护士使用医疗信息系统完成护理、管理、科研教学等日常工作。

（一）门诊护士站

门诊护士站是协助护士对门诊患者进行日常护理工作的系统，核对并处理医生下达的医嘱，包括注射、检查、检验、换药等，并对门诊科室注射材料、药品等用品进行管理。另外门诊护士的工作内容还有分诊和排班，所以分诊叫号模块就成了门诊护士工作站系统的另外一个核心。护士通过系统来安排患者在候诊区等待叫号就诊，管理患者列队状态。门诊护士工作站分系统协助门诊护士对门诊患者输液及皮试过程进行跟踪，并应用条码技术进行标准化管理，结合复核功能，可对门诊护士工作进行质量管理。其主要任务是调取患者需输液 / 皮试的处方和药品信息，并提醒护士完成输液 / 皮试过程，登记输液 / 皮试结果及相关费用，协助护士完成输液 / 皮试工作，减轻护士工作量，对输液 / 皮试相关工作质量进行管理和控制，有效避免医疗事故。

（二）急诊护士站

急诊护士站由各种工作台组成，将护士日常工作如床位、患者、医嘱、提醒等信息全部融合在一个工作平台上，使医生和护士的交互变得简单、高效。急诊护士站的很多功能已经朝向更加细化的方向发展，系统间的数据转向更加密切，如：护士执行的预检分诊与评估完成后，数据流向急诊医生站；医生书写的病程记录可在急诊护士站查看；患者各类数据供临床医护人员共享，避免照护患者有任何可能的疏忽，充分体现以患者安全为中心的护理理念。急诊护士站具体功能如下。

1. 患者交接班功能　分配患者的医生归属，打印交班表。

2. 预检分诊　提供按四级（危重、重、轻、一般）情况导诊的功能，可以录入患者的体征情况分配具体的科室和医生。

3. 体征信息　可以录入患者的体温、脉搏、血压等体征信息。

4. 输液平台　为患者分配床位或座位的功能，可以打印输液卡、患者输液排队功能，提供输液确认的功能。

5. 显示急诊科的在科患者　支持列表、床卡两种展现模式，可分区显示患者。支持护士通过床位切换患者信息，患者列表栏可配置，具备快速查看检查、检验、会诊信息的功能。

6. 病情基本信息　需要包含分诊信息、体征数据、流转信息，并允许修改。

7. 患者列表　支持在一定期限内重新进行分诊叫号提醒。

8. 患者一键转归　自动记录信息，如转抢救区，转留观区，转 EICU（急诊重症监护室），转住院，转离院，转输液室，转院。

9. 可以实时调阅检验 / 检查结果、体温单等信息。查看患者从分诊、就诊、留观等包含整个就诊过程的时间轴图示，直观了解患者的就诊时间节点，为患者诊疗提供数据支持。

10. 支持通过待入科、在科、待归档、归档患者等条件筛选过滤患者。支持会诊发起、会诊签到、会诊回复、会诊信息浏览等。

七、门急诊电子病历系统功能

门急诊电子病历系统的推行大大提升了门诊的工作效率，通过病历号就可以对患者信息进行管理，加快了复诊患者的就医速度。门急诊电子病历要求提供结构化病历书写功能，通过数据同步可以实时查看检查、检验报告并提供检查、检验结果的自动导入，方便医生下达诊断结果和处理意见。

同时，电子病历质控定时自动检查电子病历完成情况，支持病历质量管理人员对病历进行评估打分，对未按时完成和有记录缺陷的病历向责任医生发出提醒，主要目的是通过监控手段，检查病历在书写过程中的错误，提高医疗质量。

（一）电子病历文书

电子病历根据患者在门急诊的需求设计，包含患者在门急诊就医过程的全部信息，是患者复诊时医生了解患者信息的重要依据。电子病历拥有统一的数据格式规范，有利于医疗机构之间的资源共享。

1. 保存文书

（1）电子病历提供草稿保存和正式保存两种形式。草稿形式的文书可删除，正式的文书不能删除，但均能修改。

（2）系统保留正式文书修改前、后的痕迹，便于查看和追溯；系统有效控制书写文书时间、保存时间和修改时间。

（3）根据医生的病历保存要求，系统增加了本地保存功能，防止网络断网时文书因无法保存而丢失。

（4）电子病历系统通过会诊申请单和会诊结果单两份文书实现科室会诊流程。

（5）对操作人员的权限实行分级管理，具备电子病历修订历史痕迹保留功能；可支持三级检诊，在对病历文书进行跨级阅读修改时，由医生选择病历修改痕迹是否打印显示。

（6）支持病历以标准化的方式存储和导出，导出时兼容 Word、PDF、CDA 等多种病历文书格式，通过统一的模板，可统一医疗文书的输出格式。

（7）提供直观的病历书写与编辑工具，能够支持自由书写病历与结构化记录病历，同时提供方便的录入方式，如术语录入支持、专业科室模板、其他临床数据（患者基本信息、就诊基本信息、医嘱、检验结果、检查报告）的导入等。

（8）具备完善的在线病历质控功能。在保存病历时开展自查，同时对于自查结果及时给出提醒，减少病历书写的差错率，从源头上避免张冠李戴以及各种低级错误，如男性患者的病历文书中不该出现女性特有的描述。

（9）具备病历文书的时效性提醒功能，提醒医生接诊时及时完成门急诊病历记录。

（10）具有有效的复制管理功能。同一患者的病历信息可以复制，不同患者的信息不可复制；具有控制已提交病历不被修改的功能，防范篡改、伪造、窃取和毁坏电子病历等行为。

（11）在自由输入过程中，提供医学词汇和常用词汇联想输入法；支持各种特殊符号和医学常用符号录入；支持图标、示意图等特殊元素录入。

2. 打印文书

（1）根据病案文书管理，系统可提供连续打印功能，并能补打病历文书，以减少漏打、错打、打印出错等现象。

（2）为节约纸张，系统提供满页打印功能。

3. 文书模板

（1）系统提供了大量的文书样式模板供医生选择，包括医生个人、科室模板，专科专病模板。

（2）系统提供文书结构树节点的添加功能，以便对大量科室模板进行分类管理。

（3）系统可直接引用模板书写病历，减少编辑时间。

（4）可通过系统按规范自定义诊断说明书、死亡证明书、传染病报告卡等医疗文书，符合医院实际使用。

（二）电子病历质控

电子病历的质量监控管理，可以充分利用电子病历数字化的特点，对各项质量监控指标实施动态过程监控，自动记录各种病历书写项目完成的内容和时间、质量是否符合要求，进行评分/评级。电子病历系统根据动态监控结果，自动提示医务人员，让医务人员及时改进，提高病历书写质量和医疗质量；医疗质量管理部门、科主任、医务人员通过软件系统及时检查、追踪病历和医疗质量问题，进行实时动态管理。

（1）提供配套的质控系统，对病历的基础质量、环节质量和最终质量进行全过程监控管理；同时可以查看所有病历质量情况，统计未按时完成的病历情况，统计病历检查评分等。

（2）提供病历时效质控、在线质控提醒功能，避免病历漏写、书写不规范等问题，配套后台时效管理工具。

（3）提供病历内容逻辑质控，进行在线质控监督，避免出现张冠李戴等低级错误，配套后台规则知识库管理工具。

（4）自动抽取典型病历进行环节质控。系统能把死亡病例、危重病例单独抽取出来进行质控。

（5）实时统计临床科室病历质量，以及某些质量问题的出现比例，同时支持质控人员的工作量统计。

（6）支持多种方式的质控查看，支持患者本次、历次的所有病历文书、医嘱、检查、检验等临床数据查看。

（7）提供质控过程中，提交、修改、确认病案问题的功能。

（8）提供基本的统计功能，如：统计某段时间内某科室某类型问题的情况并打印；统计某质控人员的工作量情况并打印。

（三）历史病历浏览

（1）根据不同条件（例如时间、科室等）逐次显示患者的历史 / 历次就诊记录，包括病案首页、体温单、诊疗记录、检查、检验、处方医嘱、手术麻醉。

（2）实现对患者在门诊、住院时基于患者唯一号主索引的统一管理和诊疗记录浏览，并能支持多条件检索查询。

（3）通过事件可视化组件实现对在院患者的各种诊疗事件（例如检查、检验）状态的高亮显示，利于医护人员基于该模块快速定位并查看已生成报告的检查单或化验单。

（4）支持对检验报告的指标（包括在院及历次就诊）进行整合，能够显示该指标在不同时间节点的动态趋势图。

（5）支持对历史检查、检验报告及影像数据浏览。

八、输液管理系统功能

输液室每天需要接待大量患者及家属，人员流动性强，医护人员工作琐碎，重复性强。同时，由于输液药品品类众多，可能出现很多用药不安全因素。输液管理系统将二维条形码和无线扫描技术应用于整个输液流程，包括护士取药、护士配药、护士给患者输液、患者呼叫护士等；输液结束后，系统可以自动生成相关输液结果记录，以供统计和查询。

输液过程中的监控也是急需解决的环节。输液时患者或家属通常会时刻关注输液瓶，患者不敢入睡，家属不敢走开。输液管理系统中添加的输液监管模块很好地解决了这一问题：应用现代物联网技术用机器代替患者监控，患者可以安心休息，护士在总控室掌控整个区域的输液情况，患者需要换瓶的需求一目了然，从而为患者提供及时有效的护理。输液管理系统具有如下功能。

（1）皮试处理：对需要皮试的药品进行皮试处理，皮试完毕后录入皮试结果，并且可以修改。

（2）输液座位的安排、输液费用收费核对及输液单打印：每位护士根据自己的工号和密码，对患者的输液按次进行核销。

（3）对患者的输液药品进行管理，对患者用药进行统计分析。

（4）患者药品过敏信息管理；患者疾病统计分析。

（5）输液进度查询：系统会自动根据输液开始时间、输液组数、滴数计算输液时间，并在输液完成时提醒护士。

（6）具有患者登记后打印输液单、注射单、治疗单的功能。

（7）扫描患者注射单上的条形码，显示患者姓名、就诊科室、处方医生及医嘱信息。

（8）自动排列序号，区分成人和儿童输液；护士确认后打印，将患者的输液信息形成附带条形码的双联输液标签，使患者身份与药物产生唯一关联标识。

（9）呼叫患者准备：输液护士使用移动终端扫描输液袋上的条码，电子呼叫系统自动呼叫患者序号及姓名，引导患者输液。

（10）护士使用移动终端进行条码扫描，匹配患者身份及药物，实现快速、准确的识别；输液中，护士可以随时随地接收患者的求助信息并响应；输液完成后，再次扫描并核对患者信息，保证输液正常完成。

（11）自动生成工作量分布图。

九、皮试管理系统功能

皮试是护理过程中的重要内容,但是随着药学的发展、需要皮试的药品种类增加,皮试带来的风险也逐渐变高。皮试管理系统的建设,实现了从医生开立皮试医嘱,到患者皮试结束的全过程管理的可追溯性,降低了用药的风险。皮试结果的有效管理也有助于医生后续工作的开展。信息化皮试管理系统的应用(图4-5),可有效减少护士的工作量,提高工作效率,确保皮试结果的准确性,确保皮试的闭环管理,保证医疗安全。

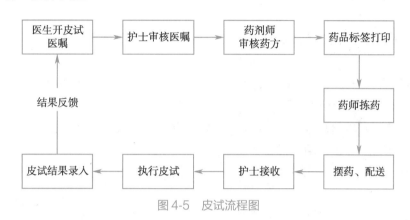

图 4-5　皮试流程图

皮试管理系统的具体功能如下。

(1)对门急诊医生站传送来的皮试医嘱进行患者皮试信息的处理。

(2)对门急诊医生站传送来的皮试医嘱进行患者皮试信息复核。

(3)记录患者的皮试药品不良反应情况并提醒;提供保存功能,共享信息到相关医生工作站和护士工作站。

(4)根据时间段或指定的病历号查询患者的皮试记录及具体处方信息。

(5)根据患者病历号、患者姓名、处方日期/时间等条件组合查询患者的皮试记录及具体处方信息。

(6)查询本院药品目录信息。

(7)设置皮试系统参数,如执行时间、显示窗口自动刷新时间。

(8)支持皮试双签名。

十、药品管理系统功能

医院用药和药品管理一直以来都是医院工作中的重点,科学高效的药品管理体系对于提升医院的医疗品质至关重要。药品管理系统通过药品准入、药品安全使用、药品质量管理等完成药品在医院的全生命周期管理,结合物联网技术,编织出一张高效、安全的药品供应物联网。

(一)药库管理系统

药库管理系统是用于协助整个医院完成药品管理的信息管理系统,其主要任务是对药库、制剂、门诊药房、住院药房、药品价格、药品会计核算等信息的管理。

1. 药品库房管理功能

(1)录入或自动获取药品名称、规格、批号、价格、生产厂家、供货商、包装单位、发药单位等药品信息以及医疗保险信息中的医疗保险类别、自付比例、医保码和处方药标志等。

(2)具有自动生成采购计划及采购单的功能。

(3)提供药品入库、出库、调价、调拨、盘点、报损丢失、退药等功能。

(4)提供特殊药品入库、出库管理功能(如赠送、实验药品等)。

（5）提供药品库存的日结、月结、年结功能，并能校对账目及库存的平衡关系。

（6）可随时生成各种药品的入库明细、出库明细、盘点明细、调价明细、调拨明细、报损明细、退药明细以及各项汇总数据。

（7）可追踪药品的明细流水账，可随时查验任一品种的库存变化，入、出、存明细信息。

（8）具有自动接收科室领药单的功能。

（9）提供药品的核算功能，可统计分析各药房的消耗、库存。

（10）提供药品字典库维护功能（如品种、价格、单位、计量、特殊标志等），支持一药多名操作，统一规范药品名称。

（11）提供药品的批次管理、有效期管理，可自动报警和统计过期药品的品种数和金额，并有库存量提示功能。

（12）对毒麻药品、精神药品、贵重药品、院内制剂、进口药品、自费药等均有特定的判断识别处理。

2. 药品会计核算及药品价格管理功能

（1）药品从采购到发放给患者，有进价、售价参数，价格应由专人负责，根据物价部门的现行调价文件实现全院统一调价，提供自动调价和手动调价两种方式。

（2）需要记录调价的明细、时间及调价原因，并记录调价的盈亏等信息，传送给药品会计和财务会计。

（3）提供药品会计账目、药品库管账目及与财务系统的接口，实现数据共享。按会计制度规定，提供自动报账和手工报账核算功能。

（4）药品会计账务处理功能须实现药品库房消耗额与收款额的核对，做到账物相符，并统计全院库房和药房的合计库存金额、消耗金额以及购入成本等信息。

（5）药品会计统计分析报表应对月、季、年进行准确可靠的统计，为"定额管理、加速周转、保证供应"提供依据。

（6）提供医院各科室药品消耗的统计核算功能。

（二）门急诊药房管理系统

门急诊药房管理系统是门急诊药房人员用来服务门急诊就诊患者，完成日常发药 / 配药工作的系统。系统主要功能有门急诊配药、发药、调剂等。

1. 药品信息管理

（1）录入或自动获取药品名称、规格、批号、效期、价格、生产厂家、供货商、包装单位、发药单位等药品信息以及医疗保险信息中的医疗保险类别、自付比例、医保码和处方药标志等。

（2）药品字典维护包括药品编码、规格、剂量、包装、包装量、最小发药单位、生产厂家、批准文号、注册商标、国别、批发价、零售价、是否输液、过滤标志、供货单位、剂型、调价单位、一药多名等的处理。

2. 药品入出库管理

（1）药品入库（手工入库或按请领单自动入库，记录药品货位号）。

（2）支持门急诊药房库存高低限量管理，支持自动生成请领单。

（3）支持高低储、失效药品报警。

（4）支持根据消耗自动向药库 / 房请领。

（5）具有药房药品的月结和年结算功能，并自动比较会计账及实物账的平衡关系。

（6）提供本药房药品的调拨、盘点、报损、调换和退药功能。

（7）药品有效期管理及毒麻精药品等的管理。

（8）支持多个门诊药房管理。

3. 配发药

（1）支持处方单、注射单、输液单、口服单等业务处理。

（2）具有完善的发药审核机制。

（3）支持门诊医生工作站退药确认后药房退药。

（4）支持自动获取药品名称、规格、批号、价格、生产厂家、药品来源、药品剂型、药品属性、药品类别、医保编码、领药人、开方医生和门诊患者等基本信息。

（5）支持对经过自动计费后的门诊医生站开立的处方执行发药核对确认，同时支持对门急诊收费的药品明细执行发药核对确认，消减库存。

（6）支持多包装发药功能；支持门急诊包药机自动包药和手工发药方式。

（7）支持根据住院医嘱发药。

（8）具有未发处方、已发处方、退药、发药量等查询功能。

（9）统计查询，包括处方数量统计查询，医生用药查询，门诊药品收支存统计，药品毒理分类统计，门诊药品出、入库分类统计。

（10）可随时查询任意时间段的药品消耗，以及任意药品的入、出、存明细账。

（11）患者用药清单查询及打印。

（三）静脉药物配置管理系统

静脉药物配置管理中心根据医生医嘱，经药师审核后，药剂人员对静脉药物进行集中调配。静脉药物配置管理系统可以实现规范用药、安全用药，提高管理水平。

静脉药物配置管理系统主要包括：电脑（Personal Computer，PC）端功能（医嘱药房审查、标签打印）和移动端手持终端（Personal Digital Assistant，PDA）功能（医嘱复核、药品计费、药品签收等）。

1. PC 端功能

（1）医嘱药房审查：实现医生医嘱的电子审核，支持配伍禁忌审核组套功能。

（2）标签打印功能：支持配药前标签打印和送药前标签打印。

1）配药前标签打印：针对审核通过的药方实现同组同条码打印，条码中涵盖所需药品明细，用于核对。

2）送药前标签打印：送药前审核药品并打印标签。静脉用药调配完成后，须进行送药前审核，审核药品有无遗漏，并将同一患者药品装入送药袋中。统计患者总用药数量与 PC 端显示的应有数量是否一致，打印条码，贴于送药袋上，扫描并启动送药流程。

2. 移动端 PDA 功能

（1）医嘱复核功能：应用于药房审方通过后的摆药操作。药房审方通过后，打印条码，药师可通过手持 PDA 进行摆药确认，PDA 上可以显示患者所需的全部药品，便于药师确认；摆药完成后，同组药品贴上同一张标签，统一摆放。完成之后，送入静脉用药调配中心。

（2）药品计费：是对配液完成之后的静脉用药采取的计费操作，静脉用药配置完成之后，移动端完成计费。

（3）药品签收：是针对送药和病区收药时所采取的核对功能。静脉用药在静脉用药调配中心配置完成后，由送药人员对药品数量进行总体核对，打印条码，扫描并录入系统，进入送药流程；药品送至科室，科室核对患者用药、品种、数量，正确则签收，不正确则拒绝签收；若不正确，药房重新审核发药。

（四）合理用药系统

过度用药、用药不足以及错误用药都是影响患者医疗安全的不合理用药，这些现象可能会导致稀缺药品资源的浪费和医疗效率的降低，严重的甚至会造成医疗事故。

为保障患者用药的安全、合理，合理用药系统对医院临床用药进行全过程监控。合理用药系统主要嵌入在门急诊医生工作站、住院医生工作站、护士工作站、静脉药物配制管理系统等系统平台上运行。其主要功能是对用药进行实时监控,包括医嘱自动审查、药物相互作用实时审查、患者药物过敏史监控、不同性质患者用药监控。合理用药系统在进行用药监测时,可以实时对监测结果的数据进行采集和保存,并能提供全面的结果统计和分析。

（五）抗生素管理系统

抗生素管理是药物管理的重要环节和规范要求。它对医生开立抗生素医嘱进行限制,根据患者的信息综合判断抗生素使用的合理性,生成动态的监控信息。

（六）处方点评系统

处方点评系统是一种新的用药监管模式,是提高临床药物治疗水平的重要手段。系统利用专业的医药信息知识库和患者信息进行比对,自动预点评,对不规范的处方或用药医嘱进行自动分类,对疑似不合理的地方进行批注,提供给药师进行审核,其特点是规范性和可追溯性。

（1）规范性:按照国家卫生健康委员会的处方点评要求生成处方点评表。

（2）可追溯性:可以自动追溯不合理处方、问题处方的科室及医生等详细信息。

十一、医疗管理系统功能

医疗管理系统是支持记录和保存医疗行为过程中的重要管理依据的系统,这些数据信息为医院进一步提高工作质量提供了决策依据,是现代医院信息管理工作中重要的组成部分。医疗管理系统是对诊疗过程中的各个环节提供技术支持的一套信息管理体系,包括诊疗过程中的危急值管理,全医疗过程中的不良事件管理等。

（一）危急值管理系统

"危急值"是指由医院根据相应医疗规范审核制定的临床检验或检查结果的危急值项目和报警阈值。危险值管理系统内置在各临床科室、医技科室的医生工作站和护士工作站中。当危急值发生时,系统一方面自动将危急值结果推送至各类工作站,工作电脑中会自动出现报警弹窗,点开弹窗后会显示患者危急值信息,要求医生及时处理;另一方面通过短信方式发送至责任医生手机,给予短信预警,要求医生及时处理。处理结果均须录入系统,反馈至发送危急值的信息系统和科室,如果在规定时间内没有处理,则启动手工处理模式。整套流程严格闭环管理,形成标准化报表存档,方便以后进行查阅和打印。

（二）临床路径管理系统

临床路径是标准化医疗质量管理模式,其主要目的是提高患者问诊质量,规范医生诊疗行为,确保医疗安全。针对某一疾病建立一套标准化治疗模式和治疗程序,系统按路径执行,并自动确认已完成诊疗活动;在路径执行过程中发生变化时,系统对临床路径的变异提供循证支持,从而使治理更加规范,同时又确保变异更加可控。

（三）会诊管理系统

会诊管理系统一般会嵌入医院现有的电子病历系统,对一切会诊流程（如申请时间、会诊类型、会诊医生、会诊时间等）涉及的元素均进行闭环管理。

（四）不良事件管理系统

医疗安全不良事件越来越受到社会的关注。不良事件管理系统为医院内质量控制、患者安全关注、医疗安全不良事件等方面的病历提供了一个理想的管理平台。通过该平台,医院可以对医疗质量相关事件进行快速收集和反应,并进行统计和分析。根据不良事件类型的不同,归口管理部门的不同,不仅仅局限于医疗不良事件,医患关系、安防等问题都需要被纳入系统,可有效提供数据依据,便于综合统计分析,或发现安全问题,进行根源分析,在根本上杜绝类似事件再次发生。

（五）单病种质量管理系统

单病种质量管理是以病种为管理单元，进行全过程的质量管理，可以进行纵向（医院内部）和横向（医院之间）比较，采用在诊断、治疗、转归方面具有共性，且某些医疗质量数据具有统计学性质的指标，进行单病种质量管理评价。它既有利于医院宏观医疗质量的管理，同时对各病种组成的相对独立的不同医疗质量单元进行准确的评价、分析，并相互比较，相互影响，有利于提高医院整体医疗质量和管理水平。

十二、门急诊医保管理系统功能

为了有效管理患者在就诊过程中医保费用的合理使用，系统根据医保规定制定了许多管理和校验措施。系统在建档环节对患者绑定医保卡进行限制，确保一张医保卡只能登记一个身份证信息。在医生开具处方环节，系统根据规定需对处方进行医保校验，缴费过程同样加入校验环节。

医保管理系统实时或定时从上级医保部门下载更新的药品目录、诊疗目录、服务设施目录、黑名单、各种政策参数、政策审核函数、医疗保险结算表、医疗保险拒付明细、对账单等，并根据政策要求对药品目录、诊疗目录、服务设施目录、黑名单进行对照维护。

十三、患者管理服务系统功能

（一）智能导医系统

智能导医系统的构建能营造一个良好的就医环境，有效地保护患者隐私，减少交叉感染的机会。医护人员通过智能化呼叫、分诊排队、各类智能提醒等一系列智慧服务管理，为患者提供更加精准和个性化的服务，使患者候/就诊更便捷，医院服务更高效。

（二）自助服务系统

有限的医护人员资源使得"一医一患"难以实现，患者在就医问诊过程中遇见的问题不能及时得到解决，老生常谈的"三长一短"（即挂号时间长、候诊时间长、取药时间长、就诊时间短）问题也时而发生。借助信息技术和物联网技术，在医院各楼层的合理位置放置自助服务物联网终端设备，患者可以自助操作，如挂号、缴费、信息查询、打印报告单等。人机自助交互大大提高了工作效率，也提升了服务的水平和质量，在一定程度上弥补了医护人员资源短缺问题，缓解了服务岗位的压力。院内自助服务系统主要包括药品查询、收费查询、医院指南、门诊信息、专家介绍、医院介绍、导医指南等功能，同时，利用屏幕播放健康宣教、公益广告等方面的宣传视频。

（三）患者关系管理系统

患者关系管理系统的两大主要功能是患者咨询系统模块和患者随访系统模块。两个模块分别提供患者就医前和就医后的服务。

患者咨询系统主要依托互联网工具为患者提供诊前就医指导的相关服务，为患者提供及时、有效的医疗信息、医院简介、专家推荐、就诊指南等，让患者能够高效地享受医院提供的医疗服务。

患者随访系统的构建以电子病历为基础，为患者建立个人健康信息档案，医院可以根据患者的就诊次数、医嘱、诊断、手术情况等信息对患者进行随访和动态跟踪。

十四、医技科室系统功能

医技科室是指运用专门的诊疗技术和设备，协同临床科室诊断和治疗疾病的医疗技术科室，为临床科室提供诊断技术支持。医技是衡量一个医院医学技术水平发展的重要指标之一；医技系统则是医院信息化建设过程中必须要加强优化的重要部分，其中包含患者就诊的诸多环节，是涉及多科室、多情景、多流程的复杂系统。

（一）影像归档与传输系统

影像归档与传输系统（PACS）是解决医学图像的获取、显示、存储、传输和管理的综合系统，是医院信息管理系统中的重要组成部分。PACS 是应用于医院数字医疗设备（如放射检查、核医学检查、超声检查、内镜检查等设备）所产生的数字化医学图像信息采集、存储、管理、诊断、信息处理的综合系统。具体描述请见第七章"医学影像归档与传输系统"。

1. 放射科信息管理系统　是利用网络把影像设备连接在一起组成的 PACS 系统，通常包括登记预约、影像诊断、报告审核等流程。系统在方便检查的同时，还能进行数字化储存、检查预约、就诊管理、科室管理、科学统计与查询、刻录、图文报告管理等网络化管理，支持放射检查的质量控制等。

2. 超声管理系统　是利用网络把超声设备连接在一起组成的 PACS 系统。该系统支持预约登记、分诊叫号、图像采集、归档、处理、动态影像、诊断、报告、统计、信息维护、系统管理。系统在方便检查的同时，还能进行数字化存储、检查预约、就诊管理、科室管理、科学统计与查询、刻录、图文报告管理等网络化管理，支持超声检查的质量控制等。

3. 内镜管理系统　集胃镜、肠镜、纤支镜等影像的高清晰采集、处理、录像、诊断、编辑、图文报告、病历管理、统计分析、临床浏览、点播、质控于一体，能够支持电子申请单等无纸化流程。系统在方便检查的同时，还能进行数字化存储、检查预约、就诊管理、科室管理、科学统计与查询、刻录、图文报告管理等网络化管理，支持内镜检查的质量控制等。

4. 病理管理系统　是病理科专科信息管理软件，病理科借助其帮助实现数字化管理。病理信息系统实现病理标本登记、取材信息管理、切片信息登记、病理诊断、图文报告、特检信息管理、归档管理等全部科室业务工作流程。系统在方便检查的同时，还能进行数字化储存、检查预约、就诊管理、科室管理、科学统计与查询、刻录、图文报告管理等网络化管理，支持病理检查的质量控制等。

（二）检验管理系统

实验室信息系统（LIS）提供了检验业务全流程信息化管理，现阶段也渐渐采用人工智能手段来处理大信息量的检验工作。

LIS 充分利用了条形码技术，与门急诊、住院医生 / 护士工作站联网，建立开放式的网络数据库平台。

该系统与 HIS 高度集成，在整套流程上实现检验申请，患者准备，患者识别，临床标本的采集、运送、保存、处置以及检验结果 / 报告的确认、解释和保存，实现信息的互联互通，同时也支持医院的科研及教学工作。

LIS 系统功能描述如下。

（1）检验工作站：是 LIS 最大的应用模块，是检验技师的主要工作平台。负责日常数据处理工作，包括标本采集、标本数据接收、数据处理、报告审核、报告发布、报告查询等日常功能。

（2）医生工作站：主要用于患者信息浏览、历史数据比较、历史数据查询等。

（3）护士工作站：具有标本接收、生成回执、条码打印、标本分发、报告单查询、打印等功能。

（4）审核工作站：用于对各种管理功能的稽查，包括仪器日志查询分析，急诊特批等特殊编号使用情况查询与审核，物价信息管理等。

（三）电生理管理系统

电生理检查是以电、声等形式的能量刺激人体，测量、记录和分析人体发生的电生理信号。检查包括心电图、脑电图、经颅多普勒、肌电图、动态心电图、运动平板试验、电测听等。

电生理管理系统实现对各种心电、电生理设备的信息采集、存储、管理，同时提供人性化的报告编辑系统。

十五、门急诊应急系统功能

当系统的主服务器或全院的网络出现异常时,即系统在登录时一旦检测到和主服务器上数据连接不通时,就会自动提醒操作人员启动应急系统,从而将所有发生的数据写到本地服务器或本机中;在主服务器和网络恢复正常后,操作人员只需结束应急操作,重新登录并执行数据同步,恢复正常的业务。门急诊应急系统支持在单机和小型网络内进行操作,操作方法与日常应用系统相同,在最大程度上保留操作员的习惯。应急系统支持自动或手动从主服务器上下载相关字典和上传业务数据,并以系统日志的方式将操作过程记录下来,可快速启动,达到应急使用要求。门急诊应急系统的数据可以回迁到数据库,保证数据的完整性。

（周庆利）

思考题

1. 门诊和急诊信息系统的业务流程分别是什么?
2. 急诊预检分诊的规范标准是什么?
3. 你认为门急诊信息系统的构建和维护对于患者与医院来说有何意义?

第五章

住院信息系统

住院业务是医院业务的核心部分。住院信息系统是医院信息系统的重要组成部分之一，其主要任务是实现住院患者整个住院期间疾病诊治和费用计算的统一管理。住院信息系统既用于住院病人和费用的管理，同时也服务于临床诊治的全过程。前者体现在对病人入院登记、入科、转科、医嘱、出院以及在此过程中产生的中间信息和预交金、出院结算等的费用处理上；后者体现在保证各种临床数据能及时、准确、一致的呈现给医生，帮助医生全面了解患者病情并进行相应的治疗。

第一节 住院信息系统概述

从第一台电子计算机诞生后，随着以计算机及其相应技术为代表的信息技术的飞速发展，人类社会以最快的速度进入了信息时代，而信息技术也已经渗透到了全社会的各个领域，形成了气势磅礴、无处不达的信息化浪潮。

随着我国医学水平的不断提高，医疗技术与设备的不断完善，以及医院规模的不断扩大，医院作为治病救人与科学研究的第一线，已经成为信息量最大、最复杂、最难管理的单位之一。医院信息的管理与利用已经成为制约我国医院发展的重要"瓶颈"之一，因此医院的信息化改造是当前医院建设的重要问题之一。

随着计算机与网络技术的不断发展，信息技术已在医院的医疗、教学、科研和管理等各个方面得到越来越广泛的应用。数字化的医院信息系统已经成为现代化医院运营必不可少的基础设施与技术支撑。现如今一所优秀的现代化医院除了具备医术娴熟的医护人员、功能完整的建筑设施、性能优越的医疗仪器外，还应具备一个可以将这些医院的优质资源实现最优配置与效率的最大化的平台，这就需要医院信息系统的建设和应用。

住院信息系统与门诊信息系统是医院管理的两大核心系统。住院信息系统主要实现对住院患者的流程管理，贯穿住院患者从入院到出院的整个住院过程。与门诊对应，一般情况下，住院只收治病情较重、需要留院治疗的患者。住院信息系统具有以下六个特点。

1. **时间持续较长** 住院患者的治疗时间原则上必须超过 24h，方符合医保政策。急诊留观患者（患者就诊时间在 24h 内）归入门急诊管理系统。

2. **主管医生相对固定及三级管理** 每个患者在医院都有相对固定的主管医生进行全流程管理，若更换主管医生或转科，则需完成交接流程。主管医生可依据住院医师、主治医师及主任医师（含副主任医师）进行三级管理，层级管理是确保医疗安全及优质医疗质量的基础。

3. **固定床位管理** 与门诊排队根本的区别是，住院患者无需排队，但要安排床位。每个患者都在相对固定的床位上接受诊断、护理、治疗等常规病区处置，除接受检查、检验、手术及部分治疗项目外，患者均在病区内活动。

　　4. 过程环节信息化管理更便捷　住院患者要在医院住院，以方便医生、护士实时对治疗过程进行观察，并不断根据病情调整或执行相应的下一步诊疗工作。门诊的一些环节，除去排队、取药无需患者参与外（一些医院可由患者家属代取药），在住院时均要用到，而且信息化管理使得住院患者的医疗行为更便捷、更精准。

　　5. 即时性要求低　由于住院患者无需排队缴费、排队取药、排队治疗等窗口服务，对系统的即时性要求略低。

　　6. 患者流动性较小　一般住院患者流动性较小，因此窗口服务压力较小。与门诊量相比，住院患者出入量往往不及门诊一个科的患者流动量。

第二节　住院信息系统业务流程

　　虽然各医院的管理模式不同，流程细节上各有特点，但总体上住院信息系统的业务流程大同小异（图5-1）。

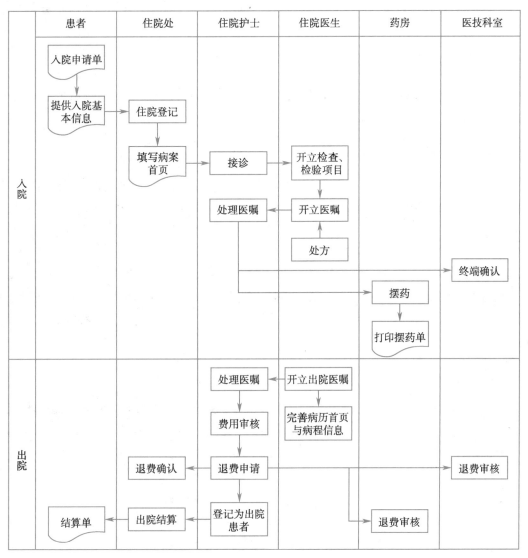

图 5-1　住院流程

一、入院登记

患者入院的第一步是进行入院登记，即需要在 HIS 中建立一份个人基本资料档案。近年来，在 HIS 集成需求的驱使下，对于患者基本资料的管理常采用"一卡通"或"一号通"的模式，即患者凭一张诊疗卡或者一个号码（患者 ID），即可以在全院门诊、住院、体检等各系统中查询到相关信息。这就要求在医院各系统之间建立一套患者档案共享和管理的机制，形成公共的建档及档案管理平台。所以入院登记的首要工作是检索患者是否已在本院办理过"一卡通"或者"一号通"，即是否已存在基本资料档案。

住院患者需持有由本院医生初诊后开具的"入院通知书"方可办理入院。"入院通知书"通常由医生在门急诊医生工作站系统中填写和打印。对于公费医疗、医疗保险或其他可以记账的患者，办理入院登记还需要出示医疗记账证明，工作人员需按规定办理相应的记账手续，如到社保系统中办理入院登记等。

二、预交金管理

住院患者在入院时都需要先缴纳一定数额的预交金。患者可以通过现金、支票、银行卡或微信、支付宝等移动支付方式进行支付。支付完成后工作人员将打印三联收据并加盖医院财务印章作为支付凭证。

三、安排床位

患者缴纳预交金后即可到相应临床科室住院。入病区的首项事务是护士给患者安排病房及床位，同时分配指定管床医生、上级医生等。

四、病案首页及入院记录

患者入院后，医生在 6h 内完成填写患者的病案首页及入院记录。内容包括患者的基本信息、诊断信息、既往史、家庭情况、体格检查及辅助检查和检验等相关信息，是病案管理的重要信息来源。

五、开立医嘱

医嘱即医生对患者采取治疗措施的嘱托，包括药物名称、应用方式及频率，手术操作，检查，检验，护理措施等，是患者治疗和护理的依据。医嘱分为长期医嘱和临时医嘱两种类型。长期医嘱是指每天都执行相同治疗的重复项目。临时医嘱是指医生临时开立的医嘱，只能被执行一次，用于处理临时情况。

六、核对医嘱

医生开立医嘱并确认后，提交给护士进行医嘱审核。护士核对医嘱，将有问题的医嘱退回医生处理；无误的医嘱则确认执行，并产生每日医嘱明细单。经过双方确认执行的医嘱，任何人都不得更改，是患者的治疗凭证，具有法律效力。整个医嘱流程如图 5-2 所示。

七、药物汇总领药及派发

每天早上 8 点，护士汇总病区当天产生的医嘱明细单，统计本科室所有患者的用药量，形成用药统计表后到住院药房领药。护士把药领回来后，根据医嘱明细单将药品分配至每个患者治疗药品的规定放置处。如果是注射用药，需配有书写注射单。以上流程中医生业务梳理如图 5-3 所示。

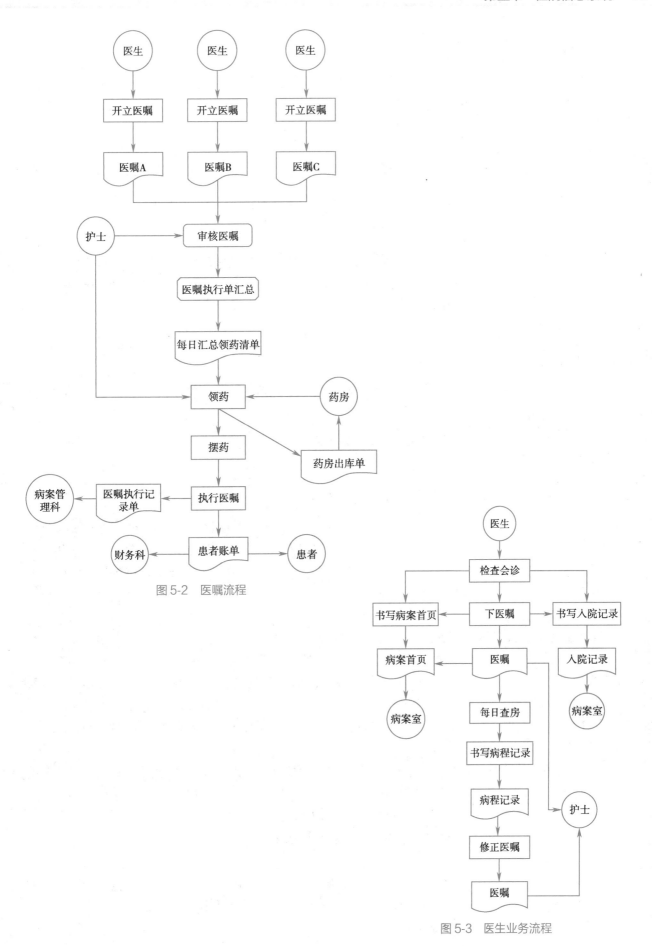

图 5-2　医嘱流程

图 5-3　医生业务流程

八、绘制体温单及护理记录

护士根据患者的体温、血压测量数据，用曲线描绘体温单。护士每天根据患者的护理情况以及诊疗效果登记护理记录，保留完整的治疗痕迹。

九、查房、操作等病程记录

主管医生根据每日上级医生查房情况，在规定时段内如实记录患者的状态、诊疗方案、诊疗依据及病情变化。

十、预核算、办理出院手续和出院结算

系统每天核算患者的费用总额。若患者押金金额小于或接近花费总额，则系统自动提醒主管医生和主班护士关注费用超额问题，以便控制好住院总费用。医生书写患者出院记录及出院医嘱，同时由护士退掉床位，并通知收费员进行费用结算。收费员核算患者住院期间所发生费用的总和，进行结算，多退少补，并给患者开具发票。

第三节　住院信息系统功能模块

HIS的功能模块特点是个性化定制、解决临床应用、数据自动联通共享等，可根据业务流程进行定制开发及条件设置。

一、入院、出院、转科管理

入院、出院、转科管理是指住院患者床位状态的管理，主要功能包括入院登记、床位接收、转科、换床、包床、出院、召回等，为用户提供完善和高效快捷的床位管理相关操作。床位号是患者住院时一项很重要的标识，既涉及医疗工作的正常运作和安全，也影响医院费用核算的准确性。系统应实时地标识患者在医院内的位置信息，并支持医疗业务和床位费的计算等。

（一）入院登记

在住院信息系统内，入院登记是患者入住医院必须办理的第一项手续，其任务是建立患者主索引（初次入院患者）和记录本次住院信息。主索引表的内容应包含上级卫生主管机构规定的病案首页内容，如患者的住院号、门诊号、姓名、出生日期、性别、婚姻状况等基本信息。本次住院信息包括入院日期、入院科室、入院病区、入院诊断、住院次数等与本次住院相关的信息。

1. **住院号管理**　按病案管理要求，住院号必须唯一、连贯使用。如果患者多次住院，则通过住院次数区别住院信息及病历信息。

2. **门诊与住院一号通处理**　需要通过相应接口来实现。随着科技与时代发展，许多医院已经引入芯片卡、磁条卡作为便捷管理患者信息的媒介。另外入院登记需支持根据患者主索引自动从门诊系统接收患者信息，同时为病案系统提供数据，将入院信息自动上传到医疗保险接口及卫建委信息平台等。本模块功能通常在住院入出院管理子系统中使用。

（二）床位接收

床位接收即护士为新入住本病区的患者安排床位的操作。操作过程包括三个步骤：一是选择待接收的患者；二是选择预分配空床位；三是录入管床医生及上级责任医生等信息。待接收患者的来源通常包括新入院患者和转科患者两种。

（三）转科

转科任务是完成住院患者科室间床位的调动，包括原科室转出和目标科室接收两个步骤。转科动作需要保留转科记录。记录的三项要素包括转出日期，转出科室与床位，目标科室与床位。

首先，快捷定位需要转科的患者，如通过床位列表点击操作等方式。其次，校验转科的可行性，即校验患者是否达到转科要求，如是否存在转科医嘱、原科室是否存在未停止医嘱等。校验通过后，则需要输入转科日期：一般系统默认为当天；如果患者转科的日期不是当天，需更改日期，则再进行下一步操作。下一步从原科室床位上把患者信息移除，并释放床位。此时，患者将存在于目标科室待接收患者列表中，但并没有占用目标科室床位。最后，由目标科室通过"床位接收"（前面已介绍）动作，完成转科过程。

如果转科操作错误，系统必须及时提供取消和修改转科记录的操作流程。

（四）换床

与转科不同，换床是本病区内患者床位之间的调整变动，不涉及科室内费用的变动，不影响以科室为主体的经济核算，因此该功能支持住院患者床位和床位费的实时变更。为保证患者动态记录的可追溯性，系统会保留转床的操作记录。床位的接收、转科、换床功能通常在病房护士站使用，在没有建立护士站的情况下才会由住院处集中操作。

（五）出院与召回

出院即办理患者出院登记。其操作目的就是将患者的床位标注为空床，即释放出院患者占有的床号，供其他患者使用。

为患者办完出院手续后，由于误操作或特殊原因，可能需要撤销患者出院登记。这种撤销患者出院登记的操作称为召回。出院患者召回就是恢复原床位，同时删除出院记录。出院功能模块也常被设置在护士站，由病区直接操作出院登记会更合理、更科学。在病区内，该模块患者出院日期默认为当日，出院科室指定是本科室，不提供出院科室的选择操作。

二、医嘱管理

医嘱管理包括医嘱的录入、核对、停止、撤销等功能。对于医嘱管理的相关内容，将在"本节七、住院医生工作站"进行详细介绍。

三、手术管理

住院手术室是进行外科治疗的主要场所。手术室由于其本身特点，在较多医疗机构中都存在资源有限的情况，所以在手术室的日常管理中，就需要对手术室进行合理的安排和调配。手术室管理子系统将围绕手术室的实际业务，主要完成手术安排、手术计费、手术确认等功能。手术流程的管理包括以下四个方面的功能。

1. **手术安排** 首先通过查询，检索出全院的手术申请单，安排每个手术申请单对应的手术室及先后顺序，同时安排麻醉医生、器械护士、巡回护士、手术者、第一助手。手术安排完成后需要将具体的安排情况发布到各科室。

2. **手术计费** 主要完成手术过程中临时产生且无法及时记账的费用。计费的方式包括单个患者单项计费、单个患者多项计费、多个患者单项计费三种模式。同时计费过程要能支持模板计费。计费操作必须支持方便的键盘操作和鼠标操作两种方式。

3. **手术确认** 主要实现手术完成后的申请单确认操作。确认完成后，对应手术记录将无法再进行操作，也确保下一环节业务不受影响。

4. **查询统计** 系统主要提供手术记录和手术费用的查询、工作量及收入统计等功能。

四、医技计费管理

医技计费管理的主要功能是医技项目费用的执行和确认。根据各个医院管理要求及信息化程序的不同，医技项目有多种不同的计费模式。各模式均有优劣，主要包括以下三种。

（1）护士在核对医技项目医嘱时计费，但可能会给护士带来额外的退费操作，也有可能多收费用。

（2）医技科室启用医技确认系统进行手工确认，但需要增设专门岗位从事医技计费确认工作，需要额外人力资源的投入。

（3）与医技专业设备或医技报告系统实现接口，在医技系统出报告时自动调用接口计费。该模式即时性好，效率高，节省人力，但实现复杂，风险相对较大。

除此之外，医技管理还包括预约、检查安排、药品申领及查询、统计等功能。

五、配发药管理

住院配发药模式根据医院的不同，可分为住院中心药房配发药模式和集中式的静脉用药集中配液中心（简称静配中心）两种。常规医院采用住院中心药房配发药的业务模式。

住院配发药主要是根据住院患者用药申请单进行配发药，包括针对医嘱的发药、预发药、退药及医嘱用药的基本审查功能。在部分医院中，为减少护士站配液可能出现的差错，降低用药风险，规范配液行为，对静脉输液用药部分进行集中式配液，从而产生了以静脉用药集中配液为主的静配中心。

静脉用药集中调配是指医疗机构药学部门，根据医生处方或用药医嘱，经药师进行适宜性审核，由药学专业技术人员按照无菌操作要求，在洁净环境下对静脉用药进行用药混合调配，使其成为可供临床直接静脉输注使用的成品输液的操作过程。

不管采用何种模式，住院配发药系统的功能主要包括以下六个方面。

1. 用药审查 对医生开出的用药医嘱或处方进行审查，不合格的拒发。可自动根据科室调取住院患者的用药申请单进行配发药。自动获取药品名称、规格、批号、价格、生产厂家、药品来源、药品剂型、药品属性、药品类别、医保编码、领药人、开方医生等用药基本信息。对获取用药情况进行审查，对不合理用药进行拒发。

2. 配药 根据用药医嘱或处方生成方便配药的单据并进行配药。常规的配药单包括以下五种：①口服药单，采用按床位、按患者的明细进行配发；②针剂明细单，在医院启用了配液中心的前提下采用（在不采用此模式下，针剂用药一般采用汇总单的形式进行配药）；③针剂汇总单，将整个病区的患者分科进行汇总摆药；④紧急用药单；⑤特殊用药单。

3. 发药 对配好的用药进行发药：①对配药单进行发药确认，记录配发药人员、时间等；②对退药单进行退药确认，记录退药人员、时间等。

4. 退药 当临床用药发生变化时，对已发出的用药进行回收。

5. 库存接口 可与物流系统中的药品管理流程做相应接口进行对接，实现以下功能：①自动生成药品进药计划申请单，并发至药库；②对药库发到本药房的药品出库单进行入库确认；③提供本药房药品的调拨、盘点、报损、调换和退药功能；④具有药房药品的日结、月结和年结算功能，并自动比较会计账和实物账的平衡关系。

6. 查询统计，主要实现以下功能 ①可随时查询某日和任意时间段的入库药品消耗，以及任意某一药品的入、出、存明细账；②药品有效期管理及毒麻药品等的管理；③打印工作量报表等。

六、结算及出纳管理

出纳录入主要任务是完成费用收取和退款事项，是住院处出纳收费窗口办理预交金、结算、补交欠费等手续的功能模块。

1. 预交金　首先选定患者,再在"支付方式"下拉列表中选择相应的支付方式。支付方式包括现金、支票、汇票、记账,然后输入患者缴纳的费用金额和暂存收据号,打印预交金收据。另外还提供退还预交金、收据重打功能。收据重打包括原票据重打和换号重打;换号重打时系统将原收据号自动作废。

2. 结算与取消结算　出院结算是对已出院患者本次住院所有未结算费用进行结算处理的过程。对于医保患者、公费医疗患者等存在第三方负担医疗费用的患者,结算时系统需要将费用明细上传至社保系统获取计算结果。取消结算是针对患者做完结算后又可能发生变更的情况而设定。取消结算后费用还原为结算前状态,是结算动作的反向操作,不需要保留任何操作痕迹。再次结算时,"结算次数"仍然与上次结算次数相同。

3. 交款　是指将结算结果中的个人负担金额与患者预交金做冲账后,要求患者多退少补的过程。交款界面显示的内容包括应交金额、已预收金额及补交或者应退金额。选择支付方式,确认金额无误后收款,即可自动打印发票。同时提供原发票据重打和换号重打、打印本次结算的费用明细清单的功能。

4. 退费　主要针对已完成交款的出纳业务。与取消结算不同,已交业务不能直接无痕反向操作取消交款,需要保留原始交款痕迹,只能通过办理退费手续产生新的负数退费数据对上次交款进行冲抵。

5. 票据号管理　主要实现对发票、预交金票据的票号维护管理。发票、票据作为一种凭据,其号码必须保证唯一有效性。需要注意的是,按照财务规定,作废的票据是需要收回原票据且其票据号是不能重复利用的;另外,每个收费员都要保管好自己的票据,不可出现多个收费员共用一个号段票据的情况。

6. 信息查询　包括患者住院的详细情况查询与费用信息查询功能,需要为收费、财务人员提供多种查询方式和数据筛选方式。

7. 统计报表　主要功能是为收费员、财务统计人员提供多种统计、查询报表,需要保证报表数据的准确性和固定性。

七、住院医生工作站

住院医生工作站和门诊、药房、护士工作站、检验、医技、PACS 和病案系统连接,全面实现数据共享;和护士工作站间有多种自动沟通渠道,防止医嘱执行的遗漏;自动向药房发送用药申请;自动向检验科、放射科、功能科、病理科发送申请,及时查询结果报告;可直接调阅 PACS 的影像资料;可设置处方模板、电子病历模板,加快医生书写速度。主要功能如下。

1. 基本信息　医生主管范围内的患者基本信息,如姓名、性别、年龄、住院病历号、病区、床号、诊断、病情状态、护理等级、费用情况等;诊疗相关信息,如病史资料、主诉、现病史、诊疗史、体格检查等;医生信息,如科室、姓名、职称、诊疗时间等;费用信息,如项目名称、规格、价格、医保费用类别、数量等;合理用药信息,如常规用法及剂量,费用,功能及适应证,不良反应及禁忌证等;健康档案调阅,如(被授权者)可实时调阅居民健康档案数据中心的数据。

2. 医嘱管理　支持医生处理医嘱,如检查、检验、处方、治疗处置、卫生材料、手术、护理、会诊、转科、出院等,住院医嘱管理业务流程见图5-4。检验医嘱须注明"检体",检查医嘱须明确检查部位。

(1)医嘱录入:长期医嘱和临时医嘱的录入功能,如检查、检验、处方、治疗处置、卫生材料、手术、输血、护理、会诊、转科、出院等,所有医嘱均提供备注,在此医生可以输入相关注意事项;医生权限管理,如处方权、抗生素分级管理、特殊药品(毒麻、精神类等)权限、手术权限等;合理用药功能,如药品剂量、药品相互作用、配伍禁忌、适应证等的自动提醒与检索功能；支持所有医嘱单和申请单的打印、续打、补打等功能。

（2）医嘱核对及作废：支持医护人员对当前医嘱开立是否正确进行核对，核对无误后提交护士，护士接收医嘱后再次对医嘱进行审核确认。医生将根据患者病情进行医嘱的作废或停止操作，在医嘱的执行栏上标记"作废"或"停止"并签名。医嘱作废或停止后，不能被执行。

（3）医嘱执行及模板管理：相关部门接收并查询患者相关的检查、检验、诊断、处方、治疗处理、手术、输血、转科、出院等诊疗信息，在医嘱有效的状态下对医嘱进行执行操作。医嘱执行后，医生不能再对医嘱进行作废。医嘱执行时自动计费。提供医院、部门、医生常用的长期医嘱和临时医嘱模板，以及模板可视化管理、维护功能。提供临床项目字典等医嘱辅助知识库。

（4）医保政策及质控提醒：支持对相关医嘱项目的医保限制和自费项目的提醒功能，支持提醒后可继续开立医嘱；对于医院质控部门对医嘱及病程的质控检查可进行提示。

（5）医嘱审核：护士对所有医嘱进行审核确认，根据确认后的医嘱生成用药信息和医嘱执行单，记录医生姓名及时间；已确认的医嘱不得更改。

（6）电子签名：遵循《卫生系统数字证书应用集成规范》，采用电子认证服务，解决身份认证、授权管理、责任认定等安全问题。

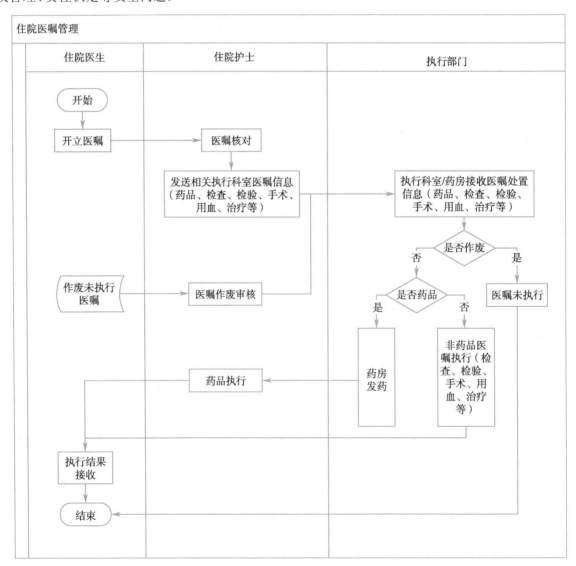

图 5-4 住院医嘱管理业务流程图

（7）支持医生查询资料：如历次门诊、住院信息、检验/检查结果，提供对比、医嘱执行情况、病床使用情况、处方、患者费用明细等查询。

（8）支持医生按照国际疾病分类标准下达诊断，按手术及医疗操作分类标准书写手术名称；支持通过疾病编码、拼音、汉字等多重检索。

（9）自动向有关部门传送检查、检验、诊断、处方、治疗处理、手术、转科、出院等诊疗信息，以及相关的费用信息，保证医嘱指令顺利执行。

（10）上报功能：预防保健科提交死因报告，传染病以及慢性非传染性疾病报告，农药中毒报告卡和职业病报告卡，向院感染科上报医院感染病历个案报告；不良反应/不良事件报上报接口。

八、住院护士工作站

住院护士工作站为护士提供直观、生动的床位和患者一览表，使护士能够对患者情况进行全局掌握，提供床位管理功能。具有接近传统医嘱书写风格的医嘱编辑界面，使长期医嘱、临时医嘱和医技项目在一屏显示，使患者一日费用清单一目了然。护士不用转抄医嘱，或书写各种执行单、领药单，提高了工作效率。护士在日常操作中可随时监控患者的消耗费用、押金余额情况，并根据设置的报警值进行提示。

1. 病房管理　包括患者信息管理（接诊、转科、出院、变更等）、床位使用情况一览表（显示床号、病历号、姓名、性别、年龄、诊断、病情、护理等级、陪护、饮食情况）、一次性卫生材料消耗量查询、卫生材料申请单打印、患者一日清单管理和欠费管理。

2. 医嘱处理

（1）医生核对医嘱（包括药品、剂量、时间、给药方法等），无误后提交护士进行审核确认。

（2）护士进行核对、执行，同时记录不同环节的执行时间，执行人员和执行护士均需进行电子签名。

（3）记录患者生命体征及相关项目；打印长期医嘱及临时医嘱单（具备续打功能），重整长期医嘱；打印、查询病区对药单（领药单），支持对药单的分类维护；打印、查询长期及临时医嘱治疗单（口服、注射、输液、辅助治疗等），支持治疗单的分类维护；打印、查询输液记录卡及瓶签；对长期医嘱及临时医嘱进行执行确认；填写药品皮试结果；打印检查化验申请单、病案首页；提供医嘱记录查询。

3. 护理记录　是临床护士在临床护理工作中的记录，包括护理工作情况、体温单、手术记录单、危重症护理记录单等。

（1）患者入院：在患者入院后，护士对其进行入院评估、体征基本情况记录及健康宣教。

（2）住院期间：在患者住院期间，护理人员填写入院记录、病情记录、特殊用药、治疗护理措施、手术记录单和危重护理记录等，记录患者的治疗过程。

（3）患者出院：当患者出院时，护理人员对其进行出院评估及办理出院登记。

4. 费用管理　采用到点计费方式。显示、查询和打印停止及作废的医嘱退费申请（一览表）、住院费用清单（含每日费用清单）、病区欠费患者清单；打印催缴费用通知单。

5. 输液管理　实现患者身份及输液药品的核对、输液过程的全流程管理，包括登记、配药、标签、输液位置、患者身份查对、药品查对、患者呼叫等。

（1）输液前：需皮试后用药前，能根据患者皮试结果进行过敏提醒。生成患者以及输液袋条码标签，使患者身份与药物产生唯一关联标识，实现准确的身份识别。

（2）输液中：患者输液中、接瓶处理和病情变化时，通过呼叫器呼叫，护士在移动终端接收和及时处理患者求助信息。护士巡视操作时，使用移动设备记录巡视时间、巡视状态、处理结果等信息。

（3）输液后：当患者结束输液后，再次核对患者身份和药物条码，确保输液正常完成，并录入医嘱执行人和执行完成时间，并叮嘱患者后续注意事项。

6．输液流程

（1）药师打印带有条码的输液单。

（2）护士用通过扫描输液单进行信息提取。

（3）输液护士打印患者信息条码和药品信息条码。药品信息条码需贴到输液袋上进行信息核对。可以通过调取患者的信息对患者腕带条码进行身份核对。

（4）输液前护士扫描输液袋上的条码，呼叫患者进行输液，同时将叫号信息进行视频显示。

（5）护士输液时，扫描患者条码和输液袋条码，待信息匹配后进行输液操作。

（6）在输液过程中，患者可以呼叫护士，护士端显示患者的座位号、呼叫时间等信息。巡回护士在收到患者的呼叫信息后，扫描患者条码和输液袋条码进行换药或拔针等处理。

（7）护士进行接瓶操作。扫描患者条码和输液袋条码，在两者信息匹配后，才可以进行接瓶操作，确保用药安全。

（8）输液结束后，自动打印输液结果单并存档，便于医院日后进行查询。

7．输液具体功能

（1）登记、双联条码生成：护士扫描患者条码获取患者信息、处方信息及医嘱信息，自动生成双联条码。

（2）皮试管理：需要皮试处方和医嘱进行提醒（未做），录入皮试结果并进入输液操作或处方和医嘱作废操作。

（3）数据核对：对配药、输液过程进行全流程查对、配对管理。

（4）输液执行：护士使用移动终端进行患者身份及药物的条码匹配，自动录入输液医嘱执行人和执行时间。

（5）查看剩余患者位置号：支持实时查看剩余位置，并分配患者到相应位置。

（6）患者呼叫：患者通过呼叫器向护士求助时，提供包括患者姓名、位置和所需要的服务。

（7）异常记录：如在输液过程中出现异常情况，巡回护士通过护理端对患者出现的不良反应进行记录，并中止该输液过程。

（8）生成护士工作报表统计：通过护士实际扫描次数与数据库中核定数量药物的标准扫描次数的比对，统计护士工作量。

8．非药品医嘱执行   实现检验、检查、治疗等非药品医嘱的医嘱审核、执行、打印等全过程闭环管理。具体功能包括患者身份确认、医嘱核对、标本管理、执行确认、执行结果反馈等。执行流程如下（图5-5）。

（1）医生开立非药品医嘱后提交护士站执行。

（2）护士对非药品医嘱进行确认，如有疑议，应与有关医生核实清楚后执行。

（3）医嘱执行后打印医嘱执行单，将检查医嘱、检验医嘱、治疗医嘱、手术医嘱、输血医嘱等分类进行执行确认：对于检查申请单，按规定与患者交代清楚注意事项、检查时间、检查地点等情况；根据检验申请单要求，对患者进行标本采集，完成标本管理、标本配送、标本交接等工作；根据手术申请的内容进行术前准备工作和安排；根据输血申请进行采血、血库配血、用血执行等操作。

9．药品医嘱执行

（1）配药管理：按使用方式及种类对医嘱进行区分，将医嘱分为口服、注射、输液、治疗、检验/检查、其他等不同类型医嘱。进行整合判定后配药，打印药品条码并贴上标签。

（2）标签管理：药品的配药、发药、用药需要经过信息化的确认。每个药品从入库开始就生成唯一的标签，通过扫描药品标签确认药品是否正确，与患者医嘱是否匹配等。通过对药品的标签化，形成对药品的闭环管理。

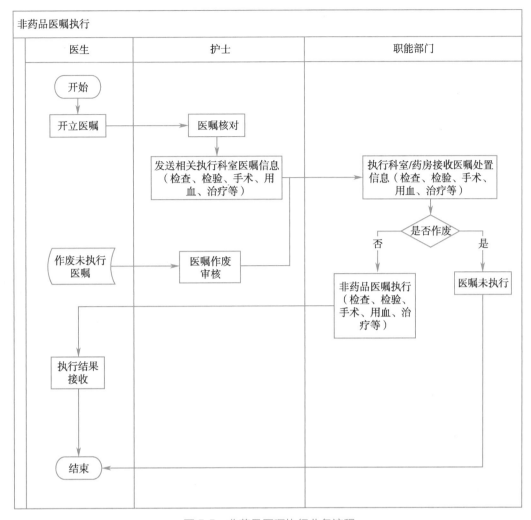

图 5-5　非药品医嘱执行业务流程

　　（3）患者身份查对：通过扫描药品条码与患者条码，核对药品与患者的匹配信息，信息核对一致后发放药品，保证用药安全。

　　（4）药品查对：可以追踪药品在全院任何环节中的使用情况。

　　（5）患者呼叫管理：患者在药物使用过程中，如发生不良反应以及症状，患者、陪床人员及巡视人员可以通过呼叫设备对护士进行呼叫。护士需立即向当值医生反映情况并及时处理。

　　（6）执行流程（图 5-6）：在医嘱执行过程中进行安全核对时，需将医嘱分为药品输液、口服用药、检验医嘱、输血医嘱等多个医嘱类型。医生开立药品医嘱后，通过合理用药审核并提交护士站执行。护士对药品医嘱进行审核确认，如存在疑议，应向相关医生核实后再执行。护士对医嘱的审核通过后，将药品医嘱发送至药房。药房根据药品医嘱要求进行配药。配药完成后发送至护士站，由护士核对患者和药品配对信息，并执行医嘱。

　　10. 护理文书　作为对患者病情过程的观察记录，是医疗文书的重要组成部分，是医疗机构护理质量乃至管理水平的重要体现。护理文书共分为五个模块，即：整体护理录入界面，可处理单个患者的全部信息，如生命体征监测、出入量、提取医嘱等；全科患者护理录入，可集中录入全科患者的病情、治疗和护理措施；生命体征病区录入、非医嘱出入量病区录入和病区病情交班这三个模块均可集中录入全科患者的生命体征、出入量及交班内容。此外，医生站可设定相应权限浏览全部或部分护理信息，但无法修改。根据科室管理及患者病情需要可随时打印相关护理文书，也可集中打印。

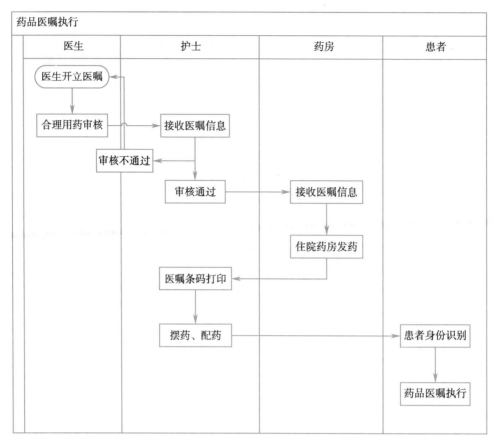

图 5-6 药品医嘱执行业务流程

11. 护士工作站运行特点

（1）护士工作站中对于门急诊、药房、检验/检查、医生工作站和住院收费等信息的自动共享及反馈。

（2）医生医嘱经过护士审核后方可生效。未经护士审核的医嘱，医生可以直接取消，不记入医嘱单。

（3）系统应提示需要续打医嘱单的患者清单，并提醒续打长期或临时医嘱单的页数。系统应提供指定页码的补印功能。

（4）对护士站各种单据的打印，应提供单个患者或按病区打印等多种选择。

（5）在护士收费时，应提醒目前已收的费用，避免重复收费。

（6）打印患者检查/化验申请单时，应提醒目前已打印的申请单，避免重复。

（7）护士填写的药品皮试结果必须在长期、临时医嘱单上反映出来。

九、护理管理

护理管理是把提高护理服务质量作为目标的过程。世界卫生组织对护理管理是这样定义的：护理管理是为了提高人们的健康水平，系统地利用护士的潜在能力和有关的其他人员或设备、环境以及社会活动的过程。其功能介绍如下。

1. 护理质量管理 由护理管理部门设置质量管理目标，生成护理质量管理计划，根据计划进行任务安排；在护理任务执行过程中，由护理管理人员进行护理质量评价评估，提交护理管理部门做进一步质量评价；对存在护理质量问题的行为，提出质量整改计划，进行整改反馈，形成质量整改评估报告，进行质量统计分析，指导护理人员的资质评定。内容包括护理质量管理目标、护理质量管理计划、质量评价/评估、质量整改计划、质量统计分析和资质评定（图 5-7）。

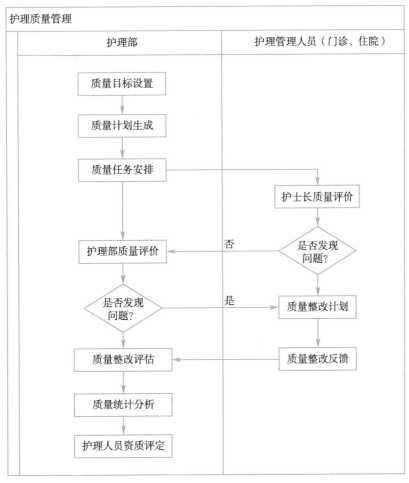

图 5-7　护理质量管理业务流程

（1）护理质量计划设置：支持护理管理部门对质量管理计划（长期规划、年度计划）的制订与发布，以及对质量管理规划和计划落实情况的追踪分析。

（2）护理质量考评点设置：护理管理部门根据实际考评需求调整量化考评标准，可新增、修改和删除质量检查标准组。可从评价标准中提出各个条目生成综合的评价标准，生成当月的评价标准。

（3）质量考评结果统计分析：提供根据医院护理质量管理需求的护理质量考评结果统计、分析功能；支持全院综合分析、全院单项分析、全院基线分析、科室综合分析、科室单项分析、科室基线分析、趋势分析、质量关联性分析等。

（4）护理质量整改计划设置：根据护理执行情况，对护理计划进行持续调整改进，包括管理制度、操作规程、质量考评标准、质量检查、不良事件等。

（5）护理人员资质管理：提供符合《护士条例》规范的护理人员基本资质情况和培训考试成绩的管理功能；支持护士注册、护士定期考核档案记录、结果汇总、评估和分析等功能。

2.护士长手册　护士长可在科室提交电子手册，护理部和大科系统护士长可填写内容，遇有不合格填写，可返回修改。电子手册可包含年度总结、半年总结、季度护理计划、月／周工作重点、护理查房记录、大事记等，也可能包括隐患堵漏记录、高危压疮上报单、高危跌倒（坠床）上报单等内容。系统可给出科室完成填写情况报表，标示出哪些科室没有完成工作。护士长手册内容同样可以进行统计，如统计高危压疮上报数、隐患堵漏数等。

3.护理排班　包括各科室病区的班次信息维护，人员排班、批量排班、换班，以及各病区人员排班统计与查询功能，有快速搜索班次、区域复制、组排、轮转等便捷操作，提高排班效率，包含请假统计、排班统计、节假日排班统计、岗位统计、班时值统计、护患比统计、请假概况统计、床护比统计、费用统计、私人需求统计、值班统计等。

4. 护理安全管理   是护理工作中的重心，主要包含护理不良事件管理、跌倒 / 坠床事件管理、用药错误报告管理、输血反应报告管理、静脉炎评估管理、静脉输液外渗管理、操作并发症管理、非计划性拔管管理、压疮管理、难免压疮管理等功能，可以实现上报、管理、查询、统计，持续改进安全工作，提高护理安全。

5. 敏感指标   是指用于定量评价和监测影响患者健康结局的护理管理、护理服务、组织促进等各项程序质量的标准，主要包括结构指标、过程指标、结果性指标。质量指标是管理者的抓手，这已成为业内的共识。质量问题的确定、改善目标的产生、改进过程的监测、举措效果的评估都离不开质量指标。正因为认识到了质量指标的重要性，国家卫生计生委医院管理研究所护理中心于 2016 年出版了《护理质量敏感质量指标实用手册》，向广大护理人员推荐使用护理质量敏感指标，其中包括结构指标 6 项，过程指标 1 项，结果指标 6 项。2018 版《护理敏感质量指标监测基本数据集》是在 2016 版《护理质量敏感质量指标实用手册》的基础上又增加了 2 项结果指标。

十、重症监护信息系统

重症监护信息系统旨在提高急诊 ICU（重症监护室）、儿科 ICU、新生儿科 ICU、心内科 ICU 等重症科室工作人员的工作效率，对临床医护人员的医疗行为起到良好的实时辅助作用，能明显提高医疗管理水准，提高医疗安全，科学评估医疗事件。系统可自动获取监护室相关医疗设备（监护仪、呼吸机等）的患者生命体征参数，采集的数据准确、真实，并自动生成符合质控要求的各种医疗文书，快速检索、统计、查询、分析病案，以便快速做出医疗判断，并有利于科室加强医疗流程的规范化管理。

（一）系统特点

1. 重症数据集成   建立统一的数据交换中心，通过数据交换平台实现各系统间数据的交互与共享，提高数据的可用度，保证数据的及时性和一致性，消除各业务系统之间的数据孤岛。对日后新建的业务系统或新增的数据源，提供数据抽取、数据关联与数据挂接服务，并实现数据交换平台与其他外部信息平台的数据交换与共享。

2. 重症业务电子化   患者床边设备监测数据可以通过统一的设备物联集成平台自动连续采集，并在护士审核后自动集成到医疗文书中。临床所有对患者在重症信息系统的观察、评估、医嘱执行、导管管理评估等信息全部汇总为电子重症护理记录单及相关护理文书，摒弃传统的手工文书书写方式，极大地提高临床人员完成文书的工作效率。从监护设备采集的数据、其他信息系统传输的数据以及临床医务人员手工录入的数据被存储到系统后，形成 ICU 专科患者数据中心。系统利用数据自动生成各种报表，以及各种可视化图形（如患者体征变化趋势、相关分析、趋势分析、构成分析等），为临床科研提供数据支撑。

3. 重症数据的结构化、标准化   全结构化和标准化的数据才是有质量的数据，真正支持未来的大数据或智能数据利用。标准化能更好地达到医院信息管理对互联互通的要求，通过科研分析发现系统问题，发现潜在有效诊疗手段的前提条件。

4. 重症监护系统数据集成化   与 HIS、电子病历、LIS、PACS、心电和体温单等系统进行无缝衔接，实现患者基本信息、患者流转、医嘱、各种检查 / 检验指标的实时交互和共享。

5. 消除科室间的信息孤岛   各科室与 ICU 信息互联互通，科室的病历可以在 ICU 进行查看，ICU 监护信息和护理记录、医嘱等信息也可以提供给科室共享，从而消除 ICU 信息孤岛。另外监护仪、呼吸机等大量仪器数据通过数据采集与交互程序与 ICU 重症监护系统共享，数据得到充分利用，也不需要重复录入，实现互联互通。

6. **科学的统计分析及辅助决策**　以管理和临床需求为出发点,设计出符合需求的管理平台和相应的可视化图形、报表等,并根据管理者的需求和数据结构变化,做出相应的变更。

（二）功能介绍

重症监护临床信息子系统主要覆盖重症临床护理核心流程,为重症护士在重症床边实时查询和评估患者的病情及发展,执行医嘱及记录,护理交班和文书处理等提供信息系统支持,能实时同步患者的 HIS 信息,提供 ICU 病床集中显示视图,为 ICU 临床数据决策和科室管理提供基础数据库,并提供完善的系统配置功能,以便于对人员权限和系统操作进行管理。

十一、不良反应/不良事件上报

由不良事件管理部门制定医疗安全不良反应/不良事件的定义和分类,以及判定的规则。当医务人员发现疑似医疗安全不良反应/不良事件时,进行疑似事件登记,然后根据医疗安全不良反应/不良事件规则来进行判定。

具体流程为:医务人员发现疑似事件,结合需要上报的医疗安全不良反应/不良事件分类,根据不良事件种类,调出配置好的模板进行不良事件上报;上报后自动发送并通知给相关责任部门做紧急处理。不良事件相关管理部门收到通知后及时给予批示;当事医务人员依据收到的批示执行相关处理。对于重点事件,相关管理部门可进行跟踪,监督批示执行情况,对事件进行责任认定（Ⅰ级、Ⅱ级、DI 级、N 级、非医源性）。支持对已上报的不良事件在事件隐患消除后自动撤销。支持对不良事件进行全程追踪,查看不良事件从上报到执行结束的全过程信息,根据追踪结果和处理情况及时反馈到管理部门。最终为不同管理级别的人员提供便捷的查询功能（时间、科室、不良事件类型、不良事件级别、患者入院编号等条件）及统计功能,如不良事件的环比统计分析、同比统计分析、趋势分析及某一具体事件的上报及处置信息分析等。

第四节　住院病历系统

一、病历的定义

病历（medical record）是医务人员通过对患者进行问诊、检查、诊断、治疗、护理等医疗活动而形成的文字、图表、影像等资料,并经综合、分析、整理后归档的记录。住院病历内容包括住院病历首页、入院记录、病程记录、手术同意书、麻醉同意书、输血治疗知情同意书、特殊检查/特殊治疗同意书、病危/重通知书、医嘱单、辅助检查报告单、体温单、医学影像检查资料、病理资料等。

二、病历的作用

病历既是病情的实际记录,也是医疗质量和学术水平的反映。因此,病历对患者的治疗与病情查询起着至关重要的作用。它既为管理决策、医疗、教学和科研提供宝贵的临床资料,也为解决医疗纠纷及诉讼提供法律依据。

病历书写是医疗工作中的重要环节。一份完整、优良的病历,能够准确反映医疗活动过程,真实体现医学学术思想水平,正确判断医疗效果和评价医疗质量,对医学科学技术发展起着推动作用。

病历内容来自临床医疗实践。具体、真实、及时、可靠的病历,是教学工作的活教材。一份优秀的病历不仅是宝贵的医疗文件,也是难以从书本上找到的宝贵教学材料,对培养医生起着至关重要的作用。

病历是科研工作的基础资料和依据,通过一定数量的病历分析和研究,能总结出经验和科研成果，对指导医疗实践和提高医疗水平有着促进作用。病历是取之不尽、用之不竭的知识宝库，体现出重要的科研价值。

病历是卫生防疫、医疗保健部门及政府机关计划、组织、指导、检查、监督和协调医疗卫生工作的依据。

病历不仅是各类医疗业务统计所需的科学而可靠的原始依据，而且还可为行政管理考核工作提供所需信息。

由于病历全面、系统地记录了疾病诊治工作的全过程，所以病历内容具有法律效力。

三、纸质病历的不足

（1）纸质病历是被动的、静态的、孤立的，没有主动性和智能性，无法关联相关知识，也无法得到必要的释义。纸质病历虽然可以被阅读，也可以补充新内容，但这些内容之间无法建立有机联系，与其相关知识也没有连接。纸质病历只能完成顺序不变的记载作用。

（2）纸质病历不能保证病历的完整性。各种检查治疗获得的大量信息，如各种医学图片、病理切片、涂片等，均被保存在纸质病历外；此外磨损、纸质变脆发黄、字迹模糊等，也导致了信息的不完整和不连续。

（3）纸质病历不易检索，不能共享，不能保证及时获取。

（4）纸质病历利用率低，占用空间大。

四、电子病历的发展

2017 年 4 月 1 日施行的《电子病历应用管理规范（试行）》指出：电子病历是指医务人员在医疗活动过程中，使用信息系统生成的文字、符号、图表、图形、数字、影像等数字化信息，并能实现存储、管理、传输和重现的医疗记录，是病历的一种记录形式，包括门/急诊病历和住院病历。

住院病历系统是指医疗机构内部支持电子病历信息的采集、存储、访问和在线帮助，并围绕提高医疗质量、保障医疗安全、提高医疗效率而提供信息处理和智能化服务功能的计算机信息系统。门/急诊病历和住院病历系统是医院医疗信息系统的核心，是医院信息化的一部分。医疗信息系统的主要功能是为医院的医疗提供信息服务，其各项功能都建立在对患者的病历信息进行处理的基础上。它应包括以下 10 个方面。

（1）结构化存储。

（2）病历模板库。

（3）必填项检查。

（4）支持各种医学专用表达式。

（5）支持病历文档三级检诊（三级审核）功能。

（6）支持修改痕迹保留，保留各级医生的修改痕迹。

（7）采用工作流主推模式，任务自动提示，及时提醒和催促医务人员按时、按质、按量完成病历书写工作，有效地避免病历文档的缺写、漏写、延时书写。

（8）支持数据元素绑定、实现多文档同步刷新技术。

（9）表格处理能力（可以方便地制作表格病历）。

（10）支持对输入的数值进行合法性校验、检查。

五、住院病历书写内容

1. 入院记录　患者入院时通过问诊、查体、辅助检查完成入院记录，可分为入院记录、24h 内入出院记录、24h 内入院死亡记录。内容包括：基本情况、入院时间、记录时间、主诉、现病史、既往史、个人史、婚育史、月经史、家族史、体格检查和初步诊断等。护士需完成首日护理记录。

2. **住院期间**　医生在患者入院后对患者病情和诊疗过程进行连续性记录，包括患者的病情变化情况，重要的辅助检查结果和临床意义，上级医生查房意见，会诊意见，医生分析讨论意见，所采取的诊疗措施及效果，医嘱更改及理由，向患者及其近亲属告知的重要事项等。内容包括：首次病程记录、日常病程记录、上级医生查房记录、疑难病例讨论记录、交/接班记录、转科记录、阶段小结等。护士对患者每天进行护理评估、体征信息录入，并完成日常护理记录。

3. **手术**　对于需手术治疗的患者，医务人员应完成手术的全过程记录，包括术前小结、术前讨论、麻醉记录、手术记录、手术安全记录、手术清点记录、术后首次病程记录等。护士需要对手术患者填写手术记录单。

4. **会诊**　需要其他部门或者其他医疗卫生机构协助诊疗患者时，分别由申请医生和会诊医生书写会诊记录。会诊记录内容包括申请会诊记录（患者病情及诊疗情况，申请会诊的理由和目的，申请会诊医生签名等）和会诊意见记录（会诊意见、会诊医生所在的部门或者医疗卫生机构名称、会诊时间及会诊医生签名等）。申请会诊的医生应在病程记录中记录会诊意见执行情况。

5. **出院**　医生需要下达出院医嘱，并书写出院小结记录，患者办理出院。出院记录是医生对患者在住院期间诊疗情况的总结，应在患者出院后 24h 内完成。内容主要包括入院日期、出院日期、入院情况、入院诊断、诊疗经过、出院诊断、出院情况、出院医嘱、医生签名等。同时护士要对患者做出院评估记录。

6. **其他**　医生根据诊疗实际情况，书写必要的其他记录，如死亡记录、死亡病例讨论记录、病历讨论记录等。

六、住院病历生成流程

患者入院后，医生对患者的整个诊疗过程进行病历书写记录，护士对患者的护理过程全程记录。医务人员在病历记录过程中需要引用患者的基本信息、医嘱、检查/检验等重要的信息，以达到《病历书写基本规范》要求。

1. **住院医生**　在患者入院后，按病历书写规范和医院的规定要求，按时填写病历记录，主要包括入院记录、病程记录、会诊记录、手术记录等。

2. **住院护士**　住院病区护士在患者入院后，按要求进行入院评估，每天进行护理评估、体征信息录入。对于手术患者，应填写手术记录单。患者出院时，填写出院评估记录（图 5-8）。

七、住院病历系统具体功能

（一）病案首页及附页

住院病历系统提供符合《国家卫生计生委办公厅关于印发住院病案首页数据填写质量规范（暂行）和住院病案首页数据质量管理与控制指标（2016 版）的通知》的病案首页，支持首页信息自动获取病历信息及其他相关数据。

（二）结构化病历

1. **病历模板的结构化**　包括结构化表格录入、结构化自然语言、常用医学术语和知识库辅助录入；支持快速信息录入，满足医生对病历的书写要求。

2. **病历编辑**　医生在病历模板上对病历进行自由编辑，包括患者既往信息、专科信息、外院检验/检查信息管理，以及结构化表格录入、结构化自然语言、常用医学术语和知识库辅助录入，将多媒体数据、表格、图形插入病历中。医生在书写病历时，可以查阅、复制同一患者的所有医护资料。

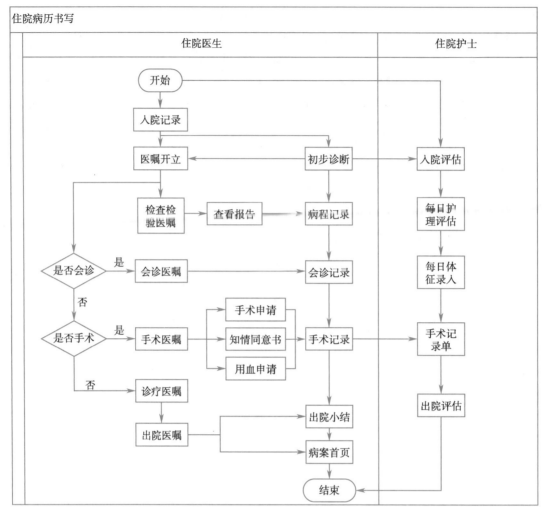

图 5-8   住院病历书写流程

3.病历组套录入   医生使用病历组套进行快速录入。组套分为符号、元素组套、模板组套,医生根据需要选择相应的组套。

4.医学图片录入   支持对图形的编辑功能。医生在书写过程中,可以根据需要使用医学图片进行病情说明。

5.支持医学公式录入   医生在书写过程中,可以使用医学公式进行辅助录入。

（三）疾病诊断

对于院内常用或定制的诊断疾病,支持在系统中维护的功能,供医生开立医嘱使用。对于科室或者个人经常用到的诊断疾病,医生可以在医生工作站进行常用疾病的增减操作。支持国际标准ICD-10 西医疾病、国家标准 ICD 中医疾病、院内常用西医疾病、科室与个人常用诊断疾病、自定义中西医诊断。

（四）信息引用

住院病历系统提供病历自动获取相关信息和其他相关数据的功能,如患者基本信息、历史诊疗信息、门急诊信息、检查 / 检验信息、医嘱信息、术语词库、知识库等。

（五）三级阅改

住院病历系统提供符合《卫生系统数字证书应用集成规范》要求的电子签名。提交前对病历进行审阅编辑,提交后方可打印输出。支持修改痕迹保存 / 病历的三级阅改。

（六）电子签名

住院病历系统遵循《卫生系统数字证书应用集成规范》，采用电子认证服务解决身份认证、授权管理、责任认定等安全问题。

（七）模板管理

住院病历系统按用途分为个人模板、科室模板、医院模板，以满足不同对象对模板的需求。

（八）病历质控

住院病历系统提供医疗质控指标基础知识库。指标覆盖多个部门、各类人员、所有业务流程，并允许对规则知识库进行增加、修改、删除，按照病历类型、质控逻辑进行设置和生成质控规则项目。病历质控包括环节质控、终末质控、三级质控。

1. 环节质控　根据医疗质量检查流程和可行性，把病历环节质控分为三级。

（1）1级环节：病历质量监控分为病案首页、住院志、病程记录、医嘱和医嘱单，重点检查有无严重缺项。

（2）2级环节：①病案首页，主要分为患者一般情况、门/急诊诊断、入院时情况、入院诊断、入院确诊日期、出院诊断、医院感染名称、病理诊断、损伤、中毒原因、诊疗效果转归、诊断符合情况、抢救及抢救成功标准、住院诊断治疗、手术各诊断符合性等；②住院志，书写形式（入院记录、再次或多次入院记录、24h内入院记录、24h内入院死亡记录）分为主诉、现病史、既往史、个人史及婚育史（月经及婚姻史）、家庭史、体格检查、辅助检查、诊疗计划、诊断等；③病程记录，分为首次病程记录、日常病程记录、上级医生查房记录、疑难病例讨论记录、交/接班记录、转科记录、阶段小结、抢救记录、会诊记录、术前小结、术前讨论记录、麻醉记录、手术记录、手术护理记录、术后首次病情记录、出院记录（小结）、死亡记录、死亡病例讨论记录等；④其他记录，包括手术同意书、麻醉同意书、特殊检查/治疗同意书等。

（3）3级环节：将二级分解内容再次细化，如主诉中迫使患者就诊的主要症状及时间描述的准确性，词语使用是否恰当，现病史中与本次疾病有关的主要诱因、起病情况、伴随症状、有鉴别意义的症状及体征描述等。三级分解是在二级基础上的进一步细化，直至直接记录，主要看能否体现出病历内涵质量及医疗水平。

2. 终末质控

（1）病案管理委员会每月到病案室抽查全院每月出院病历终末质量。检查病历终末质量既有利于医院病历质量管理工作水平的提高，也有利于规范科室的病历书写工作，有效地避免各种医疗纠纷的发生。

（2）病案管理委员会负责检查并评定住院病历的等级，将存在问题登记到"病案质控记录本"上，并及时通知责任人。科室医生在接到通知后在3个工作日内完善；病历完善后交于病案管理委员会二次检查合格后方可归档。

（3）各科室病历质量监控小组定期或不定期抽查出院病历。对自查中存在的问题，科室定期召开讨论会，针对存在的问题制订整改措施，不断改进病案质量。

（4）对于病历质量，按医院相关管理规定进行奖惩，并与科室评先进及个人评优、晋职、晋升挂钩。

3. 三级质控

（1）科内病历质量一级质控：科主任和病历质量控制员（责任主治医生）负责对科内病历质量的一级检查考核。科内实行逐级检查制度：住院医生或带教老师对实习/进修医生书写的病案及时进行审查、修正；经治、主治医生、科主任对住院医生书写的病案及时进行审查、修正、签字；科室病历质量控制员负责对每份病案按《病历书写基本规范》中有关病案书写规范的要求，逐项检查。

（2）病案室负责病历质量的二级监控考核：病案室人员分别对每份出院病案书写质量按《病历书

写基本规范》进行检查,对检查中发现的问题和缺陷,随时通告临床医护人员进行填补和纠正。每月末将检查结果进行汇总,在科主任会议上进行反馈,同时报病案管理办公室。

(3)医务科负责病历质量的三级考核:首先,医务科组织人员对病历书写质量进行不定期检查;其次,医务科负责对病历书写质量进行定期检查,并将检查情况及时反馈给临床科室,同时将检查结果与科室质量考核挂钩。

4. 住院病历质控系统特点

(1)设置评分体系,自定义评分标准,支持不同分值设置。

(2)智能提醒:按照质控标准,可在事前提醒病历完成事项,事后提醒医生违反质控要求的病历。

(3)实时监控:系统自动监测病历质控问题,并及时以消息模式通知医生,如病历书写质量提醒等。

(4)病历评分:支持病历自动评分和手动评分,根据评分标准自动计算病历得分、病历等级,支持修改提醒,告知临床医务人员病历缺陷,设置时限。管理部门可根据质控监测情况,向责任医生和相关人员发送消息进行提示。

(5)质控查询:支持病历质控结果的查询、统计;支持定制报表格式。

(九)归档封存

在患者出院时,病历经医生审核确认,手动或定期自动归档,由电子病历管理部门统一管理,支持病案封存、解封。

(十)病历借阅

电子病历借阅包括医护对已封存病历发起借阅申请,在线审批借阅申请,按科室、人员统计病历借阅信息。

(十一)护理记录

具体功能参考第八章中"护理记录"章节的内容。

(十二)生命体征记录

住院病历系统支持录入及打印包括体温、血压等在内的所有生命体征信息,并支持图示化。

(十三)辅助输入

配备常用医学术语库、医学知识库和医生常见用语库等知识库,拼音首字母、缩略语等快速录入辅助,方便医护人员录入病历。还有可视化管理和维护等功能。

综上所述,住院病历系统是住院信息系统记录医疗行为的直接载体,是国家法律法规规范医疗行为的重要途径,其规范性、易操作和客观性是衡量住院信息系统完整程度的评估条件。

第五节　住院收费管理系统

住院收费管理系统是医院信息管理系统的重要组成部分,可支持医院经济核算、提供信息共享,减轻工作人员劳动强度。系统包括住院登记、收退押金、病案管理、患者费用管理、结算管理等功能。对患者进行住院管理和出院结算管理,收集并整理核算患者住院期间所发生的各种费用,及时、准确地为临床医护人员和患者提供费用信息并为患者办理出院手续。支持患者/家属查询自己的各种费用使用情况、患者欠费、退费管理等功能;支持中途结算、提前结算、挂账结算和专项药品收费及专项检查收费;支持打印患者的费用清单、医嘱明细、每日收费汇总等供财务系统使用;支持通过定义实现医保、职工、公费等复杂的费用处理,以适应需求的变化,通过接口的方式与当地的社保局进行数据交换,以适应不同的社保政策。

一、系统特点

与门诊收费系统不同,住院收费系统是采用每日记账、出院时结算的方式,因此其系统特点主要是灵活性、可溯源、开放性查询、动态提醒及易更改调整。

二、主要功能

（一）住院登记

住院收费系统根据患者的入院通知单办理入院登记手续,包括填写患者的基本信息、住院情况信息(分配入院科室、住院类别和患者费别等)、收取押金。

（二）收退押金

住院收费系统提供收退押金记录查询和收退押金缴款处理的功能。

（三）患者费用管理

住院收费系统提供读取医嘱并计算费用的功能。患者费用录入功能具有单项费用录入和全项费用录入的功能选择,可从检查、诊察、治疗、药房、病房费用发生处录入或集中费用单据由收费处录入。患者结账功能具备住院期间和出院总结算、患者出院后再召回患者的功能以及患者费用查询功能。

（四）结算管理

住院收费系统提供出院结算、中途结算、撤销结算、工伤费用申报和欠费出院结算。出院结算指按医院收费类别结算出院患者的各种费用,如西药费、中草药、治疗费、手术费、检查费等,并对医保患者给出患者支付费用、医保支付费用等。撤销结算是在出院结算或中途结算后,发现费用错误并对其进行撤销操作。工伤费用申报是指对工伤引起住院的患者进行结算处理。欠费出院结算指对住院欠费患者的结算处理。

（五）数据查询

住院收费系统支持当日患者预交金、入院患者预交费、在院患者各项费用、出院患者结账和退款等统计汇总,支持按旬、月、季、年结账处理,提供住院收费科室工作量统计。它支持按月、季、年统计工作量,并提供费用、患者住院信息等汇总查询和统计功能;支持按药品、诊疗项目(如名称、用量、科室、患者等)查询;支持各类统计/查询信息打印。

三、结算方式

针对患者不同需求,提供诊间结算、床旁结算、移动支付等方便患者的费用结算方式,鼓励利用居民健康卡等支付功能进行便民结算。具体功能包括身份识别、费用结算、移动支付、医保一站式结算等。

（一）床旁结算

在医生下达出院医嘱后,护士完成出院患者的医药费用稽核,在床旁为患者提供出院结算服务,提供医药费用构成、费用清单、医保支付比例等住院清单,将出院结算服务从住院处延伸至患者床前。患者可以通过健康卡、医保卡、在线支付和信用预支等多种支付方式进行实时结算(图5-9)。

（二）移动支付

在门诊收费处、住院处、医生工作站等,利用移动终端设备通过网络实现支付。移动支付所使用的移动终端可以是手机、PDA、智能手环等,通过医院信息系统与银联、第三方支付平台连接,实现安全、快捷的移动支付交易,从患者绑定的健康卡、医保卡、银行卡或第三方支付渠道进行实时在线支付。患者可通过个人身份识别信息查询待缴费数据,并通过二维码、移动应用、智能设备和生物识别等多种移动支付方式支付相关费用,并生成支付凭证(图5-10)。

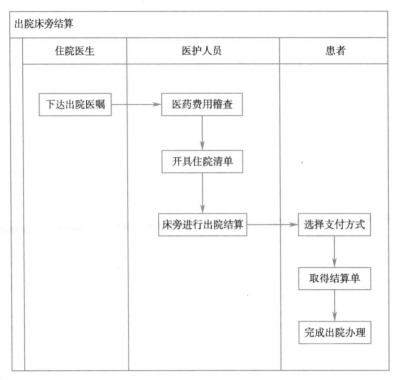

图 5-9　床旁结算业务流程

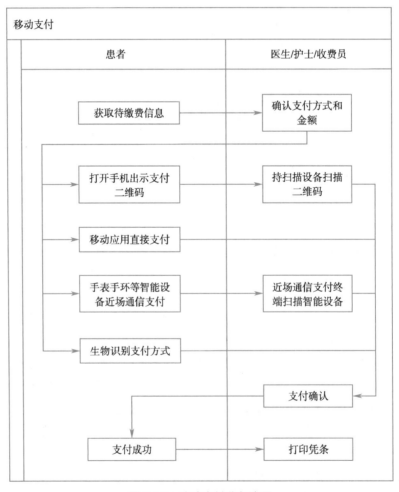

图 5-10　移动支付业务流程

综上所述，结算系统因其财务属性较强，以往是封闭性的且不易查询，具有造成医患矛盾的潜在隐患。随着技术进步，开放式查询等方案应用有助于患者及家属清晰了解诊疗过程产生的费用，降低医疗行为的安全风险。

（窦清理）

思 考 题

1. 住院信息系统具有的特点是什么？
2. 住院信息系统的业务流程包括哪些部分？
3. 住院信息系统的功能模块组成及其内容是什么？

第六章

实验室信息系统

实验室信息系统（laboratory information system，LIS）是指利用计算机网络技术，实现临床检验科的信息采集、存储、处理、传输、查询，并提供分析及诊断支持的计算机软件。它将整个检验过程相关工作流程实现了自动化，大大减少了由人工登记、本地输入、纸质存储带来的失误，是医院信息系统的重要组成部分。按医学检验领域可分为常规检验、生化检验、免疫检验、微生物检验、分子检验等。实验室信息系统的基本功能包括：标本检验全过程管理功能、仪器设备数据采集功能、检验诊断报告管理功能、质量控制管理功能、耗材物资管理功能等。具体技术包括：知识库、双向通信技术、条形码技术、人工智能技术、大数据技术、云计算技术、物联网技术等。实验室信息系统在实验室达到质量标准、减少转录错误、减少从标本接收到结果报告的周转时间以及在疾病的诊断、预防和监测等方面起着关键作用。

第一节　实验室信息系统概述

一、实验室信息系统发展历程

随着检验医学和管理科学、信息科学及计算机科学等多学科间的不断融合和创新，各种新技术和设备不断涌现，临床检验水平大幅提高，临床检验项目更为丰富，临床检验方法的灵敏性和特异性不断增强，极大地提高了临床诊断数据信息的准确性和可靠性。医学检验信息化建设只有不断发展和完善，才能更好地满足临床和患者对检验医学的需求。

（一）国外发展现状

在医学检验信息管理的总体建设方面，由于国外医院管理体制和资源利用水平差异，通常是几十个医院共用一个检验中心，呈现大型化、区域化、一体化的特点，通过标本互送达到检测资源共享的目的，实现效益最大化。以欧美的全实验室自动化为例，通过 LIS 将各种检验仪器和辅助设备串联起来，设备之间有轨道穿插连接，可以实现标本的自动离心、加样、分配、检测。这样的大型一体化系统一天可以处理 10 000 例以上的标本，并且可以支持多家医院的临床工作。随着国内医联体、医共体模式的推广，今后国内的大型临床检验中心可以借鉴国外的大型化、一体化建设和应用模式。

在医学检验信息管理的功能建设方面，检验结果的自动审核是临床实验室管理信息化、智能化建设中的重要组成部分。2006 年，美国临床实验室标准化协会（Clinical and Laboratory Standards Institute，CLSI）发布了《医学实验室试验结果的自动审核标准指南》。该指南对自动审核的规则设计、管理及算法验证方面提出了具体要求，强调数据的完整性、算法及软件的及时更新，并要求对自动审核结果定期进行再验证。目前，自动审核已经应用于血常规、生化、免疫（包括药物、激素）等专业，还实现了对尿常规等涉及半定量、手工检验结果的自动审核。

美国公共卫生实验室协会（Association of Public Health Laboratories，APHL）2019 年出版的《实验室信息系统项目管理：国际实施指南》一书中概括描述了 1970 年至今的实验室信息系统演变过程，见表 6-1。

表 6-1　1970 年至今 LIS 系统主要演变过程

功能	1970—1980 年	1980—1990 年	1990—2000 年	2000 年以后
数据记录	纸笔	纸笔	电脑	条形码
数据分析	算盘和计算器	计算器和第一代 LIS 软件	LIS 软件	LIS 软件（基于 PC 端或 web 服务）
数据存储	纸质日志	书本	电子数据库	电子数据库
报告生成	打字机	打字机和文字处理机	单机版	电子化
报告分享	邮件	邮件	传真 / 电子邮件	电子化

（二）国内发展现状

20 世纪 80 年代，我国的实验室信息化建设开始使用独立电脑安装的数据处理系统，系统可对仪器的测试数据进行简单的存储和分析。这种单机运行的系统通常被称为第一代实验室信息系统（LIS）。20 世纪 80 年代末 90 年代初，关系型数据库被引入到检验数据的存储和管理中，出现了以 PC 为基础，部门级规模的第二代 LIS。20 世纪 90 年代中期，LIS 开始逐渐发展成一个以局域网为基础，开放式的 C/S 架构的软件系统。21 世纪初，开始出现 B/S 架构，全院以及院内外信息共享的 LIS，这是当前广泛应用的第四代 LIS。随着检验事业的飞速发展，我国临床实验室的检验设备急速进化，信息交换向网络延伸，并与检验标本的处理和传递技术以及开放式实验室相结合，经过多年发展，以数据后期处理为主要任务的 LIS 系统已在我国各级医院实验室广泛使用。随着基础医学和现代生物技术的快速发展，检验设备逐渐向实验室自动化系统（laboratory automation system，LAS）发展，进而实现全实验室自动化（total laboratory automation，TLA）。

在检验质量和工作效率方面，近 10 年来，国内 LIS 开始使用检验结果自动审核功能。中国合格评定国家认可委员会（China National Accreditation Service for Conformity Assessment，CNAS）的《医学实验室质量和能力认可准则》（CNAS-CL02）对实验室自动审核提出了要求。目前，我国实验室大多参考 ISO 15189 标准，要求自动审核做到文件化、规范化，定期进行确认和验证，并要有暂停功能。自动审核的内容包括标本性状、历史数据、仪器报警、限值管理、人工复核和结果标识等。在临床实验室质量指标方面，2017 年 1 月，国家卫计委发布了中华人民共和国卫生行业标准《临床实验室质量指标》（WS/T 496—2017）。该标准规定了临床检验质量水平持续改进所需要的具体质量指标，其中，检验前质量指标包括标本标签不合格率等共 12 项；检验中质量指标包括分析设备故障数、LIS 故障数等共 8 项；检验后质量指标包括检验报告错误率等 5 项；支持过程质量指标包括医护满意度等 3 项。

（三）未来发展趋势

1. 区域医学检验　2015 年 11 月，国务院办公厅印发《关于推进分级诊疗制度建设的指导意见》，提出建立基层首诊、双向转诊、急慢分治、上下联动的分级诊疗模式。到 2020 年，分级诊疗服务能力全面提升，基本建立符合国情的分级诊疗制度，整合推进区域医疗资源共享，整合二级以上医院现有的检查、检验、消毒供应中心等资源，向基层医疗卫生机构和慢性病医疗机构开放，探索设置独立的区域医学检验机构、病理诊断机构、医学影像检查机构、消毒供应机构和血液净化机构，实现区域资源共享。加强医疗质量控制，推进同级医疗机构间以及医疗机构与独立检查 / 检验机构间检查 / 检验结果互认。区域医学检验机构是一个全新的领域，需要严格做好检验过程各个环节的质量控制，提供高效率、高质量的检验医学服务，未来将采用"医疗机构＋互联网＋物流＋检验中心"的模式运行。

2．**中心化趋势** 随着质谱（mass spectrometry，MS）技术、蛋白组学、基因组学等新技术的应用以及各类大型自动化分析仪器的相继问世，检验信息化、网络化及全实验室自动化成为可能。"全自动实验室"概念的提出打破了传统医学检验技术分工的模式，对检验工作者的技术素质和学术水平将会提出更高的要求。全自动化系统可大大提高实验室的工作效率，有效消除人为因素所造成的干扰，同时该系统与医院信息系统结合即可实现检验申请及报告的自动传输，实现检验结果全院共享，为临床医生提供更好的咨询服务。未来自动化解决方案包括自动采血系统、流水线及自动审核系统，能够在实现自动识别、自动记录、自动判断、自动执行的基础之上，向着智能提示、实时质控判断、图像智能判读、故障智能诊断及处理、规则主动修改及实施等更加智能化的方向迈进。

3．**去中心化趋势** 现场快速检验（point-of-care testing，POCT）是在采样现场进行的，利用便携式分析仪器及配套试剂快速得到检测结果的一种检测方式。POCT 的含义是：在空间上，患者身边进行的检验，即"床旁检验"；时间上，可进行"即时检验"。因此 POCT 将带来医学检验的"去中心化"趋势。随着基础医学的深入研究，新的技术被引入 POCT 行业，特别是化学、酶、酶免疫、免疫层析、免疫标记、电极、色谱、光谱、生物传感器及光电分析等技术的发展，使 POCT 产品的稳定性、可靠性得到进一步提高，应用领域也将进一步扩展。

4．**检验项目更加丰富** 随着检验医学的发展，检验项目将更加丰富，临床检验信息系统需要覆盖的检验项目也随之增加。随着分子生物学技术的快速发展和人类基因组序列认识的逐步完善，后基因组时代逐步到来。在结构基因组学、功能基因组学和环境基因组学蓬勃发展的形势下，以聚合酶链反应（polymerase chain reaction，PCR）为代表的分子诊断学技术将得以广泛应用。目前检验医学领域应用最多的是荧光定量 PCR，广泛用于病毒、细菌、支原体、衣原体、肿瘤基因、遗传疾病等多种疾病的诊断。在微生物领域，对一些难以捕捉的病原微生物及新的病原微生物的确认、对微生物亚群的分析，分子生物学技术打破了以往的禁区，为临床监测和治疗提供有价值的信息，使检验医学增添了数以百计的检验项目。

5．**分析速度大幅提高** 随着生物芯片技术的应用，检验分析速度将大幅提高，检验周转时间（turnaround time，TAT）等检验质量指标将随之变化，这对临床检验信息系统的质控功能提出了新的要求。生物芯片技术是融微电子学、生物学、物理学、化学、计算机科学为一体的高度交叉的新技术。根据芯片上固定的探针不同，生物芯片分为基因芯片、蛋白质芯片、细胞芯片、组织芯片；根据原理，分为元件型微阵列芯片、通道型微阵列芯片、生物传感芯片等新型生物芯片。当前更提出了"芯片实验室"的概念，即将实验室内一系列复杂操作都集中在一块芯片上进行全自动分析，从而大大提高实验反应速度、灵敏度和准确性。基因芯片的普及将给现代生命科学研究带来巨大的影响。这些工作正逐步从实验基础研究进入临床实践，也给检验医学开辟了崭新的领域，对不同个体有关疾病发生的相对危险性进行评价，真正实现疾病的预防。

二、实验室信息系统架构及类型

目前，实验室信息系统（LIS）存在几种架构模式：C/S 架构、B/S 架构以及这两者结合的模式。基于多层架构的临床实验室信息系统是独立于 HIS 的全实验室自动化及全过程监控的信息系统。它应有独立的数据库服务器、应用服务器及检验工作站。目前的 LIS 不仅仅解决实验室的检验数据问题，而且涉及实验室内部的重要管理，实现实验室全方位的信息化管理，深入实验室的质控管理、物资、设备以及人事等方面。医院需要选择和部署这样一个系统来从中生成这些数据的各种节点，收集患者、检验申请和检验结果数据，及时向临床医生提供准确的实验室结果，以便更好地做出有关患者健康和治疗选择的决策。作为一个 LIS 系统,它至少应接收患者数据、创建检验请求、接收检验结果并通过电子传输或硬件导出该数据。

根据 2019 年美国公共卫生实验室协会(APHL)出版的《实验室信息系统项目管理:国际实施指南》,LIS 常见类型有两种:广义 HIS 中的模块和独立的 LIS 系统。广义 HIS 系统内的 LIS 系统主要用作获取临床信息系统的结果和一些关键数据元素的手段。第二个系统是专用的 LIS,它除了具备前一种类型具有的大部分组件,还可以支持实验室中的所有业务流程。两种常见 LIS 系统的区别见表 6-2。

表 6-2　两种常见 LIS 系统的区别

类别	HIS-LIS 系统	专用 LIS 系统
关注重点	聚焦疾病诊断	聚焦实验室
	支持医生的诊断工作流,但较少监测或支持流行病学检测	支持实验室流程,包括诊断和流行病学工作流程模块
面向中心	以患者为中心	以标本为中心
	需要与标本相关的患者识别,期望用户在每次护理中为患者报告一个结果	处理不同级别的患者识别,能够根据需要报告按事件、患者或申请提交者分组的结果

第二节　实验室信息系统业务流程

医院 LIS 系统建立的主要目的是实现医院常规检验、生化检验、免疫检验、微生物检验和分子检验等检验业务流程的信息化管理。LIS 系统通过 HL7 标准实现 HIS、CIS 等系统接口,将检验结果提供给电子病历、手术麻醉等系统使用,实现申请单、检验结果等文字信息共享。实验室信息系统在门诊与住院应用流程的核心主要包括患者身份、费用与检验信息的同步更新,检验结果也需要实时上传至医生工作站,在确保信息一致性的同时提高就诊效率。

一、实验室信息系统住院业务流程

住院医生对患者进行病情诊断,必须依赖检验/检查结果才能准确把握患者病情并对症下药。临床实验室信息系统实现"病区医生申请—病区护士打印条码—标本采集—标本转运—标本接收—仪器化验—结果审核—病区医生查看结果"的整个流程的自动化和信息化。具体业务流程如图 6-1 所示。

（一）检验申请

住院医生在 HIS 住院医生工作站系统中,通过选择不同的检验申请单,调出检验项目,开立检验申请。

（二）标本采集

护士完成医嘱核对,确认采样信息和费用信息后采集样本,生成标本条码绑定患者身份。

（三）标本流转

送检人员确认标本信息并将标本送到检验执行部门;接收人员完成合格标本接收或不合格标本退回。

（四）结果记录

合格标本送到检验部门进行检验;检验人员对标本再次进行确认、核对,对合格标本进行实验设备检验,生成检验结果数据。

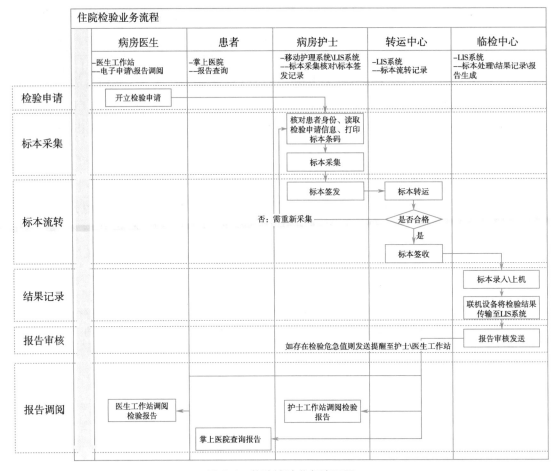

图 6-1   住院检验业务流程图

（五）报告审核

检验部门标本上机，待仪器给出检验结果后，检验医生进行审核；审核人员确认检验数据，发布检验报告并对危急值进行处理。

（六）报告调阅

住院医生在 HIS 住院医生工作站系统中通过点击检验结果查询按钮，查阅 LIS 的检验报告，也可打印报告。

二、实验室信息系统门诊业务流程

门诊业务流程与住院业务流程最大的区别在于，门诊患者是在医生开立检验申请后，患者先进行缴费，然后到相应的检验窗口进行标本采集。一般医院在进行标本采集时还集成了排队叫号系统，进行标本采集时患者首先取号，根据先后等待被叫号，然后采集标本。具体业务流程如图 6-2 所示。

（一）检验申请

门诊医生在 HIS 门诊医生工作站系统中，通过选择不同的检验申请单，调出检验项目，开立检验申请。

（二）排队叫号

患者通过收费窗口或自助机缴费，也可以通过手机支付费用，然后到标本采集中心进行取号，根据排队顺序等待叫号。

（三）标本采集

护士确认患者信息、采样信息和费用信息后采集标本，生成标本条码绑定患者身份。

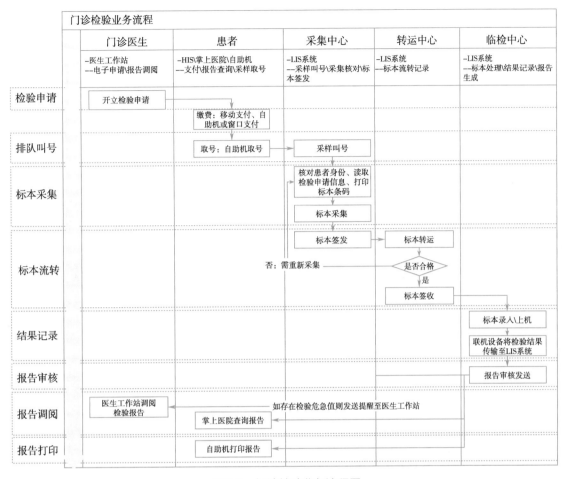

图6-2 门诊检验业务流程图

（四）标本流转

送检人员确认标本信息并将标本送到检验执行部门；接收人员完成合格标本接收或不合格标本退回。

（五）结果记录

合格标本送到检验部门进行检验；检验人员对标本再次进行确认、核对，对合格标本进行实验设备检验，生成检验结果数据。

（六）报告审核

检验部门标本上机，待仪器给出检验结果后，检验医生进行审核；审核人员确认检验数据，发布检验报告并对危急值进行处理。

（七）报告调阅

门诊医生在HIS门诊医生工作站系统中通过点击检验结果查询按钮，查阅LIS的检验报告。

（八）报告打印

患者通过自助机或服务台可以打印检验报告或通过手机移动端进行查阅。

三、区域实验室信息管理业务模式

区域卫生信息系统是指在一定区域内，通过网络技术自动采集、传递、存储、处理所辖各个医疗机构的卫生数据，实现信息资源的共享利用，支持医疗服务、公共卫生以及卫生行政管理的计算机软件系统。相应地，区域LIS是借助网络技术，使在一定区域的检验科或实验室的数据实现共享，实时提供检验申请和检验结果的信息,为区域信息系统提供支持,实现"医疗机构 + 互联网 + 物流 + 检验中心"的运行模式。区域实验室信息管理业务流程运行模式如图6-3所示。

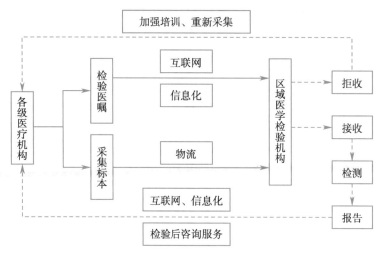

图6-3   区域实验室信息管理业务流程运行模式

第三节   实验室信息系统功能模块

LIS 系统的主要功能是将检验仪器传出的检验数据经过分析之后,生成检验报告,并存储在数据库中,与医院信息系统集成,方便临床医生及时查看检验结果,实现常规检验、生化检验、免疫检验、微生物检验、分子检验等全过程信息管理。临床检验信息管理的具体功能包括:条码管理、标本管理、设备数据采集、检验报告书写及自动审核、检验报告审核、危急值管理、质控管理、全过程时间管理、检验知识库等。

一、条码管理

随着计算机信息技术的发展和实验室管理的不断规范化,实验室对检验的信息化管理提出了更高的要求,从原先的检验报告计算机管理逐步发展到对整个检验流程的信息化管理,其中条形码技术的应用为整个检验流程信息化管理提供了很好的工具。条形码技术应用于检验工作中的优势主要体现在两大方面:提高检验各环节的工作效率,减少检验各环节中人为因素造成的差错。

目前在国内条形码应用的模式主要有两种:一种是现打条形码模式;另一种为预制条形码模式。在现打条形码模式中,条形码标签是电子申请单最主要的载体;在预制条形码模式中,预先印制好的条形码标签需要和患者信息对应,仍必须借助于申请单。目前各个医院基本都采用现打条形码模式。检验条形码一般采用12位编码,其中前六位为日期代码,后六位为同一医疗机构中的检验电子申请单流水号。

二、标本管理

临床实验室的分析对象是检验标本。一旦检验标本到达临床实验室之后通常要经过标本采集,包括记录标本的采样者、采样日期、采样时间、标本描述等信息;标本交接包括记录标本的运送时间、运送人、运送容器等信息,以及查询标本运送明细、运送时间、运送人等信息;标本接收包括对标本的统一接收管理、登记标本及其检测项目信息、标本分配、前处理、分析、复查、存储、销毁等诸多环节,对于采集不合格的标本予以拒收,同时记录拒收原因并反馈给临床科室;标本检验能够实现与标本处理系统和检验仪器等的连接,自动采集、显示和输出仪器检验结果,下传检验项目和上传检验结果。

随着检验医学的飞速发展以及临床实验室规模的不断扩大,每天检测的标本量也越来越大,在国内部分医院每天的标本量甚至达到了几万个。面对如此大量的标本,如何对标本进行分类和有序存储,方便在分析时遴选标本、复查时查找标本、随时对标本进行定位、分析后的标本归档存储和销毁是临床实验室急待通过信息化手段解决的问题之一。

三、设备数据采集

LIS 对检验仪器的数据采集主要通过串行口通信、USB 端口通信、TCP/IP 通信、定时监控数据库和手工录入等几种方法。串行口通信最为普遍,采用 RS-232C 标准,一般的仪器都支持此标准。定时监控数据库对仪器管理机上已有的检验信息数据定时直接进行读取,而后转发到 LIS 系统,一般在国产仪器中较常见。

(一) RS-232 通信方式

RS-232 是美国电子工业协会(Electronic Industry Association,EIA)制定的一个接口标准,其全名为 RS-232C,其中 RS 是推荐标准的意思,C 代表标准的版本号。该标准是连接数据终端设备和数据通信设备的接口规范。它被广泛应用于检验自动化设备与 PC 之间的通信。RS-232 通信很受传输距离的限制,但将 RS-232 接口转换成双端平衡传送和差分接收方法,并对信号进行光电隔离,无需外接电源,可以实现延长 RS-232 通信距离和抗干扰保护接口之目的。从通信方式上看,根据仪器的不同主要有两种方式,单向通信和双向通信。单向通信,即仪器只向 LIS 工作站发送检验数据,不接收 LIS 工作站发出的任何指令。双向通信,即仪器不仅向 LIS 工作站发送检验数据,还能接收从 LIS 工作站发出的指令。因 RS-232 价格便宜,应用方便,所以在现代自动化实验室中,约有 70% 的仪器采用该通信方式同外部进行数据交换。

(二) USB 端口通信

由于信息技术的进步,串口通信也朝高速化方向发展。近年来个人计算机快速发展,使用串口通信发展出了 USB(universal serial bus,通用串行总线),其信号传输方式也是串行通信(一次只传送一位),通信速率达 12Mbps。1999 年发表的 USB2.0 版本已经将速度提升到 480Mbps。USB 在实验室数据通信中的应用主要有两种情况。一种是仪器提供 USB 接口,可以直接利用 USB 口进行大批量数据传输(可以传输图片)。另一种是仪器本身没有 USB 接口,只提供 RS-232 接口,可以将工作站中的 USB 口转换为 RS-232,通过 RS-232 与仪器进行通信;这种方式可以利用 USB 传输速率快,不占用系统资源的优点,将一个 USB 口转换成多个 RS-232 口,实现一个工作站连接多台仪器。

(三) TCP/IP 通信方式

目前许多智能仪器均提供了局域网接口,允许用户通过 TCP/IP 协议与仪器通信。TCP/IP 通信在实现上经常借助于套接字(socket)技术,在不同的平台上有不同的应用程序接口(application programming interface,API),开发的模式也不尽相同。因为采用网络接口,其通信速度非常快,功能也很强大,所以这种通信方式往往被用于一些需要进行图片传输的仪器,典型的有血液分析仪、尿沉渣仪、流式细胞仪等带有图形或者传输数据比较大的仪器。

(四) 定时监控数据库

采用定时监控数据库的仪器一般都是一些小规模的产品或国产仪器。该类型仪器在设计与外部进行通信时没有采用国际标准,甚至有的仪器没有与外部进行通信的接口。对于这种仪器,一般采用的方法是在仪器管理机上安装接口定时进行数据库监控,按照一个时间间隔定时扫描相关数据库,再通过串口通信转发到 LIS 工作站。这种方式通信的最大优点是，避免了仪器管理机与 LIS、HIS 的网络连接，减少了网络病毒等不利因素的干扰。

（五）手工输入

虽然目前实验室大量引进自动化分析仪器，已基本实现了自动化，但仍有一些检验项目必须采用手工操作进行分析。在处理此类数据时，必须采用人工录入的方式将项目及其结果引入到系统。对于此类模式，LIS 提供灵活多变的"项目组套"，允许成批输入项目，大大提高了工作效率，降低了人工成本。

四、检验报告书写

检验报告单是疾病诊断及治疗的参考依据，也是患者知情权的一种体现，因此，对检验单的内容、格式、报告及发放有必要做详细的规定，指导检验人员正确书写检验报告，为患者提供完整、正确、规范、及时的检验报告。LIS 中的检验报告内容应包括检验项目名称、报告单位、标本类型、参考范围、异常值提示、唯一编码、标本采集和接收日期时间、报告发送及打印日期时间、备注、检验者和审核者的双签名等。LIS 中的检验报告单应该内容完整，清晰打印；报告格式应该包含图形，如血流变图形、流式细胞图形、尿沉渣图形等；报告样式调整灵活，可以进行方便的调整和预览。检验报告一经审核，就通过信息网络自动传送到门诊和住院工作站系统。

五、检验报告自动审核

临床检验过程大致可分为检验前、中、后三个过程。标本前处理系统、全自动化仪器、信息系统的应用，已基本实现了检验前和检验过程的自动化操作。但检验后存在薄弱环节，结果仍以人工审核和解释为主。临床实验室检验技师的职能就是准确、迅速、及时地对检验结果进行分析和审核，为临床医生提供具有诊断意义的检验信息和数据。因此，检验技师对检验结果的及时、准确审核显得尤为重要。目前每个实验室每天面对海量的检验数据，采用传统的逐一对每个检验结果进行人工审核的工作方式越来越难以完成日常的检验数据审核任务，庞大的工作量也使审核的质量很难有所保证。如何建立一套规范的检验审核专家规则库，并通过检验结果与专家规则库利用计算机自动比对，来达到自动审核的功能就非常重要。智能检验审核是一套检验后自动化和决策支持系统，能完成检验结果的自动审核和结果解释。检验结果报告发布采用分级审核制度，通过创建检验知识库，提供项目、疾病、电子病历等知识支持，系统自动完成报告筛选和审核操作；报告未通过审核规则时，系统自动记录违反的规则，并由人工完成审核。智能检验审核是实验室实现智能化的重要目标之一。近几年，中间件软件在检验科的运用越来越广泛，有部分实验室也建立了基于中间件的审核规则，利用其灵活、智能的规则管理，降低了出错概率，简化了工作流程。常用的自动审核设置包括以下几个方面。

1. **个性设置**　自动审核范围，参考值范围、复查范围、危急值范围根据性别、标本种类和年龄、科室、诊断不同而设置。

2. **限值管理**　若检验结果超出设定的范围，禁止自动审核。

3. **仪器报警**　若仪器项目报警，禁止自动审核。

4. **质控规则**　检验质量控制失控后未进行失控登记、处理，禁止自动审核。

5. **定性结果**　若患者本次结果和上次不同，禁止自动审核。

6. **结果比较**　若患者本次结果和上次结果具有较大差异，禁止自动审核。

7. **逻辑规则**　若相互关联的检验项目结果不符合关联关系，禁止自动审核。

8. **漏做项目**　若患者检验医嘱申请项目和最终报告项目数不符合，禁止自动审核。

9. **漏费项目**　若患者有检验医嘱收费未成功，禁止自动审核。

10. **CA 认证**　通过电子签名接口融合，实现法律认可的数字化检验结果签名。

六、质控管理

质控管理通常包括检验设备、试剂等质控对象的基本时间信息、有效时间、批次等内容；支持室内质控和室间质控，提供质控月度报告、失控管理报告、月度工作总结等；可以完成 L-J 质控曲线图（Levey-Jennings）、Z 分散图等多种画法，并可自动计算均值、标准差、变异系数等；可以完成多水平图像显示、数据显示、失控点、过程点等数据显示，支持失控记录的填写。常用的质控报表包括以下几种。

1. 每月室内质控数据统计报表。

2. 失控报告单。

3. 每月质控报表。

4. 每月项目质控数据汇总表。

5. 每月项目质控数据控制图。

6. 每月上报质量控制图表。

7. 室内控制数据周期性评价。

七、检验报告审核

检验报告审核保证每个标本测定分析后的质量控制，确保检验人员认真、仔细地对每个测定结果进行分析和审核，发出正确检验报告。报告质量需要考虑以下因素。

1. **标本影响**　包括：标本采集前的患者状态，如临床应用维生素 C 等还原性物，在用氧化酶法检测血糖时就会出现非常低的结果，如患者正在输入葡萄糖，则血糖结果偏高；标本状况，如标本溶血，血细胞中高浓度组分逸出，使测定结果增高；标本运送，如粪便标本采集后未及时送至检验科，标本干燥导致有形成分破坏，结果异常。

2. **仪器性能影响**　包括：仪器故障方面，如仪器老化、光路系统老化、仪器故障等都可对检验结果的准确性造成影响；仪器性能方面，包括检测系统精密度、准确性、线性校准验证等的影响。

3. **试剂影响**　各种试剂都有自己的线性范围，对超过线性的结果一定要进行增量或者减量测定，尤其是一些酶类检测，超过线性的高值标本在检测时经常会由于底物耗尽而出现假性低值或者负值。负值在审核时容易审出来，但一些假性低值结果则需要结合其他检验结果或者看仪器上的报警，并查看反应曲线才能发现，这方面就需要审核者倍加注意。

4. **室内质控情况**　报告审核人员必须对当天室内质控结果熟知，并且进行过具体的分析，要在保证所有质控结果都在可控的情况下，才可进行报告的审核工作。对于在控的项目，要了解该项目的质控值相对于靶值是偏高还是偏低，对于那些接近 2SD（标准偏差）警告线的项目更要重点关注。

八、危急值管理

LIS 提供危急值设定与维护功能。对于危急值提醒的项目，可以依照患者年龄、性别、标本类型、科室、临床诊断设定不同的危急值结果范围。通过设置危急值报告程序，系统可自动接收仪器发送过来的危急值。LIS 会先在检验科内部自动提醒，识别危急值。存在危急值情况时，通过医护工作站系统、短信平台和微信推送等方式发出提醒，提醒医务人员及时处理并提供详细的日志记录。危急值检测结果出现后，实时提示复检，经检验人员审核后第一时间向临床科室发布报警。临床科室确认后，系统自动回复检验科；如果超过预定时间未确认，系统能够给出提示，并记录危急值的报告过程及临床处置措施。系统可记录检验危急值的接收时间、报警时间、确认上报时间、临床危急值阅读时间、临床危急值确认时间、临床危急值超时时间、检验危急值超时报警时间、检验危急值超时电话通知临床时间。危急值全流程闭环如图 6-4 所示。

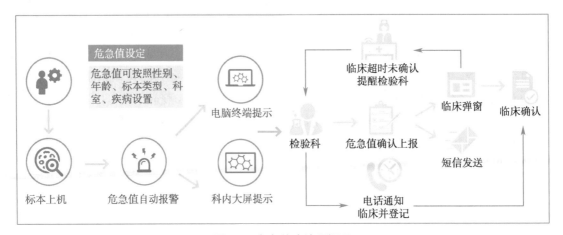

图 6-4 危急值全流程闭环

九、全过程时间管理

检验标本流转需要实现全流程闭环管理和全过程时间管理,从而有效监控检验周转时间(TAT)。TAT 是评判临床实验室服务质量的重要指标之一。全流程闭环管理包括检验项目电子申请、标本采集、条码打印、费用确认、标本送出、标本接收及入库、不合格标本退回、标本上机检验、报告书写、报告审核、报告发布、报告查询、报告打印等时间点的标本流转全过程记录与可追溯管理。检验全流程时间管理如图 6-5 所示。

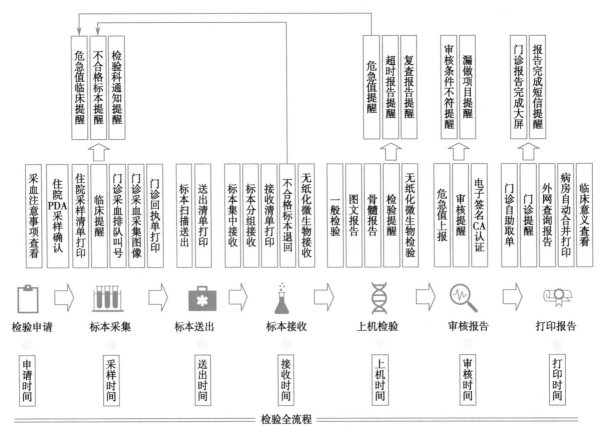

图 6-5 检验全流程时间管理

十、检验知识库

医学检验的高度自动化、高度信息化、高速度和高通量已成为检验医学工作的现代化特征。检验医学的现代化使检验项目越来越多,检测准确度和精确度也不断提高。在医疗行为中,医生通过体检结果及检验结果的变化趋势判断人体的健康状况,需要凭借全面的检验结果诊断疾病;在疾病治疗过程中,医生要通过检验结果的变化来观察治疗效果;在疾病康复过程中,要定期进行化验,监测是否复发、是否继续用药;一切医疗活动都离不开检验的协助。科学技术的高速发展使高科技含量的检验项目不断被开发,因此检验对临床越来越重要,也需要提供一套完整的检验知识库,辅助临床和检验科做出更加准确的判断。

检验知识库是基于检验基础知识的系统(或专家系统),并具有智能性;面向的使用对象主要为医疗机构临床医生、护士、检验人员及患者。它可对临床检验项目及其结果的临床意义进行结构化处理,包括检验结果的参考区间、关联诊断、关联治疗、生理因素等,提供对诊断、治疗(用药、手术)的决策支持。临床医生在开立检验医嘱时,根据患者与检验医嘱的适应证、禁忌证、临床意义、注意事项、相互作用等相关信息进行智能审查与提醒。

十一、试剂管理

检验试剂是临床检验工作中的重要一环,需要建立规范而严格的标准化试剂管理制度,提供从质量保证到合理使用的规范化流程管理,在提高检测速度的同时保证检验质量。检验试剂管理主要包括试剂入库、试剂出库、试剂报损、采购订单、库存报警、出入库查询等功能,最终实现一物一码的管理,每个标本可追溯到所用的试剂批号和出入库时间。

十二、日常管理

LIS提供实验室人员档案管理、排班管理、工作查看、人员培训和考核管理等功能。

第四节　实验室信息系统技术

根据实验室信息系统功能设计与实现过程,可以从系统与仪器、系统与系统、系统架构三个方面来阐述实验室信息系统涉及的关键技术。目前,人工智能技术已经开始应用于检验医学领域并呈现出迅猛发展的趋势,如自动化标本采集、自动化流水线、自动化审核、专家系统等应用。

一、系统与仪器之间的数据交互技术

LIS是一种软件,本身是不能对标本进行检验处理的,而是需要从用来检验的仪器设备中获取检验结果数据,并进行后期的数据存储、统计和分析等。根据LIS和检验仪器的通信协议,可以分为单向和双向通信技术。

(一)单向通信技术

单向通信技术,即在检验仪器端手工编辑和标本一样的条码号,然后在LIS端查找出该条码对应的标本测试项目后,回到检验仪器端再手工添加这些测试项目并对标本进行测试,最后将检验结果发送回LIS。

(二)双向通信技术

检验仪器端带有自动识别标本条码的功能,当标本在检验仪器端上机测试时,仪器会识别条码,告知 LIS 并请求 LIS 发送测试项目，LIS 根据仪器发送的条码号在数据库中搜索到该条码的测试项目，再回传给仪器，从而实现了 LIS 端与检验仪器端的双向通信。双向通信的优势在于检验科技师无须手工编辑，降低了人工输入标本条码号的错误率，缩短了实验室的标本周转时间。

应用双向通信技术的关键在于 LIS 系统要针对不同的检验仪器开发出与之相匹配的双向通信接口程序。目前检验医学界国际通行的双向通信标准是 ASTM 格式（美国试验和材料协会制定的传输患者标识数据、申请单、化验单和临床观察的标准），LIS 与检验仪器通过 RS-232 串行通信端口进行连接。

二、系统之间的接口技术

在整个流程中，LIS 与医院临床信息系统涉及大量数据共享与双向传输，而 LIS 与医院临床信息系统连接的关键在于两个系统数据库表的同步，要求数据表的格式、数量与更新操作始终保持有用信息的一致性。系统连接比较常见的方式有共享数据库、中间件技术和 HL7 标准等。

（一）开放数据库互联

开放数据库互联是一个用于访问数据库的统一界面标准，主要用于 C/S（客户机 / 服务器）结构医疗信息系统间的互联。网络中至少有一台工作站能够访问双方数据库，以实现两个系统的信息交换。

（二）标准化接口互联

标准化接口互联是采用国际标准，实现系统间的医疗信息交换。无论对于哪一方，对方内部的数据存储和处理都是不可知晓的，只能通过接口通信协议与对方建立关系。目前国际上通行且应用广泛的为 HL7 标准。

（三）中间件技术

中间件是介于应用系统和系统软件之间的一类软件，为网络上应用系统的各种不同部分或应用提供相应功能服务或资源共享，企业服务总线（ESB）就是一种可以提供可靠的、有保证的消息技术的新型中间件技术。各个应用系统通过 ESB 提供的接口把数据提交给 ESB；ESB 在接收到数据后，通过内部的处理，把数据提交给业务处理模块进行业务处理；处理完成后，通过 ESB 把数据返回给请求服务的应用系统。

三、超融合架构技术

医联体和集团化医院的中心化临床实验室的信息系统对总体架构设计的灵活性和安全性要求更高。为了高效、便捷地利用多种接入渠道实现多院区之间和院内外的检验信息采集，同时能够汇聚院内临床数据中心的临床信息，建议采用超融合架构（hyper-converged infrastructure，HCI）技术设计的服务平台。HCI 是指在同一套单元设备中具备计算、网络、存储和虚拟化等资源和技术，包括缓存加速、重复数据消除、在线数据压缩、数据备份与业务连续性保护等元素，多个节点通过网络聚合以实现模块化的横向扩展，形成统一资源池架构，在应用层面上实现资源的按需部署，灵活调度和动态扩展。这种分布式、异构与跨平台的方案既满足监测体征与临床数据采集、存储、处理以及利用的要求，又保证本单位内部系统的安全与业务独立性，从而实现 LIS 与来自其他系统数据的汇聚，有效支撑未来医院区域医学检验业务模式的转变。

四、现代技术应用助力实验室信息系统革新

（一）智能接口

在检验过程中，检验前过程是整个检验过程中最大的错误来源。智能检验接口应用于检验前过程，可以加速临床实验室的自动化和标准化建设，目前主要涉及的方向如下。

1. **智能化标本采集系统**　典型代表为采血机器人，还需要向平台添加多种标本的自动化采集设备和程序，同时实现患者的图像扫描、信息识别录入、项目扫描选择、采集标准评估、生成/粘贴/识别条码、连接传输等多种功能，可以避免不合理的标本采集和错误采集，降低感染风险等。

2. **自动化标本传输系统**　从医院各个病区、门诊、急诊等区域的智能化标本采集平台获得的贴有条码的待检测标本直接通过传送轨道，被迅速、及时地传送至检验医学实验室，达到优化流程、提升管理的目的。目前主要有气动和轨道式物流传输系统（双向传输），对于未来远距离、跨建筑送检的样本，无人机具有一定的应用潜力。

（二）专家决策系统

1. **自动化审核与智能审核**　自动化审核系统主要是基于实验室检验仪器的状态、质量控制状态、血清指数、极值、临界值及患者相关信息等，审核算法主要是基于布尔逻辑和审核规则来支持复杂的审核决策。目前自动化审核在临床生化、免疫、血液、尿液、凝血等方面得到广泛应用，之后还可以针对特定人群（如肿瘤人群），结合检验大数据，界定具体的危急值范围，并给出合理的报告解读，从而实现"检验结果＋预警＋建议"的注释模式，实现智能化与个体化相结合的判断。

2. **基于大数据的专家决策系统**　专家决策系统在检验前阶段可以根据会诊期间提供的临床信息，指导临床医生进行适当的实验室项目选择。在检验后，专家系统可以分析检验科的监测结果，包括对患者的病情诊断、风险分层、治疗方案、效果和预后等多个方面的决策。

（三）大数据＋人工智能科研平台

人工智能（artificial intelligence，AI）代表了实验室信息管理的新方向。目前，检验医学领域尚未对数据库中的检测指标进行充分的挖掘和二次利用。数据库中存储的每一条检验数据尚未指定完善的类别标签，如既往史、治疗前指标、治疗后指标、确切的临床诊断、治疗方式及效果等。多数对特定数据的整理过程尚处于人工逐条查阅整理的状态。应用人工智能技术，按照指定类别标签构建知识图谱，可以了解疾病的生理、病理特征，从而促进实验室发现新知识。通过基于大数据的信息挖掘，有助于发现新的疾病预警指标，提高诊断性能，同时可以对检验项目进行筛选，优化监测指标和检验项目的组合，在不降低诊断性能的前提下，既节约医疗资源，又减轻患者的经济负担。

（葛小玲）

思 考 题

1. 实验室信息系统在医疗服务管理中所起的作用是什么？
2. 实验室信息系统的业务流程是什么？
3. 实验室信息系统有哪些主要的功能模块？

第七章

医学影像归档与传输系统

医学影像归档与传输系统（picture archiving and communication system，PACS）是医院信息系统的重要组成部分。PACS 主要通过图像技术、计算机技术、网络技术、通信技术等对各种医学影像（包括 CT、MRI、超声、X 线、病理图像等）进行数字化处理，其主要用来解决图像信息的存储和传输问题。在医学影像业务中，除需要处理图像数据的数字化管理外，影像检查流程的优化和影像服务科室的业务管理也是医学影像信息化建设的重要内容。因此，PACS 还需顾及与放射信息系统（radiology information system，RIS）的集成问题。

目前，大部分医疗机构以构建全院级 PACS 为主要形式。全院级 PACS 可以实现和解决整个医院的影像数字化网络系统和数字化诊断工作流程，保证了全院内各科室之间的影像信息及临床信息的实时共享，是提高医生诊断质量、提升患者对医疗服务满意度的有利保障。

第一节 医学影像归档与传输系统概述

一、产生与发展

随着医学的发展进步，影像学检查的应用越来越普遍，已成为辅助医生诊断不可或缺的项目。在传统的医学影像系统中，以胶片、磁带等介质存储医学图像，会带来很多不便，如：胶片存档需要相当大的存储空间，耗费大量财力、物力和人力；胶片不便于储存和传输；胶片不能够实现多人共享；胶片上的信息有限，并且无法对影像进行后处理。可见，传统的管理方法难以适应现代医院中对医学影像的管理需求。数字化影像管理方法能够解决传统医学影像系统所带来的问题，PACS 系统应运而生。一般认为，20 世纪 70 年代末由 Paul Capp 提出的数字放射学（digital radiology，DR）概念是 PACS 最早的理论原型。

PACS 建立的主要推动因素有两个：一是 CT 等数字化影像设备的产生和不断发展，使得医学影像能够直接从检查设备中获取；二是由于计算机技术的发展，能够实现大容量数字影像信息的存储、传输和显示等功能。从技术发展角度来看，PACS 发展大致分为三个阶段。

（一）第一阶段（20 世纪 80 年代中期至 20 世纪 90 年代中期）

PACS 概念正式提出于 20 世纪 80 年代初。在 1982 年 1 月的国际光学工程学会（SPIE）上，开展了第一届国际 PACS 研讨会。此次会议让人们开始真正认识了 PACS 的相关概念，也正是在此次会议上正式提出了"PACS"这一术语，并且明确了其作用和意义。1983 年，出现了国际上最早的 PACS 相关研究，这个研究是由美国军方资助的远程放射项目和数字成像网络（digital imaging network，DIN）/PACS 项目。随后，在欧洲、日本等也相继搭建起研究 PACS 的实验室，20 世纪 90 年代初期一些实用的 PACS 已经陆续建立起来。20 世纪 80 年代中后期所研究的 PACS 主要采用专用设备，系统价格非常昂贵。直到 20 世纪 90 年代中期，随着计算机图形工作站的产生和网络技术的发展，建立 PACS 的成本有所降低。

这一时期的 PACS 主要是将放射科的一些影像设备进行连接，以胶片的数字化为目标，实现医学影像传输、管理和显示。由于计算机硬件性能有限，此期间的研究主要集中在如何利用计算机资源处理大容量的数字图像，如硬件加速、算法优化等。显然，此阶段的 PACS 还不能很好地满足临床需求。

（二）第二阶段（20 世纪 90 年代中后期至 20 世纪 90 年代末期）

20 世纪 90 年代中后期，PACS 开始进入我国医疗领域。随着计算机性能的显著提高和网络技术的发展，PACS 用户终端的速度和功能得到加强与完善。显示技术的发展和显示质量控制软件的出现，使得图像显示质量基本能够达到读片要求，PACS 的诊断价值开始得到临床认可。同时，人们意识到除了图像格式标准外，通信标准在 PACS 中也起到非常重要的作用。1993 年，出现了医学数字成像和通信（digital imaging and communication in medicine，DICOM）标准，它增加了通信方面的规范，并且重新修改了图像格式中部分信息的定义。应影像诊断报告和信息保存的要求，放射信息系统（RIS）开始出现。在临床应用中，为了提高工作效率，各医疗机构开始关注在检查登记、图像获取、存储、分发、诊断等步骤中 PACS 如何与 RIS 进行沟通。此阶段 PACS 的重要性逐步显现。

（三）第三阶段（20 世纪末至今）

DICOM 标准被广泛接受，同时人们开始进一步研究医学数据交换标准，如卫生信息交换标准（Health Level Seven，HL7）等。PACS、RIS 与 HIS 全面整合，并且已开始应用于远程诊断。由于显示质量控制软件技术的进一步发展，出现了更好的显示设备，能够减少温度和寿命对显示质量的影响。在 PACS 系统中还引进了临床专用软件，以利于辅助诊断和治疗。此阶段已实现无胶片化的进程，促使研究人员开始关注 PACS 的安全性。

二、分类与组成

（一）基本分类

PACS 曾被认为只是放射科或影像中心的需求。随着相关信息技术的发展，人们对 PACS 的认识和需求不断发生变化。PACS 与 HIS 和 EMRS 的集成，使得 PACS 的服务不再局限于放射科，而是已扩展到更多临床学科，如病理学、胃肠病学、血液学、皮肤病学以及心脏病学等。而区域医疗健康服务体系的出现，又对 PACS 的规模与功能提出了新的挑战。根据不同的系统目标、应用范围和系统功能，PACS 大致可划分为部门级 PACS（departmental PACS）、全院级 PACS（whole hospital PACS）和区域级 PACS（regional PACS）三种类型。

1. 部门级 PACS　通常也称为科室级 PACS，是基于局域网建立的本部门范围内实现图像资源共享的图像存档和通信系统。从使用对象层面上看，系统仅供本科室内使用。该系统主要应用于放射科室，是一种基于胶片/数字图像的工作流模式，即放射科内部实现了数字图像的流动，但在与临床其他科室交互时，仍然采用胶片流，临床医生工作效率无明显提高。当然，心脏病学、病理学、胃肠病学等涉及影像成像设备的部门也可以构建本科室的 PACS。

2. 全院级 PACS　通常也称为企业级 PACS，是目前医院 PACS 建设的主要形式。它将所有影像学服务扩展到医疗机构的各个临床部门、医技部门以及管理部门，并与医院信息系统、电子病历系统集成，是面向全院级应用的系统。全院级 PACS 是以数字化影像诊断为核心的大型网络系统，涉及核医学科、放射科、超声科、病理科、内镜室、骨科等诸多科室，能够使全院影像设备和人力资源得到更合理有效的配置。全院级 PACS 解决了重复录入问题，临床医生可以直接在临床工作站上浏览数字医学图像。

3.**区域级 PACS**　在某个特定区域内，众多医疗机构组成了医疗联合体。区域级 PACS 是应用信息技术将医疗联合体的医学影像资源整合成一体的统一系统平台。它借助公共通信网在广域网上实现影像数据传输和数据交换，能够为该地区的所有民众提供医学影像信息服务和医疗卫生健康保健服务。可见，区域级 PACS 的应用范围跨越了单一的医院实体，具有一定的远程医疗功能。它所覆盖的应用主要包括区域内部医学影像资源的共享、远程诊断咨询、远程会诊、远程教学以及远程医学影像质量控制等。

（二）PACS 的组成

PACS 主要由图像采集设备、数据存储设备、显示处理设备、数据库管理设备和网络通信设备五部分组成。

1.**图像采集设备**　包括各类断层扫描成像系统和射线、照相技术形成的胶片数字化扫描采集设备，以及 X 线数字成像、超声成像、内镜成像、病理切片等医学图像的采集设备。

2.**数据存储设备**　负责图像数据的接收、暂存、发送与存档，包括在线存储设备和离线存储设备。在线存储设备有存储局域网；离线存储设备有磁盘库和光盘塔。

3.**显示处理设备**　主要包括各种图像工作站和专用打印机系统，主要负责显示及打印患者的各种影像，并同时具有图像处理功能和诊断报告生成功能，作为辅助手段供医生观察和诊断。

4.**数据库管理设备**　数据库图像服务器通常是带有多个中央处理器（central processing unit，CPU）和大容量随机存取存储器（random access memory，RAM）以及高速缓冲存储器的中央计算机，负责跟踪信息、图像、图像属性和图像位置。在分布式 PACS 中，图像数据库服务器的功能可分布于多台计算机上。

5.**网络通信设备**　放射科医生和临床医生通过计算机网络提供的路径访问图像和报告。PACS 数字通信网络一般由以太网、光纤分布式数据接口（fiber distributed data interface，FDDI）以及异步传输模式（asynchronous transfer mode，ATM）技术实现。

第二节　医学影像归档与传输系统的原理与方法

一、医学影像数据采集

医学影像采集是 PACS 的基本影像来源，系统中数字化图像的质量主要由此步骤所决定，因此具有十分重要的地位。如果在采集过程中，数字图像失真或丢失，后续在系统中将无法弥补。图像采集主要包括：从成像设备等获取图像数据；将图像数据转换成 PACS 所需的标准格式数据；将标准格式数据传输到数据库服务器的存储管理系统中。

医学影像成像设备是 PACS 中数据的主要来源，除此之外，还有一部分数据来源于医用胶片数字化仪、数字化病理切片扫描系统等。以下对不同成像方式所形成的医学图像进行介绍。

（一）医学图像分类

1.**X 线成像**　是由 X 线管发出的 X 线，透过被检人体组织结构时发生衰减而形成。X 线成像包括计算机 X 线摄影（computed radiography，CR）、数字 X 线摄影（digital radiography，DR）和数字减影血管造影（digital subtraction angiography，DSA）等。

CR 是采用成像板（imaging plate，IP）作为探测器，经由 X 线曝光以及信息读出处理，形成数字影像的一种技术。

DR 是以电视系统作为 X 线影像增强器，使用模数转换器将模拟视频信号转换成数字信号，再送入计算机系统中进行存储、分析、显示的技术。

DSA 是利用数字图像处理技术中的图像几何功能，将造影剂注入前后的 X 线图像做相减操作，来获得两帧图像的差异部分，即被造影剂充盈的血管图像。

2. **电子计算机断层扫描（computed tomography，CT）**　使用 X 线束对人体某部位具有一定厚度的层面进行扫描，由探测器接收透过该层面的 X 线，转变为可见光后由光电转换器转换为电信号，再经模拟 / 数字转换器转为数字信号并输入计算机进行处理。CT 是以测定 X 线经人体内的衰减系数作为物理基础，采用投影图像重建的数学原理，求得衰减系数在人体某断面上的数字矩阵，再通过图像处理技术将该数字矩阵转变为真实图像的灰度分布，从而实现建立断层扫描图像的成像技术。CT 图像可以发现体内某些部位的细小病变。

3. **磁共振（magnetic resonance imaging，MRI）**　是以核磁共振（nuclear magnetic resonance，NMR）作为物理学基础，通过 NMR 现象能够了解物质的微观结构。它以不同的射频脉冲序列对处在静磁场中的人体组织进行激励，使用线性梯度场对人体组织进行空间定位，并利用接收线圈检测组织的弛豫时间和质子密度信息，从而形成 MRI 图像。MRI 具有对人体安全无创，能快速对脑和软组织清晰成像等优势。

4. **超声（ultrasound，US）成像**　是利用超声波在人体内部传播时，组织密度不连续性产生的回波进行成像的技术。根据波束扫描方式和显示技术的不同，超声图像可分为 A 型显示、M 型显示、B 型显示和 D 型显示等。超声成像通常用来判断脏器的位置、大小和形态，在妇产科、眼科以及心血管系统、泌尿系统等的应用十分广泛。三维超声成像立体感强，可以实现三维定量测量，能够更好地辅助医生诊断。

5. **发射型计算机断层成像（emission computed tomography，ECT）**　主要是利用人体内不同组织对放射性核素的吸收不同，通过示踪剂在人体内和细胞内的转移速度和数量的差异而产生特征图像的一种技术。放射性核素图像能够提供脏器的大小、形状、功能和血流量的动态测定指标以及测量病变部位的范围，可以反映体内生理、生化和病理情况等。依据放射性核素种类的不同，放射性核素成像可分为单光子发射成像（single-photon emission computed tomography，SPECT）和正电子发射成像（positron emission tomography，PET）两类。

6. **医用内镜图像**　医用内镜泛指通过各种管道进入人体，用来观察机体内部状况的医疗仪器。它可以直接观察到受检者空腔器官内的黏膜组织形态和病变，进而对受检者进行诊断和治疗。利用内镜可以观察到 X 线不能显示的病变，从而提高诊断的准确性。医用内镜的检查项目非常多，包括肠镜，胃镜，鼻、咽、喉镜，膀胱镜，支气管镜等。

7. **显微图像**　一般指利用显微镜光学系统获得的关于细胞、组织等病理切片的二维影像。

（二）医学影像数据的采集

医学图像格式既有数字的，也有胶片等形式的，并且有些数字成像设备不符合 DICOM 标准，因此，不同类型图像应采用不同的采集方式。

1. **直接接收符合 DICOM 标准的图像信息**　用于从数字形式的成像设备上采集图像，能够实现直接、无损地获取数字化影像数据。这种方法获得的数字化图像质量最好，并且影像数据所包含的信息最丰富。目前，DR、CT、MRI、PET 等数字化成像设备绝大部分都能够遵循 DICOM 标准，PACS 可通过网络通信直接获得这些设备上产生的数字图像。

2. **间接接收非 DICOM 标准的数字图像**　对于非 DICOM 标准的数字图像，需要转换为 PACS 认可的 DICOM 标准数字图像再进行接收。

3. **间接接收模拟图像**　一些影像设备无数字接口，输出的是模拟图像，则需要对模拟图像进行模拟转换（analog to digital converter，A/D），然后再将转换后的数字图像进行 DICOM 标准化处理。

4. 医用胶片数字化　利用医用胶片数字化仪可以将 CR、DR、CT、MRI 等成像设备所产生的医学影像胶片，经过高分辨率扫描后转换为 DICOM 标准格式的数字化影像数据，并传送到 PACS 中存储。扫描后得到的数字影像必须能够重现原始胶片中的细节，以获得高质量的影像数据。此方法能够采集到受检者就医时提供的 X 线摄影、CT、MRI 等以胶片形式存在的影像信息。

5. 病理切片数字化（数字切片，digital slides）　也称为虚拟切片（virtual slides），是指利用光学放大系统或数字显微镜组成的显微扫描平台，在低倍物镜下，对传统的病理切片进行逐幅高分辨率的数字扫描、采集成像；再应用计算机软件对得到的影像进行高精度、多视野的无缝隙拼接和处理，来获得优质的数字化病理切片影像数据。数字切片包含切片的全视野信息，具有高清晰度、高分辨率、色彩逼真、易于保存和便于检索等优点。

二、医学影像数据存储

医学影像数据存储是将采集到的图像与数据库相连接，按照特定的存储策略存放到指定的存储介质上，以便于图像的随时调阅。存储在 PACS 中的医学影像数据包含了丰富的信息，医疗机构为了更好地管理、利用这些数据，就要求 PACS 能够长时间保存影像数据，并且能够以较短的等待时间调阅任何时期的历史影像资料。同时，医学数字影像文件容量很大，需要制订合理的存储方案。以上原因，使得医学影像数据的存储成为 PACS 的重要环节。

医学影像数据的存储按照存储结构的不同可分为集中式存储模式、分布式存储模式、逻辑上集中的分布存储模式和逻辑上分布的集中存储模式四类。按照存储方法的不同可分为在线存储、近线存储和离线存储三级。

（一）按存储结构分类

1. 集中存储模式　由一个功能强大的中央管理服务器和影像存储系统服务于所有 PACS 设备和医学影像，提供集中且全面的系统运行和管理服务。该存储策略将所有数字影像数据集中存储在网络的中心位置，供全院影像设备以及所有工作站对数据进行存取。基于此策略的 PACS 网络流量大，对网络带宽及传输速率要求较高，一般在网络带宽充裕的情况下采用。此策略的最大优势是有利于对系统资源和服务实施进行方便、有效的管理，每个用户可以在 PACS 网络覆盖的范围内随时随地访问影像数据；缺点是造价相对较高。

2. 分布存储模式　PACS 由多个相对独立的子单元组成，每一子单元有相应的存储管理系统，通常按影像数据来源和用户工作组分布设置存储。PACS 影像数据分布存储于医院各部门，通过应用程序来管理、协调这些存储，以满足全院用户对数据存取的需求。医院根据图像种类和使用频度配备多个图像存储设备，网络带宽也进行适当分割，以满足影像数据的并发访问。此模式可以按部门将经常访问的数据集中存储在相对近的网络节点，以减少骨干网的流量。分布存储模式是早期 PACS 最常见的存储模式。它的优势是能够充分利用网络的带宽，有利于减轻网络负荷，结构安全性比较好；缺点是比较复杂，系统设计比较困难，在资源和服务的管理与利用方面不如集中存储模式。

3. 逻辑上集中的分布存储模式　即对用户来说是统一的，但在物理结构上是分布的一种 PACS 存储方案。这种存储方案需要通过专门的存储管理系统来集中配置、管理存储设备，用户透明地向存储管理系统请求数据，以减少网络流量。此模式既在一定程度上解决了分布存储的管理问题，又保证了性能和价格优势。

4. 逻辑上分布的集中存储模式　存储区域网络（storage area network，SAN）技术的出现，使得构建集中管理的"分布"存储模式成为可能。在一般分布存储架构的基础上，把分布的存储设备转移到 SAN 上集中管理，从而形成了集中的"分布"存储。这种存储方式只在网络局部占用较多的局域网带宽，使数据主要在 SAN 光纤网内进行，因此能更好地适应网络带宽不足的情况。

（二）按存储方法分类

医学影像数据具有数据量大、保存周期长的特点。依据影像数据产生的时间长短通常设计为在线、近线和离线三种存储模式。

1. **在线存储**（online storage）　是指把数据存放在被主机文件系统直接管理的存储设备中，用于存储访问概率最大或对响应速度要求高的影像数据。这些数据一般为产生时限较短（如1～3年）的影像。在线存储能够保证影像数据被快速、高效地实时访问，能够确保患者的医学影像被快速地读取。但在线存储设备昂贵，存储容量有限，系统需定期将在线数据归档到近线或离线存储。

2. **近线存储**（nearline storage）　是指把数据存放在另外一套主机的文件系统所管理的磁盘存储设备中，定位于在线存储和离线存储之间，一般用于存储产生的时限已经较长（如3～10年）、被访问概率较低的医学影像数据。这些数据相对于在线数据而言，放射科室和临床访问频率降低，但也会因为历史影像对比等原因被用户访问，属于中等频率的访问信息，一般存储在中速近线存储系统中。

3. **离线存储**（offline storage）　是指将数据存放在随时脱离系统的存储设备中，主要用于存储产生时限已经很长的影像数据（如10年以上）。影像科室和临床对这些数据的访问量非常少且不确定。离线影像数据的发布延迟时间长、速度慢，效率比近线存储方式低。当对离线存储上的影像有发布调阅需求时，影像归档服务器能够将其重新调入，发布到近线或在线存储中，以供用户调取、浏览和阅读。离线存储还通常被用于对在线存储数据的备份，用来预防可能发生的数据灾难。

（三）PACS存储架构

目前，还未出现一种存储介质可以同时满足医学影像数据的海量存储和高效随机存取。因此，可选用不同存储介质的组合方案来满足以上两种需求。以下对PACS使用的不同存储架构进行介绍。

1. **直连式存储**（direct attached storage，DAS）　是以服务器为中心的直连式存储结构，各种存储设备通过小型计算机系统接口（small computer system interface，SCSI）或光纤通道直接与服务器相连。用户通过网络服务器访问存储设备，服务器起到存储和转发数据的作用。DAS具有部署成本低、配置简单的优点，但其数据存储分布在各个独立的服务器上，不利于信息整合，用户难以对信息进行综合利用。并且，DNS本身是硬件的堆砌，无任何存储操作系统，因此存储效率低。早期PACS的数据存储量并不大，可以采用DAS架构。但随着医学图像数据规模的逐步扩大，DAS将无法满足PACS数据存储和管理的需求。

2. **网络接入存储**（network attached storage，NAS）　以数据为中心，是一种直接连接在IP网络的存储设备，为网络中的Windows、Unix、Linux等不同操作系统的服务器和计算机提供了跨平台文件共享以及数据存储与备份服务。NAS主要负责存储设备与客户机间的数据传输，用户可以直接在NAS存取数据，无需应用服务器的干预，这样能够改善数据的大流量传输所造成的应用服务器拥堵现象，进而显著改善应用服务器的性能。NAS为医疗机构提供了一个简易、快捷的增容方案，可以使信息资源得到很好的共享，并且实现了资源的集中管理。NAS的主要缺陷是不支持数据块的传输。

3. **存储区域网络**（SAN）　由光纤通道交换机、存储设备、光纤通道光纤通道卡、存储管理软件和应用程序服务器等组成，是一种基于光纤通道（fiber channel，FC）技术的高速存储网络。SAN以专用交换机为核心，由具备光纤接口的存储设备组成独立的专用存储网络系统，其以数据块的形式进行存储。FC在数据流的包/帧结构传输上，效率远高于TCP/IP协议。非光纤连接的存储设备可以通过网桥、路由器等专用设备连接到SAN中。

SAN是对海量和面向数据块的数据进行高速存取的技术，在数据块传输、扩展性方面表现优秀，且能够有效地管理设备。SAN允许实时地将数据从存储设备中直接备份，对网络流量无影响，而SAN的缺点是建设费用昂贵。

三、医学影像数据传输

网络传输是指影像数据和系统指令通过局域或广域网络进行传送、交换。在 PACS 中，计算机网络的一个基本功能是对终端用户（如放射科或临床医生）提供一条路径，使其能访问处于不同地点的信息。图像的传输速度受网络架构、通信方式和容量影响。传输环节是早期 PACS 的一个瓶颈，主要问题是影像浏览终端获取图像时间过长和网络拥堵。伴随着网络与通信技术的更新和发展，传输问题已得到很好的解决，影像浏览终端可以快速获得图像并开始诊断工作。

（一）先进的网络技术

构建 PACS 传输网络的重要网络参数包括每个网络节点的位置与功能、任意两个节点之间信息交换的频率、不同速度网络节点间的传输成本、通信可靠性及吞吐能力需求、网络拓扑结构、通信线路容量。目前 PACS 数字通信网络应用最广泛的技术有以太网、快速以太网、ATM、光纤网络以及最新崛起的千兆以太网等。在这些技术中，千兆以太网以其在局域网领域中支持高带宽、多传输介质、多种服务、保证服务质量（Quality of Service，QoS）等特点正逐渐占据主流位置。

网络通常采用标准网络协议。TCP/IP 协议是 internet 使用的协议，同时也是绝大多数 PACS 选用的网络协议。由于图像采集处理过程较为耗时，所以采用相对低速网络来连接成像设备和图像采集工作站。由于若干图像采集工作站可能会同时向 PACS 控制器发送大量图像文件，所以在图像采集工作站和 PACS 控制器之间通常采用高速网络或超高速网络。

PACS 网络构成成分主要包括网络拓扑结构、网络传输介质和网络标准与传输协议。网络拓扑结构通常使用星形结构。网络传输介质分为有线传输介质和无线传输介质两大类：前者包括同轴电缆、双绞线和光纤，双绞线、同轴电缆中的信息以电信号形式传输，光纤中的信息以光信号形式传输；后者包含无线电波、微波、红外线等，信息被加载在电磁波上进行传输。不同的传输介质，其特性也各不相同，不同的特性对网络中数据通信质量和通信速度有较大影响。为了实现在网络中交换信息、共享网络资源，需要实现不同终端和各种外部设备中的实体（用户应用程序、文件传送包、数据库管理系统、终端等）之间的成功通信，这就需要遵从特定的标准。目前，PACS 遵循的是 DICOM 标准，标准中定义了使用 TCP/IP 网络环境来实现医学影像设备间联网的方式等，并将点对点的通信标准扩展为医学影像的网络通信标准。

（二）图像压缩技术

数字化医学影像数据量非常巨大，单次检查的数据量少则十几 MB，多则上百 MB，甚者可以达到 GB 的数量级。庞大的数据量在 PACS 中频繁传输，给网络带来极大的压力，很可能会造成传输网络的拥塞甚至瘫痪。因此，PACS 中需要引入能够给医学图像数据"瘦身"的图像压缩技术。图像压缩技术能够选择性地减少图像数据中的冗余度，从而达到压缩图像数据容量、缩短传输时间的目的。

DICOM 标准中推荐了多种图像压缩算法和压缩等级。除此之外，一些厂商也在使用其他压缩算法来解决医学图像数据问题，同样取得了比较好的效果。

值得注意的是，由于医学图像质量关系到医学诊断的准确性，过高的压缩比率虽然会使影像数据体积缩小很多，但同时也会因为原图像中部分信息的丢失而影响图像质量。目前，应用于诊断环境中的医学图像只使用无损压缩算法，只有在一些对传输速度要求较高或对医学图像质量不敏感的环境下，才适当使用有损压缩算法。

四、医学图像显示和处理

基于数字化的 PACS 系统，能够在计算机屏幕上进行显示和处理，最终以"软阅读"方式来取代传统胶片结合阅片灯的诊断模式。此功能是 PACS 的重要组成部分，它的好坏和易用性将直接关系到放射科医生的诊断质量和效率。这部分功能要求图像的查询和显示是实时的,并且有很强的图像处理功能,可以方便放射科医生对图像进行多方位和多角度的观察;除此之外,还要符合放射科医生的使用习惯,易于操作。以下分别对医学图像的显示和处理进行介绍。

（一）医学影像的显示

医学影像的显示是进行"软阅读"方式的基础。医学影像在计算机显示器上的显示质量关系到对图像细节部分的诊断,因此显示器是"软阅读"的关键所在。医用显示器通常使用的是灰阶显示器,在亮度和空间分辨率方面都优于普通彩色显示器。

除保证显示质量外,为了方便放射科医生从不同角度进行对比和观察,PACS 的图像显示功能应具备以下显示模式。

（1）图像显示应满足三种不同模式,检查模式、序列模式和图像模式。

（2）支持按检查类型相关的显示设置自动安排显示布局。

（3）同一检查多序列图像的同窗口显示。

（4）同一患者多次检查图像的同窗口显示。

（5）不同患者相似检查图像的同窗口显示。

（6）支持多屏显示,如可将屏幕划分为几个显示区,用来分别显示每次检查的图像。

（二）医学图像的处理

医学图像的处理需要通过相应的专业图像处理软件,对医学图像进行各种后处理,进而提高图像的诊断价值。通常,为了辅助医生诊断,PACS 的影像处理部分应包含以下基本功能:对图像缩放、移动、镜像、旋转、反相、锐化、滤波、伪彩色转换、灰阶变换、窗宽/窗位调节、图像标注以及提供 CT 值、标准摄取值（standard uptake value, SUV）、长度、面积、角度等数据的测量。此外,三维重建、计算机辅助诊断和多影像融合等也是 PACS 影像处理部分的研发热点。对医学影像处理的重要功能归纳如下。

1. **图像恢复**　在图像采集时,许多因素会导致图像中掺杂噪声,有可能造成图像模糊甚至伪影。通过变换、滤波等方法可以在一定程度上去除干扰信息,以改进图像质量。

2. **图像增强**　目的是增强有用信息的提取。此技术主要包括基于灰度直方图的变换处理、对比度处理、空间滤波、频域增强和伪彩色处理等方法。

3. **边缘检测**　边缘是图像中两个区域之间的边界,这两个区域具有不同的平均灰度,此方法能够利用局部灰度变化这一特性找出相应的边缘。

4. **图像分割**　把一幅图像分成各具特性的区域,并提取出感兴趣的目标。

5. **图像测量**　测量图像的特征包括:几何特征,如形状、面积、周长等;强度特征,如灰度分布、标准差等;纹理特征,如定量地表示感兴趣目标内灰度值的变化等。

6. **三维重建**　医学图像的三维重建是指根据输入的断层图像序列,经分割和提取后,构建出特定组织的三维集合表达的过程。经过三维重建后的影像在一定程度上弥补了设备的缺陷,使得医生可以快速、准确地找到关键断面或病灶,并且能够从多角度、多方位观察病灶,十分直观、逼真。三维重建在冠状动脉血管造影、支架置入、术前精准定位等很多方面都有广泛应用。

7. **图像配准与融合**　图像配准指寻找两幅图像间的几何变换关系,将两幅图像的坐标空间切换到同一标准空间的过程。图像融合是将多幅已配准的图像,采用某种算法有机地结合起来,以获得信息更丰富的新图像的技术。对使用各种不同或相同成像手段获得的医学图像进行配准和融合,不仅可以实现有效的医疗诊断,还可以用于放射治疗计划的制订、外科手术计划的制订、病理变化的跟踪等。

上述 PACS 的影像处理功能极大地减轻了医生阅片工作的劳动强度,提高了诊断质量,节约了诊断时间。

五、医学影像信息与其他医疗信息的交换

近年来,随着医院管理信息化的不断推进,在 HIS 的各子系统间实现医疗信息的交换已成为人们关注的问题。作为医学影像信息的产生者,PACS 不能再像以往那样作为一个相对独立的系统工作,它需要与外界进行大量的信息交换。在交换过程中,DICOM 标准、HL7 协议发挥着极其重要的作用。

(一) RIS 与 PACS 之间的关系

PACS 和 RIS 都围绕医院影像科室的工作运行,是现代医院影像信息系统的重要组成部分。影像科室有各种不同的影像设备,会产生大量的影像文件。PACS 所解决的问题是数字影像的管理,包括图像的获取和存储、图像文件的查找以及图像在设备与计算机网络系统中的传输等。RIS 所解决的问题是放射科内部除影像以外内容的信息化管理,包括预约登记、检查信息的输入、诊断报告的生成和确认、患者相关信息的查询、科室工作量及其他管理信息的统计等。PACS 和 RIS 密不可分,共同实现对医学数字影像的有序管理。因此,医学影像信息系统通常也被称为 PACS/RIS 系统,能够满足医院诸多科室的需求。

1.影像科室 实现了无胶片化,减轻了胶片管理的工作压力,节约了胶片开支;提供了较传统胶片更完整、丰富的影像信息,避免了信息不足造成的误诊和漏诊;提供了多种方式对图像进行后处理,辅助影像诊断医生做出更准确的诊断;智能化诊断报告的书写减少了影像诊断医生的劳动强度;图像和文字数据能够长期保存,为科研、教学等提供保障;便捷的科室管理功能,提高医院精细化管理能力。

2.临床科室 影像数据和文字报告资料能够在临床科室快速传递,方便医生调用和交流,提高了临床医生的诊断速度;数字化存储方式利于查询,可以满足医生随时检索、调阅不同时期影像数据和诊断报告的需求。

3.患者 简化患者就诊流程,缩短诊疗时间,给广大患者提供快捷、准确的影像诊断服务。

4.教学和科研 典型病例的医学图像和规范报告是非常宝贵的资源。数字化存储能够实现资源的无损再现,为教学和科学研究带来极大的便利。

(二) PACS、RIS 和 HIS 之间的通信和集成

PACS 与 HIS 之间的通信和集成任务,是 HIS 数据(如产生于 HIS 就诊、挂号过程中的患者人口统计学信息)与 RIS 之间的通信,以及 RIS 工作和管理信息(如收费信息、工作量及其他报表信息等)与 HIS 之间的交流。在 PACS 中,除了完成信息管理工作外,RIS 还起到信息桥梁的作用,如图 7-1 所示。

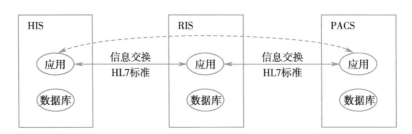

图 7-1　PACS、RIS 和 HIS 之间的信息交换

从图 7-1 可以看出,PACS 所需的信息,除自行获取的图像信息外,其他信息都由 RIS 提供或者通过 RIS 从 HIS 中获得。而 HIS 所需的关于 PACS 方面的信息,如医生工作站端所需的图像信息等,都需要由 RIS 从 PACS 中获得。在医院架构 PACS 时,需要充分考虑其与 HIS、RIS 的融合。HL7 作为系统间信息交换的标准保证了以上三个系统的独立性与安全性。只有融合了 PACS、RIS 和 HIS,才能保证医院内的信息流完整而流畅。

在传统的影像检查流程中，检查技师无法及时了解到要为哪些患者进行检查，影像诊断医生也无法了解到准备诊断的患者正处于检查流程中的哪个步骤。并且，患者的信息分别存放于互不交换的 HIS、RIS 和 PACS 内，很多信息需在不同的系统和检查设备上进行重复输入，导致信息无法充分共享，更重要的是会导致数据的不一致性。但在 RIS、PACS、HIS 可以进行信息交换的环境下，就可以很好地解决上述问题。

第三节　医学影像归档与传输系统／放射信息系统功能

PACS/RIS 应覆盖整个医院中产生影像数据的科室，主要包括放射子系统、超声子系统、内镜子系统、病理子系统和心电子系统等。每个子系统都围绕着预约登记、影像检查、影像诊断、编辑报告、诊断结果发放等系统功能模块来运行，当然也包括科室的管理功能。PACS/RIS 的检查工作流程如图 7-2 所示。本节将对系统的主要功能模块进行介绍，每个子系统根据各自的应用在功能上会略有差异。

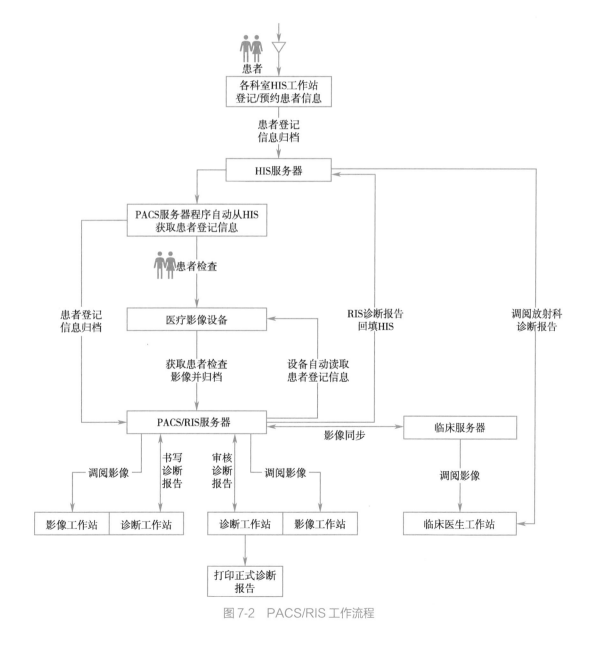

图 7-2　PACS/RIS 工作流程

一、预约登记

预约登记模块的主要功能是登记检查信息,确定检查部位、检查时间、检查设备、检查房间和检查费用等临床信息,提示相关护理和医技人员做好检查准备工作。

患者预约登记模块大多使用统一的两级目录形式。一级目录包含患者基本信息(如姓名、性别、年龄等);二级目录为各影像科室检查目录,每一条目录为一个检查信息(如检查部位、检查方式等)。预约登记模块的功能主要包括以下方面。

(1)通过就诊卡连接 HIS 直接获得患者基本信息后,系统自动验证该患者是否曾经就诊过。如果是复诊患者,在输入住院号或门诊号后,会自动从数据库中获取影像号、姓名、性别、年龄等基本信息。

(2)可以自动将姓名转换成拼音,以备不支持中文的设备使用。

(3)支持同一患者多部位检查或多项检查登记的功能。

(4)支持急诊患者以及其他紧急情况患者的处理。

(5)支持已预约检查的修改和删除操作。

(6)支持检查单打印以及患者检查状态跟踪。

(7)支持 DICOM worklist 服务,为影像设备提供患者基本信息。

(8)支持多种信息录入方式,如手工录入、条形码识别、医保卡或就诊卡获取等。

患者预约登记的流程如图 7-3 所示。

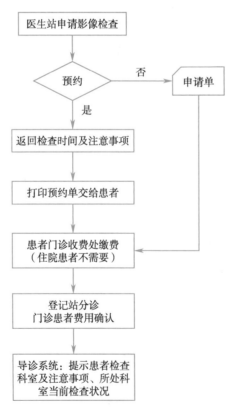

图 7-3　预约登记流程

二、影像检查

影像检查技师可按照申请单的内容对患者进行检查,并对影像进行调整。各检查间内设立技师工作站，实现申请单查看、检查信息补充及患者叫号的工作。患者叫号可实现呼叫、重叫、未到等功能，方便技师工作，加快工作流程。影像检查的具体功能主要包括以下方面。

（1）信息确认功能：确认患者基本信息、申请单和收费的正确性。

（2）流程确认功能：患者到检及检查完毕确认，以触发下一步流程。

（3）异常流程处理：改变检查、取消检查的信息反馈。

（4）能够自动将已发送的图像与 RIS 信息进行关联，实现 RIS 数据与 PACS 图像的自动匹配，必要时由授权用户人工匹配。

（5）允许未经检查预约登记的患者直接输入患者信息并生成诊断工作站所需的任务列表项目。

（6）可以进行加拍、补拍和重拍操作。

（7）有对整个检查过程中各种信息缺失的处理，有相应的信息更改措施。

（8）能够实现对图像进行调整后归档。

患者影像检查的具体流程如图 7-4 所示。

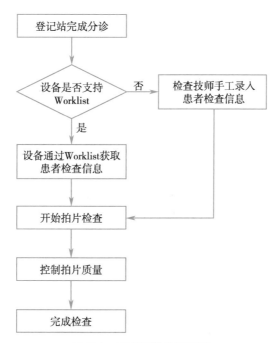

图 7-4　患者影像检查流程

三、影像诊断与报告生成

影像诊断与报告生成模块是 PACS/RIS 中重要的组成部分，使用频率很高。它是影像诊断医生在日常工作中用来显示和处理影像、书写诊断报告的工具。此模块具有强大的影像处理和分析功能，并能够提供丰富的诊断报告模板，辅助医生编写报告单。

影像诊断与报告生成模块主要包括影像诊断、诊断报告编写、诊断报告审核三个过程。此模块的具体流程如图 7-5 所示。

（一）影像诊断

影像诊断是影像诊断医生通过医学图像显示和一些适当的处理方式，来对患者的影像表征做出相关结论的过程。因此医学图像显示和处理是影像诊断的前提，关于此部分内容的介绍详见本章第二节的"医学图像显示和处理"部分。

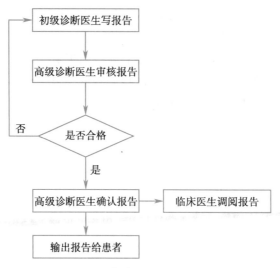

图 7-5　影像诊断和报告生成流程

（二）影像诊断报告

影像诊断之后，需形成诊断报告，以便于发放给患者以及传送给临床医生。传统的医学影像诊断报告以纸张为载体，由放射科医生手工书写，存在很多弊端，如效率低下、字迹辨认问题、格式不统一、查询困难、不易保存、难以再利用等。医学数字影像诊断报告避免了上述问题，已成为影像医生的必备工具。

影像医生通过调取 PACS 中的影像进行浏览、历史影像对比、影像处理等步骤并做出诊断，最后书写、编辑以及审核医学数字影像诊断报告。数字影像诊断报告可以为普通的文字报告，也可以根据需要嵌入关键影像形成图文报告。

诊断报告的内容主要包括：医疗机构名称、影像诊断报告单类型名称（如 CT、MRI、数字胃肠造影、骨密度等）；受检者基本信息（如姓名、性别、年龄、就诊卡号、影像号等）；检查信息（如开单科室、检查设备、检查日期、报告日期、检查方法、临床诊断等）；影像表现，图文报告影像区，报告医生、审核医生签名栏等。

目前，PACS 大都提供了数字影像诊断报告模板的生成和管理程序，缩减了书写报告的时间，提高了工作效率，避免错误输入，规范报告用语以及疾病征象描述。PACS/RIS 中应具有适合放射、超声、磁共振、病理、内镜等相应影像科室特点的诊断报告模块。

影像诊断报告模板的主要内容包括描述、诊断和建议三个部分。影像医生可以自主创建报告模板，一般根据主要内容命名、归类，并依据不同需求建立数个文件夹，如相同检查部位的所有模板可以放在一个文件夹中，也可以设立不同层级的文件夹，如检查设备（CT/MRI/DR）→检查部位（胸部）→疾病类型（正常／肺炎／肺癌）→类型（中央型／周围型）→侧别（左／右）等。报告模板的内容可以根据需要进行增加、修改和删除。报告模板建立完成后即可使用，影像医生可以根据诊断选择相应模板，并依据特定病例的实际情况调整相应内容，如病灶的大小、CT 值、强化程度、均匀性等。

除个人建立的报告模板外，影像医生还可以调用由科室统一创建的公用模板，并可以根据实际情况进行适当修改。报告模板通常还支持影像医生保存个性化的常用语，这样可以在需要时将其快速键入报告中的相应位置。

（三）诊断报告的审核

诊断报告编辑完成后，上级影像医生需进行审核，最后签署报告。报告审核的具体步骤为：①审核医生对已写报告的检查进行审核，如报告不合格，审核医生将该报告标记为"重写"，报告退回给报告医生重新编辑，未通过审核的报告需要重新审核；②报告提交后，每一次修改都会进行报告痕迹保留；③具有审核修订功能，并保留审核修改痕迹。

四、诊断结果发放

各种数字医疗设备生成的医学图像最终都保存在服务器中，但对于患者而言，他们的诊断图像需要硬拷贝输出。该功能是将各种医学图像文件利用 DICOM 打印机输出到医用胶片或医用打印纸上的过程，输出的途径通常包括自助打印和医生集中打印两种方式。目前以自助打印输出形式为主，具体工作流程如下。

（1）排版：影像医生对要输出的图像进行排版操作（如添加需要打印的图像，删除图像，图像窗宽和窗位调整，旋转，确定位置，设置打印参数，打印预览等），并将排好版式的电子胶片打印文件，遵从 DICOM print 规范输出到自助打印服务系统的服务器上。

（2）信息匹配：通过识别影像胶片文件中的患者姓名、性别、年龄、检查序号、影像号等关键信息，与 PACS 数据库中的患者信息自动进行匹配，匹配成功后的影像文件和诊断报告完成审核后，即可设置为"可以打印"状态。

（3）打印：患者在影像检查报告与胶片自助打印一体机上通过读取就诊卡、身份证等有效证件，或者通过自助扫描取片凭证上的条形码，可以检索到未打印的诊断报告与胶片清单。诊断报告与胶片的状态为"可以打印"时，可以进行输出。受检者还可以通过手持就诊卡、身份证等取片凭证到影像科室的服务窗口，由专门的工作人员提供集中打印好的诊断报告与影像胶片，输出过程和自助打印相同。

五、远程影像会诊系统

随着通信技术、计算机技术和信息技术的进步，远程诊疗事业进入高速发展阶段，它以全新的方式为患者带来安全、经济的医疗保健服务。远程会诊系统在患者、本地医护人员和异地专家之间建立了一座沟通的桥梁。通过远程会诊，可以使疑难病症得到及时、准确的诊断，有利于为患者制订最佳的诊疗方案。基于 PACS/RIS 的远程影像会诊系统是医院近年来不断应用的一个系统，它实现了医学影像信息的共享和专家远程会诊服务。

患者在医院就诊并完成相应的影像学检查后，由申请医生收集需要会诊的患者信息及影像资料，找到会诊服务医院及专家并申请会诊。在构成会诊任务单后，按申请工作站所选择的服务医院及专家，向对应会诊中心工作站发出通知，并将患者影像资料通过远程放射系统发送至放射学专家所在地。会诊服务站在接到会诊指令后，下载影像数据并同步到院内的 PACS 服务器中，通过 PACS/RIS 相关功能对图像进行处理和出具会诊结果，并将结果返还给申请医院。

远程影像会诊还可以实现在线交互式会诊模式，具有在线联机和实时远距离诊疗等功能。来自各个医院的医生对同一个影像进行在线会诊时，可由不同专家在线发表自己的意见，并且可以共享对影像数据所做的标识。

可见，发展和建设远程影像会诊平台有利于充分发挥医院专家资源，以便为患者提供精准的诊断和最佳的治疗方案，是现代医疗服务模式的必然需求。

除此之外，PACS/RIS 还具有其他辅助功能模块，如患者排队叫号、科室管理、系统管理等。PACS/RIS 能够为患者、医生、管理人员等提供便捷、可靠的服务，已成为医院信息化建设中不可或缺的一部分。

（李　舒）

思 考 题

1. 简单叙述 PACS 的分类和组成。
2. 三维重建技术在医疗中能够发挥哪些作用?
3. PACS/RIS 应该具备哪些主要功能?

第八章

药事管理信息系统

医院药事管理是医院管理工作的重要内容之一。医院药事管理是指医院以患者为中心，以临床药学为基础，对临床用药全过程进行有效的组织实施与管理，促进临床科学、合理用药的药学技术服务和相关的药品管理工作。随着医药卫生事业的发展，医院的药事管理重心逐步由"药品"的管理转向"患者"的管理，即以患者合理用药为中心的系统药事管理。

药事管理信息系统是医院信息系统的重要组成部分。伴随着公立医院改革的新要求和医院信息系统的快速发展，近年来，药事管理信息系统也从原来的药品管理系统，扩展到以保障与持续改进临床药学服务质量为核心的安全用药监测系统、药品管理系统、静脉输液管理系统和药事服务系统等内容。加强药事管理信息系统的建设和应用，逐步建立以患者为中心的全流程用药监控和服务，进一步推进药事管理信息系统的智慧化，是智慧医院建设的重要内容之一，也是提高患者用药安全的重要保障。

第一节　药事管理信息系统概述

一、药事管理信息化

公立医院改革聚焦医药领域的新要求和新一代信息技术在医院信息化的广泛应用加速推进了医院药事管理的发展和工作模式的改变，药事管理信息化内容越来越广泛。2018年国家卫健委发布了新版《电子病历系统应用水平分级评分标准》，对处方/医嘱处理、抗菌药物分级使用管理、药物的不良反应上报、处方点评、合理用药监测、药品知识库等都有了明确的分级要求。在《三级医院评审标准实施细则（2020版）》的药事管理与临床药学服务质量保障和持续改进内容中，对药品管理、临床药学、处方点评、抗菌药物分级管理、药品不良事件等内容也都提出了明确的信息化要求。

根据《全国医院信息化建设标准与规范》要求，药事管理信息化需要达到相应的建设指标。

（一）药事信息管理

药事信息管理即支持药师查房与会诊，实现对药物使用的咨询、指导与检测，提供个体化给药方案，开展处方审核点评和用药评价。

1. 具备用药咨询、处方审核点评、用药安全宣教、药师查房、信息浏览（如病历/病史信息、疾病诊断信息、医嘱信息、用药信息、过敏信息、检查/检验信息等）、药师会诊、个体化给药方案、药学监护评估、药历管理、药师数字身份认证等功能。

2. 提供患者用药咨询及用药安全宣教等合理用药知识库。

3. 提供患者药物反应、用药建议等临床药学评估工具。

（二）处方点评

处方点评即定期或不定期抽查门诊处方或住院医嘱，实现处方审核和点评。

1．具备处方点评知识库设置、规则设置、处方数据抽取规则设置、抽查处方样本点评、临床信息调阅、处方点评统计、超常处方统计、点评报告自动生成、点评结果反馈等功能。

2．支持从临床业务信息系统、医院信息平台（数据中心）等2种处方数据抽取方式。

3．提供桌面终端、移动端等消息提醒途径。

（三）发药管理

发药管理即实现各药房、自动包药机和自动发药机的发药流程管理以及退药等功能管理，确保用药安全，实现药品的可追溯。

1．具备药房药物规则管理、门急诊药房配发药、门急诊处方审核、住院发药审核、临床用药知识库管理、退药处理、处方与医嘱信息获取、住院药房调剂、智能提醒、药物自动识别管理、药物追溯管理等功能。

2．支持条形码、二维码、RFID等药品识别方式。

（四）抗菌药物管理

1．抗菌药物分级管理，实现抗菌药物使用的全程干预、警示、评估和点评。

2．具备抗菌药物知识库设置、抗菌药物分级规则设置、使用分级授权、审批提醒、用药效果评估、指标统计等功能。

（五）基本药物监管

基本药物监管即对医疗机构基本药物的采购、支付、价格、使用等各环节进行监管，开展基本药物临床综合评价。

1．具备基本药物信息共享、流通数据监测、临床使用信息采集、用药监控辅助决策知识库、药物使用统计分析等功能。

2．支持桌面终端、移动终端等信息提醒方式。

（六）药物物流管理

药物物流管理实现医院各级药库、药房的药品进销存管理，可接收院外药品供应链信息，提供完整的药品账务管理，通过药品标识码实现药品批次追溯功能。

1．具备药品供应商信息接收、药品采购、入库、出库、库存、药品调价自动化、药品盘点、药品标识码、药品配送、药品追溯、统计台账等管理功能。

2．支持条形码、二维码、RFID等药物识别方式。

（七）静脉药物配置管理

静脉药物配置管理遵循标准操作程序，按照处方或医嘱辅助完成全静脉营养、细胞毒性药物和抗菌药物等各类静脉药物的混合调配，实现医嘱审核和药物配伍禁忌复核等功能。

1．具备智能获取信息（如病历/病史信息、疾病诊断信息、医嘱信息、用药信息、过敏信息等）、药师审核、贴签调剂、入舱核对、冲配核对、出舱核对、住院签收、退药管理等功能。

2．支持患者基本信息、病历/病史信息、疾病诊断信息、医嘱信息、用药信息、过敏信息等信息的自动获取与共享。

（八）移动药事

移动药事即通过移动终端支持药师查房和参与会诊，辅助药师制订药师查房计划，实时分析患者用药的安全性和合理性，进行治疗药物监测，设计个体化给药方案，提供药物咨询，完成临床药历和查房记录。

1．具备调阅患者基本及疾病信息、用药咨询、用药安全宣教、药师会诊、药师查房计划、药历管理、查房记录、合理用药知识库等功能。

2. 具有临床药历书写、临床药学查房分析、临床药学计算、安全评估等临床专业技术工具。

二、药事管理信息化应用情况

近年来,以电子病历为核心的医院信息化建设是医疗改革的重要内容之一,其中医院的药事管理信息化一直是其重要组成部分。《电子病历系统应用水平分级评价标准(试行)》(2018版)将电子病历系统应用水平划分为9个等级,评分标准既全面评估各医疗机构现阶段电子病历系统应用所达到的水平,也为各医疗机构提供了电子病历系统建设的发展指南,指导医疗机构科学、合理、有序地发展电子病历系统。电子病历评级标准对药事管理信息化提出了不同的分级评审要求,级别越高,信息化内容越多。电子病历评级标准对病房医生和门诊医生两个角色在药事信息化评价内容中提出了具体要求,例如四级标准中,病房医生的病房医嘱处理,需要对医嘱中的药品等信息传送到对应的执行科室,医嘱下达时便能关联项目获得药物知识。

目前,多数医院的药事管理信息化工作主要应用于药品管理的药库、门/急诊药房和住院药房的信息化管理,以及合理用药系统对用药安全的监测。电子病历达到五级及以上的医院药事管理信息化的应用更为广泛一些。一些智慧医院已经陆续开始开展智慧药事管理新模式的尝试和应用,充分利用信息化技术和手段:一是利用药品供应链管理系统、门诊智能发药系统、住院分包机等,实现药品信息化管理的精确性和灵活性,提升药品管理的效率和质量,提高患者用药安全保障;二是开展药事管理全程监控和智能审核,实行抗菌药物分级管控、医生合理用药管控、适应证分级管理、门诊用药管控、住院审方中心等规范医生用药和医疗行为;三是建立药事数据支撑体系,整合医疗行为检测数据、合理用药数据及药品采供销数据,并进行全景分析,为相关部门对临床用药进行分析和质控提供支撑,提高药事管理的精细化和科学化;四是建立互联网药事服务体系,借助互联网向外延伸药事服务,通过医院微信公众号开通处方流转,定期开展药学名医直播,开通线上药物咨询,开展线上审方等,提升患者的药事服务体验和获得感。

第二节　药事管理信息系统业务流程

一、药库管理系统业务流程

药事管理信息系统主要处理药品和药事活动的相关业务及数据,实现对药库、药房、药品价格、药品会计核算等信息的管理并辅助临床合理用药、药品不良事件上报、药事服务等。药事管理信息系统流程的介绍以药库管理系统、药房管理系统和安全用药监测系统的业务流程为主。

药库管理系统是指用于各级各类医院,辅助药库管理人员完成各类药品采购业务和库存管理业务的计算机应用软件。该系统主要用于便捷地辅助药库工作人员完成采购计划、药品入库、库存管理、药品出库、药品退库、药品会计管理、药品字典维护、查询统计等业务工作。

(一)药库管理系统的业务

药库管理系统的业务流程见图8-1。

(二)药库管理系统的基本业务流程

1. **采购计划**　系统可根据库存上、下限和药品消耗情况自动生成药库采购计划,并支持手动修改和录入采购计划,审批后生成采购订单,进行采购。

2. **药品字典维护**　按照基本药品管理规定,维护药品字典、供应商字典等基础数据。

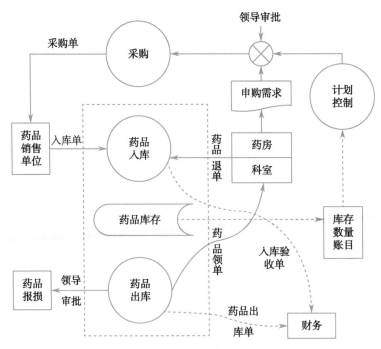

图 8-1   药库管理系统业务流程图

3．**验收入库**   药品验收合格后，进行入库。入库时需要根据药品分类入库至相应的药库。医院对麻醉药品、精神药品、医疗用毒性药品和放射性药品实行特殊管理：验收后，在系统上完成入库的同时，还应当采用专簿记录日期、规格及质量等信息。

4．**药品退库**   药品验收不合格，则将药品退货至供应商。

5．**库存管理**   包括药品的日常管理。每月定期进行药品盘点，根据盘亏情况进行账物盘点核对。库存管理还包括报损管理、调价管理、效期管理等。对药品管理进行全程干预追溯，智能生成药品管理过程中的药品库存数、金额等报表，帮助医院高效率、高质量地管理药品实物和账务。医院对麻醉药品、精神药品等特殊管理药品需要保持合理的库存；对过期、损坏的麻醉药品、精神药品等特殊管理药品进行销毁时，应当向所在地卫生行政部门提出申请，在卫生行政部门监督下进行销毁，并对销毁情况进行登记。

6．**药品出库**   是指药库根据药房和临床科室的请领单进行药品出库，同时系统自动核减该库房的库存数量。每月定期进行库存盘点，根据库存定期生成采购计划。对于麻醉药品、精神药品、医疗用毒性药品和放射性药品，实行特殊管理：在系统上完成出库的同时，应当采用专簿逐笔记录与药品出库相关的日期、数量、使用等信息。

7．**查询统计**   药库系统中的各类统计报表，可实现对不同业务和内容的查询统计。

二、药房管理系统业务流程

药房管理系统是指用于各级各类医院，辅助药房工作人员完成各类药房业务及药品管理的计算机应用软件。该系统一般用于便捷辅助药房工作人员完成药品审方、配药、发药、退药、库存管理、药品会计管理、查询统计等各项业务工作。

（一）药房管理系统的业务流程图

以门／急诊药房管理系统和住院药房管理系统为例，介绍药房管理系统的业务流程。门／急诊药房管理系统和住院药房管理系统的业务流程分别如图 8-2、图 8-3 所示。

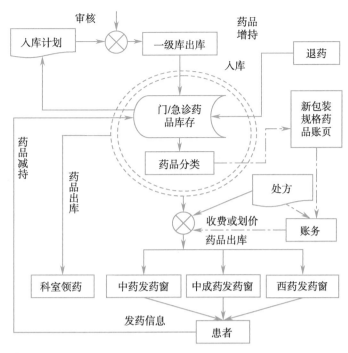

图 8-2　门 / 急诊药房业务流程图

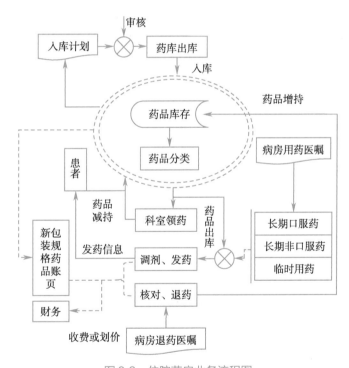

图 8-3　住院药房业务流程图

（二）药房管理系统的基本业务流程

1. 药房基础信息维护　基础信息包括药房信息、药房库位、库位编码、出 / 入库方式、药品信息、初始账簿等。药房信息包括每个药房的基本信息、操作药品的权限、使用的包装类别和领药方式等。

2. 发药 / 退药　门诊医生在门诊医生站系统中录入门诊处方 / 住院医生在住院医生站系统录入药品医嘱并由护士执行后，形成处方 / 医嘱。药房根据处方 / 医嘱进行审核后发药，药房在发药环节完成"处方审核—确认—发药"流程。在对药品审核时可调用合理用药系统的服务，也可查看患者的相关电子病历信息辅助审方。审方不合格的处方/药品医嘱推送至医生工作站系统;审方合格的处方/药品医嘱可进行发药。

医院对麻醉药品、精神药品、医疗用毒性药品和放射性药品的发药实行特殊管理:审方后,在系统上执行发药的同时,需要对纸质药品红方/白方进行收取、留存,并对使用者和使用人进行药品的专册登记。麻醉药品等特殊用药的处方按要求分别保存2~3年。

根据《医疗机构药事管理规定》第二十八条的要求,为保障患者用药安全,除药品质量原因外,药品一经发出,不得退换。但如有特殊情况需要退药时,在医护工作站可进行停嘱或退药信息录入,并经过住院药房药师审核确认后,完成退药;同时药房管理系统自动增加药房库存,完成药品退费。门诊退药按医院管理规定执行,一般已收费未发药的药品可直接在门/急诊药房进行退药。麻醉药品和第一类精神药品不允许在系统内进行退药;如有特殊情况,患者不再使用麻醉药品和第一类精神药品时,患者需要无偿交回已发放的剩余麻醉药品和第一类精神药品,由医院按照规定销毁处理。

3. 库存管理   包括药品的入库、出库、调拨、盘点、报损等。每月定期对药房进行药品盘点,根据盘亏情况进行账物盘点核对。库存管理还包括报损管理、调价管理、效期管理等,对药品管理进行全程干预追溯,智能生成药品管理过程中的药品库存数、金额等报表,帮助医院高效率、高质量的管理药品实物和账务。医院对麻醉药品、精神药品、医疗用毒性药品和放射性药品实行特殊管理:在各药房设置特殊用药周转库,专人专管;库存不得超过本机构规定的数量;周转库每天核对和结算。

4. 查询统计   对药房的发药、退药、入库、出库、调拨、盘点等业务情况进行综合查询,一般包括发药汇总/明细查询、退药汇总/明细查询、药品入/出库信息查询、调拨信息查询、调价历史查询、药品库存信息查询、药品效期情况查询、药房账簿查询、药房进销存月报查询等。

三、安全用药监测系统业务流程

安全用药监测系统,在医院里一般又称合理用药监测系统(prescription automatic screening system, PASS),是一套专供医生、药师等临床专业人员在用药过程中及时、有效地掌握和利用医药知识,预防药物不良事件的发生,促进临床合理用药工作的应用软件。目前一般包括PASS、PASS临床药学管理系统(PASS PharmAssist)和药师审方干预系统等。通过安全用药监测系统的运行,可以有效规范医生的用药行为,提高医院治疗和合理用药水平,提升药学服务的质控管理和患者的用药安全,促进临床药学研究。

（一）PASS业务流程

根据临床合理用药的基本特点和要求,运用信息技术对医药学及其相关学科知识进行结构化处理,实现对处方/医嘱的自动审查和医药信息在线查询,及时发现潜在的不合理用药问题,帮助医生、药师等临床专业人员在用药过程中及时、有效地掌握和利用医药知识,预防药物不良事件的发生,使临床合理用药更安全、科学和精准。PASS与医生站、护士站、静配工作站结合:医生在开具处方/医嘱时,PASS对处方/医嘱进行监测后,根据可能对患者造成伤害的严重程度和临床用药时应该给予的关注程度,给每一条医嘱进行不同程度的警示提醒,以提醒医护人员重视监控结果。对于告警的处方/医嘱,医生如果确认用药,则在医生工作站书写不合理用药原因后,可以继续用药。所有用药记录会自动保存备案。

（二）PASS临床药学管理系统业务流程

PASS临床药学管理系统根据临床药师工作的专业特点和基本要求,结合《医院处方点评管理规范(试行)》《抗菌药物临床应用指导原则》《抗菌药物临床应用监测方案》等相关管理规范的要求,运用信息技术实现处方点评(包含抗菌药物专项点评)、抗菌药物临床应用监测、电子药历、病例查看、合理用药指标统计、抗菌药物使用统计分析、全院用药情况统计等功能，能够有效提高药师的工作效率，帮助医院药学管理部门的专业人员快速、高效地从事临床药学工作，实现对医院药学工作的信息化管理。以抗菌药物管理流程为例，在系统内将抗菌药品分为三级：非限制、限制及特殊级，为不同等级的医生分配相应级别的处方权限。医生在医生站开具处方/医嘱时，如果使用了超权限的抗菌药物，系统会弹出相应的提示界面来警示医生。所有用药记录会自动保存备案。

（三）药师审方干预系统业务流程

药师审方干预系统（PASS PharmReview）可以为药师提供专门的审方工作平台，帮助药师在医生开完处方后，患者缴费前完成处方实时审查并干预。经过医生、药师对处方的多重检查，及时发现潜在的不合理用药问题，预防药物不良事件的发生，促进临床合理用药工作。药师审方干预系统一般包括电脑预审和审方药师复审两个环节，审方药师和调配药师拦截。医生提交处方信息后，审方系统对处方自动预审，如果存在易致死、致残等严重后果的处方，系统将直接进行强制阻断拦截，医生则无法继续开具处方。系统审核通过后，处方信息被传送至收费处，缴费后处方信息被传入发药系统；未通过的处方，系统将提醒医生返回修改。若医生忽略警示继续提交信息，问题处方信息传送至审方药师的干预界面进行处方干预，在线审方药师进行复核和干预。审方药师复审后将干预信息提交给医生，锁定医生工作站界面，和医生实时进行沟通，强制医生必须做出回应，否则医生无法进行下一步操作。未及时干预的漏审处方，可由系统提醒医生、患者和收费处"该处方存在问题，请与接诊医生沟通"，并返回修改。对于经过提醒和干预仍存在问题的处方，在调剂发药时，系统会提醒窗口药师处方存在的问题，窗口药师确认有问题则可进行再次干预。

第三节　药事管理系统功能

一、药库管理系统功能

药库管理系统在各级各类医院的实际应用中，所涉及的使用人员角色一般包括药库负责人、药库管理员、药品会计和药品采买员等。根据药品分类，一般医院会分别建有西药库、中药库、大液体库等多个药库。药库负责人负责整体业务的管理。各药库管理员应用药库管理系统进行药品的入库、出库和各种库存管理。药品会计应用会计系统功能对医院各药库、各药房的药品进、销、存的物流和财流进行账务处理与管理。药品采买员根据药品采购计划完成药品采购工作，同时维护好药库管理系统中的药品字典和供应商字典等数据字典。因此，药库管理系统的基本功能是实现药品在药库的进、销、存管理；具体的业务功能一般包括采购计划、药品入库、药品出库、药品调拨、库存管理、库存盘点、药品调价等（图8-4）。

以西药库管理系统为例，药库的主要功能如下。

1. 提交采购计划　制订适宜的采购计划是做好药品供应的关键；可以根据近期药品实际消耗量，计算出采购数量并进行手工提交；也可以用最低库存报警线和最高库存报警线等限制条件自动生成采购计划。此外，可以根据查询条件自动检索采购计划明细，可以自定义采购计划审批流程，可以在审批过程中修改采购药品的品种和数量。审批后的采购计划，可提交用于采购。

2. 采购入库　采购计划生成后，进行药品集中采购。药品购入后首先须办理入库业务，包括清点数量、检查质量、入库等一系列操作。到货验收时，系统可支持对送货单物流码和药品电子监管码进行扫码验收，或者人工验收。入库时，一般首先生成入库单。入库单可通过药品信息录入而手工新增，也可由采购计划导入生成。常用的入库方式有采购入库、调拨入库、赠品入库、制剂库入库等。

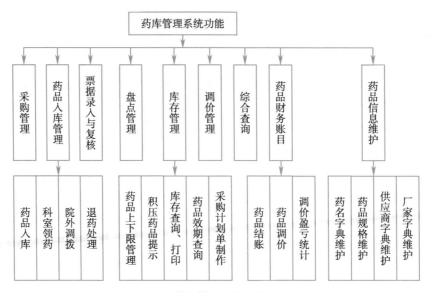

图 8-4　药库管理系统功能结构图

3.**药品出库**　药库的药品出库处理，一般包括科室领用、药房领药、药房退药和盘亏等处理，同时对出库单进行记账，系统自动减少药库库存。药库保管员根据各调剂部门的请领计划备药，核对请领计划无误后，生成包含实际发药数量、单价、发药日期等信息的药品出库单。出库单可手工录入新增，也可由请领/调拨计划导入生成。

4.**库存盘点**　库存定期盘点是库房核对账物相符情况的一项常规工作。人工盘点录入系统的实际库存，系统自动核对账物是否相符，盘点前设置盘盈、盘亏所对应的出入库方式。

5.**药品字典**　药品字典维护是药品基本数据维护的重要内容，也是药品出库和发药的基础。药品字典增加的内容一般包括：增加药品分类、增加药品名称、增加规格、增加药品产地和药品价格等。

6.**查询统计**　药库查询统计一般包括出入库药品查询、出入库药品分类查询、入库汇总查询、出库汇总查询、科室领用查询、请领/调拨出库查询、药品退库查询、库存查询、盘存单查询、调价药品统计、报损药品统计、药库月报等。操作时通过"查询统计"模块，选择对应的查询功能和查询条件，实现查询统计。

二、门/急诊药房管理系统功能

门/急诊药房管理系统的主要功能是实现药品发药/退药、库存管理、查询统计和基础设置等。具体业务功能一般包括：处方发药、处方退药、处方查询、处方退费查询、入库管理、出库管理、药房盘点、库存管理、报损管理、效期管理、积压管理和期末结转等，如图 8-5 所示。

以门/急诊西药房系统为例，其主要功能如下。

1.**处方发药**　门/急诊药房的药师需要按照《处方管理办法》和药品调剂工作规范、流程，对患者缴费后的门诊处方进行"审核—调剂（配药）—发药"。药师调配处方时，审方可以进行电子化审方，也可以进行人工审方。审方时可以查看患者的相关门诊电子病历信息，可以将审方不合格的处方信息推送至门诊医生站。审方合格后，进行药品调剂（配药）。门/急诊药房系统可以直接对接自动摆药机，按照先进先出的原则进行自动配药和自动打印配药单，调剂打包好的药品，按照发药窗口进行叫号发药；也可支持患者使用打印的发药条码，到智能发药机扫码后自助领取药品。

门诊发药时，可以支持患者通过多种身份识别方式定位门诊处方，如院内就诊卡、院内电子就诊码、医保卡、电子医保码、门诊发票、电子健康码等。

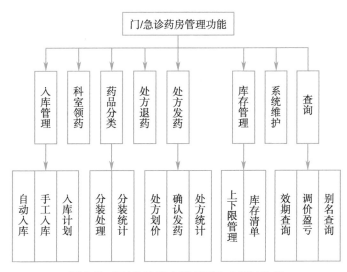

图 8-5 门/急诊药房管理系统功能结构图

窗口完成发药时，向患者做好用药交代与指导，或者打印用药指导单。麻醉药品等特殊用药的发药严格按照特殊药品管理规定执行。

2. 处方退药 按照药事相关管理规定，对于已发放药品，不得进行退药。特殊情况需要退药时，执行医院退药审批手续后，可以在系统上完成退药确认，打印退药单。对于已发药品的退药，系统一般可以支持部分退药和全部退药。通常已收费未发药的药品可以直接在门/急诊药房进行退药。麻醉药品和第一类精神药品不允许在系统内进行退药。门/急诊药房管理系统一般可以根据医保卡、就诊卡、门诊发票等识别方式查找可退处方。

3. 请领/调拨 当门/急诊药房出现药品库存不足时，需要向药库或其他药房提交请领计划，选择需要请领的药库或药房，请领药品。门/急诊药房也可以接收其他药房的药品请领计划，向其他药房调拨药品。

4. 入库 门/急诊药房执行药品入库时，可直接录入药品信息或者通过药库的出库单自动生成入库单进行药品入库，入库后库存数量自动增加。

5. 出库 门/急诊药房执行药品出库时，可以将药品调拨至其他药房或者退还至药库，出库后库存数量自动减少。

6. 库存管理 主要包括药品的库存查询、药品盘点、效期管理等。库存查询是药师掌握库存信息的工具，也是科学管理药品的决策依据。通过库存管理功能，可以查看药品的库存或分布。库存管理一般可以实现药品库存的批次管理；可以按照批次冻结药品，不允许发出冻结后的药品，门诊医生站也无法开据冻结药品的处方；可以根据库存规定自动生成请领单；可以实现药品库存管理的条码化管理和麻醉药品等特殊药品的单独盘点等。

三、住院药房管理系统功能

与门/急诊药房相似，住院药房管理主要功能是实现住院药品发药/退药、库存管理、查询统计和基础设置等。具体业务功能一般包括：住院发药、住院退药、发/退药查询、入库管理、出库管理、库存管理、报损管理、效期管理、积压管理和期末结转等，如图 8-6 所示。

1. 住院发药 实现对住院药品医嘱中药品的发药处理。发药时可以支持自动进行合理用药监测，不合格的医嘱信息推送至住院医生站。审方合格后进行发药，支持打印汇总发药单和发药明细单，按住院科室进行汇总发药，也可以按住院号、患者姓名、药品名称等条件进行过滤，实现按患者单独发药或按单个药品发药等。发药后系统自动减少住院药房的库存。

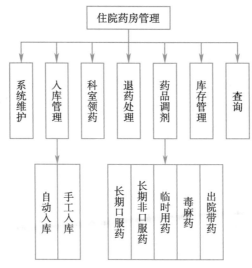

图 8-6   住院药房管理系统功能结构图

对麻醉药品等特殊用药,单独进行发药和登记,同时按照规定收取和保存纸质红方/白方。住院药房管理系统可以支持自动包药机接入,支持库存不足及冻结等警示信息,支持未发药单据的作废等功能。

2. 住院退药   实现对住院患者退药申请单的处理。在住院医生、护士站中生成退药信息后,在住院药房中生成退药申请单,药师执行退药,系统同时自动退费,增加住院药房的库存。可以按住院科室汇总退药,也可以按筛选条件进行单独退药。麻醉药品等特殊用药的退药严格按照特殊药品管理规定执行。

3. 请领和受理请领   住院药房和其他药房之间、住院药房和药库之间也可以进行药品请领或受理请领。具体操作同门/急诊药房。

4. 入库   实现药品各种方式的入库处理。使用前需设置住院药房的入库方式,药品可从药库拨入、从门/急诊药房拨入等,也可以通过手工开单入库。

5. 出库   完成对住院药房内药品的各种出库处理。出库单被确认后,住院药房的库存自动减少。出库操作同门/急诊药房。

6. 库存查询   查看当前住院药房的实时库存情况,可以按照药品类型、药品分类、毒理分类、摆放位置、库存上下限等多个条件进行查询;也可以查看单个药品的库存情况,以及在全院药库、药房的整体库存情况。

7. 盘点   通过住院药品的定期盘点,进行账物核对。根据实际情况修改库存数据。

8. 报损管理   对各种原因造成实物药品库存减少的药品进行系统录入。首先提交报损单,在报损操作时,录入需要报损的药品名称与规格、数量、报损原因等,确认保存后,减少住院药房的库存。

四、静脉用药集中调配管理系统功能

静脉用药集中调配中心(pharmacy intravenous admixture services,PIVAS),是根据临床医生处方,经药师审核配方,由经过严格技术培训的药学技术人员在符合国际标准、依据药物特性设计的操作环境下,于静脉输液内添加其他注射药物进行混合调配,为临床提供优质的静脉用药和药学服务的部门。它的建立为药师直接参与临床治疗服务提供一个全新的平台。

静脉用药集中调配管理系统是以 HIS 系统为基础,依靠静脉用药调配中心物理设施,对静脉药物的混合调配进行管理的计算机应用系统,包括从医嘱提取到统计调剂,再到配液出舱,管理整个静脉配液中心的运作流程。静配输液管理系统中内嵌安全用药监测系统，按照医学、药学的专业审查原理，以医学、药学专业知识为标准，在审核医嘱时能提供相关药品资料信息，并对医嘱进行药物配伍禁忌、药物相互作用、频次不匹配、年龄禁忌、重复医嘱等审查来协助医生正确地筛选药物和确定医嘱，并在发现问题时及时进行提醒和警示，以减少错误发生的可能。静脉用药集中调配管理系统的主要功能包括以下方面。

（一）审方

1. 自动审方加人工干预　自动识别不合格处方，进行提示；通过与 HIS 系统接口对接，将不合理医嘱推送到医生或护士工作站。

2. 对静脉药物的用法/用量、配伍禁忌、相互作用、溶媒限制、重复医嘱等情况用星级表示其严重程度。

3. 肠外营养输液（total parenteral nutrition，TPN）审核　可审核多个营养医嘱项目；提供常规项目审核数据，如葡萄糖、氨基酸、脂肪乳、一价阳离子、二价阳离子、渗透压等审核标准。

（二）排药

1. 自动排批次及手工调整　按照一般、优先、容积、时间等规则提供批次规则器；多种规则可以同时选择，也可以进行个性化设置。

2. 排批次支持系统自动排批次 + 手动干预　对设定好的批次进行记录。

3. 支持多种瓶签类型显示　包括所有瓶签、新增医嘱或停止的瓶签、无需改变批次的瓶签；也可根据批次、长期、临时选择显示；提供两种界面显示，以床位方式显示和以列表方式显示。

4. 个性化打印瓶签　可根据药品、住院、科室等方式打印瓶签，方便排药，节省时间；也可打印统药单，方便领取药物。

5. 排药可分不同区域　包括冰箱、成包、高危药品及肿瘤营养药等。

（三）进舱出舱

1. 对于药品的进舱出舱、打包核对、签收核对，全程条码跟踪，以扫描条码的方式确认药品配置细节。

2. 舱内扫描　在配置前扫描药品条形码，方便查找退药，提高工作效率。

3. 转床信息及时更新。

4. 出舱扫描　扫描配置后的药品条形码，既可以确定药品配置完毕，也可以作为离开静配中心药品丢失的责任追溯凭证，还方便药品的科室分药。操作人员利用系统了解各个科室的配置情况（已配置、未配置、总配置量），优化送药流程，节省时间。

5. 扫描签收　各科室护士核对接收的静配药品并扫描签收，形成签收记录。

五、安全用药监测系统功能

（一）PASS 主要功能

1. 处方/医嘱监控功能　可以在处方/医嘱药品录入后，立即对处方/医嘱中可能存在的药物相互作用、注射液体体外配伍、过敏药物、用法用量、禁忌证、副作用、重复用药等潜在不合理用药问题进行主动、实时审查和监测，并将监测结果以警告信息提示给医生或药师，以防范用药风险，达到合理用药的目的。

（1）药物相互作用审查：检查两两药物合用时可能产生的不良相互作用。如果处方中存在具有不良相互作用的药物，系统发出警告提醒医生可能需要调整患者的处方药品或更改药物治疗方案。

（2）注射液体体外配伍审查：检查注射剂药物在配伍使用时是否存在理化相容或不相容。

（3）剂量审查：检查用户输入的药品用法用量是否处于药品说明书推荐的剂量范围内。对最大、最小剂量（次剂量、日剂量），极量（次极量、日极量），用药频率，用药持续时间，终身积累量进行审查。

（4）药物过敏审查：在获取患者既往过敏原或过敏类信息的基础上，提示患者处方中是否存在与患者既往过敏原相关、可能导致类似过敏反应的药品。

（5）药物禁忌证审查：将患者的疾病情况与药物禁忌证关联起来。若处方中的药品禁忌证与患者疾病情况相关时，说明患者存在使用某个药物的禁忌证，则系统发出警告，以提醒医生可能需要调整患者的处方药品或更改药物治疗方案。

（6）副作用审查：将患者的疾病情况与药物的副作用相关联。如果医生处方/医嘱的药物可能引起某种副作用，而患者恰好存在相似的疾病情况时，系统会发出警告，以提醒医生注意药物的副作用可能使患者原有病情加重。

（7）重复用药审查（重复成分、重复治疗审查）：提示患者用药处方中的两个或多个药品是否存在相同的药物成分，可能导致重复用药问题；重复治疗审查提示处方中的两个或多个药品（带给药途径）同属某个药物治疗分类（具有同一种治疗目的），可能存在重复用药的问题。

（8）超多日用量审查：检查处方药品用量是否符合国家《处方管理办法》中处方一般不得超过 7d 用量等相关规定。如果处方药品用量超出规定范围，则系统发出警告提醒医生可能需要调整处方药品用量。

（9）配伍浓度审查：检查注射剂药物在配伍使用时，配伍后的药品浓度是否在药品说明书推荐的给药浓度范围内。若不在此范围内则系统发出警告提醒医生。

（10）不良反应审查：将患者的疾病情况与药物不良反应关联起来。若处方中的药品可能引起的某种不良反应，恰好与患者存在疾病情况相同或类似时，则系统发出警告，以提醒医生注意药品不良反应可能使患者原有病情加重，可能需要调整患者的处方药品或更改药物治疗方案。

（11）儿童用药审查：提示当患者年龄阶段为儿童时，检查患者处方中是否存在不适于儿童使用的药品。

（12）妊娠用药审查：提示当患者为妊娠期妇女时，检查患者处方中是否存在不适于妊娠期使用的药品。

（13）哺乳用药审查：可提示当患者为哺乳期妇女时，检查患者处方中是否存在不适宜哺乳期妇女使用的药品。

（14）给药途径审查（剂型 - 给药途径、药品 - 给药途径审查）：检查患者处方中是否存在药品剂型与给药途径不匹配，如片剂不可注射、滴眼液不可口服等，或者药品不能用于某些给药途径。

（15）药物检验值审查：可直接根据获取的患者检验值，审查处方/医嘱药品的使用是否合理。

（16）检验/检查申请单审查：检查审查医生在开处方时，开具的检验/检查申请单是否与患者基本情况（性别、年龄、诊断）相符。

（17）超适应证审查：检查患者的疾病情况是否在处方中的药品适应证范围内。

（18）围术期用药审查：检查医生在围手术期内使用的抗菌药物是否合理，包括抗菌药物品种是否合理，使用抗菌药物的时机和时限是否合理。

（19）细菌耐药率审查：提示患者处方中药品的细菌耐药情况（包括哪些细菌对处方药品耐药和耐药率），医生可根据耐药情况的警示提醒调整处方药品或更改用药方案。

2. **医药信息在线查询功能**　PASS 合理用药系统提供医院在用药品的药品说明书、中药材专论与重要提示信息查询功能。医药信息来源于国家食品药品监督管理总局批准发布的厂家药品说明书。支持对药品说明书的自定义修改。

3. **用药指导单**　可以生成患者用药教育指导单，医生开具处方后，系统可以根据患者的基本信息、疾病情况以及处方药品信息自动生成有针对性的患者用药教育指导单，方便医生指导患者准确用药。支持用药指导单打印功能。

4. 审查结果的统计分析功能 在进行用药医嘱监测时，可以对监测结果的数据进行自动采集和保存，并提供全面的药物审查结果统计和分析。药师可以根据需要设定统计条件和统计范围，显示问题医嘱的发生情况、问题类型、分布科室、严重程度和发生频率，并可以"科室""医生""药品""时间""监测类型""警示级别"等多种关键字对患者用药处方进行监测结果的全方位统计和分析，生成各种统计结果报表和统计图，为医院相关部门提供医院合理用药分析研究和管理的数据信息。

（二）PASS 临床药学管理系统主要功能

1. 处方点评 结合《医院处方点评管理规范（试行）》处方点评政策要求，实现对医院处方 / 医嘱的电子化评价功能。系统将这些评价结果进行信息化存储，以便对处方评价结果进行统计和分析，方便临床药师及医生对处方用药进行深入的分析和研究，为提高医疗服务质量、节约医疗成本提供有效数据参考。具体包括：门 / 急诊处方点评、住院患者医嘱点评、门 / 急诊抗菌药物处方点评、住院患者抗菌药物医嘱点评、围术期抗菌药物医嘱点评、门 / 急诊处方专项药品点评、住院患者医嘱专项药品点评、门 / 急诊抗肿瘤药物专项点评、住院患者抗肿瘤药物专项点评、门 / 急诊中药饮片处方专项点评、门 / 急诊中成药处方专项点评、用药排名医嘱点评、门 / 急诊基本药物专项点评等。将用药不合理点评结果反馈至医生工作站。

2. 抗菌药物临床应用监测 根据《抗菌药物临床应用监测方案》中的相关规定，PASS 临床药学管理系统通过 HIS 系统提取患者信息，自动生成"手术 / 非手术患者抗菌药物使用情况调查表"等一系列电子化表格；同时系统能够根据所填写的调查表，生成"用药合理性意见表"，提高工作效率。

3. 电子药历 PASS 临床药学管理系统通过 HIS 系统提取信息，快速生成电子药历和查房记录。

4. 病例查看 通过接口读取功能，调取 HIS 系统中患者的诊疗信息，对患者进行用药指导和现场咨询，便于同临床医生进行用药方案的研究和讨论，预防潜在药物不良事件的发生。

5. 预警公示 支持对处方点评结果、医院药品使用情况等的在线公示及早期预警功能，有利于促进药师与医生的沟通和交流，帮助医生及医院管理人员控制各项用药指标，提高医院合理用药水平。

6. 统计分析 通过接口从 HIS 系统提取药品、费用等信息，实现对医院合理用药指标及药品使用情况的统计分析，包括多项合理用药指标，如平均用药品种数、药占比、抗菌药物使用率、给药时机合理率、品种选择合理率、抗菌药物联用情况、病原学送检率及围术期用药情况等。

（三）药师审方干预系统主要功能

1. 药师审方干预功能 医生开具处方 / 医嘱后，药师审方干预系统自动审查出问题处方 / 医嘱并提示药师，由药师对这些问题处方 / 医嘱进行人工审查。审查过程中，药师可就处方 / 医嘱的不合理用药等问题与医生反馈和沟通；医生修改处方 / 医嘱，通过后进入下一环节，实现药师审方的干预效果。

2. 统计分析功能 系统在药师进行审方干预时，对干预结果数据进行自动采集和保存，并提供干预结果的统计和分析。

3. 处方查询功能 医生可以查看历史处方详细信息和药师干预的详细记录。

六、药事服务系统功能

近年来，随着医药卫生事业的不断发展和人们用药需求的日益多元化，医院的药学服务模式也由以药品为中心的保障服务逐渐转变为以患者为中心的药学技术服务。在这个转变中，药师需承担更多专业、复杂的药事服务责任，患者可以体验到更便捷、更安全、更科学的用药指导和服务。一些医院依托"互联网 + 药学"等方式，采用标准化、信息化和智慧化的药物治疗管理与服务模式，陆续开展了面向患者的药事服务，包括用药指导、用药提醒、用药记录、用药咨询、用药科普等内容，帮助发现、预防和解决用药相关问题，从而为患者提供更安全、可靠、优良的药事服务。

（一）药事服务基本要素

药事服务注重的是"患者"，而非"药品"。根据患者的具体情况不仅给予药品治疗，更重要的是给予精神安抚和用药指导，是更深层次的药学服务需求，因此其基本要素与药物治疗有关。它是一种直接提供给患者的服务，目的是产生预期的结果，旨在改善患者的生活质量，药师对治疗结果负有责任。因此，药物治疗、实施服务、预期结果、改善生活质量和药师的责任构成了药事服务的五个基本要素。

（二）药事服务的功能

目前国内多数医院还未普及药事服务。一些智慧化程度较高的医院陆续开展了药事服务工作，但服务的内容和功能仍在持续发展中。以下介绍一种基于"互联网 + 药学"，依托医院微信公众号，面向患者提供线上线下一体化药事服务的模式，用以协助医院为患者提供用药指导等服务。具体患者端和医生端功能包括以下方面。

1. 智能找药　支持患者使用"扫一扫"扫描医院提供的处方二维码，生成医院药品的用药指导单，也可使用"拍一拍"或"搜一搜"的方式将药品或保健品添加至用药清单，用药清单可一键生成自制的用药指导单。

2. 用药指导　以列表的形式存储患者历次扫码或自制的用药指导单。患者扫码生成的用药指导单详情页面可添加药品图片，查看用药方法和注意事项、饮食注意事项、错时给药信息、药品说明书和看图用药（用药教育）等。支持语音播报注意事项与饮食注意事项。支持将医院自制的用药视频，添加到用药指导单中。

在用药指导单内可以设置提醒：系统支持对患者的服药、复诊或购药进行提醒设置；公众号会根据设置按时发送提醒消息，避免遗忘服药、复诊或购药。

3. 提醒清单　患者可在此模块查看已设置好的服药 / 购药提醒和复诊提醒，可跳转查看记录的服药情况，并能对提醒时间、内容等进行再编辑。

4. 在线咨询　患者可使用此功能向医院的药师发起用药咨询，药师接受后即可开始咨询。患者在使用前可查看药师简介信息，了解药师擅长方向，选择合适的药师进行用药咨询。

支持添加用药情况（支持快速选择近 3 个月内指导单内药品）、疾病情况，咨询时可填写文字、上传图片、发送语音给药师。咨询结束后患者可对药师的服务作出点评，点评结果将形成药师的满意度。

药师可在微信端及电脑端回复患者的咨询，系统将根据患者所用药品和疾病名称，自动向药师推荐相关宣教资料、咨询记录、药品说明书等供药师参考。药师可在电脑端维护宣教资料，支持添加图片、视频、音频形式的宣教资料，维护好后即可在咨询过程中向患者发送。患者和药师均可查看历史咨询记录。

5. 用药记录　患者在收到用药提醒消息时，记录已服药；系统将记录下来并在服药周期结束时及每月月初生成用药依从性报告，以消息的形式推送给患者。患者可进入此功能按日期或按药品查看用药记录情况。

6. 健康管理　患者可使用此功能多维度管理健康数据。健康管理包括指标记录、健康工具随访记录、健康评估、不良反应和健康教育。对于随访记录、健康评估，可查看并填写药师发送的问卷或量表，填写完成后可反馈给药师。

指标记录包括血压值、血糖值等记录，支持按某段时间统计指标值的波动情况。患者可设置监测提醒，公众号会按时推送消息提醒患者记录。患者可开启药师监护开关，授权药师查看记录的指标，还可接受药师的提醒或宣教资料。

系统将识别在患者扫码生成的指导单内是否存在需进行不良反应监护的药品，并将患者纳入相应的不良反应监护计划内；患者也可自行反馈用药后的不良反应。

　　健康工具提供评估小工具，如孕周及预产期计算工具、烟草依赖性评估工具、成人标准体重计算工具、焦虑自我评估工具、老年人抑郁评估工具等。患者可使用这些工具评估自身健康状态，也可在健康教育中查看患者药师推送的患教资料。

　　除了以上功能，随着医院药事服务需求的提升，药事服务系统将融入更多药事管理信息系统的功能与角色，并与其他子系统一起，建立更加标准化、信息化和智能化的药事服务。

（张兰华　郭艳宏）

思 考 题

　　1. 通过对医院药事管理信息系统的了解，如何理解医院药品管理信息系统和药事管理信息系统的关系？

　　2. 通过对安全用药监控系统和药事服务系统的学习，你认为二者的系统功能如何区分和融合？

　　3. 通过对医院药事管理信息系统的了解，你认为其中最重要的部分是什么？药事管理信息系统未来的发展方向是什么？

第九章

手术麻醉信息系统

手术麻醉是医院以及医疗行业的重中之重，是治病救人的主要方式。手术麻醉也是医疗环节中最容易出现纠纷和问题的地方。如何合理地安排手术和麻醉，规范手术麻醉的操作，有效地监控手术麻醉过程，避免产生医疗纠纷，已经成为各医院面临的难题。因此，需要形成一个稳定、功能强大、使用方便、统一管理的手术麻醉管理平台，来辅助手术室和麻醉科医护人员的日常工作，简化工作流程，减少手工记录，提高医护人员的工作效率，实现手术信息共享，为医院运营提供良好的平台。随着医院的发展，手术量也在逐渐增加，同时麻醉科的事故率也在不断递增。推动麻醉科和手术室的发展，减少手术和麻醉过程中的事故，促进医疗与教学的发展，是各医院手术室和麻醉科的首要发展方向。

第一节　手术麻醉信息系统概述

手术麻醉信息系统针对麻醉科、手术室和手术相关科室业务开发，用于管理与手术麻醉相关的信息，实现有关数据的自动采集、报告的自动生成以及病历的电子化，是医院信息系统的一个重要组成部分。采集和管理的数据包含患者的手术信息、麻醉信息，以及在患者手术过程中从麻醉机、监护仪上采集到的数据等。

系统采用计算机和通信技术，实现监护仪、麻醉机、输液泵等设备输出数据的自动采集。采集的数据能够如实、准确地反映患者生命体征参数的变化，并实现信息的高度共享。根据采集结果，综合其他患者数据，自动生成手术麻醉相关医疗文书，以达到提高手术室工作效率的目的，在一定程度上减轻了医护人员书写医疗文书的压力。通过该系统的实施，能够规范麻醉科和手术室的工作流程，实现麻醉、手术过程中的信息数字化和网络化，共享 HIS、EMRS、LIS 和 PACS 等手术患者信息，实现麻醉过程的电子化管理，从而提高整个麻醉、手术管理工作的水平。国家卫生健康委发布了《电子病历系统应用水平分级评价管理办法（试行）及评价标准（试行）》《医院智慧服务分级评估标准体系（试行）》两套标准，其中手术麻醉信息化是重要组成部分。

系统全面支持麻醉科和手术室的工作流程管理，并满足各环节特定的功能要求。同时，完善电子病历系统及手术麻醉相关管理系统。系统还能融入医院的管理理念，真正体现管理的科学化、程式化、信息化。相关职能科室及院领导能随时调阅科室的全部信息，建立科室管理的安全保障体系。

一、国内外发展趋势

随着国内外手术水平的不断提高，手术医护人员对利用信息技术提高手术安全管理及工作效率的要求越来越高。同时因手术业务自身的专业复杂性、交互实时性，需有一套智慧手术麻醉信息管理系统,对围术期的术前、术中、术后各环节开展便捷、高效、智能的管理,从而推动院内手术信息智慧化的发展,保障患者安全,提高医疗质量,发挥手术环节管理的最大效能。从 20 世纪 80 年代起,手术麻醉信息系统(AIMS)开始被研发并投入使用。手术麻醉信息系统不仅要面向医护人员,解决患者诊疗信息的电子化记录问题,提高工作效率,更需要面向医院管理层,通过数据提取与分析,起到辅助医院管理、规范医疗行为、改善医疗服务质量的作用。手术麻醉信息系统需覆盖从患者入院,术前、术中、术后,直至出院的全过程。通过与相关医疗仪器的设备集成,与医院信息系统的信息整合,实现围术期患者信息的自动采集与共享,使医护人员从烦琐的病历书写中解放出来,集中精力关注患者的诊疗,将更多的时间用于分析和诊断。手术室流程的优化及所产生的效益,受到医院管理者的高度重视。大多数医院已经意识到科学、明确、成功地管理手术室是医院发展和竞争的重要手段。

近几年,中国医院信息化建设发展迅速,很多医院已经建立了 HIS、EMRS、PACS、RIS 等系统。随着临床信息系统使用的深入,手术麻醉系统也已经成为医院信息化建设的重要组成部分。

二、系统模块

手术麻醉信息系统以患者为中心,服务于临床,并为专科需求、临床科研、临床教学提供了临床专科数据分析、随访、医护患协同、血气分析、体外循环、专业评分等辅助扩展模块。

手术麻醉信息系统对整个手术及麻醉流程实现信息化管理,能促进医院手术、麻醉管理合理、有效、安全地运行,全程跟踪和记录手术的申请/预约、审批,以及手术室和麻醉科对手术的安排等相关信息,完成手术涉及的所有记录。为了更好、更准确地记录和管理手术与麻醉临床信息,提高医生和麻醉师的工作效率,特别是精确记录和追踪手术患者在手术过程中的生命体征数据,如心率、血压、血氧饱和度等,必须实时采集和记录监护仪、呼吸机等连续输出的海量数据。

系统实现了从"下达手术通知书→实施手术人员配置→术前麻醉评估→术中参数设置→术中信息采集→添加麻醉药品、手术事件、补液→术后麻醉总结→生成手术记录单→查看麻醉记录→统计分析"整个流程的自动化和信息化,实现了手术及麻醉过程监护设备信息采集的自动化,提高手术准备与实施的效率,达到实时跟踪手术过程、海量存储手术中麻醉及用药信息的目的,并实现所有信息资源的高度共享。系统存储监护仪和呼吸机等输出的数据,提供自动报警和趋势分析。这些资料对于客观、准确地评估患者的麻醉深度具有重大临床意义。

手术麻醉信息系统遵循模块化、层次化设计的原则,面向服务的开发模式,支持分布式部署,支持与第三方信息系统的无缝集成,支持广谱设备的数据采集,快速响应客户需求,灵活配置医疗文书、用户界面和医疗流程。

手术麻醉信息系统主要包括:数据库服务器、web 服务器、信息接口同步单元、麻醉医生工作站、科主任工作站、手术护士工作站、科研和专家咨询工作站、网络打印机、短信报警平台、网络设备等。系统通过集成平台实现和医院的 HIS、LIS、PACS 等系统的集成。系统对远程会诊提供一定的支持,具有存储备份和恢复策略。

通过系统的实施,能够规范麻醉科和手术室的工作流程,实现麻醉、手术过程中的数字化和网络化,自动生成麻醉、手术中的各种医疗文书,完整共享 HIS、EMRS、LIS 和 PACS 中的手术患者信息,实现对麻醉过程的管理,从而提高整个麻醉、手术管理工作的水平(图 9-1)。

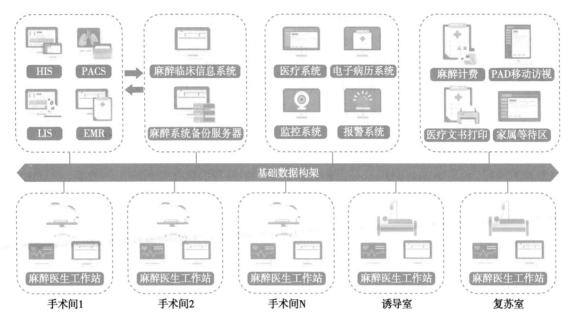

图 9-1　手术麻醉信息系统架构图

第二节　手术麻醉信息系统业务流程

手术麻醉信息系统为手术室提供术前、术中、术后一体化定制流程，并按照医院现有的流程进行灵活的配置，从而满足因医院大小、规模的不同而产生的个性化需求。本章主要从术前、术中、术后三个管理流程来介绍手术麻醉系统。

一、术前管理流程

（一）手术排班

1. 手术排班　是手术管理的首要环节。手术排班系统是针对手术排班的工作流程，协助医生完成手术申请接收和手术安排的计算机应用程序。手术麻醉系统自动通过医院集成平台或 HIS 接口获取医生下达的手术申请医嘱，可以按患者住院号、ID 同步指定患者的手术申请信息，并集中显示指定日期可安排的人员信息。配置功能按照排班规则提供手术间配置、医生配置。系统可以设置多种模型的配置，如可支持配置各手术间可安排的最大手术台数，支持配置手术间对应的临床科室，便于该科室的手术自动排班。手术排班系统可以进行医护人员的智能化配置：可配置医护人员可排班次数，避免排错、重排等问题；可配置医护人员对应的手术间，便于该医护人员自动排班。

手术麻醉系统在手术排班中大部分采用以手术间为主体的排班模型。通过规则可一键完成手术间安排，同时可以根据医护规则提供医护人员的排班功能。手术麻醉系统排班模块以图形化的方式进行展示，通过拖拽模式进行手术以及医护人员排班，直观地显示排班过程以及排班记录，同时可以对单独房间的手术进行台次调整。手术间卡片可以简约显示手术人员、麻醉人员、护士等信息，便于排班人员直观了解手术安排情况，方便地进行手术或医护人员的调换，支持一键换房；也可以使用列表模式，便于排班人员通过不同的展现和查询方式进行排班。

在患者进行手术时，经常存在需要注意的特殊事项，因此系统必须具备提醒标注功能，能够在单击单条患者手术排班信息时，在独立区域显示当前手术申请信息，可显示手术申请的详细内容，包括每台手术的备注信息和特殊事项，可对当前手术信息的特殊事项、备注内容或重点文字进行配置。

在手术排班完成后，手术麻醉系统可根据排班结果，根据医院要求定制化生成手术通知单，并进行手术通知单打印；可以生成手术接送单，单独打印某一患者的接送单。同时，医护人员在其他医院信息系统（HIS、EMRS 等）、手术麻醉系统查询网页或医护移动端查询并导出手术排班信息。

2. 手术取消　在医院手术室实际运行中也存在着手术取消的情况。手术取消分为两种情况：对于未安排的手术，可由临床医生主动取消，也可由排班人员进行取消并记录取消原因；对已安排的手术，可由排班人员进行取消处理并记录取消原因。手术麻醉系统提供标准的取消原因选择，也可由操作人员录入，方便日后统计。

（二）术前访视及讨论

1. 术前访视　手术麻醉系统要根据医院的要求提供麻醉术前访视记录功能，定制数据访视单格式，并能根据医院的需求支持术前访视单内容修改。术前访视单包括：记录麻醉方法、防范措施等；支持文书模板的编辑，在操作文书界面可以选择套用模板；支持患者基础信息的自动提取，同时支持相关检查、检验信息的自动提取和填充，方便医生快速填写患者数据；支持术前访视单的打印、预览，并可对医疗文书进行归档处理。

2. 术前讨论　手术前医生会根据患者病情和拟实施手术情况，进行术前讨论，所以手术麻醉系统必须具备术前讨论功能。该功能可显示当前所有未实施手术的患者列表，医生可在统一页面随时查看患者的检查/检验结果、医嘱等在院信息，提高医生术前讨论效率，并可根据实际情况围绕患者在系统中进行术前情况记录，支持模板化录入，为后期病例讨论提供辅助支持。

（三）术前麻醉评估及生成麻醉计划单

1. 术前麻醉评估　通过系统集成查看患者的诊疗信息，配合麻醉术前访视结果，辅助麻醉医生快速完成麻醉术前评估及评分。麻醉医生可以根据患者的病情、检验信息、病史、身体状态等信息来拟定相应的麻醉计划，还可根据风险评估单勾选项，自动地进行分数汇总统计。

2. 麻醉计划　手术麻醉系统会生成麻醉计划单，辅助麻醉医生通过系统查看患者病情、病史，拟定患者麻醉计划。

（四）签订患者知情同意书

手术麻醉系统需根据医院的需求支持知情同意书格式调整和内容修改。知情同意书内容包括记录麻醉方法、拟行手术，并提供麻醉期间可能出现的意外和并发症。知情同意书可进行智能切换，系统可在对应的麻醉方法下，进行麻醉知情同意书设置，还可根据患者手术差异，动态调整知情同意书的格式和内容，与该手术无关的并发症和意外的提示将不显示，使知情同意书更智能，内容更清晰。

二、术中管理流程

（一）三方核查

手术安全核查是由具有执业资质的手术医生、麻醉医生和手术室护士三方（以下简称"三方"），分别在麻醉实施前、手术开始前和患者离开手术室前，共同对患者身份和手术部位等内容进行核查的工作。手术患者均应配戴有患者身份识别信息的标识以便核查。手术安全核查由手术医生或麻醉医生主持，三方共同执行并逐项填写"手术安全核查表"。核查内容及流程如下。

1. 麻醉实施前　三方按"手术安全核查表"依次核对患者身份（姓名、性别、年龄、病案号），手术方式，知情同意情况，手术部位与标识，麻醉安全检查，皮肤是否完整，术野皮肤准备，静脉通道建立情况，患者过敏史，抗菌药物皮试结果，术前备血情况，假体，体内植入物，影像学资料等内容。

2. 手术开始前　三方共同核查患者身份（姓名、性别、年龄）、手术方式及手术部位与标识，并确认风险预警等内容。手术物品准备情况的核查由手术室护士执行，并向手术医生和麻醉医生报告。

3. 患者离开手术室前　三方共同核查患者身份（姓名、性别、年龄）、实际手术方式、术中的用药和输血情况,清点手术用物,确认手术标本,检查皮肤完整性、动静脉通路、引流管,确认患者去向等内容。

4. 三方确认后,分别在"手术安全核查表"上签名。

手术安全核查必须按照上述步骤依次进行,每一步核查无误后方可进行下一步操作,不得提前填写表格。

按照国家卫生健康委标准的"手术安全核查单"格式,根据手术进展过程中的不同时间段,手术麻醉系统进行智能化单据录入节点控制,在麻醉实施前、手术开始前和手术结束后对手术相关信息进行手术医生、护士、麻醉医生三方签字确认,生成核查表并具备打印功能。"手术安全核查表"如表9-1所示。

表 9-1　手术安全核查表

手术安全核查表

科　别:_____　患者姓名:_____　性别:_____　年龄:_____

病案号:_____　麻醉方式:_____　手术方式:_____

术　者:_____　　　　　　　　　　　　　　手术日期:_____

麻醉实施前	手术开始前	患者离开手术室前
患者姓名、性别、年龄正确: 　　　　　是□　否□	患者姓名、性别、年龄正确: 　　　　　是□　否□	患者姓名、性别、年龄正确: 　　　　　是□　否□
手术方式确认: 　　　　　是□　否□	手术方式确认: 　　　　　是□　否□	实际手术方式确认: 　　　　　是□　否□
手术部位与标识正确: 　　　　　是□　否□	手术部位与标识确认: 　　　　　是□　否□	手术用药、输血的核查 　　　　　是□　否□
手术知情同意: 　　　　　是□　否□	手术、麻醉风险预警: 手术医生陈述:	手术用物清点正确: 　　　　　是□　否□
麻醉知情同意: 　　　　　是□　否□	预计手术时间□	手术标本确认: 　　　　　是□　否□
麻醉方式确认: 　　　　　是□　否□	预计失血量□ 　　　　　手术关注点□	皮肤是否完整: 　　　　　是□　否□
麻醉设备安全检查完成: 　　　　　是□　否□	其他□	各种管路: 　　　　　周围静脉通路□
皮肤是否完整: 　　　　　是□　否□	麻醉医生陈述:	中心静脉通路□ 　　　　　动脉通路□
术野皮肤准备正确: 　　　　　是□　否□	麻醉关注点□ 　　　　　其他□	气管插管□ 　　　　　伤口引流□
静脉通道建立完成: 　　　　　是□　否□	手术护士陈述: 　　　　　物品灭菌合格□	胃管□ 　　　　　尿管□
患者是否有过敏史: 　　　　　是□　否□	仪器设备□ 术前术中特殊用药情况□	其他:_____
抗菌药物皮试结果: 　　　　　有□　无□	其他□ 是否需要相关影像资料:	患者去向: 　　　　　恢复室□
术前备血:	是□　否□	病房□
假体□/体内植入物□　有□　无□ /影像学资料□		ICU病房□ 　　　　　急诊□ 　　　　　离院□
其他:_____	其他:_____	其他:_____

手术医生签名:_____　麻醉医生签名:_____

手术室护士签名:_____

在三方核查过程中，手术麻醉系统需提供质控功能，将三方核查制度结合在现有的手术麻醉系统中，例如，通过在手术麻醉系统中设置几个节点，在系统执行保存时加以控制。如麻醉前核查未完成，系统自动阻断麻醉记录开始并实时提醒；如手术前核查未完成，系统自动阻断手术时间记录并实时提醒；如患者离室前核查未完成，系统自动阻断麻醉记录单保存并实时提醒。手术麻醉系统自动记录每个核查项目的勾选时间和每次核查结束保存时间，如麻醉实施前对患者基本信息的核对时长（以系统中最后勾选部位标识的记录时间—核对患者姓名勾选时间）、切皮前手术医生陈述时长（以系统中勾选手术预计失血量记录时间—手术关键步骤记录时间）等关键时长为新的质控点，对核查过程中的真实性提供数据支撑，为医院管理部门考核提供依据。

（二）监护设备数据集成

在患者进行手术时，床旁监护设备会采集患者的生命体征数据。手术麻醉系统需自动采集并将生命体征数据实时传送到服务器数据库内存储。系统可按照医院要求设置固定频率采集一组体征数据，集成血气分析采集程序，实时查看患者的各次血气分析结果，并可以在麻醉单上显示血气分析数据。同时，还可以直接从血气机同步数据或者手动在麻醉单上输入血气数据。

（三）术中麻醉记录

术中麻醉记录是手术麻醉系统的重要组成部分。系统的功能包括：支持从手术安排结果中提取患者的基本信息、手术人员安排信息，自动填充到麻醉记录单中；自动记录麻醉医生录入麻醉事件时间作为事件发生时间（或持续事件的起始时间），自动匹配该事件对应的剂量、途径、持续情况等；在现有用药事件基础上实现快速追加录入；在药品录入时自动匹配录入的药品剂量、浓度、速度单位；以公有和私有的方式管理麻醉记录单模板，以模板套用的方式辅助麻醉医生快速录入完成麻醉单；配置快捷药品事件栏以及药品常用量，实现常用药品、事件的快速录入；将术中麻醉操作以数字序号方式标记在与治疗序号区域对应的时间点，对应麻醉备注区域事件详情，并可以自行维护或添加一些新的麻醉事件。

体征参数在手术麻醉系统上有多种显示方式。系统可为每项生命体征设定标准值范围，对于超过标准值的体征，系统自动报警，并在麻醉单上进行特殊显示，保障患者安全；模拟监护仪对体征参数进行动态显示。此外，系统还提供辅助用户对受到干扰的伪差生命体征数据进行修正的功能；支持麻醉记录单界面缩放功能，可对麻醉记录单进行放大或缩小操作，放大或缩小后的麻醉记录单可用于用药事件的记录和操作。系统支持直接在麻醉记录单上拖动调整用药时间，方便医生根据实际用药时间在麻醉记录单上进行快速调整，简化操作流程。

手术麻醉系统支持直接在麻醉记录单上拖动，以快速调整输血、出量、入量时间。医生可根据实际输血、出量、入量发生时间在麻醉记录单上进行快速调整，简化修改操作流程。

系统支持术中出入量汇总，支持配置自动计算。麻醉医生在术中登记时会录入很多麻醉用药、事件。系统可通过后台分析，根据术中登记用药、事件的使用频次，动态调整事件显示顺序，频次使用高的事件将被排在前面，方便医生下次快速进行选择和录入，减少每次查询事件的时间，提高文书录入效率。

系统在医生打印文书时自动检查文书内容，在未填写完整时弹出提醒，并支持自定义文书必填项目；同时提供独立界面，方便医生浏览患者文书完成情况，并对科室麻醉文书工作进行管控。

（四）抢救过程记录及紧急报警

1. 抢救过程　手术过程中，如患者出现异常情况，手术麻醉系统可设置进入患者抢救模式，例如在抢救模式下，麻醉记录单上每一分钟显示一组，方便医护人员查看患者密集体征变化趋势，更好地了解和处理病情。

2. 紧急报警　进入抢救模式后，当患者出现特殊情况，可能需要其他手术间医生或护士进行支援时，可通过紧急报警按钮一键报警。触发紧急报警按钮后，各手术间麻醉系统会第一时间弹出报警框，报警内容包含手术间及患者手术信息和紧急信息。

（五）手术监控、消息通信

1. 手术监控   通过手术监控按钮，有权限的医生可以查看当前在每个手术间进行手术的患者体征状况，还可查看患者麻醉记录单页面，快速查看当前患者的情况。

2. 消息通信   为方便手术间的沟通，手术麻醉系统提供手术间消息通信功能，通过麻醉系统可直接进行手术间与手术间的消息通信，可选择需要对话的手术间发送消息。对于选择对应手术间发送的消息，只有被选择的手术间才能接收并读取，其余手术间无法查看；也可发送群消息，每个手术间都可查看群消息，可以进行病情讨论或必要的术间沟通。接收到消息时界面上的消息符号可闪动提示。

（六）手术信息展示

在手术过程中，手术麻醉系统还需提供医护患协同平台，协助医生与患者及家属进行交流沟通，并处理患者所在手术状态的信息，帮助医生、护理人员以及患者家属及时、准确地了解患者所处的手术状态。

1. 手术公告   手术麻醉系统需要动态显示当天手术排台信息和当前手术的进展情况：可以进行语音播报通知；可以对在排班大屏上显示的信息（如主麻、副麻、手术名称、手术间号、台次、术前诊断、患者姓名、手术状态等）进行配置，并且按照一定方式对显示的内容进行排序。

2. 手术公告信息隐私保护   手术麻醉系统需要对手术公告信息进行配置，以隐藏患者的名字、床号、术前诊断、手术名称等敏感信息，只保留姓氏和手术摘要，以保护患者隐私，比如患者姓名展示为"张*"或"张*山"。

3. 家属公告及谈话   手术麻醉系统可显示患者手术进展情况。显示的手术进展与手术间实际情况一致。系统可以进行宣教播放，支持视频、PPT、图片格式播放，能够发布医院介绍、术后注意事项等内容。手术麻醉系统可具备设置大屏显示的内容，进行语音播报，发布家属谈话通知，呼叫家属等功能。

（七）麻醉交接班及转出手术

手术麻醉系统需支持手术过程中的麻醉医生交班、护士交班，并记录交班时间点；协助麻醉医生在转出手术室操作时，选择转出至病房、麻醉后监测治疗室（post anesthesia care unit，PACU）或重症监护治疗病房（intensive care unit，ICU），并提供在转 PACU 时进行 PACU 床位空闲状态提醒的功能，如果转出错误，可进行退回重转。

三、术后管理流程

（一）术后记录

手术完成后，需进行术后登记和完成各种记录：手术室人员使用手术麻醉系统对手术患者进行术后手术信息登记；系统支持字典调用方式完成术后手术信息的登记，用于局麻手术的补登记、急诊未知科室的患者科室信息补全。系统记录术后复苏过程并能够自动生成独立的术后复苏单，支持复苏记录单延续术中麻醉记录单；自动生成术后随访记录单；支持手术信息自动提取，方便医生快速填写随访单；按照医院要求及术后镇痛情况自动生成术后镇痛记录单，可以自动提取手术信息，方便医生快速填写镇痛单，记录患者术后镇痛效果及镇痛用药，生成的术后镇痛单可以进行预览和打印。

（二）术后麻醉总结及评分

系统可记录麻醉过程、麻醉效果等，进行总结，并形成麻醉总结单，还提供麻醉复苏（Steward 苏醒评分）、疼痛评分等病历文书。

（三）术后复苏管理

麻醉后监测治疗室（PACU），是对麻醉后患者进行严密观察和监测，直至患者的生命指征恢复稳定的单元。

复苏管理系统是协助医生完成术后患者在复苏室内工作的计算机应用程序。其主要任务为复苏记录、复苏床位管理、复苏室麻醉记录及复苏评分，协助医生对患者完成麻醉复苏。

1. PACU 术后复苏记录功能　该模块支持自动提取患者的基本信息和手术过程信息，完成医疗文书中基本信息的自动生成，避免手工录入；快速记录复苏过程中的事件和用药信息，提供事件和用药信息选择，方便用户使用；支持对用药剂量、浓度、速度、途径等的快速选择；支持药品的快速检索，同时支持对常用药品和常用量排序，常用的可以排在前列；支持对同一事件或药物的快速复制追加功能；支持对复苏过程中事件的自动标识，可根据时间或分类对事件进行标号，并在复苏单上体现；支持患者监护数据的实时显示，可提供体征趋势图和数字两种显示方式；支持术中监护体征配置，可设置每项体征显示的方式、颜色等；可配置用药数据显示方式；可配置用药显示的信息。根据复苏过程数据，按照医院对复苏单样式要求，自动生成复苏记录单。

2. 复苏评分功能　支持对麻醉复苏进行评分，评估患者的清醒程度；根据睁眼反应、语言反应、运动反应评估患者昏迷程度；根据面部表情、下肢动作、活动、哭闹、是否易安慰等，辅助评估患者的疼痛程度，提供疼痛评分；评估患者的清醒程度，是否满足转出条件；监测和评价患者的活动、意识以及生命体征情况，检查患者是否满足转出条件。

3. 复苏采集功能　自动采集患者在苏醒过程中的生命体征趋势并自动绘制在复苏记录单上。

4. 麻醉记录单延续功能　复苏记录单可支持延续麻醉样式和独立样式两种模式；支持延续麻醉记录单操作模式，保证患者术中与复苏的数据连贯一致；提供复苏记录单的打印、预览、归档功能。

5. 麻醉记录单快速查阅功能　在复苏过程中，支持复苏室麻醉医生在复苏室查阅患者的麻醉记录单或者其他文书，了解患者的术中情况，并能随时切换查看。

6. PACU 床位管理功能　系统支持将 PACU 床位信息以卡片或列表方式展现，显示复苏床位信息，可实时查阅复苏室床位的利用情况；支持选择指定复苏床位对复苏患者进行转入，记录 PACU 时间点，还可提醒麻醉师 PACU 是否有空床可供转入。

（四）术后随访管理

1. 术后随访　在确认手术患者基本信息和手术信息无误后可进入术后随访文书页面。麻醉医生在手术麻醉系统中可选择手术患者，对该患者的术后随访单内容进行快速点选、录入和保存。

2. 离线移动访视　在无网络环境下通过移动终端已同步的信息，可随时查阅患者的基本信息和检验 / 检查信息。在无网络环境下打开已下载的患者访视记录，录入术后随访信息并在本地离线存储。在联网并保证移动终端电源充足的情况下，自动将移动终端离线存储的访视信息上传至麻醉主服务器。

3. 移动访视打印　移动访视数据同步上传完成后，用户可直接登录麻醉临床信息系统，可对患者访视文书进行单独查看和打印，也可批量进行文书查看和打印。

（五）手术麻醉收费管理

手术结束后，手术室工作人员还需进行手术费用的扣费操作。手术麻醉系统需自动获取 HIS 系统的收费项目，保证与 HIS 系统收费项目统一并实时同步更新。手术麻醉系统中的收费项目应与 HIS 收费项（药品、输液、耗材等）逐一匹配。手术麻醉系统可设置收费模板套餐，并能够在模板中添加、删除收费项目。系统支持对麻醉收费界面的按钮进行权限控制，例如对退费权限的控制，从而满足科室管理的业务需求。

（六）病案管理

手术完成后，医护人员需对手术过程中产生的病案文书进行整理。手术麻醉系统需支持以下功能。

1. 病案打印　系统可单独打印或集中打印手术患者的病案记录。

2. 病案归档　系统支持将已打印的病案自动上传，进行病案信息归档，并能查看和显示病案归档时间和归档状态；支持病案的自动归档和未归档提醒；支持对指定时间未归档的信息进行提醒，还可指定时间进行病案的自动归档。

3. 病案变更审核　手术麻醉系统支持配置病案管理和变更的权限，并对病案信息的修改和操作进行记录。

4. 病案追溯管理　系统支持各个病案文书的独立权限开放，方便对各个病案文书进行独立管理。

5. 麻醉病程回顾　系统支持快速检索查找对应患者的病案信息。

6. 信息查阅　系统支持浏览指定患者所有的麻醉病案；支持通过浏览器在医院任意电脑终端查看患者的完整麻醉医疗文书。

四、手术麻醉支撑系统

手术麻醉系统的运行过程不仅包括医护人员日常工作使用的业务系统，同时也包括后台运行的非业务系统。非业务系统主要包括以下四部分内容。

（一）手术麻醉数据统计

统计查询子系统是协助管理者管理和统计分析手术室工作的计算机应用程序。其主要任务是为管理者提供实时的手术麻醉综合信息，以及各类手术麻醉信息的统计分析，便于管理者掌控手术室麻醉的进程和麻醉科室的工作情况。一般情况下，医院关注的手术麻醉数据有工作量统计、手术等级统计和其他手术考核数据统计。手术麻醉系统可按照医院要求配置不同统计条件的报表，例如统计在指定时间段内全科或指定医生不同麻醉方法的手术例数，某时间段内所有取消的手术情况查询，某时间段内手术的用血情况等统计内容，并支持将统计查询结果导出为 EXCEL 或其他格式的报表文件。

（二）麻醉质量管理

1. 等级评审麻醉质控数据统计　在医院电子病历评级或其他医院测评中，手术麻醉系统业务流程和数据质量也是重要环节。手术麻醉系统需要自动汇总质控相关数据，便于科室定期自查。具体等级评审监测项目包括：麻醉总例数、由麻醉医生实施镇痛治疗记录及详细数据、由麻醉医生实施心肺复苏治疗记录及详细数据、麻醉复苏管理记录及详细数据、麻醉非预期的相关事件记录及详细数据、麻醉中发生未预期的意识障碍记录及详细数据、麻醉中出现氧饱和度重度降低记录及详细数据、全身麻醉结束时使用催醒药物记录及详细数据、麻醉中因误咽/误吸引发呼吸道梗阻记录及详细数据、麻醉意外死亡记录及详细数据、其他非预期的相关事件记录及详细数据、麻醉分级管理记录及详细数据。

2. 麻醉17项质控指标数据统计　系统提供麻醉质控单，支持录入17项质控所需的数据，对相关数据进行统计并形成统计报表，便于科室定期自查。具体17项指标为《麻醉专业医疗质量控制指标（2015年版）》所规定：麻醉科医患比、美国麻醉医师协会（ASA）分级各级别麻醉患者比例、急诊非择期麻醉比例、各类麻醉方式比例、麻醉方式分类、麻醉后监测治疗室（PACU）转出延迟率、PACU入室低体温率、非计划转入ICU率、非计划二次气管插管率、麻醉开始后24h内死亡率、麻醉开始后24h内心搏骤停率、术中自体血输注率、麻醉期间严重过敏反应发生率、椎管内麻醉后严重神经并发症发生率、中心静脉穿刺严重并发症发生率、全麻气管插管拔管后声音嘶哑发生率、麻醉后新发昏迷发生率。

（三）系统接口及配置管理

1. 信息系统接口支持功能　手术麻醉系统应与医院集成平台或HIS进行对接：支持网络服务数

据交互、视图集成接口方式；支持通过 HIS 系统获取患者的基本信息、医嘱信息、住院信息、病历信息、手术申请信息等；支持通过 LIS 系统获取手术患者的检验报告；支持通过 PACS 系统获取手术患者的检查报告。

2. 设备数据接口基本功能 设备集成平台支持各类床旁监护设备的采集，如：实时获取监护仪上的血压、脉搏、心率、SPO_2 等患者生命体征信息；实时记录断网情况下的当台患者体征数据；离线保存采集到的体征数据。

3. 维护基础信息功能 基础数据维护功能模块支持字典维护功能：可通过 HIS 系统更新本地字典，同时也支持用户手工维护本地字典；支持科室手术间维护；支持麻醉字典维护功能，可配置麻醉记录字典，包括麻醉事件、麻醉常用量、麻醉方法。

4. 文书模板管理功能 基础数据维护功能模块：支持将现有医疗文书内容保存为模板；支持快速套用系统维护的医疗文书模板；支持配置文书模板，包括麻醉记录模板、手术清点模板、访视模板等；支持管理员对公有模板进行编辑维护；支持麻醉医生创建私有模板，仅限创建者可见。

5. 配置管理功能

（1）常规设置 - 基础维护：可对应设置手术间代码，或设置每个终端对应的手术间号；可调整界面显示模式，主模式显示当前手术信息，可选择是否显示接台手术信息，是否显示区域负责人模块信息。

（2）常规设置 - 显示内容设置：可调整当前手术显示的内容，如手术名称、手术部位、手术医生、麻醉医生、手术护士等，可进行新增、修改、删除操作。

（3）常规设置 - 公告信息设置：可编辑公告内容，可选择是否启用公告功能。

（4）总控平台 - 设备管理维护：可对通过总控平台的设备管理界面对一体化终端设备进行新增、修改、调整设备名称、调整设备状态。

（5）总控平台 - 设备监控：可通过总控平台的设备监控界面对一体化终端设备进行实时监控，可以显示哪些设备状态正常，哪些设备处于离线状态，哪些设备需要进行维护或维修。

（四）突发公共卫生事件应急处置

1. 应急标识管理功能

（1）应急情况患者身份标识及智能提示

1）相关需求：将患者分类，明确区分不同患者的病情，分别进行处理。

2）应对策略：给患者手术自定义设置不同标签。系统可以根据不同的标签配置，对患者手术的显示颜色进行区分处理，例如：排班系统可以同步 HIS 系统中的四种患者类型标识，对手术患者进行标记，在排班系统中以不同的颜色区分患者类型，并提醒排班人员。

（2）应急情况手术室特殊标识及智能提示

1）相关需求：针对特定患者的围术期管理，特定患者的手术间原则上应使用负压手术间。如果不是层流手术间，选择空间位置相对独立的手术间，在手术流程中尽量做到物理分隔，避免与其他患者交叉。

2）应对策略：可以针对不同的手术间设置标签。当手术间所属的标签与患者手术标签匹配时，允许将患者手术排入该手术间，例如：排班系统中可以设定新冠肺炎患者手术的手术间，并用特殊颜色标识；在手术安排时，新冠肺炎患者只能被安排到所设定的手术间，否则系统将进行提示。

2. 应急项目提示功能

（1）应急情况访视再确认患者身份：在门诊就诊前、手术或诊疗操作前均需要对所有患者进行筛查，并请专家组会诊，明确诊断。在术前会诊、入手术室前、门诊诊疗、紧急气管插管前须再次对患者进行筛查并明确患者分类。系统可以设定监测类型的标签。当排班系统检测到出现特定类型的标签时,可以针对此类患者进行提示,例如:麻醉系统术前访视中具有患者特殊标识,用以确认患者分类,如类别变化,排班系统可以自动进行提示。

(2)应急情况入室再确认及手术间隔核查:对特定患者手术之间的接台必须进行严格控制。系统可以针对两台手术之间的接台时长进行限制,并针对患者术中各个状态节点进行弹窗提示,例如:手术麻醉信息系统在患者入手术室时,再次确认患者分类;手术麻醉信息系统可以自动校验当前手术间的前一台手术对象是否为新冠肺炎患者,若手术时间间隔小于2h,则进行提示。

(3)应急情况术中事件提示:在对特定患者进行具有高风险的麻醉相关特殊操作时,医务人员需要做好合理用药以及安全防护工作,避免交叉感染。系统可以针对某些特殊的术中事件,进行基于知识库的智能提示。

1)插管智能提示:术中,在录入标记患者的普通气管插管事件时,手术麻醉信息系统智能提示"请注意使用两块湿纱布将患者的口鼻盖住,然后进行面罩通气"。

2)拔管智能提示:术中,在录入标记患者的气管拔管事件时,手术麻醉信息系统智能提示"可预防性给予利多卡因、小剂量阿片类药物,或术中持续输注右美托咪定"。

3)深静脉穿刺提醒:术中,在录入标记患者的深静脉穿刺操作时,智能提示"请注意防护,戴双层手套、护目镜或防护面屏,必须佩戴口罩"。

(4)应急情况消毒提醒:在物品处置和消毒方面,对特定患者进行手术及诊疗操作时,推荐使用一次性麻醉耗材用品,用后放入指定医疗废物收集袋并做明确标识,由专人处理。系统可以针对特定患者的手术进程节点配置相应的智能提示,例如:对于标记患者,在手术麻醉信息系统中点击麻醉完成时,系统智能提示"请将一次性麻醉耗材用品用后放入指定医疗废物收集袋并做明确标识"。

(5)应急情况术后患者再确认:术后随访密切追踪特定患者并再次明确患者分类,系统可以针对某个文书的录入设置触发智能提示,例如:手术麻醉信息系统在术后随访单中再次确认患者分类,当患者分类发生变化时,系统进行提示。

3. 应急决策分析　在分析决策平台中添加与特定患者手术相关的多维度统计模块,包含患者手术详细信息、相关工作量统计、科研统计等。

第三节　手术麻醉信息系统技术

手术麻醉信息系统多采用数据访问层、web服务层、客户端应用层三层架构,分为服务端和客户端两个应用程序域。服务端和客户端之间通过web service进行数据交互。

一、技术特点

手术麻醉系统要与其他厂商的异构平台实现数据互联互通和无缝集成。手术麻醉系统可使用多种数据库类型存储数据,还需采集上百种床旁设备的监测数据,同时要具备软件界面、文书、流程的自定义功能,并且支持电子签名、病历档案管理,具备国际标准的医学评分功能。

1. 在数据深入应用方面,系统可以提供患者数据的对比分析结果,也可以完成统计分析的科研应用。

2. 在特殊应用需求方面,系统需支持多台设备体征参数的同时采集,比如对于肝移植等大型手术,一个患者需要多台监护仪同时监测体征参数。

3. 在智能管理方面,通过分析患者的体征参数变化情况,对于出现异常情况的患者,系统可以自动改变数据采集频率,并且通过手机短信自动发出报警信息。

4. 在系统集成方面,手术麻醉系统应以患者为中心完成系统基础框架,开放麻醉信息、费用信息、患者信息等接口,可以和不同的医院信息系统(HIS)集成应用。

二、数据存储管理

(一)在线、近线数据存储方式

在线存储方案采用共享服务器的模式,遵循医院统一的存储方案和备份恢复机制,按医院手术量和信息量估算。

对于一定时间前的、不常用的、数据量比较大的数据采用近线存储方案,要求容量相对较大,一般把设备性能较好的存储设备作为近线存储应用设备。

对于一些较早出院的患者,手术数据处于"冬眠"状态,没有应用需求。针对这个特点,系统建立离线存储方案,可以采用活动硬盘、DVD、磁带等大容量存储设备。这些设备不受空间限制,可长期、完整地保存手术患者数据。在需要的时候,可以把这些"冬眠"数据恢复到系统中。

(二)离线数据存储方式

手术室的环境非常复杂,要求建立实时、不间断运行的信息系统。在建立主服务器安全备份、恢复机制的前提下,当主服务器故障或者网络出现问题,系统支持本地脱机运行,保证异常情况下的数据恢复。

系统采用两种手段支持本地脱机运行。

1. **本地数据库模式**　本地机安装本地数据库支持系统运行,实现过程为:当患者"转入"手术床,系统自动把该患者相关的手术信息同步到本地数据库。当主服务器故障或者网络出现问题,系统自动切换到本地系统,并且提醒医生;医生不受影响,继续完成诊疗记录过程。当故障排除,恢复正常时,系统在征得医生"许可"后,自动将本地记录的信息同步到主服务器。

2. **文件模式**　充分考虑系统安全机制,假设本地数据库或者工作站出现异常,系统采用文件存储支持部分运行。计算机仍然不间断采集床边监护设备的数据并存储在本地文件中;当故障排除,系统在征得医生"许可"后,自动将本地记录的体征信息同步到数据库中。对用药、输液等数据,先手工记录下来,待系统恢复正常后人工补录入系统。

(周　典)

思 考 题

1. 手术麻醉信息系统中关于术前、术中、术后的业务流程是什么?
2. 手术麻醉信息系统中的质控内容有哪些?

第十章

输血信息系统

随着计算机技术在医疗行业应用的不断发展，我国采供血机构建设和采供血全面质量管理理念的引入，造就了血制品相关业务和质量管理的信息化需求，各级政府和采供血机构的重视推动了行业信息化的起步。从以血站信息系统、单采血浆站信息系统为代表的行业应用系统，逐步发展到医疗服务机构的输血全过程管理应用系统，以及行业管理部门的分析决策支持系统，应用系统日趋成熟，功能不断拓展并模块化。医疗机构作为血液管理的最后环节，关系到患者的健康与安全，对输血日常工作进行全流程信息化管理，提高用血的安全性、合理性、及时性，实现准确的信息反馈。为满足临床输血技术规范的要求，加强输血信息系统的建设变得尤其重要。

第一节　输血信息系统概述

一、血液管理信息化发展历史

1965 年瑞典 DatabyranAB 公司就在北欧国家的血站中率先实施血站计算机管理；直到 20 世纪 70 年代，欧美等发达国家的血液中心或血站也陆续利用计算机开发管理血站的业务。在 20 世纪 90 年代后期，国际输血协会（International Society of Blood Transfusion）制定了 ISBT-128 编码标准，促使血液管理系统进入一个新的发展时期。

在国内，从 2005 年开始，我国东部沿海部分省市试点建立了覆盖全辖域所有血站的血液信息广域网，安全性和带宽较原有网络有很大提高，实现了采供血信息的实时共享。其标志是引入 ISBT-128 血液编码规范，开始实现对采供血业务的标准化、规范化管理，数据的安全性得到高度重视。按照国家信息系统灾难恢复规范的要求，使用数据复制技术，实现异地实时备份。采供血数据中心在形成和完善期间，各地血站基本建立了各自的网站，并将短信、语音电话等信息技术应用到无偿献血招募及献血者服务中；还有血站开始探索将这些信息技术与采供血数据库集成、整合，引入客户关系管理（customer relationship management，CRM）系统。

同时期国内也出现了一些专业开发血液管理软件的公司。此类血液信息系统（blood information system，BIS）主要针对供血机构的业务进行探索与研究，对血液使用端（医疗机构）的信息化暂未完全实现全闭环管理。

二、国内外输血管理信息化现状

美国由独立分散、资源共享的联盟管理到现在所辖血站都执行一个标准，使用统一的操作规程：全系统所有的血液标本通过信息系统统一管理。

欧盟实行中央集权管理,在模式的设立上均利用信息化垂直管理模式。西方各国都非常重视医疗的信息化与网络化建设,实现了血液管理信息化、临床输血信息化,以及血站和医院的互联网连接等先进技术。有些国家甚至已完成了电子交叉配血,极大地提高了配/备血速率,降低了人工配血的出错率。而目前我国大部分用血机构的输血科还未进行输血信息化闭环管理。

自 2005 年开始,至 2020 年,全国基本对供血机构实现了血液管理信息化,即采供血信息化基本完成。但是,用血端(医院)信息化建设普遍滞后,即临床用血全流程管理未真正实现信息化。究其原因,是把大部分依赖机构的输血科作为检验科的一个子科室(血库)进行管理,而把输血作为血液库存进行管理,没有真正深入临床地对输血全流程进行管理或未实现完全信息化管理。

自 2016 年开始,国家正式把“输血医学”提升为二级学科。输血科作为一个独立学科也正式迎来了高速发展的机会,实现输血的信息化更显得至关重要。

国内的输血工作标准流程是在《临床输血技术规范》(2000 年,简称《规范》)的指导下展开的。虽然《规范》对临床输血业务的各个环节都有明确要求,但只对业务作了要求,并没对如何规范与建设信息化做相关说明。因此,国内各医疗机构根据自身规模与实际需求出发,各自完成输血信息化建设。这些信息化建设模式大致有以下三类。

1. 采用实验室信息系统(LIS)衍生的血库管理模式进行建设。

2. 采用血站血液信息系统衍生的血液使用管理模式进行建设。

3. 采用以输血科管理模式的输血信息全闭环管理模式进行独立建设,至此临床输血信息系统(transfusion information system,TIS)正式完成。

除了少部分完成输血信息化建设的医疗机构外,经济欠发达地区的用血机构仍采用手工操作或采用半信息化管理的工作模式:对血液出入库进行信息化管理,但对临床及用血流程没有完全实现信息化管理。要想使输血科工作逐步走上标准化、高质量的国际化道路,对输血科临床用血信息系统的功能还应不断完善,以期实现院内输血信息化的全流程管理,采供血机构无缝链接管理,最终实现血液信息“从血管到血管”的全闭环管理。

三、血液管理信息化的发展趋势

(一)网络化

互联网的发展为信息管理带来技术形式上的变化,也触发了血液信息管理模式上的变化以及思想的变革。信息管理的网络化包含管理过程、管理方法、管理范围、组织结构等方方面面。如果要实现采供血信息的共享,保障血液安全,那么不仅仅要做到局域联网,还需要实现全国联网。

(二)集成化

作为将来信息管理最重要的特点之一,集成化包括总体优化和总体优化前提下的局部优化问题。集成不同于简单的集合。集合只是各子部分的简单线性叠加,而集成必须解决集成过程中的各种冲突,各子部分非线性地构成了一个新的整合系统,且对集成最关键的一个衡量准则就是 $1+1>2$,例如,采供血子系统与临床输血子系统的集成,人员、技术与管理的集成,甚至包括各血站之间的有关集成。

(三)智能化

伴随着信息管理的不断发展,智能化内涵也渐渐深化,面向的重心也不断发生改变,由传统手动化到简单的脑力劳动替代,再到控制知识、信息流的脑力劳动代替和支持。如血液采集与送检、血液入库、发血、输血等流程都是智能化血液管理信息系统需要解决的问题。

第二节 输血信息系统业务流程

根据国家对血液中心及临床医院输血科（血库）的规范要求，以及《临床输血技术规范》《医疗机构临床用血管理办法》〔卫生部令第 85 号〕等法律法规的相关规定，结合大多数临床用血机构的实际情况，逐渐形成了一套符合大多数临床输血业务的标准流程。

（一）输血业务整体流程

根据规范要求，临床输血包括输血申请，受血者血液采集与送检，交叉配血，血液入库，核对与贮存，发血，输血等流程（图 10-1）。其中涉及的操作对象有临床医生、护士、护工、输血科、血站等。具体业务流程如下。

1. 临床医生评估患者的用血需求及用血时间。经主治医生向患者或其家属说明输同种异体血的不良反应和传播疾病的可能性，征得患者或家属的同意，并让患者或家属在输血治疗同意书上签字。输血治疗同意书归入病历。

2. 经治医生填写临床输血申请单，由上级医生核准签字，并告知输血科 / 血库需进行配 / 备血。

3. 如遇紧急输血，应报医院职能部门或主管领导同意、备案，走紧急用血通道，事后补充材料。

4. 医护人员执行输血医嘱，打印试管标签并贴至试管上。采集并正确标识用于配血试验的血样及在输血前检查血样。

5. 医护人员持贴好标签的试管（输血申请单也可一并携带），当面核对患者信息，进行双人核对并采集血样，记录采集信息。

6. 医护人员将受血者血样送交输血科 / 血库，双方进行逐项核对，确认样本送达与接收，记录样本流转信息。

7. 输血科管理用血申请，对不合格用血申请或标本可驳回（临床重新开具）。

8. 输血科进行血型鉴定，选择在库血液与受血者样本进行交叉配血试验。

9. 输血科完成配血，通知临床或护理人员领取血液。

10. 医护人员得到领血通知后，打印领血单到输血科领取血液。

11. 输血科发血人核对领血单信息，领血人核对出库单信息，执行双人核对。

12. 医护人员把血袋领回科室或手术室后，需进行血袋接收及入科核对工作，根据出库单及血袋信息，对患者与血袋进行双人核对工作。

13. 医护人员携带血袋至患者床旁，由双人对患者信息、血液信息进行核对后，方可进行血液输注，记录输注开始信息。

14. 医护人员在输血巡查节点进行输血巡查工作，记录输注巡查信息。

15. 医护人员在输血结束节点进行输血结束工作，记录输注结束信息。

16. 医护人员在完成输血前后用静脉注射生理盐水冲洗输血管道。连续输用不同供血者的血液时，在前一袋血输尽后，用静脉注射生理盐水冲洗输血器，再接下一袋血继续输注。

17. 在血液输注过程中，如患者发生输血不良反应，医护人员应及时处理。

（1）减慢或停止输血，用静脉注射生理盐水维持静脉通路。

（2）立即通知值班医生和输血科 / 血库值班人员，及时检查、治疗和抢救，并查找原因，做好记录。

18. 血液输注结束后，护士收集血袋并暂存 24h。暂存期满后通知医疗废弃物处置部门前来取走并处理。

19. 输血科收集临床用血数据，定期上报供血机构。

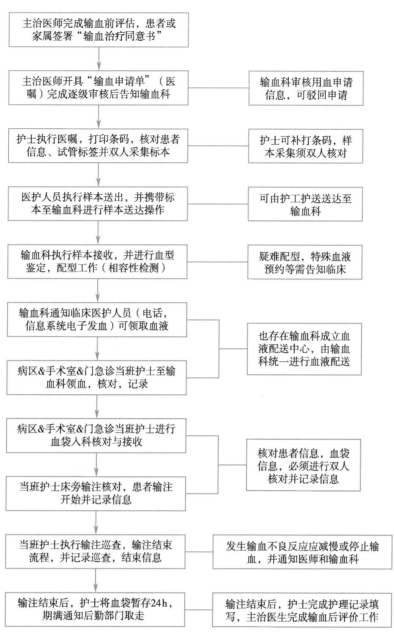

图 10-1　输血整体业务流程

（二）输血业务分支流程说明

1. 血液入库管理

（1）血液入库前要认真核对验收，核对验收内容包括运输条件，物理外观，血袋封闭及包装是否合格，标签填写是否清楚、齐全。

（2）输血科通过手工登记、电子扫描血袋号或数据对接供血机构出库单号完成血袋入库数据登记，形成血袋入库数据备查。

2. 血液库存管理

（1）输血科按 A、B、O、AB 血型将血液分别贮存于血库专用冰箱不同层内或不同专用冰箱内，并有明显的标识。

（2）输血科对已入库血液需进行血型复核并记录复核后的血型数据。

（3）输血科需对血液库存、有效期以及冰箱温控做好记录并及时预警。

第三节　输血信息系统功能介绍

一、血液管理

血液管理作为输血管理的重要一环，其核心是保障输血科血液库存充足、血袋的安全存储。血液管理要求输血信息系统可对血液数量、有效期、保存条件进行实时监控，对于异常情况可以进行预警。从大的分类上讲，血制品管理分为自体血、异体血管理（图10-2）。

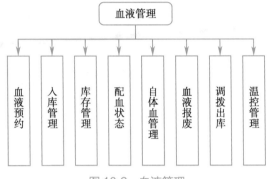

图 10-2　血液管理

（一）血液预约

用血机构向血站线上预约各种血液。通过安全网络，将预约血液信息发送给关联血站，血站确认预约消息并回复预约结果，再由用血机构打印取血凭证进行领血。

（二）入库管理

输血信息系统通过安全的网络对接血站系统，识别、接收、确认血站的血液出库信息。入库时双方应对照送血单并通过条形码扫描，或通过网络数据传输录入相应血站的血液成分信息，至少包括供血单位、血液类型、血袋号、ABO 血型、Rh（D）血型、数量、单位、采集日期、失效日期和入库验收人员等信息。为避免网络异常等不可预见的因素导致血站血液成分信息无法读取致使血液无法入库的情况发生，手工录入血液成分信息核对入库的功能是不可或缺的。

（三）库存管理

输血科在管理在库血液时，可以通过库存查询功能，及时了解在库血液的种类、数量、效期，支持血型复核、库存盘点、有效期预警。

（四）配血状态

对于已完成配血血袋，在系统库存中其状态自动转变为配血状态，若再次配给其他用血者将会有相应已配血提醒，只有将配血状态解除后方可再次配给其他用血者。

（五）自体血管理

输血科可进行自体血采集或者采血治疗，扫描录入申请单信息，填写采集记录，采血完成后打印自体血标签，标签内容可定制化设置，包含条形码、血型、患者姓名、病区、有效期内容。扫描申请单条形码或者自体血标签条形码，自动提取患者基本信息，录入血袋信息，保存录入库存自体血库存可查看所有在库自体血列表，包含姓名、年龄、血型、血液类型、数量等详细信息。自体血合计中包含各类型血液、总数量信息以便查看，并可打印统计报表。

（六）血液报废

对于过期、变质、血袋破损等原因导致的无法使用的血液制品，可进行血液报废、报废查询、报废血袋列表打印。报废时需录入血液成分、血液数量、产品号、报废原因、报废日期等信息，确认报废时进行报废人的工号密码验证。血液报废后可提交医务部门审核、备案。

（七）调拨出库

血制品在保存过程中难免出现将到期而无患者使用的情况，为避免血制品过期导致浪费，需要将血制品调拨至其他医院进行使用。为适应医院或者院区之间的血液调拨需求，系统具备总血液调配功能,记录血液信息、调拨人员、调拨时间,并可打印调拨单。

（八）温控管理

血制品的保存有严格的温度条件,如:浓缩红细胞（CRC）4℃±2℃。输血科需对储蓄冰箱温度、血液运输箱温度进行实时监控。通过输血信息系统与现有温度监控设备对接,实时读取监控设备数据,在输血信息系统中以表格或者曲线图形式展示特定设备温度。设置警戒温度,监控温度超过阈值,系统可进行报警提示。

二、临床用血管理

血制品不同于常规药物。血制品成分复杂,其使用有着严格的规定。首先申请用血的医生有职称要求（中级及以上）;其次不同血液种类,有不同的使用方法、适应证,甚至不同科室对同一种血制品的使用方法都有区别,大量用血（24h 内超过 1 600ml）还需要医务科审批。紧急用血（如抢救用血）又不同于常规用血,部分审批流程可简化。医院使用血制品多是异体血,部分情况也会使用自体血（如稀有血型）。因此,临床用血管理复杂、严格、慎重,可分为临床输血申请和紧急用血申请（图 10-3）。

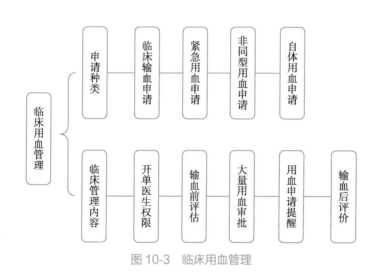

图 10-3　临床用血管理

（一）临床输血申请

依据《医疗机构临床用血管理办法》第二十条,医疗机构应当建立临床用血申请管理制度,临床医生进行输血前评估后,通过医院信息系统（HIS）及实验室信息系统提取患者的基本信息和检验结果,自动进入输血申请模块:通过患者住院号,从医院信息系统提取患者的基本信息,保证患者信息的唯一性和准确性;通过和实验室信息系统的接口,提取该患者最近的检验结果。输血前检验项目可以根据医院不同要求进行增减。

1.**医生权限设置**　可对输血申请医生资质进行设置,要求中级及以上资质医生有权限进行输血申请,而资质未满足的医生可进行紧急用血申请,实现医生输血申请分级管理。

2.**医保适应证**　输注血液种类选定后,根据不同的血液种类,将弹出不同的医保适应证内容。根据实际情况可选择确认或取消操作,依据医保适应证可在收费时进行费用的减免。

3.**输血前评估**　临床医生根据相关评估要求填写相关评估信息进行输血申请。信息包括所申请的血液成分、输血指征、目的、输血前检查结果等数据,可与实验室信息系统、电子病历系统（EMRS）中的相关信息实时交互,实现输血指征检验项目结果的自动读取,完成输血前评估后,评估内容自动回传电子病历。

4. 大量用血审批　对于 24h 内累计用血超过 1 600ml 的患者，在医生申请用血时会有相应的提醒，并可打印大量用血审批单，必须经过用血科室的科主任审核，医务部门审批后方可执行申请。审批过程可以通过与用血机构内部的审批平台对接，实现电子审批。

5. 输血治疗同意书　为结构化模板（图 10-4），依据用血机构要求进行个性化定制，对于输血目的、输血成分、输血方式、输血次数、备注等内容可设定不同模板。医生开申请单时，系统提示签订输血治疗同意书。输血治疗同意书可预览及打印，打印时自动获取条形码，方便在后续操作中进行扫码接收。系统支持在患者入院首次输血申请时自动生成输血治疗同意书，依据用血机构硬件设备（如签字板），可实现电子签名，并在用血者、申请医生签字完成后，以消息形式通知输血科，确保输血治疗同意书的签署。

医 院 输 血 治 疗 同 意 书

1493745　　　　　　病人血型：　ABO血型：**A型**　　RH血型：**阳性 (+)**

姓名：　**张三**　性别：　**女**　年龄：　**25**　病历号：　**B00000001**　病区：　**消化内科病区**　床号：　**12**
临床诊断：　**消化道内出血**

ALT　**已送检待查**　U/L　　HBsAg　**已送检待查**　　HBeAg　**已送检待查**　　Anti-HBs　**已送检待查**

Anti-HBe　**已送检待查**　　Anti-HBc　**已送检待查**　　Anti-HCV　**已送检待查**

Anti-HIV-1/2　　　　**已送检待查**　　　　　梅毒抗体　　　　**已送检待查**

输血目的　　**术中大出血**　　　　　　　输血成分　　　**悬浮红细胞/血浆/血小板**

输血方式　**异体输血/自体输血/自体+异体**　　　　输血次数　　　　　**有/无**

输血史　　**有/无**　　　　妊娠史：孕/次　**无/1次/2次/3次/自定义**　产/次　**无/1次/2次/3次/自定义**

　　输血治疗包括输全血、成分血，是临床治疗的重要措施之一，是临床抢救急、危重患者生命行之有效的手段，输血治疗血液来源可分为自体血和异体血，但输血存在一定的风险，可能发生输血反应及感染经血传播疾病等。
　　虽然我院使用的血液，采供血机构均已按国家有关规定进行检测，但由于当前检测水平和范围的限制，输血仍有某些不能预测或不能防止的输血反应和输血传染病。输血时可能发生的主要情况如下：　1. **过敏反应**；2. **发热反应**；3. **感染肝炎（乙肝、丙肝等）**；4. **感染艾滋病、梅毒**；5. **感染疟疾**；6. **巨细胞病毒或EB病毒感染**；7. **输血引起的其他疾病**
　　输注自体血可避免输异体血的风险，提倡符合自体备血指征的患者优先进行自体血的采集。

备注：
相容性输血后可能发生溶血性输血反应，产生不规则抗体，无效输注，RhD阴性患者产生同种免疫反应后再输血问题，育龄期女性患者非同型输血后可能产生新生儿溶血病的风险。

在您（家属/监护人）了解上述可能发生的情况后，如果同意在我院住院期间输血治疗，请在下面签字。
我已经了解输血的风险性及并发症，同意接受输血治疗。

患者意见：_____(请写同意或不同意)输血

受血者（家属/监护人）签字：_____　时间：　年　月　日　时　分

临床医师　　　　签字：_____　时间：　年　月　日　时　分

图 10-4　输血治疗同意书

6. 输血申请单 除必要内容外,可依据用血机构要求增减。临床、输血科可预览和打印申请单,也可实时提取输血检验的最新结果。为方便输血科接收输血申请单,打印之时可自动产生条形码(图10-5)。

输血申请单

B00000001

输血模式:	用血选项: **输血** 状态: **已申请**	病人血型	ABO血型:	**A型**
			Rh(D)血型:	阳性(+)

姓名 李 四	性别 女	年龄 45岁	住院号 Z00000001	病区 骨二科	床号: 6-07

临床诊断: **呕吐**　　　　　输血反应:**无**　输血史:**有**　妊娠史:**无**　周内注射代血浆:**无**

输血理由: **血小板数量减少**　　　　　　　《输血治疗同意书》:**已签**

医保适应症: **凝血因子缺乏伴出血或需手术**　　　备注:无

血液种类及用量:

1 输注冰冻血浆　　　**200 ML**

血红蛋白	84	07-29 08:37
红细胞压积	0.239	07-29 08:37
血小板计数	57	07-29 08:37
丙氨酸氨基转移酶(ALT)	18	07-28 10:19
白蛋白(Alb)	28.9	07-28 10:19
乙肝表面抗原	<0.05	07-17 09:56
乙肝表面抗体	39.76	07-17 09:56
乙型肝炎E抗原	0.31	07-17 09:56
乙型肝炎E抗体	0.57	07-17 09:56
乙肝核心抗体	0.01	07-17 09:56
丙肝抗体	阴性(-)	07-17 00:45
梅毒螺旋体特异抗体(ELISA)	阴性(-)	07-17 00:45
HIV-Ag/Ab联合检测	阴性(-)	07-17 00:45
凝血酶原时间	12.1	07-26 13:05
部分凝血活酶时间	32.1	07-26 13:05
纤维蛋白原	1.91	07-26 13:05

累计 血浆 1030 ml
　　　红细胞5.5 u

历史异常信息:

检验项目　结果　　检验时间　　备注

输血协议号

通知时间: 2020-07-30 11:36
申请医生: 申请医生
核准医生: 核准医生
需要时间: **2020-07-30**

图 10-5　输血申请单

(二)紧急用血申请

对比常规输血流程,危重症患者用血可走紧急用血流程,减少相应的开单限制,标本流转信息可手工录入,加速用血过程。相应文书、检验结果可在流程完成后补录,实现紧急用血的智能化全流程管理。

(三)自体血申请

对于符合采集自体血适应证的患者,开输血申请单时,消息提示优先采集自体血。临床医生可开贮存式/治疗式自体输血申请。患者基本信息、相关检验信息亦可通过对接相应系统进行自动读取。

(四)申请单填写限制

控制输血申请信息,保持申请单填写完整、规范。依据预设规则,对填写不完整或信息不合理的申请书可进行提醒,如:用血时间不能为空;输血治疗同意书不能未签;用血理由未填;选择用血方式;填写用血数量等。

(五)开单智能提醒

为减少不合理用血申请,依据设定规则,在医生开单时进行提醒,包含用血禁忌证,体温过高,是否符合用血指征,输血相关检验医嘱是否开具,感染风险等提醒,以指导临床合理、规范用血,实现暂缓输血或无需输血治疗。

（六）输血后评价

输血完成后应在 24h 内完成输血评价。对于未及时评价的输血申请，在医生开单时进行智能化提醒。如提醒后仍未评价，可限制该医生进行输血申请。输血后评价时需填写临床表现等内容。

三、申请单管理

临床医生用血申请发出后，输血科可对临床输血申请单进行接收、确认、审核等操作，并可查看审核状态、用血类型、执行情况等信息。对于填写不规范或者不合理的申请，可退回并通知临床。

（一）申请单接收及审核

输血科可在申请发出后自动获取申请单信息，也可通过条形码扫描方式接收临床输血申请单。输血科可对申请单进行预览，对申请单内容（申请用血量、输血前检验结果、输血理由、24h 累计用血量等信息）进行审查，对于不合格用血申请，可记录理由，并通过消息程序反馈给临床开单医生。

（二）申请单监控

通过对申请单对应的标本、血袋各时间节点的把控，输血科可以精准地了解每一张申请单的执行过程。系统标记和区分新、老患者申请单，可查看申请单的申请时间、申请人员、申请血液类型等详细的申请内容。由于申请单与相应标本信息关联，可查看相应申请的标本类型、血型、流转情况（包括采集人 / 时间、送达人 / 时间、接收人 / 时间），实现输血科对标本执行的实时监控。出库血袋亦可与申请单相关联，因此可查看该申请单申请血袋的各流转时间节点（入库、配血、出库、领血、接收、输注、回收）执行人员及时间，对血袋进行实时监控及信息记录。

四、标本管理

在输血信息系统中，标本管理是为了实现标本流转信息的闭环管理，包括实现标本采集、送出、送达、接收、检测、退回的时间节点及人员的记录。标本管理要求医护人员持输血申请单和贴好标签的试管，当面核对患者的姓名、性别、年龄、病案号、病室 / 门急诊、床号、血型和诊断，采集血样。通常受血者配血试验的有效血标本必须是输血前 3d 之内的标本。

（一）标本条码绑定及打印

申请单审核完成后，由护士执行血交叉采集医嘱，在输血信息系统中打印标本条码，操作有误时也可进行条码撤销。若标本条码由其他系统（检验信息系统 / 试管自带）产生，输血信息系统可通过系统对接输血申请单信息与患者标本信息相匹配。每个标本标签都具有唯一的条形码作为识别号，并可在整个实验过程使用。

（二）标本采集及送出

条码打印完成后，进行床边标本采集。采集时需扫描工牌或者输入工号进行双人审核。采集的标本信息除患者识别信息（患者姓名、腕带、试管条码）外，还应包括标本采集日期、时间和采集者。采血完成后自动录入采集相关信息。采集完成后，护士录入工号，扫描标本条形码或者手工录入条码号，确认标本送出，将标本交于护工或者护士送至输血科；记录送出人及时间，并可展示送出列表。

（三）标本送达及接收

运输人员将标本送至输血科时，需扫描标本条形码或者录入条码号（可批量录入），在本次送达列表中核对标本信息，扫描或者录入工号确认送达。输血科接收标本时，应扫描标本（支持手工录入条码号）进行核对确认。

（四）标本退回

输血科可核对确认标本信息、接收信息，记录相关信息。对于不同原因（血液量不足、溶血等）导致的不合格标本，输血科可退回并反馈给临床护士。

五、实验检测管理

输血相容性检测为临床输血管理的重要项目之一，主要包括血型复检、抗体筛查、配血试验等常规项目及相关血型血清学检测等项目。在系统操作中，通过扫描申请单号或者标本号均可录入相应的申请信息。

（一）标本检测

输血科进行标本检测时，可通过指定号码段进行再次自动编号，依据检验目的自动导入预设的检验项目。对于反复输血患者再次申请用血时，系统可自动提取上一次的血型信息以供复核。对检测出的血型不符或稀有血型会弹出对话框提示，引起工作人员的注意，以减少人为失误对安全输血的影响。

（二）配血试验

系统自动获得临床输血申请单并完成配血信息处理，填入相应的交叉配血结果。可以手工录入血袋号，也可以通过扫描条形码录入，录入完成后存盘即可。交叉配血试验结论一致、完整后，再经过审核，方可发血。对主侧或次侧的试验结果出现"不相合"时有提醒功能，严格限定配血权限，对于非同型特殊配血有报警提示功能。

（三）电子发血

输血科对已完成配血的血袋，进行电子发血通知。发送消息至护士工作站，由护士确认消息后，血袋状态变为预出库状态。相应的领血信息可在输血护理页面进行展示。护理端人员实时获取领血通知，及时领取血液。

（四）费用管理

系统执行分段自动计费，并将收费信息发送至收费系统，最终执行收费。在标本检测结果审核完成时，依据检验项目计费。配血试验结果审核完成后，依据交叉方法、交叉次数计费。计费错误或者失败时，系统会自动进行弹框提醒。

六、发血管理

发血过程质量控制的关键是得到与配血合格信息相符合的血袋。系统可将所发血液和匹配患者进行自动识别、核对及控制。在护士打印领血单后，出库人依据领血单进行出库血袋录入，由系统自动核验。核验通过后，打印血液出库报告单，由领血人再次核对血袋与出库单信息，确认无误，完成血液发放。

（一）领血管理

输血科发出领血通知后，可在输血信息系统中打印领血单（图 10-6）。打印前需输入工号，记录领血护士。领血护士以领血单作为凭据至输血科领血。病区可以决定领血或者送血的数量，在打印领血单或者发送配送通知时，可选定一袋或者多袋血液。

（二）血液出库

通过扫描领血单条形码，系统自动读取并展示相应的血袋信息。出库人再次扫描并录入血袋信息后，系统内部核对血袋信息是否一致。若血袋正确则进行相应的颜色提醒（如血袋条目变绿色），出库并自动打印出库单（图 10-7）。若血袋过期、与患者血型不符合，则会有相应的提醒，或者限制出库。

取血凭证(补打)

打印时间:2022年03月29日 17时06分

姓名:张三　　　病历号:B00000001　　ABO血型:**A型**

000000001

性别:女　　　　病 区:消化内科病区 RH 血型:**阳性**

年龄:24　　　　床 号:1-10　　　临床诊断:消化道出血

编号	血液类型	产品号	献血编号	血型	血量
1	悬浮红细胞	100000001	20000000	B型|阳性	20|U

领血时间 2022 年 3 月 29 日 17 时 50 分　发血者　发血医生　　　领血者　领血护士

图 10-6　领血单

医院血液出库报告单

急诊

000000001

姓名:李四　　　　病历号:B00000002　　ABO血型:**A型**　　样本编号:Y00000001

性别:男　　　　　科 室:血液科　　　Rh(D)血型:**阳性**　检验时间:2022-03-29

年龄:24　　　　　　　　　　　　　Rh 表型:　　　　临床诊断:地中海贫血

编号	血液类型	产品号	献血编号	ABO血型	Rh(D)血型	Rh表型	血量	单位	抗红细胞抗体	复查血型
1	悬浮红细胞	100000001	200000001	A型	阳性		1111.0	ML	阴性	√

交叉配血结果：盐水法+凝聚胺法无凝聚，无溶血

复检结果：　ABO血型:**A型**　　Rh(D)血型:**阳性**　　抗体测定:**阴性**　　直接Coombs试验(IgG+C3):**阴性**
备注：
报告时间:2022-03-29 14:49　　　　　　　发血时间:2022-03-29 15:26:55
配血：配血医生　　　　　　　　　　　　发血：发血医生

核对：	1:	2:	3:	4:	5:	6:
输血：	1:	2:	3:	4:	5:	6:

图 10-7　血液出库单

七、血液输注管理

血液输注是血液实现"从血管到血管"的最终环节，也是输血安全隐患开始出现的环节，对输注流程的严格把控是患者用血安全的有力保障。因此如果在输注过程中患者产生不良反应，护士在大

多数情况下都是第一发现者。这就要求护士综合医生的意见，进行不良反应的处理，并发起相应的
反馈审批流程。

（一）输血核对

临床护士根据血液出库单及血袋条码信息进行核对。在相应病区接收血袋后，在输血开始前，
需进行双人核对，核对出库单号、血袋号信息是否与患者信息相匹配，并记录核对人、核对时间。

（二）输血流程控制

血液输注主要流程为：输血开始，输血巡视（一般为输血开始后 15min），输血结束，输血结束
15min。在各个节点都需记录患者的生命体征（体温、血压、心率、血氧饱和度等）、输注方式、输注速
率、输血前用药等信息。

（三）输血不良反应

在输血开始 15min、输血结束、输血结束 15min 等节点发生不良反应时，需填写不良反应信息。
在输血信息系统中，为方便医护人员操作，一般会设置一些不良反应模板。大部分输血信息系统是
依据不同的反应类型、对应表现形式、相应的处置措施设置不良反应模板。

填写输血不良反应后，护理人员查看输血记录，依据设定条件查询发生不良反应的血袋，调查和
统计分析各种输血不良反应发生的发生率。对于发生不良反应的患者，打印治疗反馈单（图 10-8），
提交给医生、输血科进行确认审核。

输血不良反应反馈单

受血者资料

住院号：Z00000001		姓名：张三	
性别：女		年龄：57岁	
病区：消化内科病区		床号：21-04	
ABO血型：A型		Rh(D)血型：阳性	
诊断：消化道出血			

供血资料

产品号：100000001	血量：210.0ml
ABO血型：A型	RH血型：阳性
献血码：200000001	血液类型：新鲜冰冻血浆

输血情况

输血开始时间：2021-04-22 10:56	输血结束时间：2021-04-22 10:57
发热：	过敏：有
寒颤：	休克：
血红蛋白尿：	可能原因：
反应发生时间：2021-04-22 11:11	
输血史：　无　有	次数：
其他：	孕：_____产：_____
其他反应：	
反应处理措施：过敏反应1。立即减慢输血并汇报医生，更换输液器，予NS 250ml静脉滴注。过敏反应3。遵医嘱予地塞米松针10mg静脉推注，严重者予0.1%肾上腺素 0.5~1ml静脉推注。	

注：本回报单务必请输血医师认真填写，及时送回输血科/血库

填报人：输注护士|000　　　　　　　　　填报时间：2021-04-22 11:08

图 10-8　输血不良反应反馈单

八、血袋回收

血液输注结束后，护士收集血袋并暂存 24h。待暂存期满，护士使用输血信息系统通知后勤部门前来收取血袋并记录护士的身份信息及操作时间。护士发出的通知包含血袋信息、患者识别信息以及打包信息（不同患者多个血袋合并回收）；后勤管理部门收到信息系统通知后，立即派工勤人员到护士站收取血袋。在收取过程中，利用扫码等方法让信息系统记录交接的护士和工勤人员身份信息及交接时间。工勤人员将血袋送达医疗废弃物暂存点，由暂存点工勤人员确认，并记录本人与运送人员的身份信息及送达时间。

九、输血科辅助管理

输血科作为用血流程中的主要管理科室，需要对用血全流程信息进行把控，对工作人员，血袋数量及流转，标本流转及检测，实验检测等都需进行监管。因此要求输血信息系统对输血科业务尽可能地进行全方面管理，并提供相应的辅助工具。

（一）查询管理

查询管理主要对患者、血袋、标本、检验结果、输注情况、输血后评价情况设置多条件查询模式进行搜索、统计、分析（图 10-9）。查询管理模块详细地统计了患者身份信息、血袋流转节点相应操作人员 / 时间信息、标本从采集至检验期间的操作信息，使输血管理流程实现电子化，促进了工作效率的提升。

	就诊号	病历号	住院号	患者姓名	身份证号	献血证号	年龄	性别	ABO血型	RH(D)血型	联系电话	联系地址
1	J00000001	B00000001	Z00000001	张三	330623***	1	66岁	男	A型	阳性	4009962727	浙江杭州
2	J00000002	B00000002	Z00000002	李四	330623***	2	58岁	女	B型	阳性	4009962727	浙江杭州
3	J00000003	B00000003	Z00000003	王五	330683***	3	30岁	女	A型	阳性	4009962727	浙江杭州
4	J00000004	B00000004	Z00000004	小明	330624***	4	57岁	男	A型	阳性	4009962727	浙江杭州
5	J00000005	B00000005	Z00000005	小红	330683***	5	28岁	男	A型	阳性	4009962727	浙江杭州
6	J00000006	B00000006	Z00000006	小王	330683***	6	31岁	女	A型	阳性	4009962727	浙江杭州
7	J00000007	B00000007	Z00000007	张小红	330623***	7	94岁	女	A型	阳性	4009962727	浙江杭州
8	J00000008	B00000008	Z00000008	王小明	330623***	8	54岁	女	A型	阳性	4009962727	浙江杭州
9	J00000009	B00000009	Z00000009	李小四	330623***	9	67岁	女	A型	阳性	4009962727	浙江杭州
10	J00000010	B00000010	Z00000010	李无	330633***	10	55岁	待报告	待报告	阴性	4009962727	浙江杭州
11	J00000011	B00000011	Z00000011	李六	330623***	11	66岁	女	A型	阳性	4009962727	浙江杭州
12	J00000012	B00000012	Z00000012	李七	330623***	12	64岁	女	B型	阳性	4009962727	浙江杭州
13	J00000013	B00000013	Z00000013	李八	330623***	13	48岁	男	A型	阳性	4009962727	浙江杭州
14	J00000014	B00000014	Z00000014	李九	330623***	14	67岁	男	AB型	阳性	4009962727	浙江杭州
15	J00000015	B00000015	Z00000015	王一	330623***	15	64岁	女	B型	阳性	4009962727	浙江杭州
16	J00000016	B00000016	Z00000016	王二	330623***	16	46岁	女	O型	阳性	4009962727	浙江杭州
17	J00000017	B00000017	Z00000017	王三	330683***	17	28岁	女	B型	阳性	4009962727	浙江杭州
18	J00000018	B00000018	Z00000018	王四	330623***	18	48岁	男	B型	阳性	4009962727	浙江杭州
19	J00000019	B00000019	Z00000019	王六	330623***	19	64岁	男	A型	阳性	4009962727	浙江杭州
20	J00000020	B00000020	Z00000020	王七	330623***	20	38岁	女	待报告	阳性	4009962727	浙江杭州
21	J00000021	B00000021	Z00000021	王八	330623***	21	38岁	女	O型	阳性	4009962727	浙江杭州
22	J00000022	B00000022	Z00000022	王九	330623***	22	48岁	女	A型	阳性	4009962727	浙江杭州

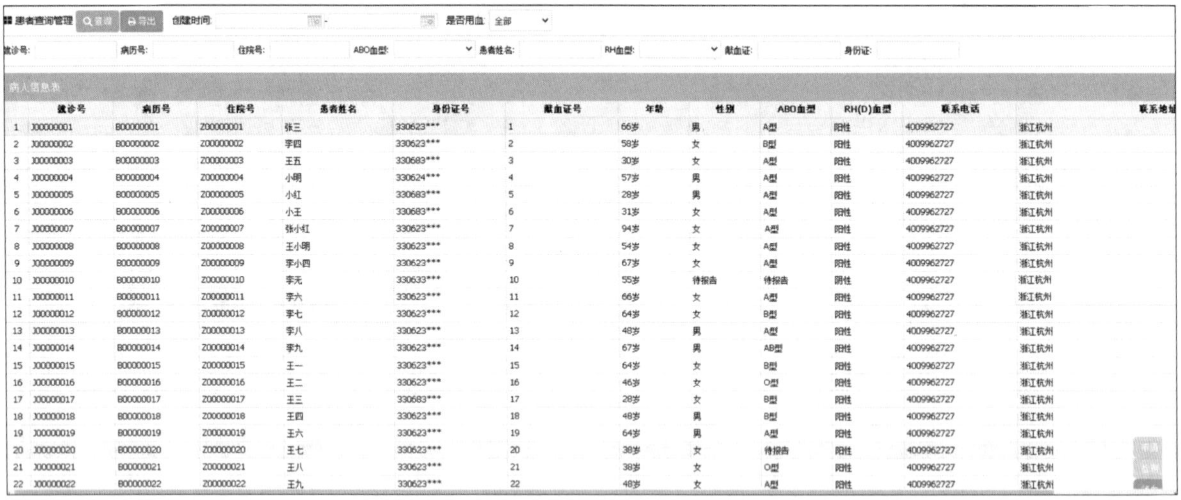

图 10-9　查询管理

（二）报表管理

报表统计是质量管理的重要一环，因此输血信息系统需提供全面、易操作的报表系统。一般通过表格形式进行查询、保存、输出、打印等。报表内容（如全流程报表）包含详细的申请单、标本、血袋流转信息，还有一些如病种用血统计、输血指征统计、大量用血统计、30min 输注率统计等基础数据统计功能。可见，报表系统为质控数据上报工作提供极大的便利。

（费科锋）

思 考 题

1. 请简述血液入库的业务流程,并绘制业务流程图和处理流程图。
2. 请简述输血信息系统血液管理模块及功能。
3. 请描述临床医生进行用血申请的资质限制及用血审批流程。

第十一章

电子病历系统

推进以电子病历为核心的医院信息化建设是落实深化医药卫生体制改革的一项重要内容。电子病历系统发展的 30 年中,近 10 年是其快速发展时期。电子病历系统的定义也从原来的病历内容的产生,扩展到医嘱、病程记录编辑等模块以及影像系统、实验室信息系统、重症监护系统、手术麻醉系统、护理系统等与电子病历内容相关的部分。电子病历系统成为医院管理各项工作目标的重要数据源与支撑工具。推进电子病历系统建设,规范电子病历管理,积极引导医疗机构推进以电子病历为核心的信息化建设,成为医院达成各项管理工作目标的重要数据源与支撑工具,是智慧医院建设的重要基础,也是推动公立医院高质量发展、推进医联体建设、打造分级诊疗就医新秩序、探索医疗服务新模式的重要支撑。

第一节　电子病历系统概述

一、国内外发展趋势

(一)国外发展趋势

1. **电子病历的诞生**　当今标准化病历结构的鼻祖是美国医生劳伦斯·韦德博士。他于 1967 年开发了自动电子医疗系统,希望能促成患者及时和有序就诊,并为流行病学研究、医学检测以及业务审计等数据收集提供便利。这就是所谓的"面向病症的病历",随后它成为当今世界绝大多数病历的参考格式,电子病历(electronic medical record,EMR)随之诞生。

20 世纪七八十年代,电子病历系统陆续由各种学术及研究机构开发出来,并进一步获得完善。第一个电子病历由印第安纳州的 Regenstreif 研究所于 1972 年开发,是最早的住院和门诊相结合的系统,被认为是医疗保健/医疗实践的重大进步。

1991 年,美国国家科学院所属的医学研究所出版了著名的 *The Computer-Based Patient Record: An Essential Technology for Health Care* 一书,震撼了整个行业。该书将电子病历定义为"基于计算机的患者记录",首次将电子病历视为当今和未来医疗的一项基本技术,而不是老式纸质病历的基本镜像。

2. **国外政府推进电子病历的政策**　从 21 世纪初开始,医疗信息技术突飞猛进,欧、美、日等发达国家电子病历已有相当的发展,各国相继出台政策大力推动电子病历的推广应用,以促进医疗质量改善、患者满意度提升。

(1)英国:1948 年,英国国家医疗服务体系(National Health Service,NHS)建立,旨在向所有符合条件的公民提供必要的免费医疗服务。2002 年,英国政府启动了 NHS 护理记录服务,旨在提供一个 EMR 系统用以存储和共享来自英国各地的患者记录。2003 年底到 2004 年，英国陆续与多家跨国卫生信息化巨头签署了为期 10 年的基础设施协议，拟搭建全国性的卫生信息网基础设施。2007 年底首次宣布使用电子病历共享数据库。2008 年，NHS 引入了简要护理记录，旨在将其作为紧急或非工作时间护理环境中的 EMR。随后，英国放弃了对国家 EMR 的追求，而是将重点从医疗信息交换（healthcare information exchange，HIE）在国家范围内的实施转移到了对诊所全科医生的管理和使用方面。

（2）美国：2000 年以前，尽管美国医疗法规及电子病历取得了很大进展，但是电子病历普及率仍比较低。美国政府意识到需要让医院有动力应用电子病历，为此推出了一系列刺激政策。2009 年 2 月 17 日，美国总统奥巴马签署了《美国复苏和再投资法案》，鼓励符合条件的医疗服务提供方采用健康信息技术并以"有意义"的方式使用电子病历（meaningful use）。2018 年，美国医疗保险和医疗补助服务中心（Centers for Medicare & Medicaid Services，CMS）将 EMR 激励计划更名为"促进互操作性计划"，致力于促进和优先考虑医疗保健数据的互操作与交换。

（3）加拿大：2000 年，加拿大就成立了非盈利机构 Infoway 来推动国家以及各地区域卫生信息网的建设。2013 年推出泛加拿大数字卫生战略计划，主要重点是以患者为中心的医疗服务。2015 年，推进下一代医疗保健，重点关注基础设施、患者授权、医疗门户和可互操作的 EMR 的开发。2016 年，数字健康蓝图计划支持开发其他基于现有的服务网络的数字健康应用程序。

（4）日本：1995 年，日本厚生省成立了电子病历开发委员会，当年度投入 2.9 亿日元用于开发电子病历系统。从 2001 年起，日本政府在电子病历系统推广使用、区域化建设、卫生信息系统互操作性等项目上已投入了上亿日元。

（二）国内发展趋势

1. 电子病历系统定义及内涵　2017 年国家卫生计生委发布《电子病历应用管理规范（试行）》，对电子病历和电子病历系统做出定义：电子病历是指医务人员在医疗活动过程中，使用信息系统生成的文字、符号、图表、图形、数字、影像等数字化信息，并能实现存储、管理、传输和重现的医疗记录，是病历的一种记录形式，包括门急诊病历和住院病历；电子病历系统是指医疗机构内部支持电子病历信息的采集、存储、访问和在线帮助，并围绕提高医疗质量、保障医疗安全、提高医疗效率而提供信息处理和智能化服务功能的计算机信息系统。电子病历系统有狭义与广义之分，其中狭义电子病历系统是指病历内容的产生，仅包含收集、储存、展现、检索和处理。广义电子病历系统不仅包含电子病历内容的收集、储存、展现、检索和处理，还包括医嘱、病程记录、编辑等模块以及影像系统、检验系统、重症监护系统、手术麻醉系统、护理系统等与电子病历内容相关的部分。广义电子病历系统业务流程主要分为医嘱业务及病历书写两大部分：医嘱业务是指从医生下达医嘱开始，护士校对医嘱，医嘱信息相继传递到各个执行部门，例如药房、检验科、放射科、治疗室、手术室等，药房进行摆药、发药，护士执行相关的药物及治疗医嘱，患者接受检验、检查、治疗、手术等，并返回相关的检验、检查结果，直到完成医嘱的全部过程。

2. 政策推进　2009 年，中共中央、国务院印发《关于深化医药卫生体制改革的意见》《国务院关于印发医药卫生体制改革近期重点实施方案（2009—2011 年）的通知》，将卫生信息化建设作为深化医改的八大支撑之一，要求建立和完善以电子病历为核心的医院信息系统，实现现代化医院管理目标。2010 年 9 月，卫生部下发《关于开展电子病历试点工作的通知》，正式在全国范围内启动电子病历试点工作。随后陆续发出了推进以电子病历为核心的医院信息化建设的多项标准规范，逐步建立完善了电子病历管理规范体系。

2017 年 2 月，《电子病历应用管理规范（试行）》规范了电子病历的临床使用与管理，首次确定了电子签名在病历书写中的应用和法律地位，能有效促进电子病历的共享，并使电子病历更具法律效力，进一步推动了电子病历建设工作。

2018 年 12 月，国家卫生健康委正式印发《电子病历系统应用水平分级评价管理办法（试行）及评价标准（试行）》，对 2011 版《电子病历系统功能应用水平分级评价方法及标准（试行）》进行了全面修订。在借鉴欧美等发达国家电子病历系统分级评估有益经验的基础上，充分考虑我国电子病历系统发展的实际情况，建立了一套适用于我国医疗机构电子病历系统的分级评价系统。

2020 年 5 月，《关于进一步完善预约诊疗制度加强智慧医院建设的通知》要求以"电子病历"为核心，进一步夯实智慧医疗的信息化基础，并首次提出了智慧医疗、智慧服务和智慧管理三位一体的我国"智慧医院建设框架"，完善了政策层面的顶层设计。

3. 发展历程   中国的电子病历系统建设始于医疗信息化，发展已超过三十年，经历了从无到有，从有到优，从信息化到智慧化的蜕变。

第一个十年（探索期）。我国的医疗信息化始于 20 世纪 80 年代，一些大型医疗机构开始探索推进电子化的工作流程，组建信息团队，开发了"单机版"以财务清算为起点的医院信息系统，如住院管理、药房管理、门诊计价收费系统等。

第二个十年（发展期）。我国的医疗信息化百花齐放，快速进步，主要体现在意识转变、政府重视、投入增加、技术兴起、行业创新等方面。除了大型医疗机构开始研发适合自身的医院信息管理系统外，一些公司也进入医疗信息化市场，越来越多的医疗机构建立建全了院内信息系统，尤其是电子病历系统等核心关键信息系统成为了主要关注点。

近十年（扩展期）。我国的医疗信息化稳步推进，有了长足的发展与进步。2010 年，卫生部启动了以电子病历为核心的医院信息化建设试点工作。随后，在一系列政策的积极引导下，医院迅速跟进，电子病历系统在临床应用日益普及，实现了患者信息的采集、存储、处理以及医务人员开立和执行医嘱的信息化。在这一阶段，数据价值愈发体现。人工智能、互联网、物联网、大数据等新兴技术兴起，推动了医院从信息化向智慧化发展的进程，并逐步探索明确了智慧医疗、智慧服务和智慧管理"三位一体"的我国智慧医院建设框架。

4. 建设现状   每年度全国有万余家医疗机构参与以《电子病历系统应用水平分级评价标准（试行）》为依托的电子病历分级评价工作。电子病历的分级评价客观、全面地评估了我国医疗机构以电子病历为核心的信息化建设成效和应用水平，使电子病历系统建设在医院内部、医院之间都取得了重大突破。

（1）院内信息系统的集成与整合，提升医疗安全、质量和效率：充分利用现有信息系统资源，将电子病历系统建设与临床知识库、检验/检查、医学影像等系统进行优化整合，当诊断、病历、用药、检验、检查出现冲突时，实时提醒医生，实现诊疗过程的综合预警，提醒减少医疗差错；基于数据平台的结构化电子病历和移动护理系统建设，实现了患者从门诊到住院的全流程闭环管理，把控疾病诊疗过程中每一个关键节点，做到对医疗全过程的事前预防、事中监控与事后追溯，保证患者安全；将语音识别集成于电子病历系统，医生通过语音输入病历，系统识别语音实时转换为文字，提高临床诊疗效率；通过移动医生工作站，实现了移动查房、移动心电、移动影像等医疗应用，使医生在任何地方都可以访问本科室住院患者的病历信息，利用碎片时间，提高效率。

（2）医疗信息安全共享工作取得进展，医院间信息的横向联系更加紧密：利用网络信息集成共享技术，在医院间建立了区域协同医疗服务平台，形成了区域内医院间的医疗信息共享、医院电子病历与居民电子健康档案相衔接的信息流转模式，实现了对个人健康信息的全程跟踪；大型医院与基层医疗机构之间的信息互通共享，有力地推动了上下联动、双向转诊模式的区域协同医疗服务体系建设；在部分地区和医院之间建立起远程医疗、远程培训服务平台，发挥大型医院对偏远、落后地区医疗机构的技术支援和带动作用；依托互联网和大数据技术，互联网医疗打破了医院的围墙，使患者服务不再受时间和空间的限制,提高了医疗资源的利用率。

5. 未来展望　总体而言,我国的医院电子病历系统建设还在不断完善的过程之中,"智慧医疗"还处于较为初级的阶段。医院电子病历系统整体水平还不能满足医疗服务和医院内部精细化、全流程管理的需要,依然面临孤岛林立、投入有限、人才匮乏、标准滞后等诸多挑战,需要进一步夯实基础。

智慧医院建设对于推动医疗服务管理向科学化、规范化、专业化、精细化发展,提高医疗质量和效率,改善医疗服务,保障医疗安全和质量具有重要意义与深远影响。电子病历作为智慧医院的核心和基础,在提供优质高效医疗卫生服务、防范化解重大疫情和突发公共卫生风险等方面发挥了重要作用,成为公立医院高质量发展的有力支撑。未来将继续整体推进以电子病历为核心的医院信息化建设,不断完善"三位一体"的整体智慧医院建设,朝着自主标准、自主品牌、自主发展、走向国际的方向前进。

二、系统架构

(一)顶层设计与整体规划

电子病历系统的顶层设计是运用系统工程论的方法,从医院战略发展角度,自上而下对电子病历系统进行整体梳理,制定电子病历系统的整体技术框架。电子病历系统顶层设计是战略层面信息化的发展规划,需有总体目标和阶段性目标,实现这些战略目标需要技术方案,需要技术框架进行支撑。电子病历系统非常复杂,信息系统的顶层设计就是解决复杂系统问题的有效手段,而本质上正是将医院电子病历视为复杂的客观对象,并对其在各个领域(战略决策、业务、数据、应用、技术和项目实施)中的复杂度进行有效管理。我国电子病历系统规模越来越大,各医院也逐步开始重视信息化建设的顶层设计和医院信息化整体技术架构,但是目前我国缺少有经验的电子病历系统架构师,而且提供的技术架构与医院的实际情况有一定差距,实施的效果欠佳。

1. 顶层设计的原则

(1)整体性原则:从战略层面规划医院信息化业务流程、应用系统、数据结构和技术架构,以及相互之间的内在联系,系统规划信息化建设需求,实现医院的一体化结构体系。

(2)先进性原则:参照国内外智慧医院的目标定位,在业务流程、应用平台、数据管理和技术架构等方面体现先进性,符合国际主流技术应用发展趋势。

(3)开放性和兼容性原则:医院信息化架构应该遵循"松耦合"的设计思想,满足灵活性、扩展性和统一性要求,以流程管理和数据管理为核心,推进信息系统平台化、模块化建设,确保医院信息架构具备开放性和兼容性,适应医院业务需求变化和满足今后长期发展的需要。

(4)继承性原则:架构设计应该基于医院业务的稳定性,应充分考虑现有信息系统对业务支持的情况,采用模块化的流程方法,逐渐对业务流程进行优化和持续改进,将架构的规划设计与信息化项目建设有机结合,统筹利用,确保信息化投入与建设取得最大的应用效果。

(5)时效性原则:架构设计规划与信息化建设部署是一个长期的发展过程,所以一定要设置时间节点,针对不同的发展阶段,设置明确的阶段性目标;要配合医院的发展战略和年度重点工作,取得阶段性成果。

(6)安全性原则:医院信息架构规划与设计必须符合国家网络安全等级保护的要求。国家卫生健康委明确要求,三甲医院的业务系统必须满足《中华人民共和国网络安全法》《中华人民共和国数据安全法》《中华人民共和国个人信息保护法》等要求。

2. 顶层设计的目标

(1)满足医院整体发展需求。

(2)为业务部门提供配套的信息化技术支撑。

（3）满足临床和科研对数据的需求。

（4）满足移动互联网、物联网等新技术手段的对接需求。

（5）满足院内和院际的数据共享需求。

（6）满足精细化管理的需求。

（7）保障信息系统和数据的安全。

3. 顶层设计的核心　数据及数据流是顶层设计的核心。电子病历涉及的系统越来越多，业务流程也越来越复杂，但是数据的需求是不变的。患者服务需要数据，临床诊疗需要数据，科研需要数据，运营管理需要数据；数据是信息系统为业务系统服务的基础。数据是流动的，是按照业务流程进行的有序的流动。因此，抓住数据和数据流这个核心，顶层设计才能纲举目张。

医院数据可以规划为三类。第一类是基础数据，是信息系统运行的基础，又称数据字典，包括人员、科室、药品、耗材、后勤物资、大型医疗设备等。第二类是业务数据，是信息系统运行的结果，也包括大量的中间结果。业务数据包括临床数据、科研数据、运营管理数据等。第三类是主题数据，是医院根据某个主题的需要，对业务数据进行抽取、梳理、分析，按照主题的业务逻辑关系重新整合形成的数据。其中，基础数据的设计与规划最为重要，例如，患者的基本信息需要在很多应用系统（HIS、LIS、PACS 等）中使用，所以需要对这些信息进行统筹规划，依据信息系统集成平台建立患者主索引，统一采集患者的基本信息，最终实现以患者为中心，将各个应用系统的临床数据整合在一起，实现信息共享。

数据应用的目标和结果决定数据流的规划，例如，科研业务系统的数据设计需要呼应研究结果产出的病例报告表（case report form，CRF），凡是 CRF 中涉及的数据都应该被采集，而且设计采集的数据应该涵盖疾病预防筛查、急救转运、急诊绿色通道、住院手术、康复治疗、出院后随访等各个环节。

数据流设计一定要考虑精细化管理的业务需求。精细化管理的特点是流程化、节点化，需要对每一个业务流程的节点进行考核和评价，而且需要追踪到责任主体，因此，需要采集业务流程每个关键节点的数据。

基础数据的设计一定要遵循标准化原则，按照国家标准、行业标准、地方标准的顺序进行；在没有标准的情况下，医院可以自定义，但必须按照标准化要求，建立完善的数据自定义文档。

4. 顶层设计的方法　通常顶层设计的方法是基于自上而下进行分析和设计的方法，包括需求分析、改进计划、整合设计、分段实施四个方面。需求分析就是研究医院战略目标，依据医院整体发展规划，进行信息化发展规划，对各个信息应用系统进行分析，形成数据和业务性能的分析报告。改进计划就是依据目标和业务需求，对医院信息化架构的现状进行剖析，尤其是顶层数据的需求，提出自上而下的改进策略。医院的精细化管理需要大量的数据支撑，尤其是环节过程中产生的数据。这些数据是进行标准化管理和追踪管理的基础。整合设计就是将各个需要改进的技术方案进行整合、协同，描绘出数据在各系统中的流向，分清各子系统的数据边界。分段实施就是要根据实际使用的情况，分阶段实现各子系统的集成，最后实现顶层的数据共享。

（二）以电子病历为核心的临床信息系统结构

以电子病历为核心的临床信息系统架构需涵盖医院所有的医疗业务能力，既包含单体医院信息化业务能力，也包含与总院或其他院区之间的业务协同联动，还包含医院与区域之间的跨院信息化业务协同能力。基于《电子病历系统应用水平分级评价标准（试行）》（国卫办医函〔2018〕1079 号），结合医院实际业务需求，明确以电子病历为核心的临床信息系统建设范围。以电子病历为核心的临床信息系统涵盖基础支撑层、业务服务层、系统应用层三大领域。

1. 基础支撑层　包括信息基础设施、集成平台、临床数据中心。基础支撑层的功能包括：支撑医院各业务系统运行的基础软件和安全防护及审计；是实现各业务系统的权限管理、身份鉴别、数据共享、业务集成的医院平台；是汇聚和存储数据的医院数据中心，涵盖院内诊疗数据，医疗协同引入的院外诊疗数据、省级国家级专病或专科临床数据。

2. 业务服务层　包括医疗数据服务和医疗知识服务，是全院级医疗数据服务和医疗知识服务体系。业务服务层的功能包括：面向临床医护、药技、管理人员，实现数据的二次利用以及支撑数据服务的数据治理和挖掘分析；面向全部业务的不同角色、不同场景，提供全方位共享的知识服务。

3. 系统应用层　包括临床服务、医技支持、移动医疗、药事服务、医疗管理、患者服务、医疗协同、外部推送。系统应用层的功能包括：面向医生、护士、药师、医技、医疗管理人员，提供各诊疗环节的服务；面向患者，提供线上线下医疗服务；针对医院与总院、其他分院或部门之间的业务联合，实现医疗协同；针对医院对外的业务合作与交流（例如与医保、银行、疾控中心、急救中心、医学院校等），实现机构间的信息共享。

（三）电子病历的工作角色与功能模块

以电子病历为核心的临床信息系统，按角色和功能模块划分，是划分功能模块的方法之一（如表11-1），用此方法脱离供应商已有产品，更容易体现使用者和应用功能的关系，参考《关于印发电子病历系统应用水平分级评价管理办法（试行）及评价标准（试行）的通知》（国卫办医函〔2018〕1079号）。

表 11-1　电子病历工作角色和功能模块划分

工作角色	功能模块	工作角色	功能模块
病房医生	病房医嘱处理	检验处理	标本处理
	病房检验申请		检验结果记录
	病房检验报告		报告生成
	病房检查申请	治疗信息处理	一般治疗记录
	病房检查报告		手术预约与登记
	病房病历记录		麻醉信息
病房护士	患者管理与评估		监护数据
	医嘱执行	医疗保障	血液准备
	护理记录		配血与用血
门诊医生	处方书写		门诊药品调剂
	门诊检验申请		病房药品配置
	门诊检验报告	病历管理	病历质量控制
	门诊检查申请		电子病历文档应用
	门诊检查报告	电子病历基础	病历数据存储
	门诊病历记录		电子认证与签名
检查科室	申请与预约		系统灾难恢复体系
	检查记录	信息利用	临床数据整合
	检查报告		医疗质量控制
	检查图像		知识获取及管理

《电子病历系统功能规范（试行）》《电子病历应用管理规范（试行）》等规范性文件明确了医疗工作流程中的10个角色，39个功能模块。电子病历系统建设以服务角色为导向，以患者为中心，结合工作实际，支撑临床业务，并在应用信息系统过程中不断改进和完善需求。医院通过加强对电子病历的管理和建设，来探索智慧医院标准、管理规范和医疗质量控制方法，发挥互联网、大数据、云存

储、云计算等新技术在医疗管理工作中的优势,逐步使患者在就诊过程中享受到更智能、更高效、更便捷、更安全、更人性化的诊疗服务。

(四)电子病历系统功能结构

狭义的电子病历系统指辅助门急诊和住院医生完成医疗文书书写的系统。医院通过电子病历以电子化方式记录患者就诊的信息。电子病历系统的主要功能包括模板管理、病历书写、病案质控。

1. 模板管理 面向信息管理者,支持模板制作与管理,可按照模板、段落、元数据等进行分层定义;面向医务人员,支持通过复合元素功能对患者信息进行采集、存储、传输、质量控制、统计和利用;可根据医院中的不同层级进行模板的定义、授权,实现文档结构和文档母版的快速复用。

2. 病历书写 支持病历内容的编辑、打印等;支持各类医疗文书的书写,如病案首页、入院志、病程记录等;支持结构化及非结构化的文字处理;支持对图形/图像信息的编辑;支持检验、检查引用及表格图片操作;支持病历文档三级签名;支持修改痕迹保留,可保留各级医生的修改痕迹;支持常用语知识库操作,方便医生进行书写、归档操作。

3. 质控管理 支持质控消息、环节质控时效控制机制。系统采用工作流主推模式,通过任务自动提示,及时提醒和催促医务人员,按时、按质、按量完成病历书写工作,有效地避免病历文档的缺写、漏写、延时书写,支持终末病历质控、病案归档。

第二节 电子病历系统业务流程

闭环管理由戴维·诺顿和罗伯特·卡普兰提出,是一种由信息化管理系统、综合闭环系统及管理控制系统等共同组成的管理方法。电子病历是临床工作流程的核心数据采集源。临床各项医疗业务均以电子病历为核心而展开,并基于临床工作流构建起闭环系统,系统对从申请、执行到结果的监控、反馈整个过程进行管理。对医疗业务及医疗管理执行过程进行全程监控、纠正和信息反馈,可以减少医疗差错,保证医疗质量。医疗业务流程闭环主要包括:医嘱执行闭环、检验结果闭环、检查报告闭环、手术/操作闭环、临床用血闭环、危急值闭环及治疗执行闭环等;医疗管理流程闭环主要包括:压疮护理闭环、医疗会诊闭环、病历质控闭环等。

一、医疗业务流程闭环管理

(一)医嘱执行闭环

1. 医嘱执行闭环概述 医嘱执行闭环是将医嘱执行看作一个完整的大系统,每个环节看作一个个闭环的子系统,成为一个集"决策、控制、反馈"为一体的循环系统。系统环环相扣,确保所有医嘱都能在闭环中得到执行。下面以输液用的"抗菌药物分级闭环管理流程图"为例介绍闭环结构(图11-1),其余医嘱执行闭环流程图将不再单独列出。

2. 医嘱执行闭环流程图 以抗菌药物分级闭环为例,抗菌药物分级闭环包括:抗菌药物分级设置,医生开药,药师审方,核对调剂,给药,血药浓度监测,不良反应监测与上报,给药结束。每一种药品都被赋予ID号,每个步骤都通过扫码完成。这样药品信息、操作者信息、时间、地点、患者信息等在扫码过程中被连续记录,形成闭环。

3. 抗菌药物分级闭环节点介绍

(1)抗菌药物分级设置:医院按照非限制使用、限制使用和特殊使用的分级管理原则,明确各级医生使用抗菌药物的医嘱权限。

(2)医生开抗菌药物:医生根据自身所分配的抗菌药物权限开具相对应的抗菌药物医嘱。

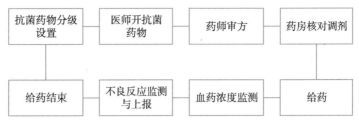

图 11-1 抗菌药物分级闭环管理流程图

（3）药师审方：药师按照收到的医嘱或处方信息根据病情、药品用法／用量及其他适应征进行用药审核。

（4）药房核对调剂：药师根据用法用量调整医嘱信息，核对费用信息，确认患者是否已支付本次费用；核对标签，调整标签顺序，设置标签上显示的滴速和注意事项，最后确认并打印两联（患者联和药袋联）的条码；患者联交给患者保管，药袋联由门诊针剂药房打印，贴到输液袋上，便于在输液过程中核对药物信息。

（5）给药：护士输液配药时，使用 PDA 扫描输液标签码，系统显示输液关联的药物信息；护士依次扫描输液袋关联的所有药物码，系统确认医嘱是否和药物匹配；如果不匹配，则提醒配药错误。

（6）血药浓度监测：对于治疗窗窄、毒性强、用药周期长、患者用药后反应个体差异大的药物，一般需要分析和测定药物在患者血液中的浓度，用以评价疗效及确定给药方案的科学性，达到安全、有效、合理的临床用药目的。

（7）不良反应监测与上报：在给药过程中，如患者出现过敏、恶心等不适反应，医务人员需通过不良事件上报模块及时上报药物不良反应，并在病历中记录相关内容。

（8）给药结束：给药结束后，系统自动生成相关的给药结果记录并存档，医生、护士可查询相关药物记录。

（二）检验结果闭环

1. 检验结果闭环概述　检验结果闭环是利用扫码和 PDA 等手段，通过医院信息系统、实验室信息系统、电子病历系统等多系统的紧密结合，实现检验结果闭环，全流程可追溯。

2. 检验结果闭环流程　对检验标本的采集、运送、签收、检测和报告发布等环节实行全程无纸化管理，通过扫码把检验标本与医嘱进行绑定，保证了标本标识的唯一性。标本管理流程还需设置关键业务节点，覆盖检验前、检验中、检验后的全部标本管理流程。

3. 检验结果闭环节点介绍

（1）检验医嘱开具：患者就诊后，医生开具电子检验医嘱。

（2）护士扫码核对：护士通过 PDA 扫码核对患者信息，看是否与检验标本信息一致。

（3）护士扫码采集：护士扫码采集患者检验标本；系统记录医院物流将标本从临床科室送达检验科的周转过程。

（4）检验标本签收：检验科收取检验标本，对不合格标本进行回退并反馈不合格原因；临床科室护士根据检验科反馈的不合格原因信息，在保持标本号不变的情况下重新采集标本，后续流程与新的标本流程一致。系统记录不合格标本的回退信息，便于标本溯源及质控分析。

（5）检验标本执行：对签收的检验标本采用专业仪器进行检验。

（6）检验结果发布：检验科完成检验后，发布检验结果报告。

（7）检验危急值反馈：当患者出现检验结果危急值时，检验技师可通过系统及时把危急值预警并告知临床医务人员，提醒医务人员及时处置并把处置信息反馈给检验技师。

（8）检验结束：临床医务人员可通过系统查看患者的检验报告；患者可通过自助终端及移动终端查看检验报告。

（三）检查报告闭环

1. 检查报告闭环概述　检查报告闭环是医院对检查过程各个节点状态的记录推送，能准确、及时地告知临床此次检查的进度，实现对检查过程的全程跟踪、追溯。此外检查医嘱闭环记录了整个检查过程各个节点的操作时间，实现了全程数字化，可以帮助质量管理部门更为精细化地管理。根据各个节点的时间差，可分析整个检查项目过程的质量，规范人员的操作，提升设备的使用率。

2. 检查报告闭环流程　目前检查报告闭环通常由几个大节点组成，医嘱环节节点、预约节点、医技科室检查节点等，涉及医生、护士、预约人员、检查技师、报告初写医生、报告审核医生等。

3. 检查报告闭环节点介绍（以住院检查医嘱为例）

（1）检查医嘱开立：住院医生在住院医生站开检查医嘱，开具检查电子申请单，保存后发送至护士站。

（2）医嘱核对：护士校对、核对医嘱后保存。

（3）医技预约：在医技统一预约平台进行预约。预约平台通过设置好的冲突规则对患者多项检查进行合理安排，自动实现检查项目的统一预约。预约后打印预约回执单并给予患者，告知患者检查设备、检查地点、检查时间、检查注意事项等。

（4）检查医嘱执行：患者到达检查科室进行候诊排队。技师对入室后的患者进行身份核对，开始对患者进行检查。检查完成后由医生进行报告书写、报告审核。

（5）检查报告发布：医生完成报告审核后通过系统发布检查结果。

（6）检查危急值反馈：当患者出现检查结果危急值时，检查技师可通过系统及时把危急值预警告知临床医务人员，提醒医务人员及时处置并把处置信息反馈给检查技师。

（7）检查结束：临床医务人员可通过系统查看患者的检查报告；患者可通过自助终端及移动终端查看检查报告。

（四）手术／操作闭环

1. 手术／操作闭环概述　手术／操作闭环通过系统确认手术申请和安排，确认患者信息，核查和完成手术麻醉相关记录，从而提高患者手术安全性。

2. 手术／操作闭环流程　包括：医生开具手术医嘱；护士复核手术医嘱；医生开具手术申请；安排手术护士；安排麻醉医生；患者离开病房到手术室，进行麻醉之后开始手术；手术结束后，患者入麻醉监护室监护；患者苏醒，病情稳定后转入病区。

3. 手术／操作闭环节点介绍

（1）开立手术医嘱：病区医生在住院医生工作站完成"术前小结""特殊手术审批单"，签署"手术知情同意书"等相关手术前医疗文书。

（2）复核手术医嘱：病区医生开立手术医嘱，病区护士复核医嘱，根据医嘱做术前准备。

（3）开立手术申请：病区医生开立"手术申请单"。病区医生提交"手术申请单"时，系统会自动核查并提醒相关手术前医疗文书是否完成，若没有完成则不能提交"手术申请单"。只有在完成相关手术前医疗文书后方能提交"手术申请单"。

（4）安排手术护士：手术室护士接收"手术申请单"后，在手术麻醉系统中安排手术。

（5）安排手术麻醉：麻醉科在麻醉系统中安排相应的麻醉医生。病区医生在住院医生工作站能查询到患者的手术安排情况，包括具体的手术时间、手术间、手术台次、手术护士、麻醉医生等信息。

（6）患者离开病区：手术当日病区护士与手术室护士在病区完成患者交接。

（7）患者入手术室：手术室护士扫描患者腕带，核查患者信息，包括患者姓名、性别、年龄、诊断、手术名称、麻醉方式、手术部位等信息。手术开始时手术医生、麻醉医生、手术室护士三者同时对患者进行手术风险评估、手术安全核查，生成"手术风险评估表""手术安全核查表"。手术结束前手术医生和手术室护士完成手术物品清点，生成"手术用品清点记录单"。

（8）麻醉开始：麻醉医生在术前完成对患者的访视，生成"麻醉术前访视记录"。麻醉开始后，麻醉医生在麻醉系统中记录麻醉情况，生成"麻醉记录"。

（9）手术开始：手术过程中患者家属可在电子显示屏上实时了解患者的麻醉、手术状态，如手术准备中、手术进行中、手术结束麻醉恢复中、手术结束等信息。

（10）麻醉监护：麻醉结束后患者进入麻醉后监护室。麻醉医生在麻醉系统中记录患者在麻醉后监护室的生命体征情况，生成"麻醉后监护室（PACU）记录单"。术后麻醉医生对患者进行术后访视，生成"麻醉术后访视记录"。

（11）患者风险处置：手术患者在手术或麻醉监护时如出现紧急情况，需马上把患者转至重症监护病区救治，待情况稳定后再让患者返回病区。

（12）患者回病区：患者手术结束返回病区时，手术室护士与病区护士交接患者。病区护士将患者返回病区时的生命体征记录在"护理记录单"上。病区医生完成"术后病程记录""手术记录"等医疗文书书写。

（13）手术/操作结束：医生可通过系统查看患者手术/操作全过程的操作记录及各节点的信息展示。

（五）临床用血闭环

1. 临床用血闭环概述 临床用血闭环功能实现了输血患者身份识别的闭环管理和输血环节的可追溯性。

2. 临床用血闭环流程 主要包括：开立输血医嘱，提交输血申请；护士复核输血医嘱；护士完成血液标本采集，提交取血单；检验科接收取血单，同时发放血制品；护士执行输血，反馈输血不良反应并完成输血。

3. 临床用血闭环节点介绍

（1）开立输血医嘱：病区医生在住院医生工作站完成"临床输血申请单"，签署"输血治疗知情同意书"等相关输血前医疗文书。

（2）提交输血医嘱：病区医生提交"临床输血申请单"时，系统会自动核查并提醒相关输血前医疗文书、实验室检查是否完成，若没有完成则不能提交"临床输血申请单"。只有在完成相关输血前医疗文书、实验室检查后方能提交"临床输血申请单"。输血科医生在输血信息系统中接收"临床输血申请单"。

（3）复核输血医嘱及采集血液标本：患者需要用血时，病区医生开立输血医嘱；病区护士复核医嘱，打印血标本条形码，完成血标本抽取并送输血科。

（4）提交和接收"取血单"：病区医生提交"取血单"；输血科医生在输血信息系统中接收"取血单"，并进行交叉配血；交叉配血后，生成"交叉配血试验报告单"。

（5）发放血制品：输血科医生发放相应的血制品，输血信息系统生成"发血记录"。

（6）输血执行：病区护士领取血袋后，经两位护士使用PDA核对并签名后执行输血，生成输血执行记录并同步到护理记录单。病区医生在住院医生工作站上能查看输血执行记录。输血完成后，医生必须在病程记录中书写"输血记录"。

（7）输血不良反应反馈：若输血过程中出现输血不良反应，病区护士或病区医生必须填写"输血不良反应记录表"并上报到医务部门；输血科医生在输血信息系统中接收"输血不良反应记录表"。

（8）输血结束：病区医生、病区护士、输血科医生和医务部门均能在相应的信息系统中查询到输血相关的各种记录及输血医嘱闭环示意图。

（六）危急值闭环

1. 危急值闭环概述 危急值是指危及生命的极度异常的检验或检查结果。出现危急值时如果不给予及时、有效的治疗或干预，患者将处于极度危险的状态，可能会失去最佳抢救机会，发生严重后果，甚至有生命危险。借助信息化手段，可实现危急值发现，危急值核对与发布，危急值接收与处理、反馈等流程的闭环管理。

2. 危急值闭环流程 主要由危急值发现，危急值核对与发布，危急值接收与处理，危急值分级管理，危急值结束组成。

3. 危急值闭环节点介绍

（1）危急值发现：在检验／检查仪器的检测过程中，当发现相关检测数值超过或低于提前设置好的危急值阈值时，系统会提醒技师出现危急值。

（2）危急值核对与发布：当出现危急值时，检验／检查系统将第一时间分级通知检验／检查科室工作人员进行核实及报告。

（3）危急值接收与处理：临床医护人员在系统进行危急值的接收及处置操作。危急值处置信息被自动记录到相应的病程记录中。

（4）危急值分级管理：当临床医护人员未及时处理危急值时，系统将通知相关病区或门诊科室的主管领导，由主管领导及时干预并组织临床医护人员对患者进行处置。

（5）危急值结束：检验／检查科室工作人员通过相关系统查看临床医护人员是否及时接收并进行处置，从而形成闭环。

（七）治疗执行闭环

1. 治疗执行闭环概述 治疗项目是指对患者的非手术治疗，如换药、透析、物理治疗、放射治疗、康复等操作。利用信息系统，实现治疗医嘱的开立、核对，治疗前的评估，治疗执行，治疗后的评估及治疗结束业务闭环。

2. 治疗执行闭环流程 主要由治疗医嘱的开立、核对，治疗前的评估，治疗执行，治疗后的评估及治疗结束等节点组成。

3. 治疗执行闭环节点介绍

（1）治疗医嘱开立：住院医生在住院医生站开治疗医嘱，保存后发送至护士站。

（2）医嘱核对：护士校对、核对医嘱后保存。

（3）治疗前评估：治疗师对患者进行治疗前的评估，更有针对性地制订治疗方案。

（4）治疗执行：治疗师对患者进行治疗。治疗完成后进行治疗记录编写。

（5）治疗不良反应处置：在患者治疗过程中，当出现不良反应时，治疗师应停止治疗，采取相关处置措施，并通过不良事件系统填报"患者治疗不良事件记录表"。

（6）治疗后评估：治疗师对患者完成治疗后，对治疗的疗效及患者身体情况做出评估。

（7）治疗结束：在治疗师完成治疗记录书写及评估后，结束本次治疗。

二、医疗管理流程闭环管理

（一）压疮护理闭环

1. 压疮护理闭环概述 压疮是人体局部组织长时间受压和血液循环障碍，导致局部持续缺血、缺氧、营养不良，进而出现皮肤和软组织的溃烂和坏死的现象。压疮可影响疾病的转归甚至威胁患者的生命。

2. 压疮护理闭环流程 护理信息系统通过将上述闭环流程标准化、数字化、自动化，方便护士及时对患者的压力性损伤情况进行评估与采集，对压疮患者进行及时预报、评估、处置与监控，对疑似院内发生的压力性损伤情况进行及时会诊、报告、审核认定、随访跟踪，及时填报压疮转归情况，审核转归结果，可有效落实医院压疮管理制度，确保患者的医疗安全。压疮护理闭环流程主要包括预报，评估，创面处理，监控，报告，压疮不良事件的处置、随访、转归评价，压疮护理结束。

3. 压疮护理闭环节点介绍

（1）预报：病区责任护士对新入院、转科、转病危/病重或术后患者填写"压力性损伤风险评估表"。若评分小于12分，患者存在压疮风险，系统自动进行压疮预报。

（2）评估：护士长对新预报患者进行复核评估。对进入预报的患者，病区责任护士采取相应护理措施，定期填写"压力性损伤监控报告记录单"及"压力性损伤风险评估表"，跟踪监测患者压疮管理情况。

（3）创面处理：对已发生压疮的患者，病区责任护士除及时采取相应护理措施外，还应做好创面处理，并填写"创面处理记录"。

（4）监控：护士长及科护士长需对已预报患者的"压力性损伤监控报告记录单"进行跟踪监控，检查护理措施的执行情况，并根据实际情况对护理措施提出改进建议。

（5）报告：对院内发生的压力性损伤情况，护士长需要及时填写"院内压力性损伤报告单"，由护理部或压力性损伤监控小组对压力性损伤性质进行认定并给出整改意见和处理措施。

（6）压疮不良事件处置：压力性损伤分为难免压力性损伤与非难免压力性损伤。如果压力性损伤被认定为院内发生的非难免性压力性损伤，需进入不良事件上报流程。

（7）随访：压力性损伤监控小组负责对院内发生压疮患者定期进行院内随访，并填写"院内压力性损伤随访单"。

（8）转归评价：对在院已愈合或待出院患者，责任护士可填写"压力性损伤转归评价表"，及时进行转归评价，并由护理部进行审核确认。

（9）压疮护理结束：医护人员可通过系统查看压疮患者的相关评估及护理文书记录。

（二）医疗会诊闭环

1. 医疗会诊闭环概述　　院内会诊包括急诊会诊、科内会诊、科间会诊、全院会诊。根据紧急程度，院内会诊又分为急会诊和普通会诊。院内会诊闭环管理应支持多种会诊类别。会诊类别设置应包括会诊的紧急程度、会诊有效期、受邀医生在会诊有效期内开具医嘱的权限、受邀医生的职称要求。院内会诊闭环管理主要包括门诊会诊闭环和住院会诊闭环。

2. 医疗会诊闭环流程　　包括会诊前的准备，会诊申请，发起方的会诊通知，接收方的会诊提醒，会诊执行，会诊签名，会诊反馈，会诊评价和会诊结束。

3. 会诊闭环节点介绍

（1）会诊准备：门诊医生在需要会诊时，可在门诊医嘱系统中启动门诊会诊（医嘱）申请单。如该患者有历史会诊信息，应在门诊会诊申请单查看历史会诊记录。

（2）会诊申请：门诊医生依次录入会诊时间、地点、会诊类别、会诊目的以及拟邀请会诊医生清单。

（3）会诊通知：门诊会诊申请单保存后，系统形成一条会诊医嘱，并发送消息给邀请会诊医生。急会诊具有与普通会诊不同的消息显示方式。

（4）会诊提醒：受邀会诊医生点击邀请会诊消息后，启动会诊管理界面。会诊管理界面显示该医生的会诊清单。会诊清单包含发送给该医生的门诊和住院会诊申请；急会诊以醒目的方式显示。

（5）会诊执行：受邀会诊医生可以转出或拒绝会诊请求。转出会诊操作即将此会诊请求转发至本科室其他医生。根据会诊请求权限设置，受邀医生在会诊有效期内可对会诊患者录入门诊处方。受邀医生录入会诊意见后，完成保存并打印会诊记录。会诊意见录入支持检验和检查报告的引用。

（6）会诊签名：在启用可靠数字签名后，应在会诊医生提交会诊申请单的会诊目的、受邀会诊医生提交会诊意见以及受邀医生开出医嘱时实现数字签名。

（7）会诊评价：当会诊医生结束会诊后，会诊科室对医生进行评价。

（8）会诊反馈：会诊医生通过系统可看到邀请会诊科室对本次会诊的评价意见与建议。

（9）会诊结束：会诊结束后，会诊科室可通过系统查看会诊记录。

（三）病历质控闭环

1. 病历质控闭环概述　病历质控闭环依据国家或省市《病历书写规范》《医疗核心制度》《病案管理质量控制指标》等要求，通过定义电子病历质控标准、设定质控规则与环节、建立质控管理机制，运用技术手段实时监控电子病历书写情况。总体流程包括病历质控标准设置、运行病历质控、终末病历质控、病历质控分析与评价。

2. 病历质控闭环流程　包括病历文书书写和提交，系统质控自查，质控医生质控，质控部门抽查，终末病历质控，病历质量分析与评价，质控结束节点。

3. 病历质控闭环节点

（1）病历书写和提交：临床医生完成患者诊疗后，书写病历并提交。

（2）系统质控自查：在日常书写病历过程中，自查或提交病历会触发系统自动进行病历质控规则检查，从而发现病历质量问题。临床医生还需及时修正、整改自查中发现的或人工质控反馈的问题。质控规则包括对全部病历文书及相关记录的时限要求、专科专病病历内涵质控、病案首页质控等。

（3）质控医生质控：科室质控员对本科室重点病历实施质量监控与问题反馈，并跟踪确认质控问题整改情况。

（4）质控部门抽查：医院质控部门监测医院运行病历质量情况，发现病历质量问题倾向。定期或不定期通过抽查的方式，组织医院病历质量专家对全院重点科室、重点病历或重点病历质量问题进行检查，并对检查中发现的问题进行反馈、跟踪与评价。

（5）终末病历质控：是在患者出院后，病历提交归档时开始进行的病历质控过程，是病历质量管理的最后一道防线，同时还要完成病历质量的终末评价。终末病历质控同样按照三级质控管理流程进行，包括系统质控自查，科室质控医生质控，以及质控部门质控。质控部门最后对待归档病案进行质量核查，如发现病历存在重大缺陷，可驳回病历，限期整改，否则病案归档完成。

（6）病历质量分析与评价：根据病历质量检查和评价结果，通过定义生成不同维度的统计分析报告，发现病历质量常见问题，总结病历质量问题规律，完善系统质控规则，辅助质控部门有针对性地开展质量检查和评价，持续改进病历质控效率与质量。

（7）质控结束：病历质控结束，对于符合要求的相关病案，完成归档。

第三节　电子病历系统技术

一、电子病历的编辑与存储技术

（一）电子病历编辑与存储技术的发展现状

电子病历系统的发展经历了长期的过程，特别是电子病历的编辑与存储，从早期对病历电子化的认识到当今对电子病历信息化、智能化的要求，是从技术革新到理念革新的转变，是持续发展的过程。

临床对电子病历的认识伴随着计算机的普及。最早的电子病历编辑是借助 WPS、Word 等文字编辑软件预先设定模板，明确患者的一般情况、主诉、现病史、既往史、体格检查等基本条目，形成统一的病历书写规范。此后，临床希望病历信息能够被随时修改、调阅、打印。随着关系型数据库技术的发展，基于关系型数据库存储的电子病历系统被建立起来，电子病历被设计为关系型数据库二维表中的字段项。随着对电子病历编辑、检索、统计、分析的要求越来越高，XML 技术的出现给电子病历数据存储带来了新思路。目前几乎所有计算机相关领域都已经普及了 XML 技术，XML 成为电子病历系统业务领域数据交流的首选技术。数据库巨头在 XML 技术研究中投入了巨大的精力，逐渐地将 XML 技术融合在关系型数据库中。

（二）电子病历结构化编辑与存储

电子病历的数据逻辑结构比较复杂，数据间存在一定的逻辑层级关系，其中有包含与被包含关系，对象与属性关系，对象与对象的关系。只有把电子病历中的各对象进行结构化和标准化后，才能实现病历内部和病历间的数据交换与共享。

2009 年 12 月国家卫生部发布的《电子病历基本架构与数据标准（试行）》指出：电子病历应进行数据结构存储，用于规范描述电子病历中数据的层次结构关系，包括临床文档、文档段、数据组、数据元四个层次，既可以从临床文档逐步分解成数据元，也可以从数据元逐步聚合形成临床文档。

临床文档是指根据医疗业务和医疗文书书写规范定义的一系列病历文档，记录了医疗卫生事件、患者诊疗信息，例如病案首页、入院记录、病程记录、手术记录等。这些病历文档形成 XML 形式的模板，如从管理角度设计全院通用的模板，从学科角度制作专科类模板。

文档段是指根据标准医疗文书规范，每一份医疗文书都有各自特定的逻辑段落内容，例如入院记录中的主诉、既往史、过敏史、体格检查等。文档段中定义的内容一般包含医疗语境，因此需要在XML 中为文书段落增加特定的约束。

数据组是由若干医疗数据元组成的医疗文档的基本单元，包括用药、过敏等内容。数据组具有临床语义的完整性和可重用性，并且数据组之间可以存在包含关系和嵌套关系。XML 可以很好地表达这种关系。

数据元是电子病历最底层的数据结构，也是 XML 文档中最小的单元，可以通过定义、标识、表示和允许值等表述这些数据单元。

（三）电子病历编辑器

电子病历编辑器是病历采集的基本工具，也是电子病历系统的核心技术，是衡量电子病历系统质量的关键指标。电子病历编辑器最基本的功能是为临床医生提供类似于 Word 的"所见即所得"的编辑效果，主要实现新建病历、打开病历、保存病历、自动排版、清除未使用元素、清除关键字、病历续打等基础功能。开发一套完整的电子病历编辑器难度非常大，一般有 3 种常见的技术路线：基于富文本开源控件，类 Word 编辑器，基于国产电子病历编辑器集成开发。

在互联网上有很多开源富文本编辑控件，支持 Delphi、C++ Builder、C# 等多种开发语言，主要用于显示、编辑和打印超文本文档。这些控件支持不同的特征属性（如字体，上标和下标，文本背景颜色，自定义下拉列表等）。文档中可以包含表格、图片等。借助这些功能，编辑控件可以自定义医学元素，供医生便捷地选择医学信息，在保存文书的时候可以创建 HTML、docx、XML 等格式的文件。其优点是开发人员可以根据不同用户的要求，自行组织控件布局，设计功能事件，搭建个性化电子病历编辑器。

类 Word 文档编辑器是国内应用最广、大众最熟悉、功能最全的文本编辑器，在用户体验上也最容易被接受。类 Word 文档编辑器提供大量二次开发接口和文档，开发者可以基于它提供的应用程序接口组建自己的产品。开发者结合用户需求，依据接口文档示例，构建完整的用户解决方案。类Word 文档编辑器无需自行组织控件，具有功能齐全、插件数量多、软件基础成熟等优点，但是不利于集成在浏览器和服务器架构（browser/server architecture，B/S）下。

近年来随着电子病历系统的加速应用和推广，国内的电子病历编辑器厂商结合原卫生部制定的《电子病历系统功能规范（试行）》，推出各自的特色产品以满足电子病历系统的需要：除基本功能外，在临床用户体验、医疗文书痕迹保留、内容保护、医疗知识库、医疗信息共享、医疗事件触发方面进行了技术革新，同时满足客户端／服务器（client/server，C/S）和 B/S 架构的集成需要，可良好兼容各大医疗机构不同的操作系统版本。

二、电子病历的电子签名与认证技术

电子病历系统通常使用电子签名及认证技术来保障电子病历的原始性和完整性，实现传统纸质病史文书的防篡改性。《中华人民共和国电子签名法》《电子病历应用管理规范（试行）》等一系列法律和规范的颁布实施，进一步为电子签名、数字证书、电子签章的应用提供了司法层面的支撑。

（一）电子签名与认证技术

1. 电子签名与认证　电子签名主要是指通过一种特定的技术方案来赋予当事人一个特定的电子密码。该密码能够在证明当事人身份的同时确保发件人发出的资料内容不被篡改。电子签名的主要目的是利用技术手段对数据电文的发件人身份进行确认，保证传送的文件内容不被篡改，并解决事后发件人否认已经发送或者收到资料的正确性等问题。常见的电子签名形式有采用生物识别数据（如虹膜、指纹）、基于公钥密码技术的数字签名等。

电子认证是指由特定的第三方机构通过一定的方法对电子签名的真实性进行验证的一种活动。电子认证主要应用于电子交易的信用安全方面，保障开放性网络环境中交易人的真实与可靠。电子认证是确保某个人的身份信息或者特定信息在传输过程中不被修改或者替换。电子认证可以在当事人之间相互进行，也可以由第三方来做出鉴别。

2. 数字签名　是目前比较成熟且应用最为普遍的电子签名技术。大多数应用场景提到的电子签名，实际指的就是数字签名。数字签名是只有信息的发送者才能产生的别人无法伪造的一段数字串；这段数字串同时也是对信息的发送者发送信息真实性的一个有效证明。数字签名通过公钥加密领域的技术实现，是用于鉴别数字信息的方法。一套数字签名通常定义为两种互补的运算：一个用于签名；另一个用于验证。数字签名是非对称密钥加密技术与数字摘要技术的应用，通过签名与验证的过程实现电子签名与认证过程。

3. 数字证书　是实现数字签名的主要技术。数字证书又称为数字标识，是指在互联网通信中标志通信各方身份信息的数字证明。签名方通过证书授权使用以标识自我身份，参与签名活动。数字证书由权威发证机构发布，由个人掌握，其形式是通过加密技术加密的文件。证书的实体文件常见的存放载体有硬件载体和软件载体。授权使用时通常需要输入身份验证信息以防止证书被盗用。

4. 数字时间戳　在信息交换的过程中，还需要在经过数字签名的交易上打上一个可信赖的时间戳，以解决一系列实际应用中的法律问题。由于用户环境的时间很容易改变，由该环境产生的时间戳不可信赖，所有一般由权威第三方来提供可信赖的且不可抵赖的时间戳服务。一般来说，时间戳产生的过程为：用户首先将文件用哈希码编码（hash code）加密形成摘要；然后将该摘要发送到数字时间戳服务；数字时间戳服务在加入时间信息后再对该文件加密（数字签名），并送回用户。

（二）电子病历中的电子签名与认证应用

如果把电子病历看作是一组静态的医疗文档记录，医务人员使用数字证书作为个人授权方式，通过对各份独立文档进行数字签名（包括时间戳），可以实现电子病历的数字签名和认证，医疗文档经过数字签名也可以保证签名后文档的原始性。

通常医院会引入由法律机构认可的第三方数字证书颁发机构，为全院医护技人员发放有统一授权的数字证书，并配备数字签名的手写板签字程序，用于采集患者的签名、指纹或照片，保障医务人员和患者及家属在无纸化病案模式下签字的可行性与合法性。最常用的证书载体为 USB Key 的硬件载体。USB Key 与医生的个人信息绑定，达到一人一证、实名发证的目的。随着移动互联网设备，特别是智能手机的广泛使用，同时为了便于管理，手机 App 也作为证书的一种新的软件载体，让医生通过自己的手机即可完成数字签名。移动数字证书通过推送和扫码的方式与签名主体交互，既符合医疗业务的特点，也满足了安全、易用和兼容的要求。

（三）电子病历的电子归档

按卫生部 2010 年印发的《病历书写基本规范》，患者出院后，病历经主治医生、上级医生、质控医生/护士、病案室等逐层把关审核后进行归档。

电子病历的电子归档是上述过程的数字化呈现，即基于数字签名技术，在传统电子病历的基础上，形成可以脱离纸质手段的、具有法律意义的数字化病案。医嘱、护理病历、检验/检查报告、治疗记录等电子病历在符合医院管理要求的业务节点（如处方保存后、电子病历完成后），生成对应的 ODF 或 PDF 版式文档。这些版式文档被发送至统一的数字认证中心，根据文档类型加盖不同医生个人或医院的电子章，并统一归档至医院统一的电子病历文档库，最终形成符合法律要求的含有电子签章信息的文档库。

三、电子病历系统集成共享技术

在电子病历系统的建设和使用过程中，数据标准不统一、各诊疗业务系统分散，造成电子病历数据质量的参差不齐及诊疗信息的分散。随着电子病历系统功能的逐步完善和信息化集成水平的提高，整合医疗服务信息、实现医疗信息共享及再次利用的需求日益迫切。

（一）电子病历的集成共享需求

由于信息系统具有分阶段建设、按业务功能分布等特点，电子病历的集成共享普遍存在以下困难。

1. **患者信息整合** 电子病历系统带有多种独立的数据库，造成系统复杂、可扩展性差，患者信息不能有效地共享。

2. **电子病历内容结构化、规范化** 不同医疗机构，甚至不同专科电子病历内容的结构化程度、数据表达规范程度等均不相同，给电子病历的利用和共享带来巨大困难。

3. **提升系统的稳健性** 电子病历相关业务系统之间往往采取"点对点"接口方式，耦合度高，造成系统的建设成本高、升级风险大。

4. **实现患者信息区域共享** 与外部缺乏统一的标准规范，难以实现患者信息的区域共享。

（二）电子病历基本数据集和共享文档规范

为促进电子病历系统的集成共享，国家卫健委相关部门自底向上分别对卫生信息数据值域、数据元、数据集、共享文档做出了规范性指引，以数据元和数据集为基础保证卫生信息共享文档数据元素的规范性。

1. **卫生信息数据元** 数据元是数据的基本单位，是装置数据的容器。每个卫生信息数据元的专有属性记录了数据元标识符、数据元名称、定义、数据元值的数据类型、表示格式、数据元允许值。妇科检查方式代码数据元专有属性见表 11-2。其中，卫生信息数据集的数据元允许值来源于《卫生信息数据元值域代码》（WS 364—2011）；值域代码是由 CV+7 位数字 + 点号分隔符，组成总长度为 11 位的字母数字混合码；值域是允许值的集合，妇科检查方式代码值域见表 11-3。

2. **卫生信息数据集** 数据集是具有主题的、可标识的、能被计算机处理的数据集合。根据《电子病历基本数据集》（WS 445.1—2014），电子病历基本数据集包括病历概要、门急诊病历、门急诊处方等 17 个部分。以病历概要数据集为例，数据集、数据子集和数据元的对应关系如表 11-4 所示。

表 11-2   妇科检查方式代码数据元专有属性

数据元专有属性	属性值
数据元标识符	DE04.10.039.00
数据元名称	妇科检查方式代码
定义	妇科检查所采用方法所属类别在特定编码体系中的代码
数据元值的数据类型	S3（按代码表的形式）
表示格式	N1（固定长度为 1 位的数字）
数据元允许值	WS 364.7 卫生信息数据元值域代码第 7 部分：体格检查
	CV04.10.003 妇科检查方式代码表

表 11-3   CV04.10.003 妇科检查方式代码值域

值	值含义	值	值含义
1	外阴部检查	4	三合诊
2	阴道窥器检查	5	直肠 - 腹部诊
3	双合诊	9	其他

表 11-4   病历概要数据集、子集与数据元的对应关系举例

数据集名称	数据子集名称	数据元标识符	数据元名称
病历概要数据集	患者基本信息子集	DE01.00.009.00	城乡居民健康档案编号
		DE02.01.030.00	患者身份证号码
		DE02.01.031.00	身份证件类型代码
		DE01.00.021.00	居民健康卡号
		DE02.01.044.00	医疗报销类别代码
		DE02.01.039.00	患者姓名
		DE02.01.005.01	出生日期
		DE02.01.040.00	性别代码
		DE02.01.018.00	婚姻状况代码
		DE02.01.025.00	民族
		DE02.01.052.00	职业类型代码
		DE02.01.004.00	工作单位名称
		DE02.01.010.00	工作单位电话号码
		……	……
	患者健康信息子集	DE04.05.001.00	ABO 血型代码
		DE04.05.010.00	Rh 血型代码
		DE02.10.026.00	疾病史（含外伤）
		DE02.10.008.00	传染病史
		DE02.10.101.00	预防接种史
		……	……
	卫生事件摘要子集	DE06.00.062.00	就诊日期时间
		DE06.00.092.00	入院日期时间
		DE06.00.017.00	出院日期时间
		DE04.01.018.00	发病日期时间
		DE05.10.053.00	就诊原因
		……	……
	医疗费用记录子集	DE07.00.007.00	医疗付费方式
		DE07.00.004.00	门诊费用金额
		DE07.00.010.00	住院费用金额
		DE07.00.001.00	个人承担费用金额
		……	……

3．**电子病历共享文档**　是以满足医疗卫生机构信息共享为目的的科学、规范的卫生信息记录。其以结构化和 XML 编码的方式表达医疗卫生业务共享信息内容。根据《电子病历共享文档规范》(WS/T 500—2016)：电子病历分为 53 个共享文档；每个共享文档的结构包括文档头和文档体；文档体包括章节(component)和条目(entry)，具体结构如图 11-2 所示。

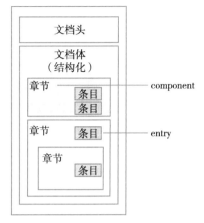

图 11-2　共享文档的结构

生成的电子病历共享文档可与跨区域中心(如上级或本区域的区域信息平台、医联体信息平台)进行交互。跨区域中心通过一套主数据管理机制保证相同的患者有唯一的主索引(如身份证号)，并对患者的电子病历共享文档数据进行解析、梳理和整合，形成患者完整就诊主线。各医疗机构可通过患者主索引信息调阅患者的电子病历信息，从而实现患者电子病历信息在区域之间的互利共享。

(三)电子病历系统的集成共享实现

系统集成主要分为数据集成、应用集成和网络集成。数据集成能把不同来源、格式、特点的数据有机地集中，提供全面的数据共享。数据集成技术能保证数据的一致性。应用集成是将信息技术的资源及应用聚集成一个协同工作的整体。应用集成能够实现异构环境下的信息交互。通过数据集成及应用集成技术能够解决系统之间互联和互操作性的问题。

1．**数据集成技术**　数据集成的方法包括联邦数据库、中间件集成方法、数据仓库方法。

(1)联邦数据库：是利用全局模式将各个异构系统的数据视图集成起来，为用户提供数据源的透明访问。全局模式只要描述异构数据的结构、语义和操作，通过全局模式，系统可以将用户发出的访问请求分别转换为各个系统能够执行的请求。

(2)中间件集成方法：对用户屏蔽底层数据源的差异，将异构数据源作为一个整体供用户使用。

(3)数据仓库方法：将数据源的数据进行处理，然后复制到数据仓库进行集中式管理。ETL 是将数据从源端经过抽取、转换、加载至目的端的过程。数据仓库进行数据集成的具体流程：先将从各业务系统数据库中抽取的患者信息进行术语字典、值域统一映射；再进行数据采集、清洗、整合及后结构处理，形成标准数据；最后将高质量的数据装载到数据中心，实现高质量数据集成。

2．**系统应用集成技术**　传统的系统应用集成方法主要有公共对象请求代理体系结构、分布式组件对象模型、远程方法调用、web service。企业服务总线(enterprise service bus，ESB)集成了 web service 和其他系统集成技术，将 web service 更好地集成到 ESB 中。ESB 通过标准的适配器和接口，将粗粒度的应用和服务联系起来，对应用之间的通信则采用标准的事先约定的消息格式实现。ESB 为服务交互的接入方提供了一个可实时交互、信息共享的平台。ESB 采用总线管理，所有服务都发布到总线上。基于 ESB 的集成平台实现应用集成的流程：应用程序 A 可以通过事件触发、轮询等方式触发基于 ESB 的集成平台；ESB 中运行的消息会对接收的消息进行业务规则处理、工作流、格式转换、协议转换、实时业务监控等一系列处理，使得处理后的消息与"应用程序 B"提供的服务相匹配，并通过 ESB 核心组件完成"应用程序 B"服务的调用；"应用程序 B"反馈的消息再经过 ESB 中消息处理后，反馈工作流能够识别的消息给工作流，流程继续运行直至工作流结束。在工作流中也可以引入人工操作进行干预，增加了 ESB 的拓展性。

ESB 服务总线下，能够实现系统应用集成。当第三方系统发生改变时，现有的标准服务可以在不改变基础结构的情况下实现复用，能够有效地消除应用系统集成的复杂性，实现各类服务资源的高效利用，提升医院的业务服务能力。

四、电子病历系统中的新技术应用

（一）电子病历系统中自然语言处理的应用

自然语言通常指一种自然地随着文化演化的满足人类日常交流使用的语言，例如汉语、英语等。自然语言处理（natural language processing，NLP）是指利用人类交流所使用的自然语言与机器进行交互通信的技术。通过对自然语言的处理，使得计算机对自然语言能够可读并理解。简而言之，NLP是计算机的阅读语言。常见的NLP应用，例如运营商及电商的智能客服、智能手机的语音助手等，在电子病历系统中也有应用。

电子病历系统中应用自然语言处理技术：首先需要建立医学术语库和词典库，以形成医学语言知识库；其次是语言处理，进行分句、分词、语义分析，形成文本摘要；还需要建立医学术语映射，如对"胸痛"症状的表述可能包含"胸部不适""胸部疼痛""胸疼""胸痛"等多种形式，对同一术语的表述，如"乙肝表面抗原""乙型肝炎表面抗原""HBsAg""表面抗原"等是同一指标，以ICD-10、ICD-9-CM3等行业标准及权威教材用词为基础，将医学自然语言进行规范化和标准化。在实际应用中，例如静脉血栓栓塞（venous thromboembolism，VTE）的智能防治，VTE是常见的心血管疾病，具有高发病率、高死亡率及发病隐匿的特点，是导致住院患者非预期致残/致死的重要原因。VTE又是一种可防可控的疾病，早期识别并实施恰当预防，可显著降低其发生率。VTE通常是多因素累积引发，已知风险因素多达数十种，例如年龄、创伤、用药、长期制动、疾病史等。风险因素通常散落在患者住院期间的各类病历文书、诊断、医嘱、检查/检验及治疗记录等内容里。VTE智能防治利用自然语言处理技术获取各类文书内的相关内容，再结合VTE医学知识库、医学术语映射及VTE分值等级等，最终得出VTE评估结果。实际中VTE智能防治还需应用其他新技术。

（二）电子病历系统中机器学习的应用

电子病历系统中存储了大量的临床数据，基于机器学习的电子病历数据挖掘和应用，能实现临床辅助决策支持，是电子病历系统发展的新方向。机器学习是人工智能中最具智能特征的技术领域之一，特别适合在大数据环境下，有效获取隐藏的、有效的、可理解的知识。

1. 什么是机器学习 机器学习尚未有统一的定义。最著名的定义来自卡内基梅隆大学计算机科学家Tom Mitchell教授1997年出版的 *Machine Learning* 一书：对于某类任务T和性能度量P，如果一个计算机程序在T上以P衡量的性能随着经验E而自我完善，那么我们称这个计算机程序在从经验E中学习。简而言之，机器学习主要是设计一系列让计算机可以自动"学习"的算法。机器学习算法是一类从数据中自动分析获得规律，并利用规律对未知数据进行预测的算法。

2. 机器学习在电子病历系统中的应用 20世纪90年代以来，将机器学习技术应用于电子病历系统以推动临床实践，成为了医疗人工智能的重点发展领域。其中较知名的实践是沃森肿瘤软件（Watson for Oncology，WFO）。沃森肿瘤软件通过由计算机学习医学期刊、医疗书籍，以及医疗机构历史肿瘤治疗案例等，形成肿瘤诊疗知识，协助医生决策肿瘤治疗方案。

在国内，电子病历系统的人工智能应用实践也广泛采用了机器学习技术，常见的包括支持向量机（support vector machine，SVM）算法、决策树算法、回归预测算法、推荐算法等。应用场景包括智能辅助诊断系统、临床用药辅助决策系统、电子病历智能辅助问诊、传染病和慢性病预测及筛查系统等。

这些应用场景中综合体现了机器学习技术赋予的以下能力。

交互能力——通过自然语言理解能力，获得其中的医学语义信息，以自然的方式与人互动交流。

学习能力——通过对医学文献、电子病历为基础的学习，从大数据中快速提取关键信息，像人类一样进行学习和认知，并通过获取应用中的医务人员反馈，在交互中优化模型，不断进步。

推理能力——通过将学习获得的知识片段连接起来，进行推理、分析、对比、归纳、总结和论证，获取决策的证据。

目前，机器学习技术也存在其局限性。机器学习依赖的是医疗大数据，特别是经过规范标注的医疗数据。国内目前尚未形成上规模的电子病历数据训练集，使机器学习算法能力——特别是泛化能力——存在不足。机器学习的这个特点也使其对只有少量案例的疑难疾病辅助诊断和治疗能力存在先天缺陷，这也是沃森肿瘤软件最终失败的重要原因之一。

（三）电子病历系统中语音识别的应用

语音识别技术通过语音信号处理和模式识别让机器自动识别与理解人类口述的语言或者文字。语音识别技术主要由 3 个部分组成：声学模型、语言模型和解码器。首先对原始语音进行端点检测和语音分帧；之后从中提取能够反映语音信号特征的关键参数；最后通过参考模型库中的样本语音等对相似度进行度量并最终进行识别。

有调查显示，住院医生每天在计算机前进行文字录入的时间占总工作时间的 44%，而语音识别技术可以很好地解决电子病历的信息采集和输入问题，提高医生的录入效率。

由于医疗电子病历的应用场景特点，语音识别技术需要特别关注以下关键技术问题。一是声源的识别。一方面诊疗过程人多嘈杂，需要收音设备有降噪功能；另一方面患者来自全国各地，有方言或带有口音，语音识别技术需要有融合普通话和方言口音的声学模型来正确识别出患者需要表述的内容。二是要有专业并能持续更新的医学词汇库作为基础。医疗专业存在学科差异大、专业性强的特点，医生的语音中包含了大量的临床术语，需要能够正确地识别这些词语及语序信息。

语音识别技术在电子病历中的应用场景较为丰富。在医疗过程中，医生需要书写大段的病历文书用于记录病情和治疗方案等。传统做法是通过录音收集医生的口述，之后通过听写记录到电子病历系统。而通过将语音识别技术和电子病历系统集成，医生使用麦克风可以直接在诊疗过程中同步完成电子病历的记录。在放射、病理等需要读片的科室，语音识别系统也可以对医生口述的读片信息进行语音分析，按医学词汇、字典及知识库分析提取涉及部位、分级、影像表现、综述建议等内容，形成报告文本填充到对应的结构化电子病历中。类似应用场景还有护理记录、评估单等，在执行护理的过程中同步录入到电子病历系统中。

语音识别技术不仅可以节省书写病历的时间，还可以帮助医生对患者进行随访跟踪。在语音识别技术的支持下，医生可以对自己负责的患者设置自动语音随访，由自动语音电话方式完成对患者的定期随访，通过语音识别技术自动完成随访病历的结构化记录，让医生有更多的时间关注医疗业务本身。

随着互联网应用的蓬勃发展，互联网诊间业务成为医疗业务的最前沿。医患间的在线音 / 视频交流代替了传统问诊，通过语音识别技术，可以快速将交流的语音转换为主诉、现病史等关键病历信息。

（舒　婷）

思 考 题

　　1. 除了按角色划分电子病历功能模块外，是否可考虑其他更好的划分方式？请举例说明。

　　2. 电子病历数据集与共享文档有什么区别与联系？

　　3. 人工智能技术在电子病历系统中还有哪些应用场景？

第十二章

远程医疗信息系统

当前,我国社会经济发展不平衡导致医疗资源配置不均衡。优质医疗资源均集中在东部发达地区的大城市,而中西部及农村医疗资源相对不足。远程医疗能够克服时间和空间给求医问诊造成的障碍,是调整医疗资源分布失衡、加快基层医疗卫生服务体系建设、推进城乡医疗卫生服务均等化、缓解群众医疗问题的有效途径之一。为此,我国在新医改的各类配套措施中十分重视远程医疗的发展与应用。远程医疗信息系统的建设已成为我国卫生信息化建设项目的重要组成部分,更是深化医药卫生体制改革的重要推动力量。

第一节　远程医疗系统概述

远程医疗(telemedicine)是依托现代通信技术和信息技术,构建网络化平台,联通不同地区的医疗机构与患者,进行跨地域医疗诊治与医学专业交流等的医疗活动。远程医疗信息系统(telemedicine information system)是由数据通信技术、计算机多媒体技术、计算机网络技术、医学信息化技术交叉结合组成的全新的医疗服务系统。通过远程医疗信息系统,可以把大医院和中小医院乃至患者家庭联系起来,形成医学专家与患者之间的一种全新的诊疗模式。近年来,基于高清视频会议的远程医疗信息系统,以真实自然的高临场感会诊效果和动态清晰的医疗数据呈现,快速、有效地提升了远程医疗质量和效果,推动远程医疗进入快速应用的新时代。

一、国内外远程医疗的发展历程

(一)国外远程医疗的发展历程

远程医疗的概念最早由美国提出。20世纪60年代初出现了第一代远程医疗,侧重于研究性探索与局部试点应用。20世纪80年代后期,现代通信技术推动了第二代远程医疗的发展,在远程咨询、远程会诊、医学图像的远距离传输、远程会议和军事医学方面取得了较大进展。当时最具代表性的是建立于1991年的美国乔治亚州教育医学系统(CSAMS),覆盖了2个三级医学中心、9个综合性二级医学中心和41个乡村医院、诊所等远端站点,实施远程诊疗活动。

加拿大是最早利用远程医疗技术发展卫生事业的国家之一。全国已经建立了34个不同的远程医疗网络。未来几年,加拿大远程医疗将重点发展乡村和边远地区,增强远程医疗保健网络的建设和开展家庭远程监护的应用。

欧洲各国远程医疗发展状况比较集中地代表了当今世界发达国家开展远程医疗活动的水平。德国、英国、意大利、法国、西班牙、挪威等国在远程医疗、远程医学教育、远程医学研究、公共卫生、医疗保健管理等方面已经取得了重要进展,并在大学、医院建立了一些应用和实验性的网络,为远程医疗在欧洲的普及奠定了基础。据不完全统计，欧洲已有超过 50 个国家建立了远程医疗系统，拓展的应用领域涵盖了几乎所有临床学科。

韩国于 2005 年 3 月开始建立远程放射读片中心，采用集中系统和中心数据库，多用户同时在线（高级医生、放射专家和社区医生）。网络是与韩国电信的合作，建立良好的收费、服务和运营模式。同时建立远程教学系统，开发了适合偏远地区的可携带系统，提供在线服务，包括在线处方、报告书写、数据统计等。

日本、欧洲等均已将社区远程医学作为主要内容列入 21 世纪的生物医学发展战略，成为优先资助领域之一。

（二）国内远程医疗发展历程

我国自 20 世纪 80 年代末开始进行研究性远程医疗试验探索。20 世纪 90 年代中期开始进行实用性远程医疗系统建设与应用，形成"多点开花、专域应用"的发展局面。其中，北京、上海等地的部分高等级医院分别建立了连接国内其他地区医院的远程医疗系统。中国金卫医疗专网、解放军远程医疗系统等逐步开通了面向全国多地区的信息网络架构和远程医疗业务应用。在国家相关政策引导和实际业务需求推动下，我国东部省市，如上海市、浙江省等积极建设远程医疗信息系统，并紧密结合对口支援中西部欠发达省份的卫生工作，发挥了积极作用。

进入 21 世纪，我国远程医疗建设应用快速发展。2010 年和 2011 年，国家规划和组织实施了两期区域性远程医疗试点项目建设，范围覆盖了 12 家部属（管）综合医院、22 个中西部省（区、市）和新疆建设兵团的 500 个县级综合医院及 62 个省级三甲综合医院，并依托省级大型医院建立远程医学中心。北京协和医院、中日友好医院等 11 所医院的高端远程医疗系统投入使用；云南、甘肃、新疆完成了 2010 年度和 2011 年度基层远程会诊系统的项目任务；河南、重庆、湖北等 9 个省（区、市）完成了 2010 年度基层远程会诊系统的项目任务，取得良好的社会效益。远程医疗系统的相继投入使用，一定程度上缓解了医疗资源分布不平衡所造成的问题。同时，技术研究机构、生产厂商与医疗机构密切结合，充分结合网络通信技术与物联网技术，逐步发展适合家居应用，可穿戴式的健康监测产品，探索远程医疗的新应用模式，展现出更加广阔的应用前景。

近年来，国家多次出台政策推动远程医疗的发展和建设。2018 年 4 月，国务院办公厅印发《关于促进"互联网＋医疗健康"发展的意见》（国办发〔2018〕26 号），就促进互联网与医疗健康深度融合发展作出重要部署，医疗领域发展跨入新的历史纪元。时隔不到 3 个月，国家卫健委进一步贯彻落实，于 2018 年 7 月发布承上启下的通知——《关于深入开展"互联网＋医疗健康"便民惠民活动的通知》（下文简称《通知》，国卫规划发〔2018〕22 号）。2019 年 3 月 18 日，国家卫健委发布的《关于印发 2019 年深入落实进一步改善医疗服务行动计划重点工作方案的通知》（国卫办医函〔2019〕265 号）不断完善远程医疗制度，扩大远程医疗覆盖范围。要求三级医院重点发展面向基层医疗机构和边远地区的远程医疗协作网，承担贫困区县级医院对口帮扶、对口支援等任务的医院，要与受援医院搭建远程医疗协作网，建立远程医疗工作制度，推动远程医疗服务常态化。有条件的三级医院要积极建立远程医疗中心，推广"基层检查、上级诊断"的服务模式，提高基层的疾病诊断能力。到 2020 年，实现远程医疗服务覆盖全国所有医疗联合体和县级医院，并逐步向社区卫生服务机构、乡镇卫生院和村卫生室延伸。

受新冠肺炎疫情的影响，远程医疗的需求进一步扩大。未来，远程医疗信息系统融合 5G、人工智能、大数据等信息技术的创新发展，将持续推动远程医疗规模的扩大。

二、远程医疗的发展阶段

（一）第一代远程医疗

20 世纪 60 年代初到 80 年代中期的远程医疗活动被视为第一代远程医疗。这一阶段的远程医疗发展较慢。从客观上分析，当时的信息技术还不够发达，信息高速公路正处于新生阶段，信息传送量极为有限，远程医疗受到通信条件的制约。

（二）第二代远程医疗

20世纪80年代后期到2010年，随着现代通信技术水平的不断提高，一大批有价值的项目相继启动。在远程医疗系统的实施过程中，美国和西欧国家发展速度最快，联系方式多是通过卫星和综合业务数据网（integrated services digital network，ISDN），在远程咨询、远程会诊、医学图像的远距离传输、远程会议和军事医学方面取得了较大进展。乔治亚州教育医学系统是目前世界上规模最大、覆盖面最广的远程教育和远程医疗网络，可进行有线、无线和卫星通信活动，远程医疗网是其中的一部分。欧洲及欧盟组织3个生物医学工程实验室、10个大公司、20个病理学实验室和120个终端用户参加的大规模远程医疗系统推动了远程医疗的普及。澳大利亚、南非、日本等国家也相继开展了各种形式的远程医疗活动。

（三）第三代远程医疗

2010年至今，远程医疗逐步呈现"走进社区、家庭，更多地面向个人，提供定向个性服务"的发展特点。远程医疗的发展与智能手机的发展紧密同步。随着物联网技术的发展与智能手机的普及，远程医疗也开始与云计算、云服务结合起来，众多智能健康医疗产品逐渐面世。远程血压仪、远程心电仪，甚至远程胎心仪的出现，给广大的普通用户提供了更方便、更贴心的日常医疗预防、医疗监控服务。远程医疗也从疾病救治发展到疾病预防的阶段。

三、远程医疗的发展趋势

从远程医疗的发展历史来看，远程医疗技术的应用领域，已从最初的高科技领域到后来的军用、民用，最终将向社区和家庭渗透，普及到每个老百姓。远程医疗已成为实现人人健康目标必不可少的技术支撑手段，将最大程度地造福于人类健康。

（1）技术多元化和融合化发展：随着远程通信技术、信息学技术以及医疗保健技术的日益发展和融合，远程医疗技术将呈现多元化发展趋势，主要表现在通用化、专业化、小型化和一体化方面。通用化是指远程医疗信息系统的多功能性和通信平台的兼容性：多功能性是指一套远程医疗信息系统具有多种远程医疗服务功能，如远程会诊、远程咨询、远程教育、远程手术示教等；通信平台的兼容性是指远程医疗信息系统能够适应多种通信介质网络；专业化是指按专业需求研制成各种专用的远程医学设备，如远程放射学系统、远程超声诊断系统、远程手术系统等；小型化是为适应个人疾病监护、家庭保健护理和军队战时卫勤的需要而研制生产一些便捷式远程医学装备的趋势，如心电图BP机（超小型家庭用心电图记录仪）、有线或无线心电遥测监护系统等；一体化是指远程医疗信息系统与医院信息系统（HIS）、医学影像归档与传输系统（PACS）的一体化趋势，远程医疗信息系统与医院各种数字化诊查设备或信息系统互接，实现各种医疗信息数据交互，为远程医学业务的开展提供支撑。

（2）应用领域不断扩展并形成体系化医疗服务：远程通信技术和计算机技术的快速发展为远程医疗应用创造了适宜的网络环境。随着材料学与制造工艺的不断革新，远程医学系统设备趋于体积小、重量轻、功能全。为满足个人健康监护、家庭保健、家庭护理等需要，研制自动化和智能化程度较高、移动性好、便携式的远程医学设备，使远程医疗进入社区和家庭成为可能。在公共医疗保健、各种自然灾害救援和军队平战时伤病救治中，远程医学正发挥越来越重要的作用。

（3）远程医疗运行模式在探索中不断发展：由于受到远程数据通信技术和计算机软硬件条件的制约，早期的远程医疗主要应用在一些科研和试验项目上，总体处于探索阶段。20世纪80年代后期，随着现代通信技术的不断完善，大批有实用价值的项目相继启动，远程医疗得到良好的发展。远程医疗也由较为模糊的概念逐渐发展为具有系统理念（如远程医学咨询、远程病情监护、远程手术指导、远程家庭保健、远程教学、远程学术交流、远程医学文献共享等)的新医学服务模式。

(4)远程医疗基础平台和医技专科不断融合:实践证明,远程医疗可以广泛应用于几乎所有的医学专业,包括各临床专科、辅助诊断专业以及医学科研、教育等,从而逐步向远程医学拓展。从各个国家的发展经验来看,远程医学只有结合具体的专科应用,才能最大程度地发挥出远程医学效益,把最好的医疗专家带到前线。例如,远程放射学和远程病理学主要依赖于成像技术,与放射学和病理学的传统实践模式有着明显的相似性,从而产生了系统技术标准、相关人员的资质标准、质量保证和控制标准等,并已逐渐被业内人士接受和认可,而成为远程医学应用的领先学科。

第二节　远程医疗信息系统的架构

一、远程医疗信息系统的总体架构

远程医疗信息系统由两级远程医疗服务与资源监管中心、三级医疗机构终端站点、一个专用业务网络以及一套应用系统等组成,如图 12-1 所示。

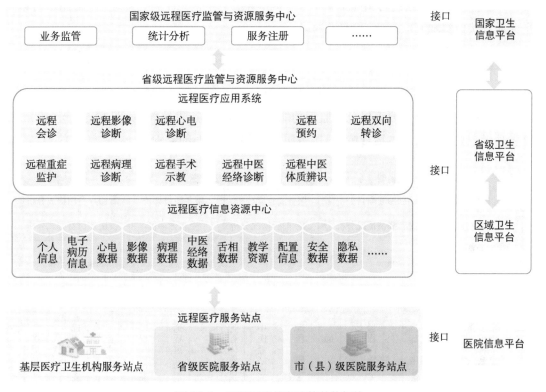

图 12-1　远程医疗信息系统总体架构

两级远程医疗服务与资源监管中心:分为国家级远程医疗服务与资源监管中心、省级远程医疗服务与资源监管中心。两级远程医疗服务与资源监管中心在整个体系中居于后台管理的角色,是整个远程医疗信息系统的核心管理要素。设立国家级远程医疗服务与资源监管中心,主要作用是业务协调和监管,从宏观上指导和监管各级远程医疗系统的建设与运营情况,提出整体建设规划与改进措施,实现全国远程医疗资源的合理调配和统一管理。

设立省级远程医疗服务与资源监管中心,主要作用在于:一是提供统一业务应用平台,协调医疗资源并支撑具体远程医疗应用,并为建立特色医疗服务平台提供条件,如疑难重症专科会诊系统、应急指挥系统等；二是履行监管职责，指导和监督本省内各级远程医疗系统的建设与运营情况，建立与国家监管服务中心的信息互通，组建全国统一的服务与监管网络。

三级医疗机构终端站点：分为省级医院服务站、市（县）级医院服务站点、基层医疗卫生机构服务站点。根据国家级远程医疗服务与资源监管中心、省级远程医疗监管与服务和中心、远程医疗应用系统等需求，需要对各省级医院、各市（县）级医院、基层医疗卫生机构配置相应的图像采集设备、音视频终端、医疗数据采集和显示设备以及医生工作站。各级医疗机构作为远程医疗终端站点，具体实施与承载各项医疗业务服务，进行各类医疗信息交互，共享各类医疗资源，并保障业务活动中的服务质量与医疗安全。

一个专用业务网络：远程医疗信息网络是以国家级远程医疗服务与资源监管中心为骨干网络的核心节点，向下接入省级医院、市（县）级医院、乡镇卫生院、社区卫生服务中心、救护车等业务单元，实现入网机构互联互通。接入机构为远程医疗信息系统的基本组成单位，通过专线、多协议标签交换虚拟专网技术（MPLS VPN）、internet、3G/4G/5G、卫星等多种手段接入省级远程医疗服务与资源监管中心。

一套应用系统：是由省远程医疗服务与资源监管中心、远程医疗信息资源中心、9 类远程医疗应用子系统组成的软硬件与业务应用一体化的体系。

接口：远程医疗信息系统与国家卫生信息平台、省级卫生信息平台、区域卫生信息平台以及医院信息平台通过接口实现互联互通、信息共享。

二、远程医疗信息系统的功能架构

系统业务功能架构图可以更加明确地体现远程医疗信息系统内部的组织关系和逻辑关系。远程医疗信息系统的业务功能主要可以分为监管功能、服务功能和运维功能，如图 12-2 所示。

监管功能主要包括对基本运行情况、服务质量、财务等方面的监管。

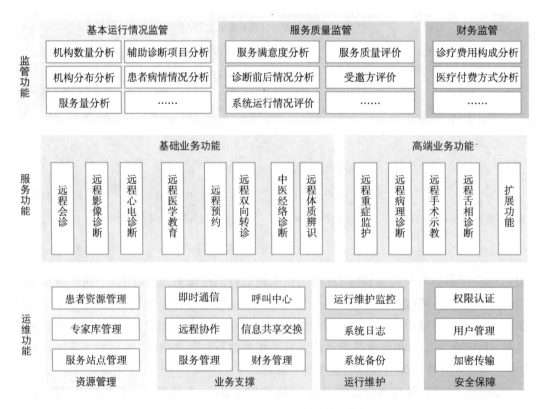

图 12-2 远程医疗信息系统服务与监管功能架构示意图

服务功能包括基本业务功能和高端业务功能。其中基本业务功能包括远程会诊、远程影像诊断、远程心电诊断、远程中医经络诊断、远程医学教育、远程预约、远程双向转诊、远程中医体质辨识等；高端业务功能包括远程重症监护、远程病理诊断、远程手术示教、远程舌相诊断等。

运维功能主要包括资源管理（患者、专家、机构等）、业务支撑、运行维护、安全保障等。系统运维功能是整个系统的支撑，用于保障远程医疗业务和远程医疗监管业务的开展。

三、远程医疗信息系统的信息架构

（一）信息资源库框架

信息资源库是远程医疗信息化建设的重要基础，支撑远程医疗服务过程中的科学决策，促进多级卫生部门、各医院开展远程医疗高效协同，提升优势医疗资源向偏远地区公众的服务能力，是远程医疗服务互联互通的核心价值所在。远程医疗信息资源库：一方面要从各个医院通过标准规范信息资源交互的方式采集和接收业务数据和监管数据；另一方面要实现数据存储、管理、分析、统计及展现（图12-3）。

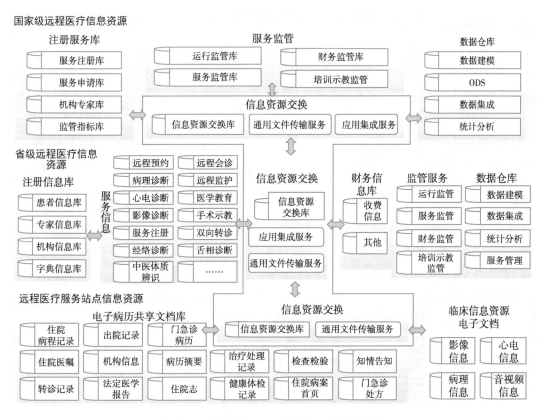

图 12-3　远程医疗信息系统信息资源架构图

信息资源库包括结构化数据、非结构化数据、应用服务资源等。按照统一规划、重点建设的思想，建立国家级远程医疗信息资源库和省级远程医疗信息资源库，实现各区域医院资源接入省级远程医疗服务与资源监管中心，省级远程医疗服务与资源监管中心的信息资源接入国家级远程医疗服务与资源监管中心。

1. 国家级远程医疗信息资源库　定位是协调、监督、管理、决策，包括注册服务信息资源、服务监管信息资源、数据仓库信息资源、信息交换资源。注册服务信息资源主要是围绕省级远程医疗服务与资源监管中心的可共享服务资源的注册，支撑跨区域远程医疗工作开展的管理协调；服务监管信息资源主要是围绕区域远程医疗工作开展的监督和管理，支撑跨区域远程医疗工作开展的效能建设；数据仓库信息资源主要是围绕辅助决策开展数据统计分析服务；信息交换资源支撑国家级远程医疗服务与资源监管中心和各省级远程医疗服务与资源监管中心之间的信息上通下达，以及各省级远程医疗服务与资源监管中心之间的信息互联互通。

2.省级远程医疗信息资源库　定位是业务服务和业务监督，包括注册信息资源、服务信息资源、财务信息资源、数据仓库信息资源、信息交换资源。注册服务信息资源主要是围绕医疗资源的注册，支撑区域远程医疗工作开展的基础信息管理；服务监管信息资源主要是围绕远程医疗业务服务的信息资源，支撑区域内远程医疗业务服务；数据仓库信息资源主要是围绕区域远程医疗业务的监督统计分析服务；信息交换资源支撑和国家级远程医疗服务与资源监管中心的信息上通下达，以及区域内各医院信息平台的信息互联互通。

3.医院信息平台　对于已经建立医院信息平台的医院，医院信息平台将结构化数据和非结构化数据封装成标准规范信息资源，通过医院信息平台按照消息机制完成数据自动传送，实现和监管与服务资源中心的业务信息交换。

4.远程医疗协作平台　通过信息标准化改造，各远程医疗系统构建基于远程医疗标准与规范的远程医疗协作平台。通过在医院前置服务器部署远程医疗协作平台，实现远程系统内部数据的标准化转换并完成数据上传，保证数据的标准性、完整性、安全性。

（二）技术架构

远程医疗信息系统技术架构从技术方面分层及描述，对于关键技术的方案进行描述。远程医疗信息系统的技术架构主要包含五个层次，即应用层、服务层、资源层、交换层、接入层（图 12-4）。

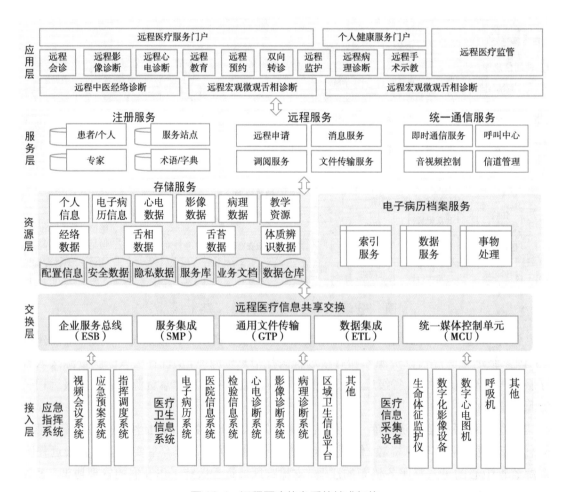

图 12-4　远程医疗信息系统技术架构

远程医疗信息系统与区域卫生信息平台实现互联互通。对于已经建设区域卫生信息平台的省市，在建设远程医疗信息系统时，患者／个人、服务站点、专家、术语／字典等可以直接调用区域卫生信息平台上注册的相关信息；而对于未建区域卫生信息平台的省市，为了满足远程医疗信息系统的需要，先在远程医疗信息平台中构建患者／个人、服务站点、专家、术语／字典等的注册服务模块，以后再与区域卫生信息平台进行对接并保持一致。

1. **系统应用层**　由远程医疗服务应用和远程医疗监管两部分（模块）组成：通过统一的远程医疗服务门户访问，可实现远程会诊、远程影像诊断、远程中医经络诊断、远程中医舌相诊断、远程中西医病历诊断、远程心电诊断、远程监护、远程手术示教、远程中医体质辨识、远程医学教育等远程医疗服务，各应用可实现"即插即用"；通过远程医疗监管模块提供的功能，可实现各级远程医疗系统运营情况的分析、统计、决策等多种监管功能。

2. **系统服务层**　所提供的服务包括注册服务、远程服务、存储服务和电子病历档案服务，用于通过远程医疗数据传输对象与远程医疗业务逻辑层直接进行交互，集中了系统的业务逻辑的处理。服务间的消息交换和消息传输贯穿各个服务层，服务间的消息交换需要基于通用的交换标准和行业的交换标准。

3. **系统资源层**　所提供的资源包括结构化数据、非结构化（文档、音／视频资料）数据、结构化文档数据、应用服务资源等，主要用于：支撑跨区域远程医疗工作开展的管理协调；支撑跨区域远程医疗工作开展的效能建设；辅助决策，开展数据统计分析服务；为国家级远程医疗服务与资源监管中心和各省级远程医疗服务与资源监管中心，以及各省级远程医疗服务与资源监管中心之间的互联互通提供信息服务。

4. **资源交换层**　包括企业服务总线（ESB）、服务集成（SMP）、通用文件传输（GTP）、数据集成（ETL）、统一媒体控制单元（MCU）。信息交换层根据业务流程，通过数据接口或消息传递与其他信息系统进行数据交换，实现信息共享、数据上报等功能，主要用于：满足临床信息跨医院、跨区域的信息交换和协同应用；医疗服务资源的注册、申请、授权、管理、监控，实现基于服务的信息资源共享交换；满足基于卫生医疗行业数据规范的业务信息采集，并对外部系统提供基于文件的数据交换服务；满足远程医疗数据仓库建设过程中的数据采集、加工、转换处理的数据集成要求；满足音视频信息的跨医院、跨区域交互，并按照平战结合要求，集成突发公共卫生事件应急指挥视频会议系统；解决医院在依靠省级远程医疗服务与资源监管中心开展远程医疗业务过程中的信息互联互通问题。

5. **资源接入层**　是远程医疗系统的基础，包括应急指挥系统、区域卫生信息平台、医疗机构信息系统及医疗机构集成平台、医疗信息采集设备。

第三节　远程医疗信息系统的功能

远程医疗信息系统的功能包括基本功能、高端功能和延伸功能。其中基本功能包括远程会诊系统、远程影像诊断系统、远程心电诊断系统、远程医学教育系统、远程预约系统、远程双向转诊系统、远程中医经络诊断系统、远程中医体质辨识系统等；高端功能包括远程重症监护系统、远程病理诊断系统、远程手术示教系统、远程宏观微观舌相诊断系统等；延伸功能包括各医疗专业远程应用和向患者个人、家庭等医疗机构之外的医疗健康服务。

一、远程会诊系统

远程会诊是指上级医院专家会同基层医院患者的主管医生，通过远程技术手段共同探讨患者病情,进一步完善并制订更具针对性的诊疗方案,实现"小病社区解决,疑、难、急、重疾病通过远程会诊接受上级医疗机构专家的服务",达到资源共享的目的。

远程会诊系统利用成熟的视讯产品对接医院信息系统及常用检查设备,使本地医生能够与远程专家、患者进行高清音/视频的流畅交流,完成病历分析、病情诊断,进一步确定治疗方案。远程会诊系统在医生和患者之间建立起全新的远程可视诊断平台,使患者在基层医疗机构也可接受大型医院专家的诊断和医疗指导。通过远程会诊,不仅可以实现专家和患者之间远程的"面对面"视频交互,而且可以对患者的病历、病情状况、X线片、CT、MRI、心电图、血氧数据、图形等资料进行共享。

远程会诊系统提供两种会诊模式:交互式远程会诊和离线式远程会诊。

(一)交互式远程会诊

交互式远程会诊:支持会诊专家与申请医生、患者间的实时交互式远程会诊;支持患者的临床需求,让患者在病床上就能实时接受专家的远程会诊服务;支持会诊专家对异地病床上的患者视频画面进行远程控制;针对危重症患者,支持床边监护仪等生命体征数据的实时传输,为会诊专家提供连续、动态的诊断依据。

(二)离线式远程会诊

离线式远程会诊:支持会诊专家与申请医生的非实时离线式远程会诊;支持申请医生提交会诊申请信息和病历资料;会诊专家根据实际情况,非实时浏览会诊申请信息和病理资料,并编写和发布会诊报告;申请医生再浏览会诊报告;也支持院内多学科会诊响应。多个会诊专家在自己的办公室远程接入平台,可自由切换视频主窗口,浏览会诊患者的电子病历信息,在详细了解患者病情、各学科专家充分沟通的基础上,以患者为中心,根据患者的病情需要来制订最优的诊疗方案。

二、远程影像诊断系统

远程影像诊断系统是指基于患者的CT、MR、X线片等疑难影像资料,通过远程视频,进行远程诊断并出具诊断咨询报告的会诊,实现基层医院疑难影像的快速转移,并较快获得影像专家的诊断咨询报告,从而为患者的早期、及时诊断和就地治疗或转院争取时间与可能。

远程影像诊断系统支持将影像诊断资源进行集中配置和管理。基层卫生医疗机构拍片师进行影像检查后,可直接通过网络上传影像数据;上级医院诊断医生经过读片和分析后出具诊断结果与意见,将诊断结果反馈到基层医院,并由基层医院完成诊疗过程。检查结果能够在区域内医院实现互联互通互认。

三、远程心电诊断系统

远程心电诊断系统能够实现:申请方在诊断申请模块中新建诊断申请单,输入申请信息和患者病历信息;保存申请单后启动心电诊断系统做检查;心电诊断系统返回检查的报告和诊断意见;申请方在诊断管理模块查看诊断意见和检查报告并打印报告单。

远程心电诊断系统通过将基层医院的患者心电图以数字化的形式传输到专家端,使专家(尤其是专科医生)对患者病情作出更为准确的判断,解决目前在基层医疗机构存在的心电诊断能力不足的问题。

通过远程心电系统邀请其他医联体的诊断医生参与心电会诊。在心电会诊过程中可以进行波形操作、处理和实时交流,使专家(尤其是专科医生)对患者病情作出更为准确的判断,以提高会诊效果。会诊过程及会诊结论全部被记录和保存,可上传至远程心电诊断系统进行保存,以备查询。

四、远程医学教育系统

远程医学教育系统是指通过通信网络传送教育材料,依托视频/语音终端,结合典型病例/影像,由会诊医院专家在线对申请医生进行教育活动，实现点对点和一点对多点的通信。

远程医学教育系统通过互动研讨，打破传统的线下教学模式，高效、易用，并提供现场直播、课件互动点播、培训教学等多种功能，能够服务于申请医疗机构远程终端，能够为申请医疗机构终端提供实时或录播的教学服务，通过远程医疗教学，提高医护人员的技术水平。

远程医学教育可分为实时交互式远程培训和课件点播式远程培训两种模式。

（一）实时交互式远程培训

系统不仅支持远程专题讲座、远程学术研讨等基于课件的交互式远程培训，还支持远程教学查房、远程病案讨论、远程手术示教、远程护理示教等基于临床实际案例的实时交互式远程培训，并结合远程会诊的实际案例，在潜移默化中实现有针对性的施教，使得医护人员不用离开工作岗位就能接受优质的培训，及时解决临床中出现的新问题和新情况，达到释疑解惑的目的，提高了基层医护人员获得优质继续教育的可及性，低成本、大规模、高效能地提升基层医务人员的服务能力和水平。

实时交互培训：支持授课专家音视频与课件播放同步；支持培训参与方实时交互；支持对培训过程的录像，并保存为通用文件格式存储在远程会诊中心，并支持流媒体课件的制作、整理、归类。

（二）课件点播式远程培训

系统支持课件点播服务，实现文字、幻灯片、视频等课件的网上在线点播学习，具备新增、删除、上传、查询等课件管理功能。

五、远程预约系统

远程预约系统是指上级医院通过向基层医院开放或预留一定比例远程联合门诊的专家号源，使专家在诊间，通过在线远程的方式，对基层的患者进行问诊。基层医院根据病情需要帮助患者预约远程联合门诊的专家，推动优质医疗资源下沉，提升基层医院服务能力，逐步引导患者基层首诊的有序就医习惯，减少错位就医。

远程预约系统能够提高委托医院医生在诊断过程中的诊断准确率和抢救成功率，对辅助医生治疗和远程患者就诊有着广泛与现实的意义。针对基层医院的门诊疑难患者，由门诊医生根据病情需要，判断是否需要上转（前往）上一级医院看专家门诊；若病情需要，门诊医生可以登录系统帮助患者进行挂号预约。

系统将提供省级医院专门开放的专家出诊表和专家预约挂号情况供医生选择。预约完成后，平台自动进行处理，将预约受理过程通过短信的方式通知医生或患者。系统支持基层医院完成预约挂号、预约检查、转院申请等操作，支持上级医院完成相关申请受理及信息反馈。

六、双向转诊系统

双向转诊系统能够通过资源管理及共享帮助基层医疗机构将一些疑难急重患者上转到二级以上的医院，而在大医院确诊后的慢性病和手术后的康复患者下转回基层，由基层医疗机构的医生对患者进行后续的治疗。在患者转诊的同时由基层医院的医生帮助进行上级医院专家门诊、检查／检验、住院病床的预约。

各级医疗机构之间可以通过双向转诊系统实现双向转诊信息、检验预约、病床预约及转诊患者诊疗信息的共享，使双向转诊更方便、更规范、更高效，实现"小病进基层，大病到医院，康复回基层"的目标。双向转诊系统一般具备以下四个功能。

（一）转诊申请

系统响应全科诊疗、其他服务组件或系统模块的转诊请求，向定点转诊机构提出转诊申请，并具备转诊申请单填写、转诊申请的提交与修改、接诊机构查询、转诊申请查询等功能。

（二）转诊管理

转诊管理分为送转管理和接诊管理：支持邀请方进行取消送转、打印转诊单、重新转出操作；支持受邀方进行接诊或拒绝接诊等操作；具备转诊过程管理、病历资料管理、转诊过程提醒、转诊记录查询等功能。

（三）患者信息反馈

患者的出院信息都可从受邀方的 HIS 中自动获取，根据转诊记录信息自动转回邀请方，或根据患者地址信息转回该患者被管辖的社区医疗卫生机构。

（四）随访功能

随访功能包括随访记录和随访计划、随访记录查询及随访提醒等。

七、远程重症监护系统

远程重症监护系统是指通过在重症监护病房部署视频设备和医疗数据采集器，实现远程监护的功能，实现在无人值守的情况下获得面对面的监护效果。远程监护点与病房建立视频会议，使病房的全景信息（如患者的神情状态，以及患者的监控检测数据）实时、高清地传送到远程监护点，也使所有患者和病房信息能全息地展现在监护点上，在取得有效监护的同时减少对患者的打扰。

远程重症监护系统支持与可穿戴监护设备对接，在使用过程中持续上报患者的位置信息，进行生命体征信息的采集、处理和计算，并传输到远端监控中心。远端医护人员可实时根据患者当前状态，做出及时的病情判断和处理，或在监护室部署视频采集终端，开展视频会议，与监护设备对接，采集和传输患者生命体征参数。在监控视频下，当患者出现肢体及精神状态的异常表现，或生命特征（如体温、脉搏、呼吸、血压及血氧饱和度）出现异常时，救护人员通过远程重症监护系统的数据传送和查询，及时掌握患者病情变化，获取患者实时图像画面，及时干预和救治。

随着科技发展，市场上出现了越来越多能够监测生命体征的可穿戴智能设备，使得远程监护的应用场景不再局限于特定地点。基于可穿戴智能设备实时采集的信息，通过网络将特殊群体的关键生命体征参数传输给救护人员，实现远程监护，做到及时干预，能够进一步满足居民日益增长的健康需求。

八、远程病理诊断系统

远程病理诊断系统是指把传统切片转换成由完整数字图像组成的虚拟数字切片。病理切片的全自动显微镜必须符合国家医疗器械的管理条例，集成显微影像处理、web 图像浏览等技术，支持对虚拟数字切片进行缩放操作，对关键图的标记、保存，以及病理图文报告的书写、发布。

远程病理诊断系统解决了优质医疗资源分布不均、病理医生短缺的问题，通过互联网手段实现病理会诊，为病理医生提供无时间与空间限制的数字切片交流机会。远程病理诊断系统可进行诊断交流、疑难病例收藏、专家数字切片解读、病理远程教学。

九、远程手术示教系统

远程手术示教系统是指专为远程手术示教设计，采集和显示手术室内医疗设备（如生命体征监护仪、内镜、呼吸机）的视频信号及数据，配合功能强大的录播系统，将手术室内专家或学员的手术过程，以及手术室内各种医疗设备的视频资料，基于远程医疗真实地呈现到实习医生或观摩人员 / 专家的眼前，建立本地化优质手术教学课件，以达到远程手术教学或学术交流的目的。

远程手术示教系统利用网络传输，可将手术室的各视频信号以多场景结合的方式高清无损、快速地实时传输给远端专家。远端专家将根据传输的图像即时告诉现场医生手术过程中的各种关键注意事项，以便根据患者情况及时调整手术方案，实现远程手术指导。

（一）实时的远程手术示教

手术示教的优点在于：利用医院现有网络，节省大量建设经费、手术过程和细节信息实时而且清晰度高；对接各种微创镜类手术设备，提高教学效果，随时随地地观看想要观看的手术过程，完全摆脱了传统示教模式在时间、空间和人数上的限制；资料的录制和备份方式先进，查询方式简便，观看方式多样、灵活、无地域限制等。

（二）手术录像存储及查询

手术录像存储及查询即对手术影像和场景视频进行全程实时记录，并进行高质量、长时间的存储，使之可被用于日后教学。对于一些具有争议的手术，可以利用这些视频资料作为科学判断的依据。手术后对照这些影像资料进行学术探讨和研究，可以有效提升医生的手术水平。

（三）手术现场即时拍摄

手术现场即时拍摄即对教学过程中的关键动作通过拍摄方法记录下来。拍摄后的图片以 JPG 格式保存，可转存后进一步分析。学习者可以将这些图片下载后学习并使用。

（四）专家远程会诊

专家无需进入手术室，可以通过在观摩会议室实时观看手术的高清画面，与现场医生一同对患者进行确诊，并进行手术指导；当现场手术较为复杂时，借助网络通过教学终端组成手术研讨会，及时解决手术疑难问题。

第四节　远程医疗的技术实现

一、多媒体计算机系统

多媒体计算机系统是指能综合处理多种媒体信息，使信息之间建立联系，并具有交互性的计算机系统。远程医疗信息系统需要通过多媒体计算机系统，实现软件与硬件的高度融合，实现视频会诊功能的开启，满足远程会诊等系统应用对硬件设备的调阅。多媒体计算机系统包括媒体交换系统和视频录制点播系统。

（一）媒体交换系统

媒体交换系统是视频会议的关键设备。所有服务站点的实时音视频码流都经过媒体交换系统统一交换分发。系统需兼容 H.323 音视频协议、SIP（session initiation protocol，会话初始协议）和视联网协议，支持不同协议的终端接入会议，实现高标清、移动及语音会场互通的融合会议。媒体交换系统性能和稳定性至关重要，是远程医疗系统服务开展的关键因素。

（二）视频录制点播系统

视频录制系统：基于 IP 网络，支持 IPV4（互联网通信协议第四版）和 IPV6（互联网通信协议第六版）双协议栈，以及 IPV4 单独组网、IPV6 单独组网或者 IPV4/IPV6 混合组网，以满足网络发展需求；可以将会议中的视频、音频信号和医疗数据信息进行一体化同步录制、直播和点播；支持在线直播和用户点播回看。高清录播系统可以实现手术过程、会诊过程录制，用于医疗教学或者存档等。远程教学课件资源库点播将医学新进展、疑难病例大讨论、经典手术、住院医师培训等录制并编辑为课件，提供给入网远程医院点播，使各地医务人员更加灵活地参加远程医学继续教育学习。

二、现代网络通信技术

稳定、可靠的网络支撑平台是远程医疗业务开展的必要保证。远程医疗业务开展过程具有参与会诊的医院分布范围广、数据传输量大、交换频繁、对呈现的效果要求高、网络承载压力大等特点。因此,远程医疗信息系统须通过现代网络通信技术为入网医院提供互联网接口,满足入网医院间开展远程会诊、健康服务数据传输的需要,使系统保证在带宽占用较小的前提下,提供高清的视音频交互,满足远程会诊和视频会议等多种业务应用视音频交流的需求。

远程医疗信息系统覆盖的医疗卫生单位的种类很多,物理位置相对分散。这些医疗卫生单位由于地理位置的原因或者规模的要求,对于传输网络的要求都不相同。各单位可根据各自的特点,选择如下的接入链路。

1. **专线**　同步数字体系(synchronous digital hierarchy,SDH)专线基于时分复用技术,网络时延小,稳定性高,提供丰富的检/纠错能力。对用户来说,SDH 在链路上相当于一个透明的物理通道。在这个透明的通道上,只要带宽允许,用户可以开展各种业务,如语音、数据、数字视频等,而业务的质量是用户可控的。不足的之处在于,SDH 专线租用费用较高,点对点的连接,网络管理较复杂。建议国家中心和省级中心之间,以及二/三级医院与中心之间采用此种连接方式。

2. **MPLS-VPN**　运营商在专门建设的 IP 专网上构建企业用户的虚拟专网。相对于 SDH 专网,MPLS-VPN(多协议标签交换的虚拟专用网络)租用费用较低,部署和管理简单。由于物理链路由多企业共享,链路的服务质量由运营商控制。建议二/三级医院采用此方式与中心互联。

3. **视联网**　是由运营商建设,基于国产自主知识产权的全国性视频交换专网。通过视联网,可以在一套系统上同时实现数万路以上的超大规模视频会议、视频监控、视频点播、远程培训、手术示教等综合高清视频应用。视联网具备三网融合架构,可以通过数字电视实现高清视频通信入户,实时同步传输高清医疗影像和数据,具备结构性安全特征。建议有视联网覆盖的地区优先考虑视联网服务。

4. **internet VPN**　利用互联网线路,通过 VPN 技术将分支机构或单人连接到企业网络。在互联网上传输数据需要建立一个安全加密的数据传输隧道。安全加密的 VPN 技术有 IPSec(internet protocol security,互联网安全协议)VPN 和 SSL(secure socket layer,安全套接层)VPN 两种。通常采用 IPSec VPN 建立网络之间的连接,采用 SSL VPN 建立终端到网络之间的连接。internet VPN 的优点在于接入方便、费用低,但缺点也很明显,包括网络时延较大、网络质量不可控、语音视频业务体验差。建议没有专线资源的乡镇医院和社区服务中心,采用此种方式。

5. **3G/4G/5G 链路**　使用 3G/4G/5G 接入,不受地理条件限制,尤其适用于山区等不适宜部署有线网络的场景。3G/4G/5G 接入的劣势在于带宽小,资费较高。建议在没有有线接入点的社区服务中心,作为接入链路,或者在有线可靠性无法保证的区域使用 3G/4G/5G 链路作为备份链路。应急急救车也可以在没有有线网络的场所选用此种方式。

6. **卫星专线**　是利用由卫星地面站和通信卫星组成的卫星通信系统向用户提供的点对点传输通道、通信专线出租业务。卫星专线最大的优点在于不受地理条件和地面线路资源限制,结构简单,无需经过复杂的地面路由。卫星专线的缺点在于延时大,租用费用高。建议应急急救车采用此种方式。

三、多系统整合技术

远程医疗信息系统中业务应用层根据实际业务,面向各级医疗机构提供远程监护、远程诊疗、远程会诊、双向转诊、远程教育、远程咨询等远程医学应用综合服务,并且借助信息交互层可与其他医疗信息系统,如医院信息系统、放射信息系统(RIS)、医学影像信息系统等进行系统融合和数据交换,充分满足不同医院不同系统的整合要求。

远程医疗信息系统通过采集远程业务数据,加以存储归档,基于数据处理提供业务质控、业务分析,满足业务监管的需要,能够以整合视图进行呈现,如商业智能(business intelligence,BI)、驾驶舱等。

四、网络的安全防范技术

在整个远程医疗信息系统专网中，大量采用交换机（三层、二层）、防火墙等作为联网设备。在日常运维中，需要注意该类设备的安全性，一般包括设备登录的安全性、SNMP（simple network management protocol，简单网络管理协议）网络管理协议的安全性等。为了防止网络设备配置被恶意修改，网络路由信息、数据信息泄露等，需运用网络安全防范技术，保证系统运行的安全。

网络安全主要包括网络结构、网络隔离、网络接入、入侵检测与防御、网络传输和网络安全审计。

五、虚拟现实技术

虚拟现实技术的应用可以突破物理方面的局限性，让更多医生沉浸在虚拟现实环境中开展远程医疗服务。对比传统方式，虚拟现实技术沉浸感更强，具备更多交互内容，相对使用成本更低。目前虚拟现实技术主要分为虚拟现实（virtual reality，VR）、增强现实（augmented reality，AR）、混合现实（mediated reality，MR）。远程医疗中应用较多的是虚拟技术和增强技术。

虚拟现实技术应用到远程医疗场景主要涉及以下主要关键技术。首先能够根据动态环境获取三维数据，并使用三维数据建立动态环境下的模型，同时能够实时生成三维环境并提高屏幕的刷新频率。为增加沉浸感，还需依靠传感器技术和立体显示技术，要求显示屏幕分辨率达到一定标准，才能达到沉浸体验和清晰度的均衡，一般至少需要达到4K，即有4096×2160分辨率以上的超高清画面。

（罗海琼）

思 考 题

1. 你认为我国当前远程医疗信息系统建设存在的问题有哪些？该如何解决？

2. 远程医疗会诊涉及大量电子病历，远程医疗信息系统建设过程中应从哪几个方面保障信息的安全？

3. 结合社会环境变化趋势，试述远程医疗信息系统建设的关键技术。这些技术对远程医疗信息系统的建设会带来什么影响？

第十三章

临床决策支持系统

医学知识已进入快速增长时期，最近 100 年发现的医学知识比过去 5 000 年还多，可以预计未来 50 年医学知识的增长将会是指数级的。在信息高速发展的时代，知识爆炸一方面提示人类对自然科学的探索不断深入，另一方面对临床工作也带来了更严峻的挑战。临床医生需要不断学习以应对医学领域的知识更新和快速增长；临床医生诊断的准确性愈发地受其知识的局限性影响，其个体知识的不完整可能会使诊断结果产生偏差，对临床决策支持系统（clinical decision support systems，CDSS）的需求也由此产生。相对于人类来说，计算机更擅长记忆、计算、逻辑运算等，且随着大数据、云计算等技术的发展，计算机处理复杂庞大数据的能力更是越来越强。

临床决策支持系统是一类充分运用信息技术，针对临床医学问题，在临床医疗业务过程中，通过人机交互方式辅助医务人员、患者或其他相关用户做出正确的决策判断，改善医疗服务，提高临床决策效率和 / 或正确率的计算机系统。

第一节　临床决策支持系统概述

一、临床决策支持系统发展回顾

临床决策支持系统的研究最早可以追溯到 20 世纪 50 年代末。研究方向是医学专家通过应用产生式规则的推理引擎，将医学专家的专业知识和临床经验经过整理后存储于知识库（knowledge base）中，利用逻辑推理和模式匹配的方式，帮助用户进行诊断推断。20 世纪 70 年代中期，早期最具代表性的临床决策支持系统 MYCIN 由美国斯坦福大学 Shortliffe 等人研发完成。MYCIN 的知识库里大约存放着 450 条判别规则和 1 000 条关于细菌感染方面的医学知识。根据输入的检验信息，能够自动识别 51 种病菌感染，指导 23 种抗生素使用，可协助医生诊断及治疗细菌感染性疾病，提供最佳处方。MYCIN 系统不但具有较高的性能，而且具有解释功能和知识获取功能，可以用英语与用户对话，回答用户提出的问题，还可以在专家指导下学习医疗知识。尽管由于时代和技术的原因，临床数据的整合在当时非常困难，同时核心知识库的规则条目得不到持续性地扩充维护，但是，MYCIN 对计算机医学决策支持的理论和实践，都具有跨时代的意义。到 20 世纪 80 年代，智能临床决策支持系统被提出来，它是人工智能技术与临床决策支持系统相结合的产物。美国盐湖城 LDS 医院的 HELP 系统，存储了患者的电子病历、检验、影像等各类数据，通过模式识别的方法，为一些疑难疾病的辅助诊断提供可选的诊治计划。

我国在 20 世纪 70 年代末开始了临床决策支持系统的研发。1978 年，北京协和医院黄冯玲等在《医学研究通讯》杂志上发表论文《应用电子计算机辅助诊断急腹症》。同年，中医专家关幼波与医院电子计算机室的科研人员合作,依据自己治疗肝病的经验研发了"关幼波肝病诊疗程序"。这些都是国内临床决策支持系统早期探索的部分案例。

二、临床决策支持系统发展现状

由于技术的快速发展和用户的使用意识,北美地区一直是 CDSS 使用的先行者。2013 年美国已有 41.0% 的医院部署了 CDSS。

近 10 年来,我国 CDSS 的应用比例也越来越高。中国医院协会信息专业委员会组织编写的《中国医院信息化状况调查报告(2019—2020)》显示,在所调查的 1 100 多所大型医院中 88.1% 的医院应用了至少一种智能化系统。智能化系统应用场景主要包括合理用药检查、临床辅助诊断、病案质量辅助审核、医疗保险辅助审核、诊疗方案自动推荐等,其中合理用药检查应用的占比最高,为 85.9%。CDSS 的应用比例越来越高的原因大致有以下几个方面。

1. **医院整体信息化建设水平不断提高**　根据《2014—2020 年中国医院信息化发展研究报告》,2013—2014 年、2019—2020 年三级医院典型系统应用的实施比例的变化如下:住院医生工作站从 79.1% 提高到 96.4%;住院护士工作站从 81.1% 提高到 96.4%;PACS 从 59.0% 提高到 92.2%;自助服务系统从 50.9% 提高到 81.5%,医院信息化应用整体水平快速提升。这些是 CDSS 能够逐步推广的重要基础。

2. **国家政策引导**　从 2010 年开始,管理部门发布的一系列文件和制定的多个标准不断促进医院临床决策支持系统的应用,如电子病历系统应用水平分级评价、医院智慧服务评价体系、互联互通成熟度测评等,均在高等级医院评级标准中提出了 CDSS 应用的要求。其中,电子病历应用水平评级是公立医院绩效考核的重要内容之一。从医院角度看,CDSS 已从可选项变成了必选项。此外,更为重要的是,公立医院高质量发展已成为主旋律,很多医疗机构开始深入应用知识库来辅助临床医生的诊疗工作,对医疗风险进行实时预警,规范医疗行为,以有效降低医疗差错的发生率,促进医疗质量的不断提升。医疗机构自身和监管机构有持续加强医疗质量监管、提高医疗诊治水平、保障医疗安全的需求,是医院上线 CDSS 的重要驱动因素。

3. **医务人员对 CDSS 的接受度提升**　临床医生需要不断学习以应对医学知识爆炸,而 CDSS 可以提供一定的帮助。此外,在医院整体信息化水平不断提高、国家政策持续引导的背景下,CDSS 在避免医疗差错、提高工作效率、辅助疾病诊断等方面显示出越来越明显的作用,使得医务人员接纳 CDSS 的内驱力越来越强。

无论何种原因,临床决策支持系统(CDSS)正在越来越多地得到推广和应用,其最终目的都是要通过辅助用户的决策行为,实现临床诊疗服务的提质、增效和安全促进。

第二节　临床决策支持系统的分类

一、按照系统结构分类

从系统结构角度来看,临床决策支持系统主要分为两类:基于知识库(knowledge-based)的 CDSS 和基于非知识库(nonknowledge-based)的 CDSS。

(一)基于知识库的 CDSS

知识库是指采用某种知识表示方式在计算机中存储、组织、管理的知识集合。依托于知识库建立的 CDSS 称为基于知识库的 CDSS。基于知识库的临床决策支持系统源于早期的专家系统,知识来源主要依靠医生归纳的知识、临床经验、教科书以及权威文献等。

　　基于知识库的临床决策支持系统通用架构通常由三部分组成,即知识库、推理机和人机交互接口(图13-1)。知识库包括知识库主体、知识获取系统,知识工程师将来源于诊疗指南或共识等的规则通过知识获取系统更新到知识库,供推理机或者问题求解系统调用,求解相应的领域问题,通常采用IF-THEN规则来存储和管理。其基本形式为IF条件THEN结论,即"如果满足这个条件,那么采取某些操作"形式表示语句。例如,某一系统被用于研究药物之间的相互作用,规则是如果(IF)同时服用A药物与B药物,那么(THEN)A药物服用时剂量应减半。

　　推理机部分包括推理引擎和解释器,是将知识库的知识与电子病历/临床数据中心中当前患者的信息进行整合、比较、分析的引擎。人机交互接口一方面是作为系统输入,另一方面是将结果返回给用户。

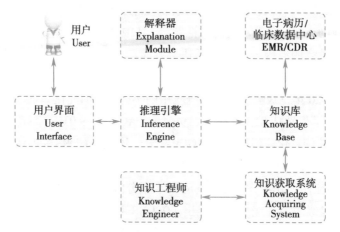

图13-1　基于知识库的临床决策支持系统通用架构

(二)基于非知识库的CDSS

　　基于非知识库的CDSS主要基于已有的真实世界临床数据,通过机器学习的方法得到模型参数,建立诊断、治疗或预后等场景决策模型,辅助临床决策,也称为数据驱动型CDSS。基于非知识库的CDSS不是查阅预先编制好的"IF-THEN"知识库,简单地"逻辑化"过去的经验,而是将学习内容嵌入到整个系统中。基于电子病历系统或临床数据中心的历史病历数据,通过神经网络等算法进行训练、验证并输出模型,融入机器学习模型库,供推理机或者问题求解系统调用,并结合电子病历/临床数据中心中当前患者的信息,最终将结果返回给用户,如图13-2。

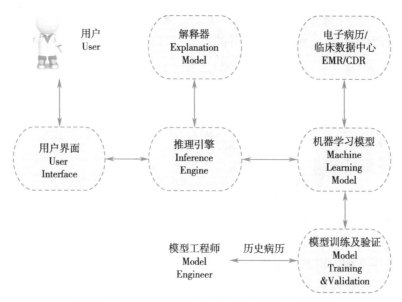

图13-2　基于非知识库的临床决策支持系统通用架构

值得注意的是，从技术角度看，数据驱动型 CDSS 比基于知识库的 CDSS 更加"智能"，但二者并非取代关系。两种类型的 CDSS 在实际应用场景中往往各有所长、相互补充，并且逐渐出现了两种类型融合的 CDSS 产品。

二、按照人机交互方式分类

从人机交互方式的角度来看，临床决策支持系统可分为"离线型"和"集成型"。早期的临床决策支持系统大多独立于医生工作站，医生要获得决策帮助不得不在决策支持系统中再次输入患者的信息，造成工作的重复和时间的浪费，例如早期的 MYCIN 系统，医生不得不从当前的工作中停下来转到 MYCIN 系统，并且要重新输入患者的信息后才能获得决策支持的结果，可称为离线型临床决策支持系统。离线型临床决策支持系统以独立系统的形式存在，与业务系统无接口，用户体验欠佳。但由于无需开发接口，在某些项目成本有限、实施推广工期短或有特殊隔离安全要求等背景下，离线型CDSS 也会成为一种选择。

当然，由于医院整体信息化建设水平的日益提高，现在的临床决策支持系统大多属于集成型，与HIS、LIS、EMRS 等业务系统通过接口集成，自动获取决策所需的当前患者相关的一般信息和临床资料。医务人员可在工作流程中方便、快捷地在线获得决策支持，这也是 CDSS 应用越来越能够被临床所接纳的重要原因之一。

三、按照临床应用场景分类

临床决策支持系统的经典临床应用场景指临床医生诊断和治疗相关决策支持，但随着 CDSS 应用的不断探索和延展，场景已越来越丰富，包括合理用药、临床诊断、影像诊断、治疗推荐、预后判断等临床场景，病历质控、医保合规等管理场景，以及导诊服务、随诊提醒等患者服务场景（详见本章第四节"临床决策支持系统的应用场景"）。

此外，从应用场景覆盖范围角度看，大多 CDSS 应用为全院级，但也逐步出现了针对特定专科的CDSS 应用，例如肿瘤专科 CDSS、重症医学科 CDSS 等。

第三节　临床决策支持系统的构建方法

一、基于知识库的系统构建方法

（一）概率推理

1. 贝叶斯定理推理　贝叶斯理论最早在 18 世纪由英国数学家 Thomas Bayes 提出，在其论文《机遇理论中问题求解》中，提到通过参数先验分布和似然函数的合并可获得参数的后验分布。这种思想是贝叶斯定理应用于统计描述和推断的基础。与经典统计理论相比，贝叶斯定理不仅利用了总体信息和样本信息，还利用了先验概率。

贝叶斯定理进行计算的基础实际上是"条件概率"公式。

假设某试验可用于筛检一种疾病，令事件 A={ 被筛查者患病 }，−A={ 被筛查者未患病 }，事件B={ 该试验结果呈阳性 }，事件 −B={ 该试验结果呈阴性 }。已知，在已经确认患病的人中，试验结果为阳性的有 a 人，结果为阴性的有 c 人；在未患该病的人中，试验结果为阳性的有 b 人，结果为阴性的有 d 人。将数据整理成如下形式（表 13-1）。

表 13-1 试验结果分类表

试验	疾病		合计
	患病(A)	未患病(-A)	
阳性(B)	a	b	a+b
阴性(-B)	c	d	c+d
合计	a+c	b+d	a+b+c+d

真阳性(true positive, TP)是指患者患病并且测试结果也为阳性(测试结果正确地将患者归类为患有该病),即表 13-1 中 a 表示的人群。真阳性率(true positive rate, TPR),又称敏感性(sensitivity),指实际患病而按该筛检试验的标准被正确地判为患病的百分比,即表 13-1 中[a/(a+c)]×100%。假阳性率(false positive rate, FPR)指实际未患病,但按该筛检试验的标准被判为患病的百分比,即表 13-1 中[b/(b+d)]×100%。

真阴性(true negative, TN)是指患者未患病并且测试结果也为阴性(测试结果正确地将患者归类为未患该病),即表 13-1 中 d 表示的人群。真阴性率(true negative rate, TNR),又称为特异性(specificity),指实际未患病而按该筛检试验的标准被正确地判为未患病的百分比,即表 13-1 中[d/(b+d)]×100%。假阴性率(false negative rate, FNR)指实际患病,但按该筛检试验的标准被判为未患病的百分比,即表 13-1 中[c/(a+c)]×100%。

若查阅相关既往文献得知,人群中患有该疾病的可能性为 p。现在有一人该试验检查结果为阳性,那么这个人实际患病的概率是多大?

根据贝叶斯定理可知,人群中患有该疾病的概率 p 为先验概率;在试验结果阳性的前提下,实际患病的概率为后验概率。根据全概率公式,$P(B)=P(B|A)+P(B|-A)$,则后验概率可表示为

$$后验概率 = \frac{真阳性率 \times 人群患病率}{真阳性率 \times 人群患病率 + 假阳性率 \times (1-人群患病率)}$$

即

$$P(A|B) = \frac{P(B|A)P(A)}{P(A)P(B|A)+P(-A)P(B|-A)}$$

$$= \frac{TPR \times p}{TPR \times p + FPR \times (1-p)}$$

$$= \frac{TPR \times p}{TPR \times p + (1-TNR) \times (1-p)}$$

在医疗卫生领域中,医生通过患病率以及各种事件发生的先验概率进行决策一般具有较大的风险。减少这种风险的办法是通过科学实验调查、统计分析等方法获得较为准确的情报信息,再利用贝叶斯定理修正先验概率,求得后验概率,进而决策。此方法被称为贝叶斯决策(Bayes decision making)方法。例如某疾病 A 的先验概率 $P(A)$,在某疾病 B 已出现的条件下,计算疾病 A 出现的概率为后验概率 $P(A|B)$。

贝叶斯决策的优点在于:①决策方法多根据不完整信息和主观概率进行判断,而贝叶斯决策可以对信息价值和是否需要进一步采集信息做出科学的判断;②对调查结果的可能性进行量化评价,而不是完全相信或者完全不相信;③贝叶斯法巧妙地将调查结果、先验概率和主观概率这些准确性难以确定的信息有机地结合起来;④在决策过程中根据具体情况反复使用,有助于逐步完善决策的科学性。

贝叶斯决策的局限性在于:①所需数据多,分析计算比较复杂,在解决复杂问题时困难更为突

出；②有些数据必须依赖主观概率，否则会妨碍贝叶斯决策方法的推广使用。

2.决策树推理 决策树（decision tree）是以逻辑和时间顺序展示临床决策分析的一种基本决策工具。由于疾病的发展情况具有不确定性，很难准确预测，当医生需要做出某种临床决策、选择某种治疗方案或分析医疗风险时，决策树提供了一种基于概率分析论证的可视化科学方法。这种方法通过严密的逻辑推导和逐级逼近计算，根据分析问题的各种发展可能性，从决策点连续生成分支，并确定每个分支的概率和后果，计算每个分支的决策期望，然后以期望值的最大值作为选择的依据，从而对处理方案的选择做出合理、科学的决策。决策树包含了决策点。决策点表示一个时间点，从此点出发决策者需主观选择一种行动方案。而机遇点代表不受决策者控制的可能性产生点，也称为叶节点。例如，某决策树结构如图 13-3 所示，当新病例出现时，根据不同的决策，产生不同的叶节点。

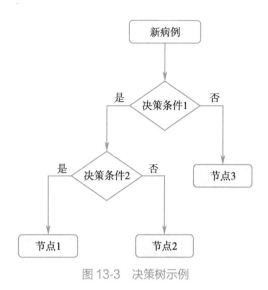

图 13-3 决策树示例

具体的决策分析通常分为以下四个步骤。

（1）创建决策树。这一步是最复杂的。它需要制订决策问题，分配相应的概率数据，并计算最终结果。

（2）给每个决策选项评分。

（3）选择期望值最高的决策方案。

（4）使用敏感性分析检查分析结论。所谓敏感性分析是在广泛的概率和价值条件下测试分析结论的有效性。

（二）规则推理

基于规则（rule-based）的推理使用了形如"IF·THEN A；ELSE B"的简单推理模式，该模式根据规则推理机制对匹配数据进行搜索。"IF"蕴含的内容是"当条件为真"，"THEN A"为"采取 A 方案"，"ELSE B"引出的内容为"如果条件不为真就执行 B 方案"。根据充分条件的假设推理，有两条规则：①肯定前者必须肯定后者，否定后者必须否定前者；②否定前者不能否定后者，肯定后者不能肯定前者。

二、基于非知识库的系统构建方法

机器学习是目前人工智能领域应用非常广泛的一种方法，通过对事实数据、观察结果的分析，结合以往问题求解的经验，推导出解决新问题的知识。机器学习在辅助诊断、预后判断等方面表现出优越的性能，能够为临床决策提供强大的技术支持。

（一）机器学习的主要分类

在人工智能领域，对某一问题的处理通常会根据不同的数据类型，选择不同的算法和建模方式，以获得最好的结果。算法和建模处理方式很大程度上又会影响模型训练的质量。

根据学习方式的不同，机器学习可分为以下几种。

1.监督学习 在监督学习下，训练数据中的每一个样本的输入都有对应的、确定的目标标签，通过样本的输入和其对应的标签更新模型参数，如处理分类和回归问题。

2.无监督学习 并不依赖事先给定的数据标签，通过分析数据的特征自动地对数据进行学习，如聚类。

3. 半监督学习　在半监督学习过程中，训练数据包含有标签数据和无标签数据，并用无标签数据增强对有标签数据的利用。利用有标签数据训练模型，预测无标签数据，生成伪标签。最后系统利用有标签数据和带有伪标签的无标签数据进行有监督训练。半监督学习适用于数据量大但有标签数据很少或很难获取标签数据的场景。

4. 强化学习　适用于连续决策，并强调每个决策对后续状态和总收益的影响，通过系统与环境的交互试错进行模型参数优化，以最大化模型预期行为总收益。不同于监督学习、半监督学习和无监督学习，强化学习不依赖于既有静态数据样本，而通过与环境交互过程中，环境提供的收益反馈来判断当前模型策略的优劣。

在实际应用中，为解决特定场景下的问题和困难，迁移学习、联邦学习等框架逐渐被研究和使用。迁移学习主要适用于计算机视觉、自然语言处理等场景，将预训练模型作为新模型的起点，可大大减少模型开发训练所需的时间资源和计算资源。联邦学习是通过人工智能与区块链技术相结合，解决多节点数据安全共享的问题，主要适用于多家医疗机构之间的合作建模，数据无法共享等问题。

（二）机器学习的评估

针对分类问题，主要通过精准度（precision）、召回率（recall）、F1 分数（F1-score）、曲线下面积（area under the curve, AUC）等评估，分类结果混淆矩阵见表 13-2，计算公式如下。

表 13-2　分类结果混淆矩阵

真实情况	预测情况	
	正例	反例
正例	TP	FN
反例	FP	TN

$$precision = TP/(TP+FP)$$
$$recall = TP/(TP+FN)$$
$$F1 = (2 \times precision \times recall)/(precision+recall)$$

AUC 为曲线下面积，AUC 的值在 0.5 到 1 之间，越接近 1 表示模型效果越好。

针对回归问题，主要通过平均绝对误差（mean absolute error, MAE）和均方根误差（root-mean-square error, RMSE）等评估，计算公式如下。

$$MAE = \frac{1}{n} \sum_1^n |\hat{y}_i - y_i|$$

$$RMSE = \sqrt{\frac{1}{n} \sum_1^n |\hat{y}_i - y_i|}$$

其中，$\hat{y}_i$ 为预算值，y_i 为真实值。

第四节　临床决策支持系统的应用场景

临床决策支持的应用场景与人们对临床决策支持系统的认识密切相关。传统临床决策支持系统主要用于临床医生诊疗过程中的辅助决策支持。但临床决策支持的概念一直在不断更新，如 Robert Hayward 提出，CDSS 指的是"连接临床观察与临床知识，影响临床决策，改善临床结果"，已将其简化为功能概念。美国医药信息学会（American Medical Informatics Association）则将 CDSS 定义为为医务工作者、患者或任何个人提供知识、特定个体或人群信息，在恰当的时间，智能化地过滤和表达信息，以提供更好的健康、诊疗和公共卫生服务。可见，CDSS 涵盖的范围正在扩大，包括扩大到通过 CDSS 解决疾病管理的卫生经济学问题；服务对象也在扩大，包括从临床医生，扩大到临床护士、医技人员、医务管理人员，甚至扩大到对患者的支持，如患者临床决策支持系统。此外，不同类型、不同级别的医院，甚至同一家医院的不同年资的 CDSS 用户，关注和调用 CDSS 模块的情况也不尽相同，有些更关注诊疗方案相关的智能推荐，有些更倾向文献检索，有些则更关注质控管理，会对系统推荐的诊疗过程缺陷和病历书写疏漏提醒内容进行浏览，提示 CDSS 的存在及其价值正以多元化的方式呈现和扩展。下面就 CDSS 常见的应用场景举例并进行简要介绍。

一、临床诊断

CDSS 通过读取 EMRS 及 HIS、LIS 等系统中的病史、体格检查、检查结果、检验结果等，在医生完成病历书写时为其提供可能的临床诊断推荐，并提示进一步检查、检验或治疗的建议，供医生参考。此外，在诊断或治疗存在困难时，还可以通过 CDSS 的相似病例检索功能，借鉴既往临床特征相似病例的诊断情况和治疗经验。

二、影像诊断

随着医学影像设备在临床上的大规模应用，影像数据资源日益增多，为人工智能影像诊断奠定了数据基础，同时不断增加的放射检查量也为放射科医生寻求更高效的诊断手段增加了动力。近年来人工智能在图像识别领域的技术已有较大的突破。通过建立标准化、规模化的影像分析算法平台，通过对海量的影像数据进行图像获取，病灶分割，特征提取和筛选，模型构建和临床信息解析，以及融合影像、基因和病理特征建立影像组学标签，已可大幅提高读片效率，并减少人为阅片差错。以肺部 CT 读片为例，针对平均超过 200 层的肺部 CT 扫描图片，医生人工读片筛查需要 20min 甚至更长，而人工智能阅片仅需数十秒，且准确率更高。对肺癌、胃癌、甲状腺癌变、乳腺癌、皮肤病等多个病种的医学图像读片效率和识别精度均已达到甚至超越专业医生的平均水平。智能影像诊断除涵盖放射、超声、核医学等影像外，还可包括电子内镜、皮肤镜、病理、血涂片等。

已有多款人工智能影像软件分别获得美国食品药品监督管理局（FDA）和中国国家药品监督管理局（NMPA）批准。人工智能在医学影像领域的应用将随着图像识别精度、人工智能算法的进一步发展，获得更大的发展空间。

三、检验申请

临床医生下达检验申请医嘱时，系统可根据患者的基本信息、病史、目前诊断和既往史等信息以及诊疗指南等知识库给出合理检验项目的推荐建议，或根据检验项目知识库实现申请项目的智能组合。医生选择检验项目后，系统能够提示与项目相关的标本、适应证、临床意义等信息，并能够针对患者性别、诊断、以往检验结果等信息进行自动审核并给出提醒信息（例如女性患者通常不应开具前列腺抗原检测，男性患者通常不应开具雌激素检测，^{13}C 呼气试验通常在抗幽门螺杆菌治疗前检测或停药 1 个月后检测）。

四、检查申请

临床医生下达检查申请医嘱时，系统可基于患者的基本信息、病史、目前诊断和既往史等信息以及诊疗指南等知识库给出合理检查项目的推荐建议或不合理检查项目的提醒（例如输卵管超声造影通常不适用于男性患者,钡餐检查通常不应用于上消化道活动性出血患者)。医生选择检查项目后,系统能够按照检查项目的要求,有针对性地给医生提供检查前注意事项、应做的准备等信息,并对患者已有检查、检验、用药等医嘱进行智能比对,如果存在相互排斥或有相互影响的检查(例如患者完成核医学含碘的肾血流或全身骨显像检查后,通常48h内不再安排放射或超声等检查),或者因为既往史或目前检验指标有禁忌或需慎重判断时,能够提醒医生(例如在给肾功能不全患者开CT增强检查时应提醒医生慎重决策)。

五、合理用药

合理用药系统是国内最成熟的CDSS应用,三级医院使用率为93.6%,三级以下医院使用率为72.8%。合理用药系统按照医学、药学的专业审查原理,以医学、药学专业知识为标准,在录入医嘱时提供相关的药品资料信息,对医嘱中的药物过敏史、禁忌证、副作用等进行审查,协助医生正确地筛选药物和确定医嘱及药物的准确用法,并且具有及时提醒和警示的功能,从药品、剂量、用法、频次、时间等方面进行审查,提高用药的安全性和合理性(例如左旋氧氟沙星静脉输液不应用于青少年,高锰酸钾的用法不应为口服,阿仑膦酸钠片70mg口服应该每周一次而不是每日一次),包括抗生素的合理使用(例如非感染性疾病通常不得开具抗生素)。该系统一般会配置在门急诊医生工作站、住院医生工作站、护士工作站等模块。此外,系统还可以有独立的临床药师工作站,为药师提供合理用药监控和审方的工作平台。

六、用血申请

临床医生向血库申请备血或输血时,CDSS可根据患者的基本信息、生命体征、检验结果、疾病诊断、手术名称、医生既往手术情况等进行输血合理性审查。不符合时系统给予提示,甚至能够给出备血量的建议。

七、治疗选择

CDSS通过读取EMRS及HIS、LIS等系统中的病史、体格检查、检查结果、检验结果等,在给予诊断推荐的同时,根据诊断提示下一步的治疗建议,或在不同的治疗方案选择中给出推荐意见及预期效果,比如依据《NCCN非小细胞肺癌临床诊治指南》,对非小细胞肺癌患者根据其TNM分期及EGFR突变等情况推荐肿瘤治疗方案。

八、预后判断

根据患者的基本信息、病史、查体、检查、检验等数据,系统可以对患者未来并发症出现的情况、中位生存期的情况、住院周期的长短等进行预测判断。例如:在获得患者体重、运动情况、家族史、血脂等条件下,系统可预测未来10年冠心病发作的可能性;根据ICU患者的急性生理与慢性健康评分(acute physiology and chronic health evaluation,APACHE)及其他监护数据、检验数据等,预测特定时间段的住院死亡率。

九、危急值处理

当患者的检查、检验结果超出正常值范围,表明患者可能正处于有生命危险的边缘状态时,系统可基于危急值结果进行智能提醒,及时将检验、检查危急值通知相关临床医生或护士,并根据统一的危急值管理规则知识库,自动为医务人员提供危急值处理措施作为参考,协助其迅速、准确地处置。

十、医保合规

根据医保政策，结合患者基本信息、疾病诊断、处方、检验结果、检查结果等，形成医保合规审查规则。当医生为患者开具的检验/检查、治疗等医嘱项目超出医保规则允许范畴时，CDSS能够提醒医生进行调整，减少或避免医保不合规诊疗行为的出现。医保合规决策支持常见类型如下。

1. **就诊年龄相关规则设定与提醒**　某些治疗项目患者年龄不同，医保收费金额不同，例如换药操作，6岁以下儿童收费金额和成人不同，系统会核实医嘱和患者年龄，异常时可给予提醒。

2. **性别相关规则设定与提醒**　某些诊疗项目仅限于某一性别的患者方可报销，例如"前列腺特异性抗原测定"仅限于男性患者可报销。

3. **就诊身份相关规则设定与提醒**　例如某些药品仅对工伤患者可按医保报销，其他身份患者系统会给予自费结算的提醒。

4. **就诊类型相关规则设定与提醒**　部分诊疗项目的医保报销仅限于某种就诊类型，如门诊、急诊或住院，否则为自费。

5. **适应证相关规则设定与提醒**　某些药品或诊疗医嘱仅限于特定适应证，当医生开具此种类型医嘱时，系统会检查有无相关诊断适应证，并进行智能提醒。例如，对于肠内营养粉剂，系统会在医生开具医嘱环节，检查患者的诊断是否具备使用肠内营养粉剂的适应证（如重度营养不良等）信息并进行提醒。

6. **医嘱项目数量或次数相关规则设定与提醒**　慢性病用药通常有最长开药时间控制，如1个月。对于某些药品，医保还规定了其在一段时期内的使用数量或频次，比如对于药品雷珠单抗注射液，医保要求，每人累计最多支付9次，每年累计最多支付5次；系统在医生开具医嘱时，可获取医保系统互联互通数据，计算累计药品次数，并给予提醒。

以上为CDSS相关医保合规应用举例，医保规则知识库应参照相关医保管理部门规定及时更新调整。

十一、病历质控

CDSS在临床医生书写病历时，基于患者诊疗情况、病历规范化要求、医学逻辑等，可进行"形式+内涵"病历质控提醒，多维度核查病历质量缺陷，协助医生完善、修订病历内容。

CDSS协助病历形式质控首先主要围绕病历的时效性、完整性和一致性进行提醒。时效性要求病历书写在规定时间内完成，如入院记录应在入院24h内完成、首次病程记录应在入院8h内完成等；完整性要求病历必填项非空，如病案首页填写完整性提示；一致性要求病历前后无冲突，如入院记录、术前讨论记录、手术记录病灶是否在同一侧，医生病程记录、护理记录单、医嘱中宣告临床死亡的时间是否一致等。其次，病历逻辑错误和错别字检测也是CDSS协助病历形式质控的重要内容，如男性患者病历中通常不应包含女性器官、病症等，如子宫、阴道、月经、妊娠等记录，反之亦然。错别字是电子病历输入的常见缺陷，如"黄疸"写成"黄胆"，"综合征"写成"综合症"。此外，有检验危急值报告、有输血医嘱，但病程无相关记录，也属于CDSS病历形式质控的范畴。

相对于病历形式质控而言，CDSS协助病历内涵质控难度更大，通常需要依托医学自然语言处理技术和/或海量既往病历数据进行建模和判断提醒，例如病程记录大段内容复制粘贴、病历首页主要诊断选择错误、拟诊讨论简单复制病例特点、出院记录诊治经过过于简单等。

CDSS病历质控既帮助临床医生提高病历书写的完整性、及时性和准确性，同时也减轻了病历质控人员的工作负荷。

十二、患者服务

患者临床决策支持系统主要为患者提供智能导诊、用药提醒、运动提醒、随访提醒等服务，协助患者更好地完成诊疗，并保持健康状态。此类应用大多基于 web 应用或移动应用。

第五节　临床决策支持系统应用问题及注意事项

一、警示疲劳问题

警示疲劳是指医务人员因为收到来自 CDSS 过多低价值，甚至无价值的提示和警告而选择忽略的一种现象。有研究表明警示疲劳是造成医疗事故的主要原因之一，严重影响了 CDSS 的有效性。警示疲劳在合理用药系统中较为常见，尤其是药物相互作用和错误药物剂量导致的警示疲劳占据了很大的比重。

关于如何应对警示疲劳，Osheroff 等提出了 CDSS 研发和应用建议遵循的"五个正确"（five rights）的指导框架，具体指在正确的时间（right time），通过正确的渠道（right channel），以正确的方式（right intervention format），给正确的人员（right person），提供正确的信息（right information）。美国医疗保健研究与质量局（AHRQ）就 CDSS 的警示疲劳问题提出如下建议。

（1）提高警示的特异性。

（2）按警示的严重性分级。对不同级别的警示，采取不同颜色的字体、背景等进行显示。

（3）响应方式考虑人为因素原则。根据辅助决策干预的强度，可以分为提示、警示、禁止等。强度较高的（如禁止）可以采取弹出式，强度较低的可以采取特殊颜色或闪烁，但不弹出干扰，可无处置通过。根据辅助决策支持的具体场景进行配置，既要达到辅助决策支持的目的，又要避免引起警示疲劳。

（4）尽量结合当前患者信息有针对性地弹出警示。例如：如果当前患者有磺胺过敏史，则在开具磺胺时弹出磺胺过敏提醒，否则不弹出。

（5）根据不同科室或不同年资医生提供个性化提示。例如：肾内科医生为肾功能不全患者开具抗生素时，如需根据肾功能调整剂量，通常无需强制弹出提醒，可以闪烁方式或不同颜色警示进行提醒。

二、普适性问题

数据驱动型临床决策支持系统通常基于特定临床问题相关训练数据建模研发而成，仅适用于与建模背景数据相似的临床场景，类似临床药品的适应证。当某种类型的数据驱动型 CDSS 效果较好，期望从住院场景推广到门诊场景，甚至推广到其他医院的相同科室时，应对其普适性进行评估和核实。

有时即便使用场景不变，但随着时间的推移，临床患者群体的特点发生了变化，也可能会导致数据驱动型 CDSS 的准确性出现变化，应给予关注。

三、知识库更新问题

对基于知识库的 CDSS 而言，知识库的权威性、实时性、正确性至关重要；同样对于基于非知识库的 CDSS 而言，模型的权威性、实时性、正确性亦然。应用 CDSS 的医院需组织业务、技术、管理等相关部门对知识库和模型库进行定期评估及更新调整。除及时更新外部知识外，还需同时关注医院内部知识的沉淀和更新。

四、决策风险问题

临床治疗和临床数据充斥着大量的不确定性。无论是基于知识库的 CDSS，还是基于非知识库的 CDSS，均有可能由某种原因导致最终的建议并非 100% 准确。作为 CDSS 的用户，包括医生、护士、医技人员等，均应该被明确地告知该风险。尤其需要注意的是，当前基于非知识库的 CDSS 主要基于机器学习等不可解释性建模和推理过程，CDSS 的作用是辅助医务人员，不能作为医疗主体进行决策，最终的决策主体仍然是医务人员。

此外，正因为 CDSS 的临床辅助决策可能会犯错，更应该对每一次 CDSS 的临床调阅进行记录，尤其应该给用户设置方便、快捷的反馈通道，并针对用户反馈的问题，特别是导致临床不良事件的问题，进行研究和改进，不断提高 CDSS 的准确性。通常医院可通过设立 CDSS 质量管理专项来管理此类风险。

五、接口问题

目前国内 CDSS 普及率不断上升，但由于缺乏统一、标准的接口，CDSS 的实施无论对于 CDSS 厂商，还是对于 HIS、LIS、EMRS 等协助厂商来说都需要耗费较多的人力，而统一的信息模型和数据集成服务是解决该问题的关键。

1. **统一的信息模型**　HL7 和 openEHR 两大医疗信息标准化组织均提出，采用统一规范的信息模型是降低开发成本的可行手段。HL7 基于其 RIM 信息模型提出了面向 CDSS 的虚拟电子病历（virtual medical record，vMR）信息模型，试图用统一的信息模型消除 CDSS 开发人员和 HIS、LIS、EMRS 数据接口开发人员之间理解上的鸿沟。与 HL7 相比，openEHR 组织提出的标准不但基于统一信息模型，而且在开放、可扩展方面具有优势。该标准采用分层建模的方式，将医疗信息中稳定、不变的不包含医疗语义的数据结构（参考信息模型）和表述医学领域复杂语义、需要专家定义的概念（领域内容模型）分开。一方面，由于领域内容模型由专家定义，符合临床语义，可以有效地促进语义互操作；另一方面，领域内容模型基于模块化的理念，允许其使用者像搭积木一样组织领域专家定义的概念，服务于特定的信息系统建设目的。

2. **数据集成服务**　CDSS 需要从众多业务系统中获取数据，例如电子病历系统、检验系统、检查系统等。根据医院信息技术架构的不同，获取数据的方式通常有两种。首先，对于建有符合 openEHR 标准的临床数据中心（clinical data repository，CDR）的医院而言，直接利用 openEHR 提供的原型查询语言（archetype query language，AQL）及其接口从 CDR 中获取符合 openEHR 标准的数据即可。其次，对于未建有符合 openEHR 等统一信息标准的 CDR 的医院，需进行个性化集成定制开发或利用集成引擎进行配置，将私有信息模型映射到统一信息模型。

HL7 针对 CDSS 的实施提供的系列方案，除前述 vMR 外，还包括快速医疗保健互操作性资源（fast healthcare interoperability resources，FHIR）、临床推理模块、临床决策支持钩子（CDS hooks）等，可作为借鉴。

六、政策法规问题

2017 年 7 月，国务院发布《国务院关于印发新一代人工智能发展规划的通知》，把人工智能上升为国家战略，国家对医疗人工智能的发展提出了更高要求，医疗人工智能进入全新的高速发展轨道。

医疗人工智能软件研发需要依托于大量患者数据。在美国，医疗人工智能产品研发需要符合《健康保险可携性和责任法案》（*Health Insurance Portability and Accountability Act*，HIPAA）的相关规定。

我国相关法律法规包括《网络安全法》《数据安全法》及《个人信息保护法》等。国家药品监督管理局亦已制定《人工智能医用软件产品分类界定指导原则》。国家卫健委正在研究编制 CDSS 相关应用管理规范。

七、伦理问题

我国目前尚未出台医疗人工智能应用伦理相关的文件。根据关于我国居民对人工智能的伦理认知的调查，当医生和人工智能软件的诊疗意见不一致时，更多人选择相信医生。民众"最担心的伦理问题"包括："没有充分的知情告知，个人隐私数据泄露""因无需人体试验，单纯从药物大数据中即可研发出新的药物，从而涉及禁忌药物的研发""算法运作不可知导致数据读取过程中运算结果出乎预料或者出错"等。超过半数的人认为现阶段不可以赋予人工智能医生法律主体资格，并认为当人工智能技术造成医疗损害时，应理清医生与设计者、制造者、人工智能等各方的责任，让相关责任方承担相应的责任。人工智能带来医疗水平的提高和人类健康保障的进步，随之而来的一系列伦理风险不容忽视。

八、其他问题

在 CDSS 应用获益方面，Fernandez Perez ER 等将 CDSS 嵌入计算机医嘱录入系统，显著降低了重症监护病房红细胞输注量；Larsen RA 等通过 CDSS 改进围术期抗生素的使用，减少了手术伤口感染的发生率；朱一新等应用 CDSS 辅助深静脉血栓防治，使呼吸科低危患者深静脉血栓发生率从3.5% 降至 1.2%。有效的 CDSS 干预可降低相关疾病发生的危险因素，危险因素的减少反过来会降低发病率和死亡率，并可增加以质量调整生命年进行计算的寿命的数量和质量。CDSS 应用成本通常包括研发或采购成本、实施成本、运行维护成本等。成本效益分析需将干预获益与干预成本进行比较，同时，获益和成本均可转换为货币。当干预获益超过干预成本时，干预就是具有成本效益的；否则，反之。

CDSS 应用相关的问题还有很多值得研究，例如 CDSS 的应用对于医学教育是否会产生影响，CDSS 的过多使用是否会导致住院医生对 CDSS 产生依赖等。

第六节　临床决策支持系统未来发展趋势探讨

一、精准医学临床决策支持系统的发展

精准医疗（precision medicine）是指对个人基因、环境与生活习惯差异等因素进行全面分析，应用现代遗传技术、生物信息技术、分子影像技术，结合患者生活环境和临床数据进行精准的诊断及个性化的疾病预防与治疗。新一代测序技术的出现，使得基因组数据以及新基因突变的发现呈现爆炸式增长。人们开始频繁探寻疾病的深层分子基础，基因组学研究所面临的挑战不再是单纯的数据产生，而是对基因数据的科学解读。将基因数据、临床表型和疾病三者间的沟通桥梁打通，让信息之间"平等对话"已成为刚需，这必然会促进精准医学临床决策支持系统的发展与应用。实现精准医疗的核心是构建跨越基础研究到临床实践的、基于基因等组学数据的知识网络和平台。

二、多模态数据整合对临床决策支持系统的推动

目前的临床决策支持系统大多基于单模态数据进行判断，例如临床诊断决策支持系统主要基于病史和检查、检验结果等自由文本数据及结构化数据，肺结节 CT 智能诊断软件主要基于 CT 影像数

据，皮肤病智能诊断系统主要基于皮肤镜数据。事实上，在 CDSS 的应用方面，如果能够"以患者为中心"，将病历文本数据、结构化检验数据、CT 影像数据、皮肤镜皮疹数据等多模态数据整合起来，将多个"专科"的 CDSS 结合起来，可能会成为新的方向，进一步提升 CDSS 的准确性。

三、医学知识库的规范化构建对临床决策支持系统的推动

医学知识库的构建是 CDSS 能否成功的关键因素之一，但正如篇首所述，目前医学知识已处于快速增长时期，基于知识库的 CDSS 的实施见效耗时长、代价高，要确保医学知识未来能够快速应用到临床，保持知识库的及时更新十分重要。当前医学知识（如临床指南的发布）主要是非结构化文本形式，与 CDSS 系统知识库维护所采取的结构化的形式差别较大，中间的整理和转换成本较高，与医学知识库本身的标准化和规范性基础较弱亦有较大关系，医学知识图谱与人工智能技术应有助于提升该过程的效率。未来在医学指南发布的同时，是否有可能同时兼顾分享基于统一医学知识图谱的、标准规范的、可以直接导入 CDSS 知识库的版本，或者有相关学术组织牵头负责相关转换工作，让全世界医疗行业用最短的时间、最小的成本，通过 CDSS 分享传播最新、最权威的医学知识，值得期待。

临床决策支持系统的发展趋势越来越好，展现出多样性、丰富性的特征。但是，无论何种形式的临床决策支持系统，人类始终是决策的主体。临床决策常常是一个复杂的过程，临床决策支持系统也许可以给予医生越来越多的协助，但最终还是需要由医务人员等决策主体综合考虑多种因素，做出适合于当前患者、当前场景的最适宜的临床决策。医院信息化建设是一个复杂的系统工程，CDSS 更是如此，需要临床、管理、信息、法律、伦理等不同行业的专家密切合作，共同推进 CDSS 的不断进步！

（朱卫国　尚小平）

思 考 题

1. 临床决策支持系统的定义是什么？如何分类？
2. 临床决策支持系统的临床应用场景有哪些？
3. 针对临床决策支持系统相关警示疲劳可以采取哪些对策？

第十四章

医院便民服务系统

随着现代信息技术的发展，医院便民服务系统近年来发展迅速。原国家卫生计生委、国家中医药管理局《关于印发进一步改善医疗服务行动计划的通知》（国卫医发〔2015〕2号）要求，医院应当加强便民服务，开展智慧医院建设；2018年《国务院办公厅关于促进"互联网＋医疗健康"发展的意见》再次要求医院进一步优化服务流程，提升服务效能。医院便民服务系统包括的范围较大，功能模块较多。本章主要就应用较广的便民自助服务系统、排队叫号系统、便民护理服务系统、便民自助结算系统、智能导航定位系统、信息公开服务、医院满意度调查系统、医院随访系统等内容进行介绍。

第一节　医院便民服务系统概述

医院便民服务系统是依托移动互联网和应用系统集成技术，以触摸查询一体机和手机为前端设备的嵌入式的便民服务系统，是一项医疗系统便民、惠民工程。

医院便民服务系统是医院针对患者的医疗服务需要，运用信息技术，以解决患者实际问题、助力临床诊疗服务、创新便民惠民举措、支撑医院管理变革为出发点，加强患者信息互联共享，提升医疗服务智慧化水平的新时代服务模式，旨在促进管理与业务的深度融合，指导医院以问题和需求为导向，持续加强信息化建设、提供智慧服务，为进一步建立智慧医院奠定基础。

第二节　医院自助服务系统

一、系统定义及其功能模块

（一）定义

医院自助服务系统（hospital self-service system，HSS）是基于医院的自助终端设备，实现就诊卡发放、当日挂号、现场预约、预约取号、缴费、检验／检查报告单查询／打印、清单打印以及其他公开信息查询等功能的医院信息子系统。

随着科技的进步，各类自助设备在金融支付缴费领域得到广泛应用。无论是现金还是银行卡缴费，银行都有丰富的经验、成熟的应用模式和风险监控。银医系统就是利用成熟技术和各种电子渠道，各大银行与医院合作建设的支付服务系统，实现银行卡与医院就诊流程衔接，通过银联借记卡代替传统诊疗卡，解决门诊和住院部门医疗服务中的排队、缴费支付、打印等问题。

（二）功能模块

医院自助服务系统功能模块主要有签约注册、办就诊卡、智能导诊、挂号、交费、预约、取号、查询、打印、评价、社保卡改密及挂失等 20 多项服务功能。在支付功能上主要通过医院信息系统主服务器与银医服务系统对接，或和微信、支付宝等第三方支付服务系统对接，实现系统自助支付服务。

对于不同医院的自助服务系统，可在基础功能上根据医院的实际需求和个性化进行开发和定制。目前大多数医院在医院信息系统建设项目中实现的常用功能如下（图 14-1）。

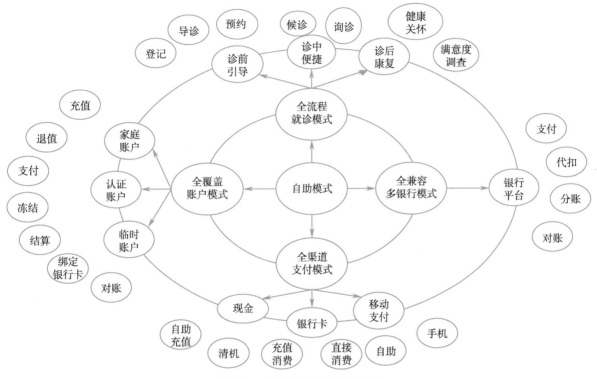

图 14-1 医院常用自助服务功能

1. **就诊卡发放** 患者在自助设备（含身份证阅读器、发卡等模块）上刷二代身份证（或医保卡），系统读取患者的基本信息，自动发放医院就诊卡，也可直接使用身份证代替就诊卡。

2. **银行卡 / 居民健康卡注册** 患者持银联卡或其他医院或机构发行的居民健康卡，在自助设备上进行注册，从银行端读取或从医疗机构端芯片读取持卡人信息，确认注册后将在医院信息系统中生成并绑定一个医院内部 ID 号，该卡同时具备就诊和支付的功能。

3. **现场预约** 患者持就诊凭证卡（包括就诊卡、注册银行卡、居民健康卡、身份证等），在自助设备上识别相关信息，通过各种自助支付服务进行支付，支付完毕后打印预约凭条。

4. **当日挂号** 患者持就诊凭证卡在自助设备上识别，读取患者信息，选择科室 / 医生，通过自助支付服务完成支付，打印挂号票。

5. **门诊缴费** 患者通过就诊凭证卡在自助设备识别个人信息，获取待缴费的清单，通过自助支付服务进行支付，支付成功后打印缴费凭条。

6. **检验报告单打印** 患者持医生开具的检验单或就诊凭证卡，在自助报告打印设备上识别读取信息，即可打印出已检验完毕并且未打印过的检验报告单。

7. **电子发票打印** 患者持就诊凭证卡，在自助发票打印设备上识别信息，即可打印出数日内未打印的门诊费用发票。

8. **住院登记** 患者持就诊凭证卡，在自助设备上自动识别患者信息，然后选择或补录住院信息，完成住院登记,并通过自助支付系统支付首笔预交款,打印住院登记凭条。

9. 住院费用查询及结算　患者持就诊凭证卡,在自助设备上输入住院号,读取患者信息,随时可查询住院费用,最后可通过自助支付服务完成费用支付,打印相关凭条。

二、医院便民服务系统的特点

(一)优化就医流程

通过实施医院便民服务系统,减少患者的就诊排队环节,优化就诊体验。传统诊疗模式所有环节都是线下进行,其业务流程如图 14-2 所示。而通过便民服务系统实施就诊过程,患者在就诊完毕后,即可以查看并打印电子病历,并对医生和医院服务进行评价。所有的非医疗环节都可以通过自助服务系统线上完成,大大缩短就诊时间,优化就诊体验。实施系统后的门诊就医流程如图 14-3 所示,在预约挂号、交费、取药、查询等环节都给患者带来了更好的就诊体验。

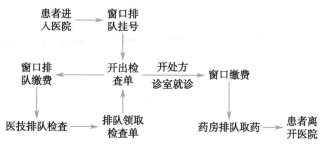

图 14-2　系统实施前的门诊就医流程

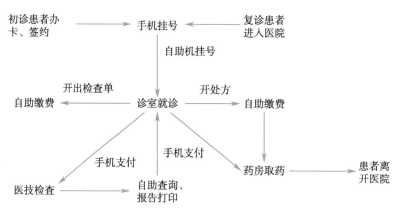

图 14-3　系统实施后的门诊就医流程

(二)缩短时间,降低成本

医院便民服务系统的实施减轻医院挂号收费及查询打印等服务窗口的工作量,有效降低医院人力和运行成本,从而提高患者的就诊满意度。通过系统实施流程前后对比分析(表 14-1)可看出医院便民服务系统有效提高了患者对医院的满意度和降低了医院的运营成本。

表 14-1　系统实施前后对比分析

对比项	系统实施前	系统实施后
需要排队的场景	6 个及以上	3 个
业务办理的时间	工作时间	7×24h
就医介质	健康卡	社保卡、健康卡、银行卡、虚拟卡、身份证
交费方式/渠道	现金/窗口支付	社保卡、健康卡、银行卡/自助机、移动端支付、现金/窗口支付
运营成本	需要到窗口人工办理,成本较高	项目一次投入,同步建设,整体运营,成本较低
患者满意度	低	高

第三节　排队叫号系统

排队叫号系统基于医院现有网络环境，充分利用医院信息平台，融合网络技术、信息技术和多媒体技术，应用于医院门诊大厅、候诊区、就诊区、取药区、检验区、电梯间、通道等人流密集场所，实时发布挂号信息、就诊流程、通知宣教等重要信息，不仅解决了患者看病的需要，还一定程度上提高了看病效率，规范了就诊秩序，减缓了患者等候的焦躁心理，有利于医院提供良好公共服务、提高管理水平和提升自身形象。

一、业务流程

排队叫号系统主要用于患者预约挂号后到各诊室进行就医前的一个便民系统，同时在其他检验、检查、输液、取药等人流密集，需要排队的环节，都可以使用。就医过程使用排队叫号系统的门诊业务流程如图14-4所示，从图中可以看出排队叫号系统在人流密集的环节均有使用。

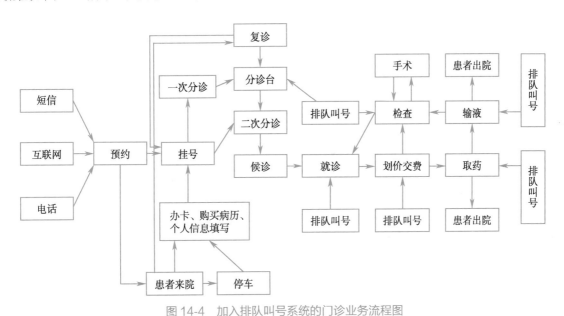

图 14-4　加入排队叫号系统的门诊业务流程图

二、系统类型及其功能模块

医院的排队叫号系统主要有以下两大类型。

（一）护士端排队叫号系统

护士端排队叫号系统由一台导诊护士站电脑和一套门诊排队叫号软件组成。软件安装在护士站电脑上，用来管理、统计、监控对应科室所有诊室的患者就诊及排队情况。护士登录后，即可实现以下功能操作。

1. **检索查询**　可根据科室名称、医生职称、排队号码、患者姓名查看各个队列的排队情况，便于为患者提供咨询服务。

2. **实时查看**　可实时查看当天的排队患者总数、候诊人数和就诊人数，每天工作量一目了然。

3. **复诊处理**　患者做完医技检查或其他项目后，可回到门诊处导诊台和护士说明，护士把患者安排在原来就诊医生的队列中，做复诊处理。

4. 患者选医生　如果患者需要指定某医生就诊，可以把要选择的医生告诉护士，护士将患者安排在指定的医生队列当中；一般情况下，在挂号时患者就可以指定医生进行挂号。

5. 优先叫号　针对特殊患者、老年人、残疾人等需照顾的人群，可实现优先就诊操作。在疫情下，按照国家卫健委要求，医疗机构入口将增设老年患者专用通道，有专门人员指导老年人查询健康码，帮助不会使用智能手机的老年人申领"健康码"，缩短老年人在诊区外的等候时间。

6. 现场预约　患者可以到医院现场直接进行预约取号。预约成功后，只需凭预约号在医院规定的就诊时间前到医院就诊即可。

7. 退号处理　患者如因临时有事或其他特殊情况无法就诊，可向护士说明，护士会将患者的信息删除，做退号处理。

8. 过诊处理　医生呼叫未就诊的患者回来就诊时，由护士将患者重新加入相应队列中，导诊台护士可以对其进行优先排队处理。

9. 转移队列　当患者自己提出要求，或护士发现某个诊室候诊人数较多，医生来不及就诊时，可使用此功能将患者转移至其他科室或诊室进行就诊。

10. 停电保存　停电后系统能自动保存所有排队情况，来电时不影响系统原有工作状态。

11. 系统复位　每天第一次开机时系统自动复位清零，重新排队。

12. 科室管理　一套导诊台门诊排队叫号软件可管理多个科室。一个科室可包含多个门诊类别（职称），一个门诊类别（职称）可包含多个诊室，一个诊室可包含多个医生就诊。

13. 挂起功能　主要针对医院检查科室，如B超室，若患者前期没做好准备，可通过此功能将此患者进行挂起。

（二）医生端呼叫系统

1. 登录　有窗口登录和工号登录模式。

2. 顺呼　医生看完一个患者后按此按钮，可顺序呼叫下一位患者。

3. 重呼　当医生呼叫下一位患者未到，可按"重呼"按钮重复呼叫该患者。

4. 特呼　如遇到特殊患者或需优先就诊等特殊情况，可以使用"特呼"功能，由医生直接输入患者排队号码（包括已呼和未呼患者）进行呼叫。

5. 暂停　当医生因故临时离开诊室或下班，可以按"暂停"按钮。

6. 转移　主要用于医院一些检验/检查科室（如儿童保健科）。如果一个患者有多项检查，当第一项检查完成后，要检查第二项时，医生通过此功能将此患者转移至第二项检查室，第二项检查室医生就可以排队叫号，不用患者再进行取号。

7. 未诊　当医生多次呼叫，患者都没来诊室就诊时，医生按"未诊"按钮，此时门诊排队软件将该患者记录为"未就诊过号"状态，在软件排队叫号器和后台管理软件中可以进行查询。

8. 查询　可查询相关排队叫号功能。

9. 退号　如患者因临时有事或其他特殊情况无法就诊，可向护士说明，护士会将患者的信息作废，做退号处理。

10. 初始设置　可设置基本参数，也可一键还原恢复到出厂时的设置。

以上两大类型的排队叫号系统是功能较完善的叫号系统，但实际上，不少医院的叫号系统功能直接对接医院信息系统后，往往仅使用几个主要功能即已满足医院基础需求。

第四节　便民护理服务系统

老龄化和亚健康的加剧，使得医院床位紧张，住院难、陪护难问题突出。针对目前最突现的住院难、陪护难的问题，不少医院配置了智能的陪护服务系统和床边交互系统。陪护服务管理系统主要解决陪护服务人员管理问题；床边交互系统则根据住院医生、护士及住院患者的使用需求，利用蓝牙、物联网和 AI（人工智能）等技术，将病区临床信息软件与信息技术集成融合成床边交互系统，旨在建立患者和医护人员的互动渠道。两者为医院提供了一个便捷服务窗口，提供充分的信息共享。

一、陪护服务系统

（一）概述

对于不同的角色，陪护系统存在的意义不同。

1. **对于用户**　陪护系统为高龄或失能老人、康复期患者和终末期患者等行动不便的人群，提供慢性病管理、康复护理、专项护理等上门护理服务，减少患者路途奔波，减轻居家养老的照护压力，保障服务质量。

2. **对于护理人员**　护理人员通过平台职业认证后可找到能发挥自己专业护理能力的兼职机会并获得相应报酬。陪护系统通过定位、视频、一键呼叫等信息化手段提升对护理人员人身安全的保障。

3. **对于医院**　"互联网 + 护理"是未来医院服务的一个大方向，实现了对患者"从院内到院外"的全病程个案管理，减轻医院内部护理工作压力，加快医院传播范围与速度，树立医院先进及专业的形象。

（二）功能模块

陪护服务系统主要具备以下核心功能。

1. **在线预约**　陪护服务系统使患者可提前根据需要通过微信小程序、App 或电话等方式进行预约，方便患者。

2. **订单管理**　包括排班、下单、执行、调整、结束任务。陪护服务系统可科学、合理地安排护理人员，调配人员，满足患者的需要，并在患者、护理人员和第三方平台之间制订较为科学、完整、精细化、安全、智能的管理方案，让管理员和患者都能实时掌握订单信息。

3. **服务执行（护理记录）**　护理人员记录服务内容，由患者签字，完成护理记录登记，是记录护理收费的依据。

4. **护理人员信息管理**　护理人员以身份证号或注册 ID 号登录系统，验证身份和健康状况，进行专业考核培训，持证上岗，统一管理护工信息，为客户做好安全保障工作。

5. **呼叫中心**　通过连接护士工作站显示通知屏，当患者有需要时可随时呼叫。

6. **在线结算**　客户可通过微信小程序、App、医院内自助平台等多渠道结算。

7. **统计分析**　护师工作量的统计、服务质量的统计、以及日收入、月收入等整个平台的运行情况统计。

8. **服务监管**　患者意见反馈、投诉监管等监管功能。

（三）系统特点

基于"互联网 +"的陪护管理服务系统主要有以下特点。

1. **工作数字化**　系统全面记录下单信息和完成情况，可以轻松统计和查看各项工作量。

2. **过程全跟踪**　从客户下达订单，到管理人员受理接单、调度分派员工，到陪护员的执行，都可以实时跟踪,随时反馈和督查,有任何问题可以追根溯源。每一条订单都会实时显示开始和完成的时间节点与位置。如果家属下次想聘用同一个陪护员进行照料,系统可以快速、准确地查询到。即使在陪护过程中出现差错,也有据可依,调查起来清楚、客观。

3.效率更高　客户或患者只需通过微信扫描下单,服务中心及时调派专业的工作人员与客户面对面沟通,同时用陪护系统对患者进行病情评估,根据患者的需求及病情的需要为患者科学选择合适的陪护人员,提供专业贴心的服务。

4.工作更准确　订单的下达、派遣、执行全都由系统进行全程跟踪,可以避免口头传达误差、纸质单据填报数据不准确、过程记录有遗漏等问题,提高工作的准确性、高效性。

5.消费更便捷明了　通过系统显示收费模式、收费标准,让患者清楚收费明细;同时患者可通过微信小程序、App、医院内自助平台等多渠道结算,方便快捷。

6.沟通更有效　管理人员可以实时得知当前订单的进展情况,随时随地掌控所有管理员及陪护员上岗工作量的完成细节,提高沟通的及时性和准确性。

二、床边交互系统

（一）概述

随着我国医疗服务体系的不断建立健全,新形势下人们的医疗需求发生变化,"以患者为中心"的医疗服务理念正逐步替代传统的"以疾病为中心"的理念。传统的病房床头柜只能作为住院患者物品存储柜使用,功能非常简单。患者用药和治疗进程等信息没有合适的展示与传递的载体,医护人员与患者的沟通基本上靠口头传递信息为主,效率不高。这对护理人员本身配置较少的病房护理工作造成很大的压力,也是导致医患关系紧张的重要因素之一。信息化后的床边交互系统可实现自主查询费用、报告查看、呼叫护士、查看医嘱等功能,将改善医院服务以及减轻医护人员的工作负担,能有效提升医院的服务质量。

（二）功能模块

床边交互系统一般都包含护士站终端、病房交互终端、病房门口交互终端等硬件和系统软件,实现病房床头、病房门口、护士站等多个场景的信息实时同步显示,让医、护、患及时沟通,保障医疗安全。系统还提供患者及家属一键紧急呼叫、实时查询、智能提醒等功能,提高患者的满意度。系统功能模块设计如图14-5所示。

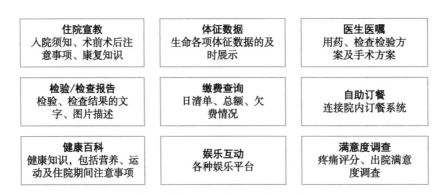

图14-5　床边交互系统功能模块

（三）系统特点

1.智能联网　实时交互与医院信息系统无缝对接,信息实时更新。医护人员可以通过护士站已铺设的智能物联终端与患者进行远程会话,根据患者的实际情况进行下一步判断,极大提高了护士处理患者信息的工作效率。

2.**智能提醒实时查询**　通过系统可实时查询检验/检查结果、住院费用清单等,智能提醒在院注意事项、预约检查、缴费、手术须知、服药等。

3.**监管全过程**　护理人员服务开始时按下签到,系统开始通过护理员佩戴的设备进行录音和录像,记录工作过程。服务结束时护理人员按下签退按钮,系统结束录音和录像,把相关数据压缩后上传到服务器留档。执行过程中的录像是对护理工作进行事后调查、分析、质量控制以及科学研究的重要手段之一。

4.**身心保健**　床边交互系统为患者提供精彩的影音娱乐窗口和丰富的生活服务通道,患者可以在床边屏查看当今热点的影音资讯。

5.**后勤保障**　对接医院食堂系统,为患者提供住院的餐饮订送服务,让患者无需走动即可享受健康营养的美食。

第五节　智能导航定位系统

为方便患者就诊,有效减少各主要通道患者滞留量,维持良好就诊秩序,缩短就诊时间,提升就诊体验,多数医院建设了院内智能导航定位系统,大大方便患者。智能导航系统基于手机蓝牙定位导航可快速找到目标科室,免下载、位置搜索、精确查找、路线规划、模拟导航、实时导航,并可支持跨楼层、跨楼栋定位,精度高达1~2m大大提升病患就医体验,真正突出了医院"以患者为中心"的服务宗旨。

一、智能导航定位系统概述

2018年4月,国家卫生健康委员会下发《全国医院信息化建设标准与规范(试行)》。新的标准及规范要求医院通过专用固定终端或移动终端为患者提供医院范围内的智能导航,包括地点标注,线路图标注,目的地导航,信息提醒,预期步行时间,支持室内3D和室外地图,最优路径算法和提示,室内室外定位功能切换,室内3D图像处理等9项功能;可提供医院范围内包括车位定位、地图导航、科室分布导航等3项智能导航服务。其中明确要求:三级乙等医院需具备4项功能,提供1项服务;三级甲等医院需具备6项功能,提供2项服务;功能及服务符合上面规定即可。智能导航定位系统真正实现"让信息多跑路,让患者少跑腿",让患者感受到更加舒适的就诊体验。

二、智能导航定位系统实施流程

加入智能导航定位系统后的患者就诊业务流程如图14-6所示,将院内导航与就诊流程进行紧密结合,在各个就诊环节流程,为患者推送下一步就诊信息。

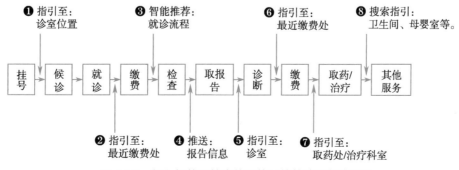

图14-6　加入智能导航定位系统后的就诊业务流程图

三、智能导航定位系统技术

（一）室内地图

1. 采用 WGS84（地球坐标系）和 GDF 4.0（地理数据文件格式）数据标准，支持室内外一体化无缝衔接。

2. 标准的室内地图制作工艺流程，绘制高精度的矢量化室内地图，使数据精度误差小于10cm。

3. 多格式数据文件输出，支持第三方二次开发的 SHP、MID 和 MIF 等格式文件，其中 SHP 是一种空间数据开放格式，MID 和 MIF 都是美国 MapInfo 公司的桌面地理信息系统软件用来向外交换数据的一种中间交换文件。

4. 多图层地图信息，高度还原建筑内部格局。

（二）定位技术

1. 基于蓝牙 4.0 定位技术，采用多技术融合，实现高精度蓝牙三点定位技术、PDR（步行者航位推算）技术、路网吸附技术、卡尔曼滤波算法。

2. 基于接收信号的强度指示（received signal strength indicator，RSSI）原理，以及三维空间定位算法来满足实时、高精度定位和延迟的要求。

3. SDK（软件开发工具包）定位算法支持 App、微信端等 Android SDK、iOS SDK、H5、SDK 不同版本应用的开发。

四、功能模块

一般的医院智能导航系统模块由以下功能组成（图14-7）。

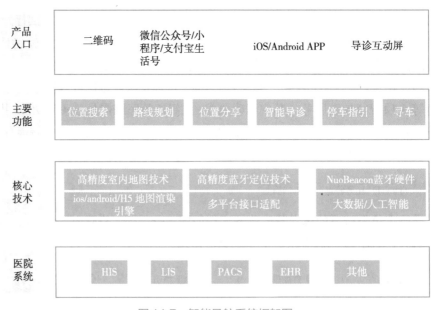

图14-7　智能导航系统框架图

（一）位置搜索

位置搜索功能包括精确查找。用户可自助查询医院位置、专家诊室、科室位置等。

（二）智能路径规划

智能路径规划功能可以实现模拟导航、规划路线、实时导航，针对不同种类患者，提供不同的路径规划，例如直梯、扶梯、楼梯等。

（三）位置分享

患者通过微信 / 短信，发送位置给亲友，共享位置信息，为患者规划最优路线，并实时导航至亲友处。

（四）智能导诊

系统装载医院导诊服务，通过直观的地图展示、热点目的地展示，为患者提供指引服务，实时展示医院动态信息，使患者在对应科室界面找到医生，并帮患者快速规划路线及把患者引导至医生处。

（五）停车定位

自动查询空车位，指导停车地点。

（六）寻车

患者点击"寻车"按钮，输入车牌 / 车位号，系统将规划路径并指引患者至停车处。

第六节　医院信息公开服务系统

信息公开是指国家行政机关和法律、法规以及规章授权和委托的组织，在行使国家行政管理职权的过程中，通过法定形式和程序，主动将政府信息向社会公众或依申请而向特定的个人或组织公开的制度。2010 年卫生部以部令形式发布《医疗卫生服务单位信息公开管理办法（试行）》（以下简称"办法"），规定医疗卫生服务单位应向社会主动公开三类信息，即需要社会公众广泛知晓或者参与的信息，反映医疗卫生服务单位设置、职能、工作规则、办事程序等情况的信息，及其他依照法律、法规和国家有关规定应当主动公开的信息。

一、医院信息公开内容及推送方式

（一）信息公开内容

医院公开的信息主要以两大类内容为主。

1. 院内信息　包括门诊就诊预约、检查预约、住院排床、变更通知、检查报告结果查询、手术通知、手术进程、欠费情况、检验 / 检查危急值预警等内容。

2. 社会公开信息　向社会公开医疗机构、注册医师、注册护士、医疗服务价格、医院便民服务、专家团队等信息。

（二）推送方式

1. 支持短信、App、显示屏等信息推送方式。

2. 提供自助设备、大屏幕显示屏、移动终端应用途径　主要根据医院现有网络环境来选择医院信息推送与显示形式。可充分利用医院信息平台，融合网络技术、信息技术和多媒体技术，采取统一管理的方式将文字、音频、图片、视频、滚动字幕、业务数据等多媒体信息通过短信、App、显示屏等网络平台传输，并在各种不同终端进行输出显示。

3. 信息公开能实现以下作用。

（1）紧急、实时信息发布，提高办事效率。

（2）显示医生相关信息，方便患者咨询和就诊。

（3）宣传健康生活理念，倡导良好的生活习惯，实现公益宣传的作用。

（4）支持有线电视播放，可与分诊导引系统结合播出。

（5）播放对患者有益的娱乐节目，调节患者情绪，营造良好的就诊氛围。

二、信息公开监管制度

2017 年，国务院办公厅印发《国务院办公厅关于建立现代医院管理制度的指导意见》，强调要"加强社会监督和行业自律。加强医院信息公开，重点公开质量安全、价格、医疗费用、财务状况、绩效考核等信息"。同时医院会根据自身的医院管理，制定关于官方媒体新闻宣传管理办法、新媒体管理及信息发布管理规定的通知等规章制度，有效地在提高医疗卫生服务工作透明度的同时保护医院的相关权益。

第七节　医院满意度评价系统

为进一步落实《关于印发进一步改善医疗服务行动计划的通知》（国卫医发〔2015〕2 号）要求，原国家卫生计生委 2017 年印发《国家卫生计生委办公厅关于开展医院满意度调查试点工作的通知》（国卫办医函〔2017〕849 号），决定开展医院满意度第三方调查试点工作，深入推动改善医疗服务，持续增强人民群众获得感，提高医务人员满意度；并依托国家卫生计生委医疗管理服务指导中心（以下简称医管中心）使用统一满意度调查系统进行收集意见，在满意度测评管理职能上，医德医风办主要负责满意度量表设计和改进、数据库建立和维护、数据收集方法选择、数据统计、分析评估、过程监控管理、结果反馈等工作。

一、医院满意度评价系统概述

医院社会评价作为医院管理中的一个重要测量工具和服务质量的评价标准，目的主要是提供一个更具有客观性和适用性的群众满意度测评量表，使医院能够更加科学、规范地开展院内外满意度测评工作，持续改进医院服务质量。主要的评价内容如下。

（一）国家标准

《全国医院信息化建设标准与规范（试行）》对满意度的评价内容和评价渠道做了标准要求：具备患者对预约、接诊、收费、药房、检查、陪护等 6 项就医过程进行评价的功能。不同等级的医院其评价内容项也不同：二级医院要具备其中 4 项功能；三级乙等医院具备其中 5 项功能；三级甲等医院具备6 项功能。

（二）通用模式

医学模式的转变促使政府和医疗服务提供者越来越重视患者的体验和需求，于是对患者、职工满意度测评的研究应运而生。

1. 患者满意度　包括医患关系、信息提供、服务流程、硬件环境和总体满意度等。

2. 职工满意度　包括工作内容、薪酬福利、职业发展和总体满意度等。

二、系统申请流程

国家通过统一的平台实现对所有医院满意度进行管理与评价，各医院可自由申请使用统一的满意度评价系统。其申请流程和信息流转如下。

（一）申请流程

国家推广的满意度调查系统终端采用扫描二维码进入满意度调查系统。推广方式则针对不同的医院网络环境，采用不同的方式推广使用此系统。图 14-8 所示的是国家满意度评价系统的申请流程。

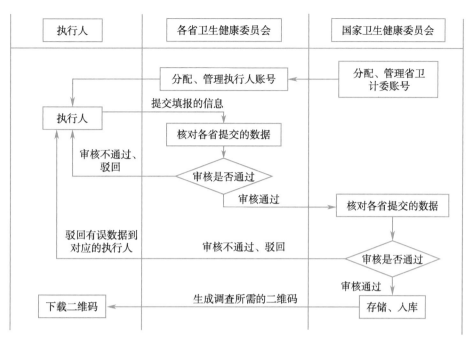

图 14-8 满意度调查系统申请流程图

（二）信息流转状态

在流转过程中，信息共有四种状态。

1. **起草** 表明该医院信息流转至执行人。在起草状态下，仅有执行人可以对医院信息进行编辑、修改或提交。提交后信息状态变为"省卫生健康委员会审核"，并将由省卫生健康委员会管理员进行审核。

2. **省卫生健康委员会审核** 表明该医院信息流转至省卫生健康委员会管理员。省卫生健康委员会管理员可以选择通过审核，下一步将由国家卫生健康委员会管理员审核；也可以选择驳回至执行人，状态变为起草。在该状态下省卫生健康委员会管理员和国家卫生健康委员会管理员角色均不可编辑医院信息。

3. **国家卫生健康委员会审核** 表明该医院信息流转至国家卫生健康委员会管理员。国家卫生健康委员会管理员可以选择通过审核，流程结束；也可以选择将信息驳回至执行人，状态变为起草。在该状态下省卫生健康委员会管理员和国家卫生健康委员会管理员角色均不可对医院信息进行编辑。

4. **结束** 表明该医院信息已审核通过，并已入库存档。

三、系统功能模块

以基于门诊业务的患者满意度评价系统功能为例，说明满意度评价系统的功能模块结构（图 14-9）。满意度评价系统的主要功能模块包括以下内容。

1. **系统管理** 由系统管理员根据每个不同的医院自行进行科室设置（包括增 / 删 / 改操作），增加医生数量，进行管理人员的变动，以及对每个人员进行角色分配管理。

2. **评价指标管理** 包括评价对象设置，对被评价对象的设置，评价指标的输入和修改等权重系数设置，以及评价模式设置。

3. **评价管理** 主要是针对科室和医护人员的评价。

4. **评价结果管理** 对评价结果进行管理，包括评价结果的查询、评价结果的分析以及评价结果的打印等功能。

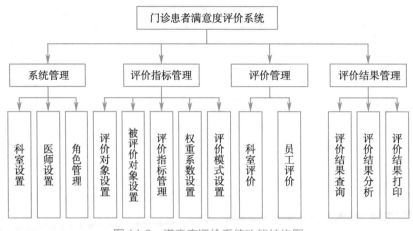

图 14-9   满意度评价系统功能结构图

第八节   随 访 系 统

随访管理在国家医院信息化建设标准中属于医疗业务模块,处在不同的业务过程环节,而不同的医院随访管理模式也有不同。国家对随访系统的要求是:只要具备随访计划、随访量表制订、随访跟踪、随访记录、随访数据与临床数据整合、随访工作量和分析、随访评价等 7 项功能中的 4 项以上功能即可;可实现日常随访、专病随访、护理随访、家庭随访等 4 种随访类型。

一、随访系统概述

(一)定义

随访又称作随诊(follow up),是指医院对曾在医院就诊的患者以通信或其他方式,定期了解患者病情变化和指导患者康复的一种观察方法。简单地说,就是在诊治后,对患者继续追踪、查访,实现诊疗、康复过程中的患者随访管理。

随访系统是为实现随访智能化、沟通多渠道化、数据对接平台标准化、客服随访便捷化的管理信息系统。

(二)随访系统发展过程

1. 传统随访系统模式   传统的普通随访工作主要由护士负责。专科随访由于需要较强的专业知识,通常由科研项目医生亲自去做。由于医生、护士本身工作任务繁重,随访方式比较单一,主要是电话随访和当面随访,效率低,成本高。

2. 现行随访系统的发展趋势   现行的随访系统多采用 B/S 结构,或结合移动 App 的模式构建统一患者管理平台,以患者全息档案为基础,以随访(院级、专科)、宣教、满意度调查、医患咨询等为院后医患服务的入口,通过自动化随访和人工干预,减少医护人员工作量。患者通过移动 App、微信等多渠道获取医院提供的各项服务。随着信息技术的发展,更多的随访系统将以人工智能＋互联网＋物联网＋医疗的理念为指导,提供以医患沟通、院后随访、满意度调查和健康宣教为核心的服务平台,使医疗机构和患者保持长期联系,并提供更为优质的院后服务,提升患者的就医体验,从而显著提高医院的品牌价值与医疗服务质量。

二、系统框架及功能模块

（一）系统框架

随访系统根据医院的当前需求，针对不同的应用场景，可合理选择不同的功能模块，实现符合医院需求的功能，比如：云随访和慢健康的产品选择；子功能的选择，如 AI 随访、微信随访、短信随访、电话随访等不同随访方式，AI 满意度调查、微信满意度调查、短信满意度调查、电话满意度调查、PAD 满意度调查、二维码满意度调查等不同满意度调查方式。基于医疗健康全息档案支撑的随访系统平台框架如图 14-10 所示。

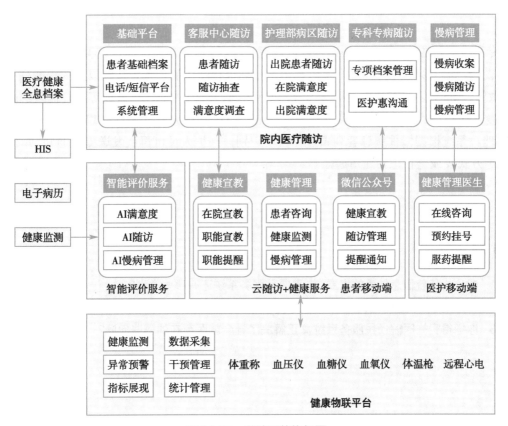

图 14-10　随访系统构架图

（二）随访系统功能模块

基于医疗健康全息档案的随访系统功能模块由以下几个部分组成。

1. 基于云技术移动端的健康随访模块

（1）智能评价服务：主要有 AI 满意度调查、AI 随访、AI 慢性病管理。可根据患者疾病、科研需求设计统一或个性化随访规则。系统自动根据规则计算历次随访时间，支持在随访过程中修改个体或群体规则。根据已制定的随访规则自动群发、定时发送针对性短信、移动端消息、随访问卷、健康宣教等，提高工作效率。

（2）健康管理：包括患者咨询、健康监测、慢性病管理。患者可以在线咨询医生，预约医生；医生也可通过健康监测数据给患者发提示信息，方便患者进行线上自我健康管理，不需要到医院就能完成日常的健康管理过程。

（3）健康知识宣教：包括在院宣教、职能宣教、职能提醒。健康宣教贯穿于患者就医及诊后的全流程中，包括门诊宣教、入院宣教、术前宣教、术后宣教、出院宣教、用药宣教等。传统模式下，医护人员采用口头宣教、纸质宣教的方式。

（4）微信公众号：通过患者手机端（微信、短信或 App），实现包括文本、图文、音频、视频等多种类型的宣教格式，自动化精准推送到患者手上，消除口头、纸质弊端，也可以查看患者的宣教接收情况；还可根据已制定规则，对已随访患者进行智能异常分析，并且对主治医生或护士进行预警和提醒，形成完整闭环管理。

2. 基于院内医疗的随访模块

（1）基础平台：建立患者基础档案，通过电话或短信平台进行信息收集，统一进行系统管理。

（2）客服中心随访：设置调查问卷，进行随访管理，包括随访抽查、满意度调查等。

（3）护理部病区随访：由病区 / 科室对门诊、在院、出院、用药患者等，进行诊后、诊中、术前等满意度调查。

（4）专科专病随访：包括专病档案管理以及医护沟通，对专病还可通过设置提醒规则，实现个性化的提醒设置，如门诊后、住院后、出院后在指定日期进行回访等。系统按照设置的提醒任务时间通过短信、微信、App 等多种方式推送提醒内容，包括用药、复诊、术前注意事项等重要提醒给患者。

（5）慢性病管理：主要对慢性病患者进行提醒。系统筛选并建立慢性病患者档案，用于慢性病患者的管理。系统根据慢性病患者列表进行自动识别。医护人员可再次发送提醒通知（短信、微信、App 消息等方式），或进行电话随访通知等。

（甘昕艳）

思 考 题

1. 试分析随着信息技术的发展，未来便民服务系统还有哪些类型？

2. 医院信息公开监管应包括哪些信息范围？

3. 你觉得实施医院便民服务系统真正解决了社会就医存在的哪些问题？

第十五章

医院运营管理系统

　　医院运营管理系统，又称为医院资源计划（hospital resource planning，HRP）系统，是指利用计算机软硬件技术、网络通信技术等现代化手段，协助医院及其所属各部门对人、财、物等进行综合管理，主要包括人力资源管理系统、财务管理系统、物资管理系统、绩效考核管理系统等。HRP能够通过整合医院已有信息内容完成信息平台建设，为医院管理人员提供更加全面的运营管理平台，增强医院对人员、财产和物资等各项资源在使用、计划、协调、控制、评价和激励等方面的管理，确保医院平稳、健康运行，最大程度发挥医院资源效能，最终实现预算管理、成本管理、物资管理的科学化。在新医改背景下，采用HRP平台实现医院整体运行管理，促进了各部门、科室间的信息互联互通，能够推动医院管理创新，推动医院各项工作的规范化开展。

第一节　医院人力资源管理系统

一、医院人力资源管理系统概述

　　医院人力资源是指在医院中直接或间接从事医疗服务工作，拥有一定的学历和技术职称，具有某一方面专长的专业技术人员、管理人员和后勤人员。

　　随着人们对健康日益增长的需求，医院规模逐渐扩大，员工数量不断增加。医疗机构多院区、集团化和医联体模式的出现，使得人力资源管理更加动态化、多元化、复杂化，传统的人事系统已经不能满足现代医院管理的需要，构建科学、规范、全面、系统、动态的医院人力资源管理系统势在必行。

　　医院运营管理系统的核心功能之一——"医院人力资源管理系统"正是解放人力资源管理者，突破制约行政效能提升瓶颈的有力工具。

　　医院人力资源管理系统是根据医院人力资源管理工作的自身特点，运用信息化平台，整合人力资源规划、岗位管理、人才招聘等管理功能，支持员工基本信息数据更新与同步共享机制，被用于管理医院职工的信息化系统。

　　基于医院运营管理系统的人力资源管理有以下特征。

（一）战略性

　　人力资源管理的各个职能从原来简单、单一的职能拓展到全方位的包括人力资源规划、职业生涯管理、决策支持等的管理解决方案。在为医院人力资源部门提供基本管理工具的同时，也为医院其他部门提供整合最新信息和咨询功能，有效集成医院人力资源的信息流，简化事务性和日常性工作，实现医院的全面战略管理，为医院管理层的决策提供可靠的保证。

（二）动态性

医院运营管理系统为医院人力资源管理数据的及时动态管理提供了保障。医院整体的人员配置情况、薪酬水平情况、人员考勤情况以及职称晋升情况数据在整体系统内实时更新，因此医院管理层可随时调用、查看和管控，有规划地逐步执行各项任务，不让数据信息在调整过程中出现重大问题，及时解决人员调整、指标控制和责任分解等诸多管理问题，使医院人力资源管理形成一个动态的管理体系。

（三）协作性

人力资源管理和财务管理、资产管理等相互连接、协同运作、信息共享，既实现了医院人力资源管理各个模块的内部协作，同时又实现了医院各个部门的外部协作，从而大大提升了医院各项业务的整体运行效率，为医院管理层了解医院管理效率提供了保障。

（四）科学性

随着医院员工数量的增加和规模的扩张，以往单一的人事管理工作量急剧增加，增加了人力资源管理部门的压力，人力资源各个模块的处理效率和处理质量都急需提升。同时，人力资源管理在医院战略管理中的重要地位，需要人力资源管理者花更多的精力和时间在创造价值的工作中。系统的建立，通过统一的标准、齐全的功能、全面的覆盖等将医院人力资源管理信息化，使成熟、有效的人力资源管理体制和规范的制度成为管理中的常态，提升医院人力资源管理的规范性和科学性。

医院人力资源管理系统通过提高医院内部职工的满意度、忠诚度，从而提高职工贡献度，即绩效。该系统推动了医院人力资源管理的职能从传统的人事管理到战略的人力资源管理的转变，提升了医院战略决策的管理能力并增强了医院核心竞争力。

二、医院人力资源管理系统的主要内容

医院人力资源管理系统的具体职能包括组织管理、人事管理、职称管理、考勤管理、薪酬管理、招聘管理等（图 15-1）。通过医院运营管理系统，统一管理信息标准，规范业务流程，实现信息资源互通共享，引入先进的管理理念和思想，提升医院人力资源管理水平，提高人力资源管理的效率和员工绩效。HPR 系统利用本身信息技术特点在医院各部门管理之间进行信息管理和共享，实现医院现代化科学人力资源管理，建立正确的管理关系和职能分配。

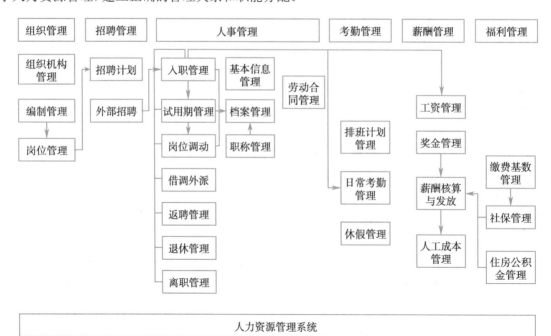

图 15-1　医院人力资源管理系统业务图

三、医院人力资源管理系统的实现

医院人力资源管理系统的各个模块通过医院运营管理系统无缝连接,促进人力资源管理内部数据流和信息流的有效集成,提高内部管理效率。同时,财务部、资产管理部和绩效管理部等通过人力资源管理的外部环境影响其模块作用的发挥,达到医院资源共享,实现对医院人、财、物等核心资源的集约化管理,可以高效地对人力资源进行协调管理。针对各个职能部门需要覆盖医院人力资源管理的关键管理角色,系统预置了相应的操作权限,建立管理职责和管理角色之间的合理分配关系。

该系统主要有以下几个功能子模块。

（一）组织管理

组织管理模块帮助医院对内部的组织结构、隶属关系、权限职责划分等进行统一的规划、设置和管理。

医院人力资源管理系统中的组织架构（图15-2）,一般由医院结构、人事结构、组织结构组成。医院结构包含人事范围、人事子范围等;人员结构包含员工组、员工子组、薪资核算范围等;组织结构包含职位、组织单位等。

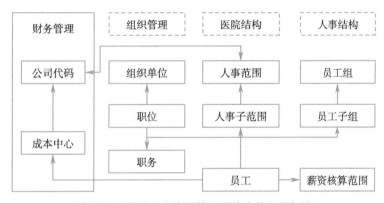

图 15-2　医院人力资源管理系统中的组织架构

组织管理模块具体有如下功能:医院各部门、职位（岗位）的创建和维护,并与各项业务系统相连;采用可视化结构,实时掌握医院内部各部门职位配置情况;记录医院组织结构不同阶段的变动情况;自动生成医院各组织结构、岗位、职务和职工的配置情况的业务报表;记录医院各职务、职位的资质需求和职责内容,为医院人事招聘管理以及人力资源配置状况分析提供信息支持。

（二）人事管理

人事管理模块协助人事管理人员实现对员工基本信息以及人员管理的所有处理,通过数据字典来统一度、量、衡。

通过人事管理子模块,可以在医院运营管理系统中,实现员工从入职医院、人员流动、人员培训进修,一直到退休或离职的全职业周期的状态变动和流动的管理。同时,根据医院管理需求或员工数据的变化,实时更新和维护员工主数据。医院人事管理部门人事管理员每月根据数据变化情况对各项数据收集整理,并检查数据的准确性,然后进入人力资源管理系统进行维护,确保数据的真实性、及时性、有效性。此外,医院运营管理系统的其他系统模块调取和使用人事基本数据也十分便捷。

（三）职称管理

在建立基本信息的基础上,人员信息的变化更新就显得尤为重要。如岗位变动、职称变动、职务变动等信息,需及时更新,实现人员信息的动态调整。

职称管理模块不仅可以对员工的职称进行简单的统计分析,更重要的是可以在职称申报之前,根据各等级申报条件,通过人力资源管理系统从医疗、科研、教育等系统中汇总相关信息进行预警提醒,整理汇总各类职称、各级别符合条件的人员信息,方便人力资源管理部门提前了解当年职称申报人员的整体情况。

另外,根据职称申报条件,提前预判当年可能申报的人员情况,并向职工本人发送职称申报以及目前个人是否存在某些方面短板的消息提醒,个人根据系统提示查漏补缺。

(四)时间管理

时间管理,即以最小的时间投入到最大的服务产出的过程。引入时间管理的概念,有利于优化时间分配,准确把握和运用时间,提高单位时间的工作效率,以符合工作需求,如期达成医院目标。

时间管理模块支持多种考勤模式,帮助医院完成员工在工作时间上的控制和记录,用来对员工的出勤和缺勤情况进行管理,包括制订排班计划,管理缺勤、休假以及工作量评估等。员工的缺勤数据记录在时间管理模块中,通过时间管理模块的时间评估功能,实现考勤数据的自动扣减、薪资的核算,大大减少人力资源员工考勤核算扣减的工作量。

(五)招聘管理

根据医院的招聘管理流程对招聘活动进行全流程的管理,并与医院办公自动化(office automation,OA)系统等集成。

医院人才招聘系统通常为 B/S 架构,通过互联网访问医院人才招聘系统,进行发布招聘启事、在线申请职位、投递简历以及人才甄选等操作。深化设计的招聘系统分为管理端和用户端:管理端主要是医院招聘管理员进行招聘启事管理、人员甄选管理等操作;用户端主要支持求职者注册登录、查看医院招聘启事、填写简历、申请职位、投递简历等操作。系统架构如图 15-3 所示。

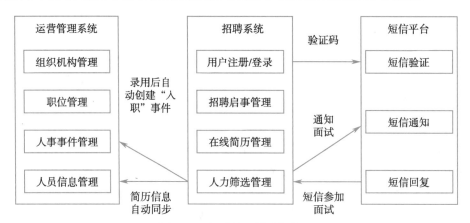

图 15-3　招聘管理模块架构图

(六)薪酬管理

帮助医院实施多维度的薪酬结构管理,实现工资核算自动化、流水化的处理,并对未来年度成本进行预算。薪酬管理模块是人力资源管理系统的基本模块之一,医院可以通过薪酬管理模块完成工资、奖金、社保公积金等的发放管理工作,并能够进行个人所得税的扣除、工资奖金核算以及核算数据过账等业务处理。薪资的核算管理是医院人力资源管理的重中之重。薪酬管理模块与系统其他功能紧密集成,与主数据管理、人事成本管理、时间管理等模块实现数据互通共享,并且与医院运营管理系统的财务系统无缝集成,自动化完成工资和奖金核算、生成薪酬台账、核算数据过账等。系统架构如图 15-4 所示。

(七)其他模块

根据医院的管理需求,人力资源管理系统还拥有人力资源集团化管理模块、员工发展模块、职称评审模块等。

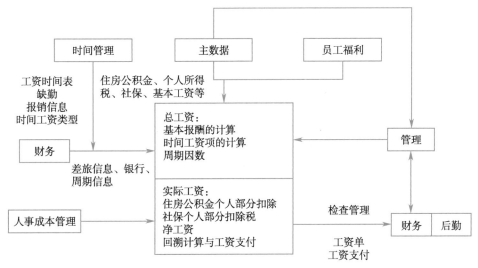

图 15-4　薪酬管理架构图

第二节　医院财务管理系统

　　医院财务管理是医院管理的重要组成部分。它不仅对医院的资金进行合理分配、筹集、使用和清偿,更重要地,它还是医院经济工作的核心。通过 HRP 系统,能够借助于信息化对医院财务数据进行分析、共享,提升财务管理数据的精准程度,使财务管理的开展更加高效、优质。财务管理作为医院管理的重要组成部分,与医院的整体运营质量直接相关。医院财务管理的任务是,按照勤俭办事业的方针,以货币形态对医院的经济活动进行综合性管理。

一、医院财务管理系统概述

(一)医院财务管理的概念

　　在现实生活中,财务活动总是通过各项货币收入和支出活动表现出来的。这些财务活动:从形式上看,是货币的收支活动,表现为资金量的变化;从实质上看,这些财务活动体现着医院与各方面的经济关系,这种关系便成为价值——资金运动的质的规定性。因此,就其本质,医院财务是医院在经营过程中资金运动及其所体现的经济关系。

　　医院财务活动是指医院的资金运作及其所体现的各种经济关系。医院财务管理是指对医院有关资金的筹集、分配、使用等财务活动所进行的计划、组织、控制、指挥、协调、考核等工作的总称,是医院经济管理的重要组成部分。

(二)医院财务管理的特点

　　医院财务管理是根据医院业务经营目标的需要,按照医院资金运动规律,组织医院财务活动、处理医院同各方面财务关系的一项经济管理工作,是医院管理的重要组成部分。

　　医院财务管理区别于医院的其他管理,其特点在于以下两个方面。

　　1. 它是一种价值管理。财务管理是对医院医疗服务过程中的价值运动所进行的管理。它利用收入、支出、结余等价值指标,来组织医院医疗服务过程中价值的形成、实现和分配,并处理这种价值运动中的经济关系。

　　2. 它是一项综合管理。医院各项医疗服务活动的进行均伴随着医院资金的收支,因此财务管理的触角必然就要伸向医院医疗活动的各个角落。每个部门都会通过资金的收付,与财务管理部门发生联系。每个部门也都要在合理使用资金和组织收入方面接受财务管理部门的指导,受到财务管理制度的约束,即医院所有医疗活动都反映为资金运动。财务管理是对资金运动的管理,因此其管理范围涉及医院的人、财、物各个方面,是一项综合性管理工作。

（三）医院财务管理的目标

财务管理的目标又称理财目标,是指经济主体进行财务活动所要达到的根本目的。财务管理目标制约着财务运行的基本特征和发展方向,是财务运行的一种驱动力。

医院的目标决定了医院财务管理的目标。公立医院是承担一定福利职能的社会公益事业单位,因此履行社会责任,追求社会价值最大化是其最高目标;在医疗服务过程中,提高公立医院运行效率是其直接目标。即便是非公立医院,也同样承担着救死扶伤的社会责任,医院的特殊性质决定了其生存要依赖于它所承担的社会责任。医院只有首先承担其社会责任,才有资格谈及其经济责任和利益。因此,医院的社会责任目标优先于经济责任目标,医院财务管理不能以经济利益最大化为目标,而应在努力提高医院运行效率的前提下,以追求社会价值的最大化为最终目标。

二、医院财务管理系统的主要内容

医院财务管理系统用于医院组织财务活动、处理财务关系,主要内容包括预算管理,收入管理,支出及成本管理,结余及其分配,财务报告与分析等。

（一）医院预算管理

医院担负着医疗、防治、保健、科研、教学等重要任务,而医院要保证任务完成,就必须有一定的财力作保证。其财力除来自正常收入外,还需国家预算拨款补助、主管部门拨款补助以及其他收入。医院要对这些收入进行合理安排和使用,就需要编制医院预算。医院预算是对计划年度内医院财务收支规模、结构和资金渠道所作的预计,是医院事业计划的资金反映和财力保证,也是医院进行财务管理的基本依据。利用 HRP 的信息化手段,可以构建一个数据实时共享和同步操作的预算控制平台,以保障预算基础信息和数据的准确性,用数据来实施管理。在核算过程中,结合财务预算和相关业务工作,实现医院经济活动预算管理的全覆盖,进而实现全面预算控制一体化。

（二）医院收入管理

医院收入是指医院为开展医疗业务活动及其他活动依法取得的非偿还性资金,主要包括财政补助收入、医疗收入、药品收入及其他收入等。医院在取得收入时必须严格执行国家规定的收费标准;必须使用国家财政部门统一监制的收费票据;必须要全部入账,并由医院财会部门统一管理,统一核算;原则上当日收入当日核算,以便及时理清医院收入,使收入的资金置于安全管理之下。

（三）医院支出及成本费用管理

医院支出是指医院在开展业务及其他活动中发生的资金耗费和损失。医院的业务工作主要包括医疗服务业务、药品业务和行政后勤管理。成本费用管理中,在 HRP 信息平台的基础上,把成本核算当成是数据服务核心,把各种原始业务数据进行整合利用,确保医院运营状况能够得到实时把控。

（四）医院收支结余及其分配管理

医院收支结余是指医院收入与支出相抵后的余额,反映了医院年度财务收支的结果。医院收支结余包括医疗收支结余、药品收支结余、其他结余和财政专项结余等。结余分配一般在年终进行,平时不进行分配。

（五）医院财务报告与财务分析

医院财务报告与财务分析是指医院根据日常的会计核算资料加以归集、加工、汇总,系统、全面地反映医院在一定时期内的财务状况和业务开展成果的总括性书面文件。医院财务报告主要包括会计报表和财务情况说明书。

三、医院财务管理系统的实现

医院财务管理是对医院的资金运动和价值形态进行管理。医院财务管理系统的功能模块共分成四大部分，分别为财务系统、预算管理、收入管理、支出管理（图15-5）。

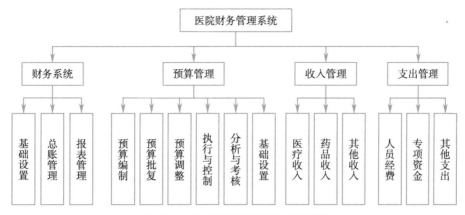

图 15-5　医院财务管理系统功能模块

（一）财务系统模块

财务系统模块对医院日常经济活动相关业务，按照医院现行会计制度进行会计核算、分析、监督、预测等活动，提高医院的社会效益和经济效益。该模块主要由基础设置、总账管理和报表管理三个子模块组成，具体功能包括财务凭证、财务报表、票据管理、财务审核、往来账管理、财务分析等。财务系统业务流程如图15-6所示。

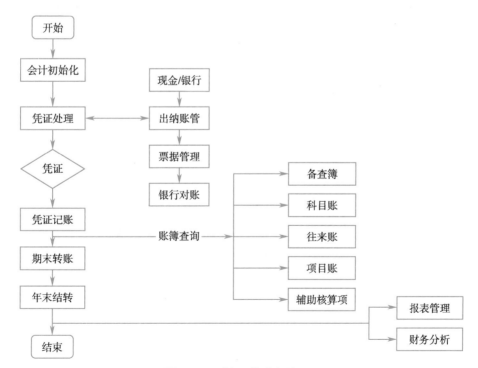

图 15-6　财务系统业务流程图

（二）预算管理模块

医院是差额预算管理单位，医院的各项收支均纳入预算内管理。医院的预算管理要先进行预算编制：一般先由财会部门根据年度事业计划、工作任务，提出预算指标建议；再由主管部门下达预算指标,拟定医院年度预算;由主管院长或总会计师审查并经院务会审议通过;报主管部门审批后由财会部门统一掌握执行。医院在执行预算的过程中,由于客观因素影响,预算变化较大时,可及时提出调整预算和财务收支计划的意见并进行调整。

（三）收入管理模块

医院收入管理是医院财务管理系统非常重要的一个部分,医院按照收费标准收取医疗服务费用,用以补偿医疗服务消耗。该模块主要完成以下功能。

1. **医疗收入**　医院在开展医疗业务活动中所取得的收入,主要有住院收费、门诊收费、其他医疗服务收入等。

2. **药品收入**　医院在开展医疗业务活动中取得的中、西药品收入等。

3. **其他收入**　上述规定范围以外的各项收入,包括救护车收入、进修培训收入、废品变价收入、赔偿收入、医院财政补助收入以及其他项目收入。

（四）支出管理模块

医院的支出管理是医院医疗业务活动正常开展所必需的物质保证。支出管理模块的主要功能如下。

1. **人员经费**　包括工资、补助工资、职工福利费、离退休人员费用等。

2. **专项资金**　专项补助、专用基金、专项借款、其他专项资金等要专款专用,计划安排。

3. **其他支出**　包括公务费和业务费等。

医院财务管理系统业务流程如15-7所示。

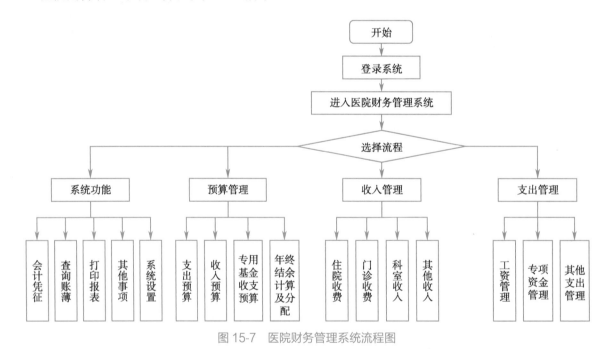

图 15-7　医院财务管理系统流程图

第三节　医院物资管理系统

医院物资管理系统是指利用计算机技术,对医院各种物资的计划、采购、保管、供应等行为进行组织和控制的信息系统。医院物资管理的主要对象是物资的采购及物资在医院内的流转和科学管理,包括物流管理、资产供应商管理、物资的定额管理、物资供应计划的编排、物资仓库的管理等。基于 HPR 的物资管理系统,能够以医院内部物资采购、物资流向等数据信息为基础,借助一系列的财务管理运算流程,结合医院整体成本控制目标,辅助完成医院成本管理工作。物资包括临床试剂、高值耗材、低值耗材、办公用品等耗材。各类耗材的管理是物资管理工作的重中之重,主要以库存管理的形式进行管理。

一、医院物资管理系统概述

在医院传统物资管理中,物资的采购、入库、领用、出库以及盘存等重要环节,均采用人工管理方式。该方式的工作效率低,管理方式仅限于对物资的记录和分配,管理存在较多问题:①医院物资种类繁多,人工管理粗放,物资的库存管理账实不符,容易发生以领代支现象;②物资分配不具有计划性和科学性,造成库存积压,从而导致资金浪费,或库存不足而导致时间资源浪费;③由于缺少完善的信息系统,人工管理需专人负责物资领用、使用和记录,全流程信息无法追溯,无法实时为成本核算提供准确数据,不具有灵活性。为解决人工管理方式问题,医院物资管理系统通过信息技术手段,对物资相关信息进行加工处理,实现对医院物资的有效控制和科学化管理,整个管理过程均有记录,为医院成本核算和管理决策提供信息分析和决策支持的基础数据,在医院日常运行过程中资源的配置方面具有显著优势。

医院物资的合理管理,是保障医院各项医疗活动有序运转的前提,能够提高医院工作效率、降低医院运行所需成本以及加速资金运转,以促进医院长期高效发展。随着医疗卫生体制改革的深化,医院医疗服务保持良好状态:一方面需要建立优秀医疗团队;另一方面,需要配备合理的医院物资管理系统。由于医院业务对象具有个体差异大、流动性大和随意性大的特点,所以对医院物资具有需求,对物资管理也具有高要求。现阶段,医院物资管理系统研究重点主要集中于如何有效提高医院各类物资管理的合理性和科学性,加强医院各类物资的采购计划预算的管理,改善物资使用不合理造成的库存积压和资金浪费等情况。

二、医院物资管理系统的主要内容

医院物资管理的主要关注对象是医院各类耗材在医院中的有序流转和科学管理,包括医院物资的需求计划、采购、入库、验收、领用、出库等,分别由不同的临床科室作为使用部门。从临床科室人员申请采购计划开始,经部门领导和库房管理人员审核通过;采购部门采购,包括物流管理、资产供应商管理、物资的定额管理等;供应商发货后,库房管理人员验收所采购物资并入库,根据物资供应计划的编排,对物资仓库进行管理;临床科室人员领用物资,最后统计物资使用情况,由财务部门清点盘算;整个过程中,部门之间各司其职。现阶段,医院物资管理系统主要包括采购方面、库房方面、财务方面和临床科室方面的管理,分别对应采购管理部门、库房管理部门、财务管理部门和各临床科室四个部门(图 15-8)。各临床科室上报需求计划后,物资管理流程分为制订物资采购计划、库存管理和财务管理三步。

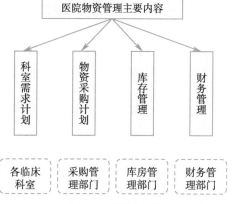

图 15-8 医院物资管理系统主要内容

(一)制订物资采购计划

根据医院各类耗材的当前库存情况、未实现计划、最低库存等信息获取医院当前物资的使用情况,结合各临床科室的需求,制订医院物资的采购计划。采购计划应该基于降低库存成本、重点采购低库存量物资的原则,在保证物资适用的同时实现成本降低最大化、物资浪费最小化。

　　根据所需采购物资性质的不同,采购计划分为自动采购计划和手动采购计划。对于自动采购的物资,如办公用品等,为其设置最小/最大计划的相关数据,采购人员定时汇总生成采购计划单;对于手动采购的物资,如高值耗材、临床试剂、低值耗材等,需要评估当前使用需求,并在系统中录入。

　　对于手工录入和自动生成的物资申请计划单,由负责人对采购计划进行审批,审批时要考虑本期每种材料采购的数量、总金额不能超过本期预算消耗定额。审批通过后的采购计划单,由相应部门完成采购工作,完成物流管理、资产供应商管理、物资的定额管理等。从物资申请计划单生成到执行采购计划,整个过程医院领导均可在系统中直观查看,实时了解全院各科室的物资采购品类、物流状态、供应商详情及物资的消耗状况,从而进行有效的监督和控制。

(二)库存管理

　　库存管理作为临床需要与供给之间的桥梁,根据物资供应计划的编排进行物资的发放。医院将购入的物资通过入库方式统一存放在库房中,然后医院各相关科室通过申领,从该库房中领出物资,这样的库房就是常见的一级库房。二级库房设立在各个科室中。一方面,通过二级库管理系统,各科室可以随时掌握科室所需各类耗材的库存数量,平台也会自动提醒器材的消耗情况,从而及时发现耗材供应是否不足。另一方面,二级库管理能够免去各科室申请使用耗材的中间环节,保证耗材的使用效率,使其出库和入库保持在相对稳定的状态下。

　　无论是一级库房或是二级库房,所有物资的入库、出库、库存调拨、盘点等环节均采用规范化管理。其中,入库管理是对进入库房的物品进行登记,包括一级库房的采购入库和二级库房的领用入库。出库管理是由申领科室发送申领单,库房管理人员对申领单进行审批后,进行物资配送并生成出库单。库存盘点是库房管理人员做好领用、发出手续,督促各级库房管理人员做好每日进销报表,并进行核查。对于二级库房,若科室部门之间发生物品相互调拨,则应由调出部门在系统中提交内部调拨单,接收部门负责人审核确认后方可完成库存调拨。

　　与传统医院物资管理系统相比,基于 HRP 的物资管理系统高值耗材的管理为其特色功能之一。这里的高值耗材指对安全性有严格要求、直接作用于人体、严格控制生产使用的消耗性医用材料和价值相对较高(如单价高于 500 元)的消耗型医用材料,如骨科材料、人工器官等。基于 HRP 的高值耗材管理为每个高值耗材赋予一个特定条码,采用一对一模式使用于患者,通过扫码将高值耗材信息录入患者账户和物资库存管理系统,每件高值耗材的流向和库存情况清晰可查。

(三)财务管理

　　财务管理系统模块主要提供相应的财务管理功能,包括物资报损、月结对账、存货损益等,并可生成物资消耗、预支对比、进销存月报等各种财务报表。根据物资发放的周期,定期对医院物资进行统计,对物资与账目进行及时盘点,防止在管理中出现漏洞,做到账物相符,并且在出现问题时能够及时查找原因,根据当前的需要与以往的波动需求量及时进行库存需求量调整。

三、医院物资管理系统的实现

　　医院物资管理系统的实现主要分为基础信息管理、物资管理、报账管理三个功能模块,其中:基础信息管理主要包括系统用户管理、科室部门管理,用于系统操作人员的信息维护;物资管理主要包括物资字典管理、物资采购计划管理、入库管理、出库管理、库存管理、物资请领,用于各科室人员请领物资、退回物资,库房管理人员维护物资类别与字典、办理物资入库/出库业务,以及对库存进行核查盘点;报账管理主要包括核准销账、历史销账查询,用于财务部门按照供应商的配送单核对采购金额并付款销账。各功能模块结构划分如图 15-9 所示。

(一)医院物资管理系统中的基础信息管理模块

　　物资管理系统中的基础信息管理业务流程(图 15-10)面向的用户分为个人和科室。根据对象的不同，基础信息管理业务流程主要由用户设置、用户管理、科室部门设置和科室部门管理等几个环节组成。

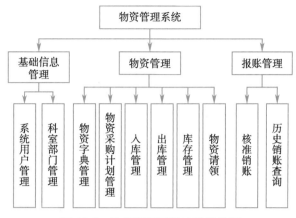

图 15-9　物资管理系统功能结构图

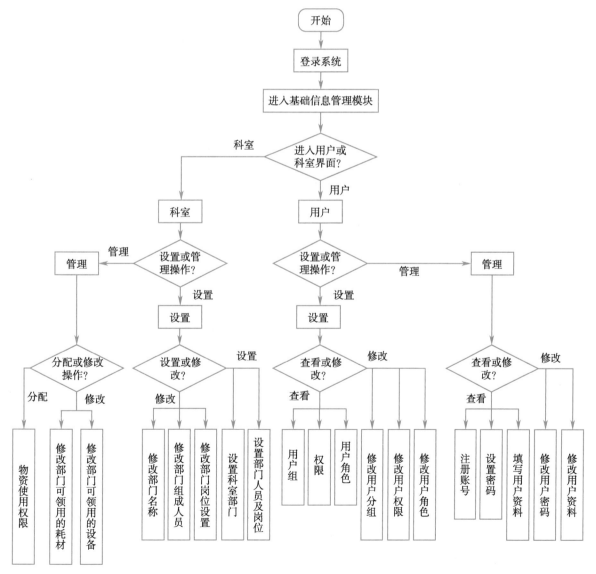

图 15-10　基础信息管理业务流程图

用户设置的流程主要分为查看用户注册的账号、设置的密码、填写的用户资料,以及修改用户密码、修改用户资料等环节。用户管理的流程主要是为用户分配相应的用户组、权限、用户角色,以及修改用户分组、修改用户权限、修改用户角色等环节。

科室部门设置的流程主要是设置科室部门、设置部门人员和岗位,以及修改部门名称、修改部门组成人员、修改部门岗位设置等环节。科室部门管理的流程主要是为科室部门分配相应的物资使用权限,以及修改部门可领用的耗材类型、数量和修改部门可领用、使用的设备。

（二）医院物资管理系统中的物资管理模块

物资管理系统中的物资管理流程主要由物资字典管理和仓库管理组成（图 15-11）。

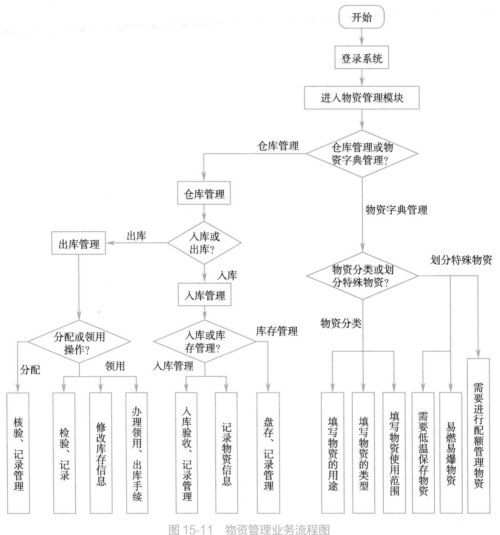

图 15-11   物资管理业务流程图

物资字典管理的流程主要包括对物资进行分类和划分特殊物资两个环节。其中,对物资进行分类可分为填写物资的用途、类型和使用范围三个部分;划分特殊物资分为划分出需要低温保存的物资、易燃易爆的物资、需要进行配额管理的物资三个部分。

仓库管理的流程主要包括入库管理和出库管理。入库管理主要包括物资的入库验收、记录管理,记录物资信息,以及盘存、记录管理等环节。通过入库管理完成填写入库单、签收单,记录物资的名称、型号、批次、编号、重量、外观信息和数量等,以及入库时间、数量、存储位置信息等工作。出库管理可分为分配和领用两个环节,对已入库的物资在领用分配时进行核验、记录管理;在各部门领用物资时,对物资进行检验、记录,及时对物资的库存信息做相应的修改以及办理物资领用和签收记录、出库手续。

(三)医院物资管理系统中的报账管理模块

物资管理系统中的报账管理流程主要包括建账、记账、出账、销账四个环节(图15-12)。

建账是在物资入库时,填写相应的入库单、签收单,并依据此类单据建立各类物资的基本账目。记账是在领用物资出库时,填写出库单、领用单,就医院耗材的入库、领用、出库进行记录,记录物资的库存和使用状况。出账流程分为生成设备库存报表和耗材领用表两个部分,就每一阶段的物资库存和使用情况编制报表,提交月度、季度、年度账单,包括各类报表;依据物资出入库记录和领用记录,设定报表的查询条件,然后根据各项记录的数据查询结果,生成物资库存和使用情况的报表。销账主要是根据物资消耗、损耗、因故损失的情况,对物资做销账处理,以及进行核准销账的操作和查询历史销账清单的操作。

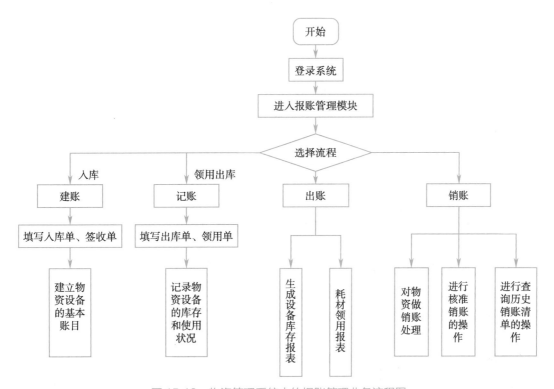

图 15-12 物资管理系统中的报账管理业务流程图

第四节 医院绩效考核管理系统

绩效也称业绩、效绩、成效等,反映的是人们从事某一种活动所产生的成绩和效果,以及在工作过程中所表现出的符合企业发展的文化和价值观以及有利于企业战略目标实现的行为。

一、医院绩效考核管理系统概述

(一)医院绩效考核管理系统概念

医院绩效考核管理系统是指用于各级各类医院辅助绩效办或者经管工作人员完成对临床、护理、医技、行政单元等绩效考核管理工作的系统。一般来说,绩效可分为 3 个层次,即组织绩效、部门绩效和员工个人绩效。

医院绩效属于员工个人绩效，即医院员工的工作行为、工作态度及工作效果的总和，是医院员工个人素质和医院工作环境共同作用的结果。医院员工个人绩效的高低主要取决于4个方面的因素：①员工的知识，即员工所掌握的医药科学及相关学科的知识与掌握的程度；②员工的能力，即员工所具备的完成医院服务工作的能力；③员工的工作动机，即员工所受到的激励程度；④机会，即员工和工作之间的匹配性以及其他医院外部资源的支持。这4个方面的因素缺一不可。

（二）医院绩效管理的作用

1. 辅助医院服务人员了解其工作实际，促使其改进工作。工作绩效评价可以为医院服务人员提供反馈信息，帮助其认识自己的优势和不足，发现自己的潜在能力并在实际工作中改进。

2. 为员工的培训开发指明方向。一方面，通过绩效测评，可以对优秀的员工加以合理任用；另一方面，也可及时发现员工工作存在的不足，对其进行培训，以弥补不足。绩效管理与测评不但可以发现医院人力资源培训与开发的需要和内容，并据此制订培训与开发的措施和计划，还可以检验实施培训与开发计划的效果。

3. 帮助医院甄别员工绩效的差异，为医院的奖惩系统提供依据，从而确定员工的奖金和晋升机会。医院服务人员绩效水平是医院的薪酬决策的重要依据，只有实行客观公正的绩效评价体系，不同岗位上的员工的工作成绩才能得到合理的比较，奖金的分配才能达到真正的激励目的。

4. 建立医院人员绩效档案材料，为医院制定未来医院服务人力资源决策提供依据。医院只有在全面掌握员工的有关工作状况的情况下，才能制定出适合医院的人力资源管理政策。而绩效测评提供的结果可以用来为提升优秀员工、辞退不合格的员工及工资调整提供理由，为员工培训确定内容，为员工调动确定方向，并确定再招聘员工时应该重点考察的知识、能力、技能和其他品质等。

（三）医院人力资源绩效管理目标

1. 便捷辅助绩效工作人员完成医院绩效考核数据的收集、计算、分析等工作。

2. 实现实时业务监管，平衡各项业务发展。

3. 支持对机构内部科室人员进行基于全面预算的精细化管理。

4. 方便完成绩效办的各种报表及统计工作。

5. 与医院内的其他应用系统实现数据交互和信息共享。

（四）医院绩效管理和测评的原则

1. **全面性原则** 从全方位对医院服务人员的工作绩效进行管理与测评：从方式上，应包括医院服务人员的直接上级、同事、下级、服务对象（患者及其家属）评价和自我评价；从内容上，应包括对员工德、能、勤、绩等方面的综合性评价。

2. **制度化原则** 建立规范、系统的医院人力资源绩效管理与测评制度，并使医院服务人员充分了解和自觉参与到绩效管理与测评之中。

3. **能级层次原则** 根据医院服务职位、职称的高低与岗位职责的不同，设计医院服务人力资源绩效管理与测评的标准、指标体系和评分体系，并根据岗位与层次的不同，突出不同的管理与测评的重点。

4. **客观公正原则** 医院人力资源绩效管理与测评要避免掺入主观性或感情色彩，做到实事求是。管理与测评的标准应当一致，能适用于一切同类型员工；一视同仁，不能区别对待或经常变动。管理与测评的标准与过程应公开透明。

5. **效率原则** 管理与测评的成本应尽量小于不实施测评所带来的损失，并尽量节省时间成本。

6. **反馈原则** 管理与测评的结果一定要反馈给被测评者本人，并应用于员工的奖惩、晋升等，充分体现测评的严肃性，树立测评的权威性，使之真正发挥作用。

二、医院绩效考核管理系统的主要内容

医院绩效考核管理系统要完成各级各类医院辅助绩效办或者经管工作人员完成对各临床、护理、医技、行政单元等绩效考核工作。主要内容包括方案制订、数据采集、绩效发放、查询统计、系统设置等。

（一）方案制订

方案制订即依据医院要求进行绩效策划，形成绩效管理方案，如设置维度指标、指标权重、计算权重、计算方案等内容。可以按指标计算科室、核算单元、个人绩效，或完成特定个人绩效统计，如专家门诊、特需门诊等。

（二）数据采集

1. 可以通过接口采集、手工录入等方式获得绩效数据。

2. 可以自定义采集数据项。

（三）绩效发放

1. 完成绩效数据的多级审核、发布。

2. 根据实际情况进行绩效数据调整。

（四）查询统计

1. 进行绩效指标查询，如业务量、床位效率、医疗费用、费用控制等，并可以实现自动显示环比和同比情况。

2. 按格式要求自动生成各类报表。

3. 以图形展现同一科室的各类数据。

4. 实现综合查询，如按科室类别、时间段、数据类别等不同方式进行组合查询。

（五）系统设置

1. 按照绩效考核的评价维度对科室类别进行维护，包括临床、行政和后勤等。

2. 利用核算单元设置科室名称、科室代码等，实现绩效管理、处理、成本核算统一编码，对相关数据进行录入，实现核算单元维护。

三、医院绩效考核管理系统的实现

医院绩效考核管理系统的功能结构如图15-13所示。

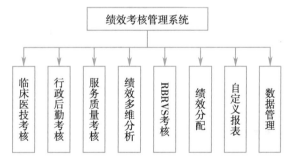

图 15-13　绩效考核管理系统功能结构

（一）临床医技考核

临床医技考核主要指对临床医生岗位绩效考核的评分标准，构建医院绩效的考评体系与关键绩效指标（key performance indicator，KPI），并将 KPI 分解到各科室，成为科室的执行目标和评价标准。

（二）行政后勤考核

行政后勤考核是对行政后勤部门的绩效考核，包括方案管理、数据录入和考核管理等。

（三）服务质量考核

服务质量考核是对医院各科室服务质量的考核。

（四）绩效多维分析

绩效多维分析是对绩效结果的查看，包括指标分析、趋势分析、同比分析、环比分析、院长查询等，以多角度、多视觉的方式对绩效数据进行分析，可分析科室间差异、科室绩效的走向、增长情况、目标达成率等。

（五）RBRVS 考核

以资源为基础的相对价值比率（resource-based relative value scale，RBRVS）是以资源消耗为基础，以相对价值为尺度，支付医生劳务费用的方法。RBRVS 考核主要是根据医生在提供医疗服务过程中所消耗的资源成本来客观地测定其费用。内容主要包含医生的工作量、医疗项目所需要的成本和责任成本。

（六）绩效分配

绩效分配是根据各科室绩效配置的资金项目公式计算绩效奖金。对绩效在二次分配时可能用到的分配因素参数进行设置，设定分配因素的权重占比，将上级单位的奖金分配到各科室，再由各科室分配到个人。

（七）自定义报表

自定义报表可以生成各时间段的数据报表。

（八）数据管理

数据管理通过数据自动采集、文件导入或手工录入等方式进行数据采集，采用目标参照法、比较法等多种评分法对指标进行考评。

医院根据发展战略和年度运营目标，首先确定医院年度绩效管理目标及任务，制订绩效考核方案；医院各生产科室或部门根据医院的绩效考核方案制订各自的绩效考核方案；方案实施后进行数据采集、数据分析，最终进行绩效的发放（图 15-14）。

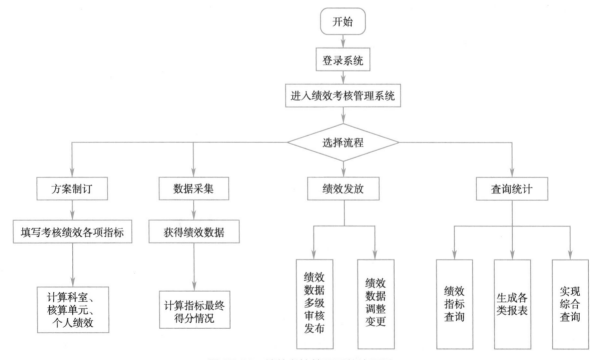

图 15-14　绩效考核管理系统流程图

（苑宁萍）

思 考 题

1. 医院人力管理系统的主要功能模块包括哪些?
2. 简述医院财务管理的概念和原则。
3. 医院物资管理系统的主要内容包括哪些? 各个功能是怎么实现的?
4. 谈谈你对医院绩效考核管理系统的认识。

第十六章

院内感染管理系统

随着现代医学及相关科学技术的飞速发展,侵入性诊断、治疗操作的增多和抗菌药物的广泛应用,以及新病原体的不断出现,院内感染已成为当今世界普遍关注的问题,其难治性及较高的发病率和病死率已成为临床实践中有待攻克的新课题。院内感染不仅严重威胁患者和医务人员的身心健康,还给国家、社会和个人带来沉重的经济负担。为了做到早发现、早干预,早治疗,院内感染监控成为院内感染管理的一项重要任务。借助大数据、"互联网+"、5G等新兴技术,建立院内感染监测预警及院内感染控制管理系统,有利于强化院内感染管理的职能,提高院内感染管理水平,全方位地预防和控制院内感染的发生。

第一节 院内感染管理系统概述

一、国内外院内感染管理系统的特点和发展趋势

(一)基本概念

医院内感染(nosocomial infection,NI)(以下简称"院内感染")指住院患者入院48h后发生的感染性疾病,包括住院期间发生的感染和在医院内获得感染而在出院后出现临床表现的感染,但不包括入院前已存在的感染或入院时已处于潜伏期的感染。医院工作人员在医院内获得的感染也属院内感染。

院内感染管理(administration of nosocomial infection,ANS)指针对在诊疗活动(如疾病的预防、诊断或治疗)中存在的院内感染及与之相关的危险因素,进行科学的控制活动,以预防、减少院内感染。院内感染管理包含医院消毒卫生学监测、感染病例监测、抗菌药物合理应用分析、院内感染控制、感染高危区管理等多个方面。由于院内感染的内容复杂,需要统计和分析大量数据,手工处理效率低下,很难做到及时监控,所以有必要充分利用信息化的手段,建立科学实用的管理软件,降低院内感染发病率,制订有效的预警和防控措施。

院内感染管理系统(nosocomial infection management system,NIMS)是指定时采集院内感染相关信息(包括临床体征、检验结果、传染病报告卡、医嘱、院内感染病例登记表、手术记录等),实现对患者从入院到出院的全过程追踪和监测的一套系统。同时,该系统能筛查出院内感染可疑病例、确诊病例和可疑暴发事件,进行预警提示,并由感染管理专职人员进行排除或确诊,也可通过网络信息提醒临床医生采取相应的干预措施,干预后可对干预结果进行评价。院内感染管理系统为建立真正有效的院感防控体系提供数字化支持,实现"院感监测—预警—干预—追踪反馈"四位一体的数字化闭环管理模式。

（二）国外院内感染管理系统的发展

欧美发达国家的院内感染监测系统建设走在了世界前列，其中，管理机构层面的院内感染监测系统较为发达。20 世纪 60 年代末期，美国疾病预防与控制中心（Centers for Disease Control and Prevention，CDC）组织了 8 所医院参加院内感染监测试点活动。1974 年，CDC 开发了美国国家院内感染监测系统（National Nosocomial Infection Surveillance，NNIS），制定了统一的院内感染病例收集方法和统计方法，建立起全国院内感染数据库，为全球院内感染监测网络建设开创了先河。2005 年，CDC 将 NNIS 与透析监测网（Dialysis Surveillance Network，DSN）、国家医务人员监测网（National Surveillance System for Healthcare Workers，NASH）3 个监测系统进行整合，形成了国家卫生保健安全网络（National Healthcare Safety Network，NHSN）。入网的医疗机构从 20 世纪 70 年代的 10 余所医院增加到 2007 年的 923 所；到 2013 年，涉及的医疗机构超过 10 000 所。NHSN 是美国使用最广泛的与卫生保健相关的感染追踪系统。它为美国各机构、各州、各地区提供了必要的数据，可确定问题范围，衡量预防工作的进展，并最终消除医疗相关感染。NHSN 还加强对血液安全的管理，以及允许医疗机构跟踪重要的医疗过程措施，如医疗人员流感疫苗接种状况和感染控制依从率。

至 20 世纪 90 年代，德国、荷兰、英格兰、加拿大、澳大利亚等发达国家分别建立了各自的院内感染监测系统，在院内感染防控工作中起到了积极的作用。1995 年，德国在 NNIS 的基础上建立了第一个国家院内感染监测系统（Krankenhaus Infection Surveillance System，KISS）。KISS 使用美国国家院内感染监测系统（NNIS）给出的定义与方法，对 ICU、新生儿 ICU、手术患者及骨髓 / 造血干细胞移植患者 4 项内容进行监测，医疗机构自愿参与。2000 年成立的英国感染监测网（ICNet）是全球医疗机构监测系统的代表，体现了操作简便、实用性强、价格低廉等特点，被英国国民保健署（National Health Service，NHS）推荐，已在英国本土和英联邦多个国家的医院推广。该监测系统包括了患者基本信息、感染控制过程、感染病原体、疫情、感染控制医生信息、感染场所历史记录和手术切口部位监控，共 7 个模块。澳大利亚院内感染标准化监测（Hospital Infection Standardized Surveillance，HISS）系统与医院信息系统建立了良好的连接，直接通过网络收集院内感染的资料，在实现实时监控的同时节省了大量人力资源。

（三）国内院内感染管理系统的发展

我国的院内感染管理工作起步较晚，但发展迅速。自 1986 年起步，卫生行政部门积极参与和领导全国的院内感染管理工作，成立卫生部医政司"院内感染管理监控研究协调小组"，建立全国院内感染监测网，颁布有关院内感染的相关法律法规和规范文件，为院内感染监测和管理系统建设和发展提供指引。

1. 院内感染管理系统形成阶段　20 世纪 90 年代，卫生行政部门加大对院内感染的管理力度。1994 年卫生部发布《医院感染管理规范（试行）》，2000 年修订后再次发布。20 世纪 90 年代后期，多个省市和医疗机构各自开发了区域性院内感染监控系统，前瞻或回顾性监测住院患者院内感染情况。1998 年 6 月，中南大学湘雅医院受卫生部的委托负责卫生部全国院内感染监控网的业务管理工作，成为卫生部院内感染监控中心；2003 年又被省卫生厅确认负责湖南省院内感染管理质量控制中心工作。经过不断改进，数次改版升级，形成了目前的"全国院内感染监测与数据直报系统"，主要应用于全国院内感染监控网的成员医院。

2. 院内感染管理系统快速发展阶段　从 2003 年起，我国院内感染管理进入快速提高阶段。严重急性呼吸综合征（SARS）的暴发流行，加快了院内感染法规的制定，也加大了院内感染管理的力度。2006 年卫生部以部长令形式颁布了《医院感染管理办法》，在卫生部标准委员会下成立了院内感染控制标准委员会，开始制定院内感染控制标准，建立了我国院内感染控制的标准体系。20 世纪 10 年代，院内感染监测系统的研发进入繁荣时期。上海交通大学医学院附属瑞金医院使用了耐药菌及时识别与反馈系统、抗菌药物使用天数和品种限制系统；2005 年绍兴市人民医院使用了"预防保健与院内感染管理信息系统"；2006 年河北医科大学第四医院的"院内感染管理网络信息系统"分为医院系统和省级系统，用于全省的区域监测；2008 年北京大学人民医院推出了"北京市院内感染监控管理系统"；同年，首都医科大学附属北京天坛医院使用了"院内感染信息预警监测系统"；2009 年南方医科大学南方医院在"院内感染监控系统"的基础上又深入开发了"抗菌药物临床应用管理子系统"。

3. 院内感染管理系统规范化阶段　2006 年卫生部在《医院感染管理办法》中提出了医院感染管理信息化的要求。2011 年卫生部开始组织编制《医院感染管理信息系统基本功能规范》，对院内感染管理信息系统建设工作提出了具体的要求。2013 年，国家院内感染管理控制中心委托解放军总医院感染管理与疾病控制科研发国家 / 区域性院内感染监控信息化平台，即"院内感染实时监控系统"（real-time nosocomial infection surveillance system，RT-NISS）。2016 年，我国出台了《医院感染监测基本数据集及质量控制指标集实施指南》，通过建立一个基于基本数据集的国家或区域性院内感染质控监测平台，自动生成"院内感染管理质量控制指标"，实现质量控制中心对各医院的过程监控。国家卫生健康委员会已开始推动实施以"医院感染监测基本数据集及质量控制指标集"为核心的院内感染规范化信息监测试点工作，有望在全国建立统一的数据监测平台。2019 年国家卫生健康委委托中国医学科学院北京协和医院建立全国真菌病监测网国家中心，面向全国三级医疗机构针对高危病原真菌及真菌病区域性暴发，开展实时主动监测，进行预警与防控。然而，目前我国尚未建立覆盖全国层面的统一的院内感染监测平台，因此统一全国医疗机构的监测数据元素的定义、采集、测量和计算标准，有助于提高全国层面的院内感染管理水平。

（四）院内感染管理信息化发展趋势

当前，院内感染管理系统正朝着监测目的更加明确、监测范围更加扩大、监测方法更加科学、监测工作更加高效的方向发展。主要发展趋势体现在以下几个方面。

1. 从被动防御向主动预警转变　传统的院内感染监测，主要依靠临床医务人员上报结果，院感管理人员进行结果统计和监测，使得分析结论和控制措施往往滞后于感染发生，容易错失感染控制的最佳时机。院内感染系统需具备主动预警与干预提示模块，与电子病历、医嘱、微生物检验报告、检验信息、传染病报告、影像检查、手术麻醉、移动护理、资源综合管理等多个信息系统对接。从发生病例的症状体征、检验报告，到重点目标监测数据等不同层面进行监控，一旦出现异常，立刻对院感管理人员发布预警。医生对病例下了侵入性操作医嘱后，院感管理人员也会收到提示信息，便于跟踪病例情况。实时主动预警和干预，对门诊和住院病例进行前瞻性、全过程、全方位的监控管理，实现院内感染管理模式从被动监测向事前精准预防的转变。

2. 从单纯医务管理向综合业务指导转变　院内感染管理系统不仅是日常医疗工作管理的重要组成部分，还需要结合全国知名专家形成专家预警库、干预库、导向流程（support oriented process，SOP）指导库，向医院综合业务指导转变，促进医疗质量管理精细化。

按照医疗质量管理制度，医院管理部门制定相关医疗工作管理制度、医疗质量管理标准和检查评估办法，组织医疗环节质量检查。相关的医疗质量活动主要包含科室医疗质量考评、专科建设评议、科室评级、医疗缺陷整改、手术分级、医院感染工作检查登记、职业暴露登记等。院内感染管理系统可以协助开展医疗安全管理，落实 PDCA 循环，即 Plan（计划）、Do（执行）、Check（检查）和 Act（处理）四阶段在医疗核心制度落实中的应用，辅助开展医院临床科室和医务人员的考核评价；还可以帮助提高医务人员各类行为和操作的合规性和依从性；辅助开展医疗新技术风险评估，并协助各临床科室和医技科室之间的沟通联系及负责突发事件应急处置等。医院管理部门根据院感系统的反馈，制定预案，优化流程，落实组织管理，从而有效提升医院整体管理水平。

3. 从孤立系统向互联互通转变　国家卫生健康委员会统计信息中心于 2013 年起组织开展了国家医疗健康信息互联互通标准化成熟度测评工作,促进各地区、各医疗机构信息化水平的提升和跨机构跨地域互联互通与信息共享。院内感染管理系统是医院信息化的重要组成部分,依托互联互通的医学信息集成平台,院感系统通过集成引擎(IE),根据在公共服务管理系统中设定的感染危险因素组合条件,进行数据比对和分析,筛查出医院感染可疑病例、确诊病例和可疑暴发事件,实时采集医院感染相关信息(包括临床体征、检验结果、传染病报告卡、医嘱、手术记录等),存入临床数据中心(CDR),实现对患者从入院到出院的全过程追踪。互联互通不仅有利于医院管理者和全体医务人员对医院感染控制与管理的认知达到同质化水平,还能更有效地挽救患者生命,提高医疗质量,降低医疗成本。

二、系统架构

院内感染管理系统在设计时充分结合实际和发展需要,采用目前流行的程序设计语言及大型数据库管理系统作为后台数据库,建立后台数据仓库,支持数据挖掘技术。院内感染管理系统基于三层架构设计,三层架构主要是指把各个功能模块划分为表示层(user interface,UI)、数据访问层(data access level,DAL)以及业务逻辑层(business logical level,BLL),其分层的核心任务是"高内聚,低耦合"的实现。表示层(UI)位于三层架构的最上层,与院感系统用户直接接触,主要负责实现系统数据的输入与输出;在此过程中不需要借助逻辑判断操作就可以将数据传送到 BLL 层中进行数据处理,处理后会将处理结果反馈到表示层中。业务逻辑层(BLL)的功能是对具体问题进行逻辑判断与执行操作,接收到 UI 的用户指令后,连接 DAL。数据访问层(DAL)是数据库的主要操控系统,实现数据的增加、删除、修改、查询等操作,并将操作结果反馈到 BLL。三层架构中,系统主要功能与业务逻辑一般在业务逻辑层进行处理和实现。在客户端和数据库还要预设中间层,把业务协议、合法校验以及数据访问等程序归置到中间层进行信息处理,利用中间层构建衔接通道,实现中间层与数据库的数据传输,进而实现客户端与数据库的交互。

院内感染管理系统与医院信息系统(HIS)、实验室信息系统(LIS)、影像归档与传输系统(PACS)、电子病历(EMR)、消毒供应中心(CSSD)、手术麻醉、护理、物资等系统数据实现无缝连接,利用信息聚合技术建立一个基于主动发现机制的院内感染监测模型和预警机制。通过接口技术,后台数据库可定时、自动获取 HIS、LIS、EMR、PACS 等系统数据,如医嘱、抗菌药物、导管相关信息、检查报告、病原体检验、常规检验、转科、诊断、床位、体温、治疗方式、手术信息、费用等信息(图 16-1)。

院内感染管理系统通过设定好的院感预警判读条件对信息进行全面、快速、准确地检索和自动分析,生成疑似感染患者数据库,将符合条件的所有病例提供给临床各科室和感控管理人员。对于符合院感条件的病例,临床可以上报保存为感染病例;同时,院感科管理人员对预警病例进行查阅审核,通过系统中的消息平台将该感染病例情况直接通知给患者的主管医生及相关护理人员。对可能发生的院内感染病例进行预警、监控,有助于及时发现院内感染的流行,尽早采取有效措施控制院内感染发生。院内感染管理系统能够实现院内感染的实时预警监控、耐药菌的早期发现与控制、院感集聚性发生的早期识别、院感病例及时诊断及识别、目标性监测(包括 ICU 监测、手术部位感染监测、细菌耐药性监测和抗菌药物使用监测)等高风险患者筛查,实现实时监测与预警。

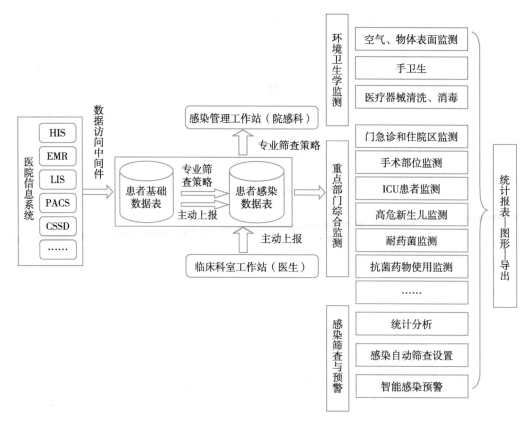

图 16-1　院内感染管理系统架构图

第二节　院内感染管理系统业务流程

　　院内感染管理系统主要用于医疗过程中发生的感染相关情况的监测、分析和反馈,具体包括对医疗过程中发生的感染相关情况进行监测预警、上报与审核,对手术、ICU 等重点监测人群进行综合监测和目标监测,对高危新生儿感染、耐药率进行监测等。系统用户主要包括医务人员和院感管理人员两类角色。

　　1. 医务人员　发现院内感染病例,及时进行病原学检验、药敏试验,查找感染源、感染途径,并积极治疗患者,如实上报。如发现院内感染流行暴发趋势,及时报告感染管理部门,并协助调查、控制。如发现法定的传染病,按《中华人民共和国传染病防治法》的规定执行。

　　2. 院感管理人员　开展空气、物体表面、消毒液、高危物品、工作人员手部等微生物学监测工作,以及院内感染漏报率的调查,督促临床医生及时、如实地上报院内感染信息;分析评价监测资料,及时向有关科室、人员反馈监控信息,制订有效的防控措施;参与抗感染药物应用的监督与管理;对发生的院内感染流行暴发事件进行调查分析,提出控制措施,并组织实施;协调各科室院内感染监控工作,并提供相应的技术支持。

　　院内感染管理系统业务流程(图 16-2)具体为:医务人员在日常工作中通过感染自动筛查及临床诊断等工作实时监控患者信息,当发现有院内感染情况时及时上报;院感管理人员接到院感报告后,查看患者电子病历信息,对疑似病例进行排查和处理,对院感报告信息进行修改和审核确认。当确认为院内感染病例时,院感管理人员反馈是否对其进行相关干预,并评价干预效果等。

　　院感管理人员制定院内感染监测目标,利用院内感染管理系统采集的数据,监测院内感染情况,如对重点部门、重点环节和重点人群的监测。医务人员配合院感管理人员做好环境卫生监测,积极做好职业防护管理等。院感管理人员按照上级行政部门的要求及《医院感染暴发报告及处置管理规范》以指定的方式进行数据网络直报。

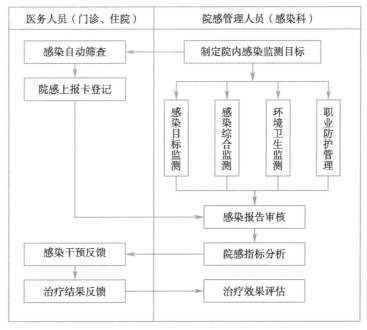

图 16-2　院内感染管理系统业务流程图

第三节　院内感染管理系统功能模块

院内感染管理系统主要功能包括感染数据采集、院内感染综合监测、环境卫生监测、医务人员职业防护管理、感染筛查与预警、感染审核与上报等模块(图 16-3)。以下将对院内感染管理系统的重要功能进行详细介绍。

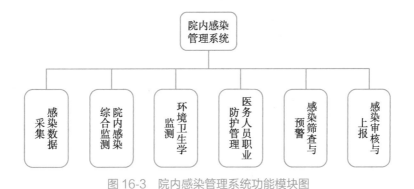

图 16-3　院内感染管理系统功能模块图

一、感染数据采集

感染数据采集模块主要通过数据接口引擎,从医嘱系统、电子病历系统、实验室系统(生化、免疫、临检等)、微生物监测系统、移动护理系统、供应室信息追溯系统等子系统获取院感监测数据。院感监测数据被送入待存储池,推理引擎根据具体的算法将待处理池中的院感数据和规则库中的规则进行比较,得到符合条件的匹配规则并执行。

系统建立相应机制,除必须手工录入的少量内容外,其他数据均自动加载:获取患者的基本信息,包括 ID 号、科室、床号、姓名、性别、年龄、入院日期、入院情况(有 / 无)、疾病诊断、护理级别、出院日期、住院天数、住院费用、转科记录、出院情况(医嘱治愈、好转、未愈、死亡)等;记录患者的医院感染相关参数:危险因素(中心静脉插管、泌尿道插管、使用呼吸机、气管插管、气管切开、使用肾上腺糖皮质激素、放射治疗、抗肿瘤化学治疗、免疫抑制剂)以及微生物学标本送检时间、标本来源科室、标本类型、细菌名称(代码)、药物敏感试验结果,体温、常规检验、影像学报告、病理报告、医院感染部位等。

其主要子功能可包括数据提取及多种系统来源数据接入模块,如:接入患者基本资料;接入患者出入院信息接入手术排班、手术麻醉、病案数据;接入病房工作日志;接入患者转科信息;接入重症患者监护信息;接入医嘱信息,含检验 / 检查项目、用药情况等;接入抗菌药物使用情况;接入医院人员、抗菌药物、手术、病原体、介入操作等字典表等。所有接口均为单向传输接口,只读不写,不影响医院其他系统运行。数据提取保存详细日志,提示出错记录等。

二、院内感染综合监测

(一)门急诊与住院病区感染监测

门急诊与住院病区感染监测模块主要根据患者病历、采血化验、泌尿道插管和细菌培养等门诊和住院数据,自动提示疑似感染病例。

系统一般具有以下功能:查询患者发热信息、发热天数;查询患者三管(呼吸机、泌尿道插管、中心静脉置管)信息、使用天数;查询患者侵袭性操作信息、天数;查询患者血常规、尿常规送检信息和送检次数;查询患者病原体检出信息、检出例次数;查询患者使用抗菌药物信息、使用天数;查询患者白细胞、中性粒细胞、C 反应蛋白检出信息和异常天数;查询医嘱系统里详细的原始医嘱,自动筛选出抗菌药物医嘱并标示;查询手术基本信息及手术详细信息;查询微生物送检详细情况,包括送检标本、检出的病原体、药敏试验结果;查询检验详细信息,如血常规、尿常规等检验项目的结果,对异常结果作标示等。

其主要子功能可包括:按科室浏览全院各科,每日感染、发热、三管情况;查询已确认的感染病例明细;自动统计迟报、漏报情况;对全院患者进行院内感染监测,并出具相应的报表;按科室统计感染率;按疾病系统统计感染率;统计高危疾病感染率;按科室统计医院感染病原体;统计医院感染病原体分布情况;统计医院感染病原体与抗菌药物敏感情况,医院感染部位构成比等。

(二)手术部位感染监测

手术部位感染监测模块自动采集全院所有手术病例,自动计算外科手术危险指数、感染危险等级、感染率等,打印监测报告单和各类统计图表及报表。

系统采集监测手术病例的手术名称(代码)、择期 / 急诊、手术日期、主刀医生(代码)、皮肤准备情况、麻醉方法、手术持续时间、切口等级、美国麻醉医师协会(ASA)评分、植入物使用、失血量、输血量、切口愈合情况、抗菌药物使用情况、手术部位感染情况。系统具备按手术名称(代码)统计手术部位感染发病率,并按发病率由高到低排序及数据导出功能;按不同危险指数统计各类危险指数手术部位感染发病率;按主刀医生(代码)统计外科医生感染发病专率,并具备排序功能及数据导出功能;按不同危险指数统计感染发病专率、平均危险指数、医生调整感染发病专率,并具备排序及数据导出功能。

其主要子功能可包括:获取所有外科手术记录,包括手术名称、切口等级、愈合情况等信息;按科室、NNIS 分级统计外科手术感染率、感染例次率;按科室、医生统计手术部位感染例次率、调整手术感染部位感染例次率、围术期抗菌药物使用例次率、使用感染例次率、未用抗菌药物感染例次率、择期手术感染例次率、急诊手术感染例次率；按手术、医生、科室、Ⅰ类、Ⅱ类、Ⅲ类、Ⅳ类不同切口等级统计感染例次率；按科室、手术统计使用抗菌药物构成比、术后平均使用天数；按科室、手术统计手术患者院内感染例次率，表浅切口、深部切口、器官腔隙感染例次率；按科室、手术、医生统计主刀医生手术部位感染率、危险指数等级、医生手术部位感染率、平均危险指数等级；按科室、手术、医生统计预防性使用抗菌药物例次数，术前大于 2h 用药数，围术期用药例次数，术中用药数，不超过 24h 用药例次数，术后用药数，未用抗菌药物数等。

（三）ICU 患者感染监测

ICU 患者感染监测模块主要用于对成人及儿童重症监护病房（ICU）的患者进行目标性的监测。

系统能自动生成 ICU 患者感控相关情况日志，着重监测三管（中心静脉置管、呼吸机、泌尿道插管）使用及相关感染。通过采集病例常规数据及进入 / 转出 ICU 日期、病情严重情况评分，系统还可以：统计设定时间段不同 ICU 科室及全院 ICU 患者（例次）感染发病率、患者（例次）日感染发病率；统计设定时间段不同 ICU 科室及全院 ICU 中心静脉插管使用率、尿道插管使用率、呼吸机使用率、总器械使用率及相应千日使用率；统计设定时间段泌尿道插管相关泌尿道感染发病率、血管导管相关血流感染发病率、呼吸机相关肺炎发病率及相应千日发病率。

其主要子功能可包括：进行全院各科室的 ICU 监测或针对 ICU 科室的监测；自动生成 ICU 患者日志；自动获取留置导尿管患者数；自动获取中心静脉插管患者数；自动获取使用呼吸机患者数；提供临床等级评分表、评分自动汇总并计算平均等级；自动计算 ICU 感染率、感染例次率；患者日感染率；调整日感染人次率；统计导尿管使用率；重症监护室与导尿管相关泌尿系统感染发生率；中心静脉插管使用率；重症监护室与中心静脉置管相关血液感染发生率；呼吸机使用率；重症监护室中与呼吸机相关肺部感染发生率；生成 ICU 侵入性操作日报等。

（四）高危新生儿感染监测

高危新生儿感染监测模块主要对高危新生儿（HRN）进行目标性的监测，自动生成高危新生儿日志。

系统采集病例常规数据及新生儿出生体重、Apgar 评分（阿普加评分）、进入 / 转出新生儿病房日期。系统能够：统计设定时间段不同体重组新生儿日感染发病率；统计设定时间段不同体重组新生儿血管导管使用率、呼吸机使用率、总器械使用率及相应千日使用率；统计设定时间段不同体重新生儿血管导管相关血流感染发病率、呼吸机相关肺炎发病率及相应千日发病率。

其主要子功能可包括：生成高危新生儿日志；统计新生儿患者医院感染发生率，感染例次率，患者日感染人次率；调整日感染人次率；统计脐 / 中心静脉插管使用率及脐 / 中心静脉插管相关血液感染率；统计呼吸机使用率及呼吸机相关肺炎感染率；统计高危新生儿病原体分布情况统计，包括明细的感染部位分布等。

（五）耐药菌监测

耐药菌监测模块主要用于监测所有病原菌耐药情况，对院内感染病例的病原菌耐药情况进行分类统计，自动标识提醒多重耐药菌，同时可进行细菌耐药查询，并可根据指定病原体查询，导出电子表格等。

系统能够统计设定时间段不同科室和全院的病原菌数量及构成比，可按构成比排序，具备数据导出功能；统计设定时间段不同科室和全院，某一标本类型的细菌培养阳性的不同病原菌数量及构成比，可按构成比排序；统计设定时间段任一病原菌药敏试验结果中不同药物药敏试验的总株数、敏感数、耐药数、敏感率、耐药率，具备数据导出功能；具有剔除重复送检数据的功能。

其主要子功能可包括：自动从检验系统中统计全院所有的病原菌耐药情况；自动区分多耐药（multidrug resistant，MDR）、泛耐药（extensively drug resistant，XDR）、全耐药（pan-drug resistant，PDR）；排除天然耐药情况；自动统计多耐药，多耐医院感染率；直接查看病原体携带患者的详细病历情况；自动计算院感患者送检情况及阳性率；自动计算住院患者送检情况及阳性率；自动计算住院患者病原体耐药率；自动生成各菌对各种抗菌药物的敏感率、耐药率；针对某种菌、某个科室进行统计；生成多重耐药的统计报表；统计细菌感染科室分布及构成比；统计细菌感染标本分布及构成比；输出不同病原体构成比统计表等。

（六）抗菌药物使用监测

抗菌药物使用监测模块根据《抗菌药物临床应用指导原则》，自动监测全院抗菌药物使用情况，自动计算抗菌药物的使用率、使用强度等，以及自动统计使用目的、联合用药、治疗性用药送检率情况等。

系统采集病例常规数据及住院和出院患者使用抗菌药物名称（通用名、品种、规格、剂型）、用法、用量、疗程、目的（治疗、预防），手术患者围术期使用抗菌药物名称、用法、用量、疗程，处方医生姓名、职称、权限。系统能够统计设定时间段不同科室和全院的住院/出院患者及医务人员抗菌药物使用量、使用率、使用强度，越权限使用抗菌药物的比例，使用抗菌药物治疗住院患者送检率，介入患者预防性抗菌药物使用率，一类切口手术患者预防性抗菌药物使用率等，并且能进行环比和同比，可以用图、表等形式表示；统计医院抗菌药物品种数、同一通用名称注射剂型品种数、同一通用名称口服剂型品种数、同一通用名称处方组成类同的复方制剂品种数、三代及四代头孢菌素（含复方制剂）类抗菌药物口服剂型品规数、三代及四代头孢菌素（含复方制剂）类抗菌药物注射剂型品规数、碳青霉烯类抗菌药物注射剂型品规数、氟喹诺酮类抗菌药物口服剂型品规数、氟喹诺酮类抗菌药物注射剂型品规数、深部抗真菌类抗菌药物品规数、对细菌耐药超过标准值的抗菌药物种类。

其主要子功能可包括：根据医院提供的抗菌药物字典表，筛选出患者所有抗菌药物医嘱（在医嘱展示界面标识）；对使用抗菌药物以及持续使用抗菌药物的病例进行智能预警；统计抗菌药物联合用药使用率、联合用药构成比；按科室、医生统计抗菌药物用量排行；指定抗菌药物品种统计；统计全院抗菌药物品种/用量排行；统计抗菌药物使用强度（DDD值）；按用药目的（治疗、预防、治疗+预防）统计使用抗菌药物的患者送检率、阳性率，并可区分非限制级、特殊级、限制级三种级别；统计手术使用抗菌药物天数等。

三、环境卫生学监测

环境卫生学监测模块用于对空气、物体表面、手卫生、医疗器械清洗、消毒/灭菌效果、洁净医疗用房主要性能、透析用水质量检测等环境卫生的自动监测。检验科人员接到标本后进行菌落数计算，将结果录入LIS。院感管理人员对接LIS获得数据或手工录入医院消毒卫生学监测的检验结果。系统对监测结果自动分析、评价，并打印监测报告单和各类统计图表及报表。

其主要子功能可包括：登记医院消毒产品信息；生成医院监测合格率报表；生成科室监测合格率报表；生成主要监测项目细菌检出情况报表；录入及统计手卫生依从性及正确性监测结果；生成一次性物品监测报告单；生成污水监测报告单；自动进行监测结果评价等。

四、医务人员职业防护管理

医务人员职业防护管理模块用于职工针刺伤和血液/体液暴露情况的监测。系统可以根据关联患者的情况自动做出处理提示。录入职工的血液、体液暴露情况后，系统可以自动为此次暴露评级，并根据关联患者的情况做出处理提示。

其主要子功能可包括：登记医务人员基本资料；登记关联患者资料；登记伤害资料；登记暴露情

况、暴露源的严重程度、暴露后处理情况、暴露预约用药、临床观察、暴露后血清学检查以及结论；跨部门联网评估；根据职业暴露情况出具相应的处理提示；根据针刺伤情况出具相应的处理提示；按科室统计针刺伤情况，并计算各科室构成比；按工别、工龄、性别分别统计，并计算构成比；按关联操作进行统计，并计算各种操作的构成比，指导重点防护措施；设置复查时间，到复查时间点前进行提示等。

五、感染筛查与预警

（一）统计分析

国家卫生健康委已公布《国家三级公立医院绩效考核操作手册（2022 版）》（下称《操作手册》）。院内感染管理系统的统计分析模块能准确统计操作手册考核指标体系中 13 个院内感染管理质量控制指标，也可以个性化添加统计项。系统按类别自动记录并统计出入院人数、同期住院患者住院日总数、侵袭性器械使用天数、患者发热天数、检验指标异常次数等，并在所有感染病例得到确认的基础上，根据预设的标准算法，自动提供医院感染发病率、例次发病率、日发病率、患病率、感染部位及其构成比、致病菌种类及构成比、细菌对抗菌药物敏感率 / 耐药率等统计指标；提供所有目标性监测相关的监测结果；自动生成各种报表，并分为全院、科室（或病区）等层次，以图形、表格等方式展示，并可直接导出 Excel、Word 报表；具备查询功能，可随时查询任何在院或出院病例的个案情况，也可查询全院或某个病区的统计、分析结果。

（二）感染自动筛查设置

感染自动筛查设置模块根据《医院感染诊断标准》和《医院感染监测规范》设定的感染诊断条件与危险因素，结合医院自身特点，定义感染病例筛查规则，实现实时、自动筛查，及时发现危险因素和感染病例。如"腹泻"的筛查条件为：便常规白细胞异常升高；或 <5d 送检便常规 >3 次（除去入院 48h 内送检第一次便常规）；或病程记录中"爬虫"技术抓取的"腹泻"二字；或护理记录每日大便 >3 次。

（三）智能感染预警

智能感染预警模块应针对不同感染指标设置预警阈值，超出阈值自动报警，并及时警示疑似暴发。系统具备对感染病例感染时间、病区内床位分布等情况的直观展示功能；具备对全院抗菌药物各项指标超标的实时预警功能，各项指标的标准值可根据国家标准自行设置；具备对细菌耐药率超过标准值的实时预警功能，各项指标的标准值可根据国家标准自行设置。例如，当同一病区出现 3 例及以上同种同源的病原体时，系统发出预警，按发生区域、病原体、预警日期、状态等生成报告。院感管理人员对新出现的预警进行确认或排除。对于难以确认的疑似医院感染病例，医生和专职人员可通过实时对话等方式讨论，直至问题解决。

其主要子功能可包括：设置预警模型，综合分析病程、医嘱、影像、检验数据、综合模型预警；根据医院的实际情况来选择智能优化的感染模型；全面地计算出所有有感染可能性的患者；计算患者的感染开始日期；推 / 预测患者感染的治愈日期；直接展示诊断感染依据；辅助进行临床干预；采用自然语言分析处理技术对病程进行分析，分析出所有患者的感染因素；全面分析患者的感染因素与病程中所描述的部位，结合上下文智能识别感染因素的语境；智能去除描述性的诊断与感染因素，鉴别诊断与感染因素；直接提示预警原因，以方便进行临床干预。

六、感染审核与上报

《医院感染监测基本数据集及质量控制指标集实施指南（2016 版）》（简称《NIHA 实施指南》）是由原国家卫生计生委医院管理研究所组织全国知名医院感染管理专家、各省级医院感染质量控制机构负责人，以及医院管理、护理管理和工程技术等相关方面专业人员共同开发、编制的用以开展医院感染监测管理的全国性技术规范。院内感染管理信息系统的数据以该指南为依据,全面符合 ICD10、ICD9-CM-3 标准,自动生成卫健委关于院内感染管理质量控制的 13 项指标数据。感染部门可对疑似病例进行排查,并对院感报告进行修改和审核确认。系统设置临床医生主动上报功能,对系统无法识别、未推送的个别感染病例进行上报。上报的数据采用公开的数据存储格式,并且使用非特定的系统或软件能够解读;网络直报满足标准的定义要求,采用指定的上报方式。系统支持院感信息一键上报到区域平台,以多种方式与上级院感质控中心系统相对接。

其主要子功能可包括:生成报告卡,报告卡包括患者基本信息、感染情况、易感因素、微生物送检情况;直接确认是否为感染病例;查看该患者的历史感染记录;直接给医生反馈信息;根据报告卡的阅读状态筛选报告卡;直接打开该患者的电子病历信息,确认后的感染病例即可进入感染病历数据库,便于独立查阅及统计分析。区域数据直报模块按照上级院感质控中心要求上报院内感染率;上报 ICU 个案;上报医院现患率调查结果等。

院内感染管理系统中所有功能需求,涵盖院内感染病例监测、重点部门感染监测、医院消毒卫生学监测、抗菌药物合理应用监测等,可生成各类统计图表和报表,方便院内感染管理者对院内感染的各个方面进行全面、及时了解,并根据院内感染的实际情况制定相关管理策略,提升院内感染管理水平。

随着我国卫生法规的健全,院内感染管理逐步纳入规范化、法治化的轨道。院内感染管理从被动管理转化为主动的、有效的、广泛应用的医院管理方式。利用现代化的管理手段,加速院内感染管理的信息化进程,使院内感染从单一的临床管理转变为多学科协同作战,科学、有效地管理人、财、物,制订具有指导性的预防控制措施,进行目标性预防和监控,发挥最佳职能。院内感染管理是提高医疗质量、保证医疗安全的重要途径,是每一位患者生命安全的坚强保证。

（顾　铮　冯芮华）

思 考 题

1. 简述院内感染管理系统的内容及其深远影响?
2. 院内感染管理系统的业务流程是什么?
3. 院内感染管理系统有哪些主要的功能模块?

第十七章

医院信息集成平台

随着医院业务需求的不断扩展,医院信息系统软件产品越来越专业化、智能化,信息系统的应用越来越复杂。系统的整合、集成和扩展成为近年来关注的焦点,医院信息平台也成为医院信息化建设的热点。为规范和促进医院信息的互联互通,国家卫生健康委出台了一系列标准、规范和测评方案,对医院信息平台建设的关键内容进行指导和测试评价。本章主要从医院信息集成概述、医院信息集成技术、医院信息平台的建设以及测评等四个方面进行介绍。

第一节　医院信息集成概述

医院信息集成以医院业务需求为驱动,以标准化为基础,以解决医院信息化建设存在的突出问题,实现医院业务协同和信息共享,支持区域范围以患者为中心的跨机构医疗健康信息互联互通为目标,建立统一集成、资源整合和高效运转的医院信息平台,实现对传统医院信息系统架构的升级和重构。医院信息集成是信息化建设发展到一定阶段的必然结果,是深化医疗卫生体制改革,提高跨机构、跨地域健康诊疗信息交互共享和医疗服务协同水平以及信息惠民成效的必然要求。

一、医院信息集成的必然性

(一)医院信息化建设面临的主要问题

医院信息化的过程是渐进的、分散的。经过多年的发展,医院使用的系统数量多且功能繁杂,由不同的厂商开发,缺少统一的技术和数据标准,数据难以共享和交互,"信息孤岛"的存在对医院信息资源共享和集成带来巨大阻碍。

1. **异构系统集成度低,业务适应性差,运行维护成本高**　系统的异构性主要体现在计算机体系结构、基础操作系统、开发语言、数据库管理系统、数据格式、网络协议等6个方面。早期异构系统集成采用点对点紧耦合方式,导致系统间数据交换接口众多,任何一个系统的升级或者新系统的上线都可能导致接口的调整或接口数量的增加,集成及协调的工作量呈指数上升,实施周期长,成本高,不利于系统的扩展。

2. **业务数据分散存储,关联度低,数据资源共享和利用困难**　医院内各业务系统自成体系,使用各自独立的数据库。系统之间通过数据接口连接,导致业务数据分散,碎片化存储于不同的数据库中,难以呈现统一的数据视图,不利于数据资源的共享和有效利用。历史数据被不断剥离,基本处于离线状态,无法进行深层次的数据挖掘和分析利用,不能给医院的医疗、教学、科研和管理带来应有的价值。

3. **患者信息不统一,医疗记录缺少关联,电子病历数据整合困难**　通常情况下,患者到医院就诊,首先会办理一张就诊卡。作为就诊的凭证和医疗活动开展的依据,使用就诊卡给医院管理带来了方便,但是如果一个患者在同一家医院拥有多张就诊卡,信息系统又无法实现身份一致性认证,该患者的医疗记录就不能很好地关联,医疗记录的连续性就无法保证,导致患者电子病历数据整合困难,对医疗服务的准确性和医疗活动的开展都会造成影响。

4.信息标准不统一,基础数据公共服务缺失,数据质量不高　医院信息系统的各业务系统一般拥有独立的基础数据字典库,极少能提供统一的公共基础数据服务功能。这一方面会导致相同内容多处重复建设和维护,极大地增加信息系统维护人员的工作量;另一方面,也会存在同样语义的字段命名不一致、采用的数据标准不一致的现象,使得信息无法自动关联,数据接口复杂多变,影响数据质量。

5.用户管理不统一,统一门户管理和服务缺失,用户体验不佳　医院信息系统的用户管理分散于各业务系统,缺乏统一身份认证和管理机制。系统用户不能实现单点登录,当工作中需要分别登录多个系统时,必须记住不同系统的不同用户名及密码,操作较为烦琐,便捷性差。系统也难以将分散在不同业务系统的信息集中展示,使用户必须调阅不同的业务系统才能获取需要的全部信息,降低了工作效率。

(二)医院信息化建设面临的形势与要求

2009年3月17日中共中央国务院发布了《关于深化医药卫生体制改革的意见》,要求建立实用共享的医药卫生信息系统,大力推进医药卫生信息化建设,以推进公共卫生、医疗、医保、药品、财务监管信息化建设为着力点,整合资源,加强信息标准化和公共服务信息平台建设,逐步实现统一高效、互联互通。医院信息系统的建设不仅要解决医院内部业务系统的集成互通,同时还要满足区域卫生信息化建设对医院信息系统数据的标准化、完整性及可获得性的要求,实现信息资源的共享和有效利用,医院信息平台建设应运而生。

同年,卫生部发布了《电子病历基本架构与数据标准(试行)》;2011年印发了《基于电子病历的医院信息平台建设技术解决方案(1.0版)》;2014年发布了《电子病历基本数据集标准》(WS/T 445—2014)和《基于电子病历的医院信息平台技术规范》(WS/T 447—2014);此后相继发布《电子病历共享文档规范》(WS/T 500—2016)、《电子病历与医院信息平台标准符合性测试规范》(WS/T 501—2016)、《医院信息平台应用功能指引》(2016年)、《医院信息化建设应用技术指引(2017年版)》(试行)、《全国医院信息化建设标准与规范(试行)》(2018年)、《国家卫生与人口信息概念数据模型》(WS/T 672—2020)以及《国家医疗健康信息医院信息互联互通标准化成熟度测评方案》等一系列标准、规范及方案,用以指导、规范、督促和评价医院信息平台及医院信息化建设。国内各大型医院纷纷开展医院信息平台的建设,申请参加医院信息互联互通标准化成熟度测评,医院信息平台建设逐渐成为医院信息化建设的热点。

随着5G、移动互联网、物联网、大数据和人工智能等新一代信息技术的应用,医院业务场景发生了较大变化,业务流程也随之改变,医院面临数字化转型的巨大挑战。如何逐步实现"智慧医疗、智慧服务和智慧管理"、全面提升医院的服务和管理能力,是医院数字化转型的核心要义。2022年1月,国务院印发了《"十四五"数字经济发展规划》,指出"十四五"时期是我国数字经济转向深化应用、规范发展、普惠共享的新阶段,要持续提升公共服务数字化水平,提出了在推进医疗数据共建共享,推进医疗机构数字化、智能化转型,发展远程化、定制化、智能化数字健康新业态,提升"互联网+医疗健康"服务水平等方面,加快发展数字健康服务建设的具体要求。医院信息平台建设将会迎来新的建设热潮。

关于信息平台,业界素有"集成平台""信息平台"等不同称谓,其总体目标都是满足用户的需求,解决信息化面临的互联互通、数据共享和利用的问题。在一定的场景下,二者可以互换。集成平台关注的重点是系统集成、数据集成及公共服务集成以及在数据中心基础上的数据服务；信息平台涵盖了集成平台的功能，同时还包含一些新的业务功能，比如居民健康管理、区域医疗协同、临床与管理决策支持、患者公共服务等方面，范围更广泛，适用性更强。本章主要以国家卫生健康委系列标准规范中医院信息平台建设的有关内容进行介绍。

二、医院信息集成原则

医院信息化建设现状表明，医院信息集成所要解决的关键问题主要是加强信息标准化和规范化，促进信息系统互联互通、数据资源的共享利用，提高信息系统应用便捷性，降低信息系统集成复杂度和增强信息系统的扩展性等。信息平台建设要遵循如下原则。

（一）开放性与标准化原则

信息平台是业务系统之间的"桥梁"和"纽带"，采用的标准、技术、结构、组件、接口都必须遵从开放性和标准化的要求，具有适应各种政策、技术、业务发展的能力。只要遵循标准和规范的软件系统都可以接入到平台，并通过平台实现数据集成和应用集成，降低业务系统间的高耦合性和复杂度。平台应采用国际、国家、行业标准及主流的通信协议、接口标准与技术规范，建设统一的标准体系，保障数据交互与共享，确保与现有的和未来可能实施的系统互连与集成。

（二）实用性与先进性原则

信息平台建设要兼顾实用和发展，选择的方法、技术、工具、设备要具有先进性，要保证正确的技术方向。实用有效是最重要的建设目标。平台设计应能满足需求，且切实有效，不论在软硬件产品，还是在方法论、工具选择等方面，都应是当今国际上成熟的、主流并领先的，以满足医疗信息化未来5~10年的发展需求，并且具有良好的扩展潜力，符合国际医疗信息技术发展潮流，以适应未来业务的发展和满足技术升级的需要。

（三）可靠性与安全性原则

信息平台应采用容错设计，支持故障检测和恢复，安全措施有效可信，能够在软硬件多个层次上实现安全控制，比如：关键设备或设备核心部件采取冗余设计，避免单点故障导致系统整体或重要功能丧失，保证系统平稳运行，最大限度减少停机时间；采用相关软件技术提供较强的管理机制和控制手段，提供严谨的用户权限管理和重要操作监控记录，保证系统使用的安全性；提供可靠的数据传输技术和患者隐私保护措施，保证数据安全，提高系统和数据的安全性与可靠性。

（四）灵活性与可扩展性原则

灵活性和可扩展性原则是指平台配置灵活，能够在规模和性能两个方面进行扩展。选择开放性标准的产品，确保产品的兼容性；通过系统结构的合理设计和适度冗余，使各模块之间松散耦合，能够根据业务发展的需要进行灵活、快速的调整和部署，而且新功能、新业务的增加不影响系统的运行，实现平滑扩充，保护前期的投资，使得医院信息系统的集成可以快速进行、持续使用，适应新需求、新技术的发展。

（五）易操作性与易维护性原则

平台应具有良好的用户操作界面、完备的帮助信息，支持全面、完善、便捷、统一的系统管理和应急处理预案，保证一旦发生问题，能在最短的时间内处理解决；集成完备的运行监视系统、良好的管理界面工具或远程控制台，易于管理人员对其进行管理和维护；系统参数的维护与管理通过操作界面实现。通过统一网管，对信息系统平台进行统一管理，提供可视化的网络拓扑、网络状态监控、故障事件实时预警和告警、异常网络流量统计等。

第二节 医院信息集成技术

信息系统采用分层设计的模型,将信息系统的功能合理规划到不同的层次,因此医院信息集成可以从不同的层次来实现。本节主要介绍了信息系统的层次结构模型,从数据集成、应用集成及界面集成三个层次介绍医院信息集成的主要内容和实现方式,以及由此形成的多种集成模式。

一、医院信息集成框架

(一)信息系统的层次结构

信息系统采用分层的思想,把信息处理的各种功能有计划地分散到不同层次,并把它们有机地联系起来。信息系统层次结构从纵向角度表示信息系统的抽象逻辑层次,共分为物理层、系统层、支撑层、数据层、应用层和表示层等六个层次,其中下一层是上一层的基础,上一层是下一层的实现目标。

1. **物理层** 包括网络、通信设施和计算机系统等硬件设备。它是支持信息系统运行的硬件基础。

2. **系统层** 一般由操作系统组成。它是支持信息系统运行的软件基础。

3. **支撑层** 包括数据库管理系统、各种中间件、客户和服务器开发软件、分布对象环境与集成开发工具等。它是支持信息系统运行的支撑软件。

4. **数据层** 是描述信息系统的数据集和数据模型。它是信息系统的核心层。

5. **应用层** 是信息系统功能的集合。它是实现信息处理、业务处理、组织管理和辅助决策等的功能集。

6. **用户层** 又称表示层,位于信息系统的最上层,用于显示数据和接收用户输入的数据,为用户提供一种交互式操作的界面。

(二)医院信息集成的层次

信息系统集成是将基于各种不同平台的应用软件有机地集成到一个无缝的、并列的、易于访问的、统一的综合应用中,实现业务协同和信息共享。根据信息系统的层次结构模型,信息集成可以从数据层、应用层及表示层三个不同的层次实现,不同层次的集成解决不同的问题,互为补充。

1. **数据集成** 是信息系统集成的首要任务,重点解决信息系统之间数据共享问题。核心任务是通过一定的技术手段将不同来源、格式、性质和特点的相互关联的分布式异构数据源集成到一起,为用户提供统一的数据源访问接口,执行用户对数据源的访问请求,从而实现全面的数据共享服务。

数据集成内容包括:①建立面向全局的统一数据模型;②建立局部数据模型与全局数据模型之间的转换机制;③通过梳理、清洗、整理分散异构数据源中的数据,使得数据在全局模型下一致,解决数据结构、格式不一致问题;④建立中心数据库,完成分散数据的集中;⑤建立全系统统一的数据表达及数据访问(交换)机制。

数据集成技术包括数据库、数据仓库、数据库接口、XML等技术。

2. **应用集成** 是在业务逻辑层上对应用系统进行的集成。业务逻辑是为了实现软件所需要的业务功能而编写的代码,不仅包括数据操作与解释规则,还包括业务流程与工作流。应用集成包括功能交互、信息共享、数据通信等方面的管理与控制。

应用集成以业务逻辑为集成对象,遵循规范的开放标准,采用一定的技术手段,利用各应用发布的对象模型、消息格式、数据库模式等来集成应用,实现离散的业务应用的功能衔接和跨系统的功能调用,使关键业务能跨越分散的系统得以执行,并提供创新的流程和功能,实现应用程序之间的实时或异步交换信息和功能调用,将基于信息技术的资源及应用聚集成一个协同工作的整体。

应用集成可以采用 HL7、公共对象请求代理架构（common object request broker architecture，CORBA）、服务器端组件模型（Enterprise JavaBean，EJB）、分布式组件对象模型（distributed component object model，DCOM）、web service、远程过程调用协议（remote procedure call protocol，RPC）等标准与规范，并采用消息中间件、业务流程管理和企业服务总线等技术来实现。

3. **界面集成**　又称表示集成，针对被集成对象（应用系统、来源不同的信息内容）展现的逻辑关系完成集成工作，为最终用户提供一个与医院信息系统进行交互的统一视图和访问入口，可以依据每一个用户的要求来设置和提供个性化的服务，使用户能够与人、内容、应用和流程进行个性化的、安全的、单点式的互动交流。

界面集成使用现有的表示逻辑模块来访问遗留的应用软件。典型情况下，集成的结果是形成一个新的、统一的显示界面，看起来好像是单一应用程序，但实际上却可能调用几个遗留应用程序。其最大限度屏蔽了各业务系统的内部细节，保持系统的异构性，比数据集成和应用集成更简单且易于实现，并且通过新界面重新组合遗留的应用软件，可以向用户提供新的功能和工作流程，为用户优化遗留程序之间的流程。

界面集成可采用可插拔的用户界面组件 Portlet、基于 Windows 平台的软件组件或对象 ActiveX 插件、嵌入式框架 IFrame 等技术实现。

二、医院信息集成模式

集成模式是信息系统集成的一种方法和架构，定义了各个信息系统如何通过集成的种类和机制进行工作。不同的集成模式有不同的特点、最佳应用范围和不同的需求及限制。医院信息集成方案要立足医院自身需求，进行合理规划和选择。下面分别介绍独立应用集成、点对点集成和集成平台集成模式。

（一）独立应用集成

最初的医院信息系统，所有的应用都由一个供应商提供，服务于不同目的的应用模块被包装在一个软件包中，所有的数据库开放给所有的应用。其特点主要是一体化，一个厂商、一个数据库，应用耦合度高。

优点主要有项目管理简单，技术复杂度低，实施成本低；缺点是信息系统内部耦合紧密，适应新业务能力较差，应用范围及功能受限，存在单供应商风险。随着医院信息化逐渐深入，一家软件公司的产品往往无法面面俱到，无法实现完整解决方案。

（二）点对点集成

点对点集成可用于解决系统之间相互隔离、无法进行数据交换的问题。其核心思想就是在任意两个需要进行数据交换的系统之间，双方根据各自的数据模型、消息格式、通信协议进行接口设计、代码编写，通过开放数据库、运用表空间读写、视图、消息传递以及 web service 接口等技术，实现系统之间的数据调用和业务互通，是医院信息系统集成最常见的一种方式（图 17-1）。

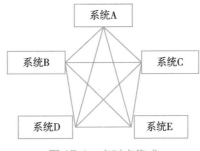

图 17-1　点对点集成

点对点集成主要适用于需要交互的信息系统数量较少,在可预见的时期内不会有新的系统增加,系统之间传输的数据非常少,数据格式简单的场景,可以解决不同系统之间的联通和数据层面的整合,而不涉及更高层面的业务整合。其特点是:数据通信接口针对性强,传输性能较高;从单一接口角度来看,投入少、见效快;可以在集成模型的任意层面上实现,简单易用。

点对点集成不能集中管理和监控接口服务,仅支持一对一的数据交换。如果交换协议不一致,则每一个连接方都要同时支持和维护多种连接方式。假设有 n 个应用需要相互连接,则必须建立 n×(n−1)/2 个不同的连接。集成经常表现为网状结构。尽管医院信息系统中并不是所有的业务系统都需要相互连接,但是因为点对点集成是紧耦合的,当一个连接变化时,所有与其相关的接口程序都需要重新开发或调试,接口开发和维护工作量巨大,成本高,可用性和可维护性低。

（三）集成平台集成

集成平台是一个支持复杂信息环境下应用开发和系统集成运行的软件平台,在异构分布环境(操作系统、网络、数据库)下提供透明、一致的信息访问和交互手段,对其上运行的应用进行管理,提供服务,并支持各特定领域应用系统的集成。集成平台的产生一方面来自实际应用对软件系统的需求,另一方面也是计算机软件技术本身发展的结果。

1. 中心辐射型集成(hub-and-spoke,或称星型模式)　通过消息传递机制实现系统互连,主要提供应用集成所必需的数据传送、收集、翻译、过滤、映像和路由等功能,实现应用到应用之间高效、便捷的通信。

该模式提供了一个应用集成中心。该中心有自己的连接协议,每个待集成的应用系统通过适配器与中心相连。适配器可以是一组开放的集成接口,也可以是独立运行的程序,负责将系统的接口及数据格式转换成中心可以理解的格式。中心将数据再转换成目标系统可以理解的格式,还可完成诸如数据验证、数据路由、数据分割和组装以及规则处理等特定功能(图 17-2)。

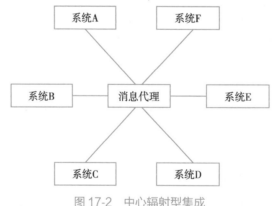

图 17-2　中心辐射型集成

中心辐射型集成降低了应用系统间的耦合度,提高了系统的独立性,为不同的应用系统提供了跨平台的可靠的消息传输,既支持同步传输模式,也支持异步传输。与传统的点对点集成模式相比,用户只需要考虑系统与中心的连接协议和数据结构的转换即可,使得原来 n 个系统间的连接减少为 n 个;一个新的系统或应用程序若要和其他的应用相集成,只需要通过一个适配器连接中心就能够与其他连接到中心的应用相连接;当某一系统发生改变时,只需改变中心相应部分,降低了系统的维护和升级的复杂度及集成的维护成本。其弊端在于集中式的结构容易形成瓶颈,并且存在单点失效的问题。

2. 基于企业服务总线的集成　企业服务总线(enterprise service bus,ESB)是传统中间件技术与 XML、web 服务等技术相互结合的产物,用于实现企业应用不同消息和信息的准确、高效与安全传递。ESB 的使用标志着企业的应用集成进入了面向服务的架构（service-oriented architecture，SOA）时代。

SOA 是一种粗粒度、松耦合的软件架构。它将应用程序的不同功能单元（称为"服务"）进行拆分，基于统一描述、发现和集成协议（universal description，discovery and integration，UDDI）、简单对象访问协议（simple object access protocol，SOAP）、网络服务描述语言（web services description language，WSDL）、XML 等一系列 web 标准或规范来开发接口程序和协议，并采用支持这些标准和规范的中间件产品作为集成平台，使得构建在不同系统中的服务可以以一种统一和通用的方式进行交互。通过这些服务的重新组合，可以完成特定的业务任务，从而快速适应不断变化的客观条件和需求。它不仅仅实现系统之间的消息通信，还可以在业务流程上进行整合改造，使异源异构系统之间的各模块实现互联互通，从而实现了一种开放而富有弹性的应用集成方式，有助于实现更多的资产重用、更轻松的管理和更快的开发与部署。

web 服务（web service）是一种面向服务的体系结构，是一种跨编程语言、跨操作系统平台的远程调用技术，是 SOA 的具体实现。在 web 服务模型的解决方案中共有三种工作角色，即服务提供者、服务请求者和服务注册中心，发布、查找和绑定三种基本操作。它们之间的交互和操作构成了 web 服务的体系结构。服务提供者定义并实现 web 服务，然后将服务描述发布到服务请求者或服务注册中心；服务请求者使用查找操作从本地或服务注册中心检索服务描述，然后使用服务描述与服务提供者进行绑定并调用 web 服务。web 服务使用 XML 元标记语言，使用 WSDL 来描述服务，使用 UDDI 来注册和查找服务，使用 SOAP 在服务提供者、服务请求者之间传送消息等。web 服务接口隐藏了实现服务的细节，允许独立于软硬件平台的服务调用，使得系统集成具有广泛的适应性，具有面向组件和跨平台、跨操作系统、跨网络的松散耦合等特点。基于 web 服务的应用集成已成为当前信息系统集成的主流技术。当然，web 服务也不是万能的，某些情况下，会降低应用程序的性能。该模式需要修改应用逻辑并进行测试、集成和重配置，工作量大，工作成本比较高。

SOA 体系结构一般来说需要 ESB 的支撑。一个 ESB 是一个预先组装的 SOA 实现，它包含了实现 SOA 分层目标所必需的基础功能部件。它的主要功能和职责是消息解析、验证、服务路由转换、请求的传递、服务目录管理等。专用于医院信息平台的 ESB 亦称为医院服务总线（hospital service bus，HSB）。HSB 支持主流的开放标准和规范，提供可靠的信息传输机制，建立服务之间的通信、连接、组合和集成的服务动态松耦合机制，对 web 服务进行注册、编排和管理，为基于 SOA 的应用系统的服务集成提供支撑（图 17-3）。

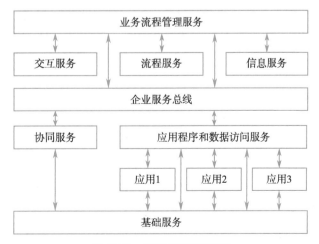

图 17-3 基于 ESB 的集成

第三节　医院信息平台的建设

　　根据《基于电子病历的医院信息平台技术规范》(WS/T 447—2014),基于电子病历的医院信息平台是以患者电子病历的信息采集、存储和集中管理为基础,连接临床信息系统和管理信息系统的医疗信息共享与业务协作平台,是医院内不同业务系统之间实现统一集成、资源整合和高效运转的基础与载体。医院信息平台也是在区域范围支持实现以患者为中心的跨机构医疗信息共享和业务协同服务的重要环节。2009 年以来国家出台了系列文件,用以指导医院信息平台及信息化建设。以下分别从医院信息平台的总体框架及参考技术架构、医院信息平台的主要建设内容进行简要介绍。

一、医院信息平台的总体框架及参考技术架构

(一)医院信息平台的总体框架

　　医院信息平台按照基于企业信息架构理论和方法,采用面向服务的架构,以分层的方式设计平台架构,不同的层次解决不同的问题,实现集成平台的组件化和模块化,以提供良好的拓展性,保证平台的可持续运行。根据《基于电子病历的医院信息平台技术规范》(WS/T 447—2014),医院信息平台的总体框架主要包括信息基础设施、医院信息资源中心、医院信息平台服务、基于医院信息平台的应用、标准规范和信息安全六个部分,如图 17-4 所示。

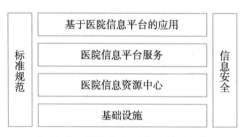

图 17-4　医院信息平台的总体框架

(二)医院信息平台参考技术架构

　　医院信息平台参考技术架构如图 17-5 所示,核心部分是医院信息平台及基于医院信息平台的应用系统。医院信息平台内部又可细分为医院信息平台资源服务层和信息交换层。医院信息平台对内接入临床服务、医疗管理和运营管理各业务应用系统,对外接入区域卫生信息平台。

　　1. **医院信息资源中心层**　用于整个平台各类数据的存储、处理和管理,主要包括:信息目录库、基础信息库、业务信息库、临床数据中心、交换信息库、操作数据存储、数据仓库、对外服务信息库、智能化管理信息库。

　　2. **医院信息平台服务层**　为平台提供各种服务。应用服务包括注册服务、患者主索引、电子病历存储服务、电子病历档案服务、全院业务支撑服务等;以满足临床信息、医疗服务信息和医院管理信息的共享和协同应用为目标,采集、整合相关业务数据,并对外部系统提供数据交换服务;通过医院信息平台与区域卫生信息平台的对接,实现两级平台信息共享、业务协同;实现跨医院的信息共享、业务协同,包括居民健康卡、区域诊疗信息共享、区域医疗协同、区域辅助医疗和区域医疗公众服务等应用。

　　3. **基于医院信息平台的应用层**　医院信息平台的主要作用之一是在实现信息整合和业务协同的基础上结合医院业务的实际需求建立扩展应用,例如居民健康卡、电子病历浏览器、智能电子病历

编辑器、计算机化医嘱录入系统（computerized physician order entry，CPOE）、区域医疗协同、管理辅助决策支持系统、临床辅助决策支持系统和患者公众服务系统等。

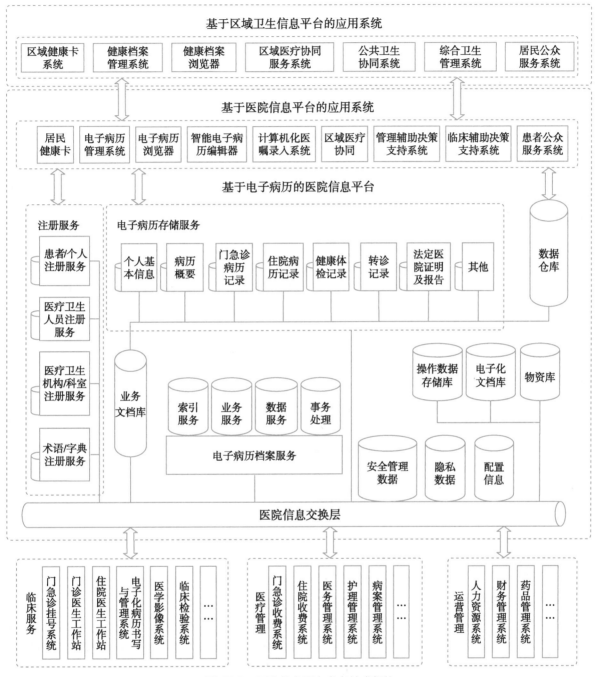

图 17-5　医院信息平台参考技术架构

二、医院信息平台建设内容

根据《全国医院信息化建设标准与规范（试行）》（国卫办规划发〔2018〕4 号），医院信息平台的建设内容可归纳为业务及数据服务，数据访问与存储，业务协同基础，服务接入与管控，医院门户，电子证照管理等六个部分。

（一）业务及数据服务

1. 主数据注册与管理服务　主数据（master data，MD）指医院各业务系统间需要共享的核心数据，是跨系统、跨应用和跨流程共享的数据对象，通常需要在全院范围内保持一致性、完整性和可控性。

主数据注册服务通过对主数据的注册登记，建立主数据的唯一标识和资源索引，并通过服务资源的"发布—发现—访问"机制，实现服务资源共享，包括主数据新增、更新与注销等三项服务功能，支持患者、医疗卫生服务人员、医疗卫生机构（科室）、医疗卫生术语等四种主数据注册服务组件。

主数据管理（master data management，MDM）是指一整套用于生成和维护主数据的规范、技术和方案，以保证主数据的完整性、一致性和准确性，通过主数据模型管理、定义、映射、订阅、审核与发布六项功能对主数据提供共享管理和应用服务，支持患者、医疗机构、医务人员及术语等四种主数据管理服务组件。

患者主索引服务是主数据管理的一个重要内容，是为保持在多域或跨域中用以标识患者实例唯一性而提供的一种跨域的系统服务。患者主索引（master patient index，MPI）是指在特定域范围内，用以标识该域内每个患者实例并保持其唯一性的编码，一般指医院内部使用的患者主索引。机构级患者主索引（enterprise master patient index，EMPI）通常指区域范围内使用的患者主索引。患者主索引服务能够根据各种不同的业务系统所提供的患者标识信息，应用特定的算法重新进行组织并生成同一患者的唯一标识编码，实现患者主索引生成、维护及应用服务。患者主索引服务具备信息查询、检索索引历史、索引比较、索引修改、健康卡跨域主索引平台注册和更新、患者主索引信息注销、医院信息平台绑定保存健康卡跨域主索引号等七项功能。患者主索引服务提供患者主索引算法配置技术，唯一标识的产生、匹配和交叉引用管理技术，标识及基本信息的更新通知技术等。

2. 电子病历（EMR）档案服务　实现电子病历档案的获取、组织和共享管理服务，具备电子病历文档源收集、存储、注册、索引、调阅、订阅、更新和发布等八项功能和文档索引服务及电子病历文档引擎服务组件。

电子病历档案服务将各个系统中产生的临床活动数据与信息进行集成与共享后，生成规定格式的 EMR 文档进行归档与储存。EMR 文档需要进行文档及文档的模板信息与数据注册。EMR 文档产生并完成注册后，随着临床业务活动的发生逐个生成 EMR 文档并存储。EMR 文档存储应当以患者为中心，围绕患者所发生的实际临床业务活动组织文档，基于已注册的 EMR 文档分类进行文档的分类、标识。索引服务主要记录两大类的信息，一是医疗卫生事件信息，二是文档目录信息。医院信息平台授权用户可以通过索引服务从基本业务系统查看患者的诊疗事件信息，以及所涉及的文档目录及摘要信息。可根据授权情况进行全部、部分、单个 EMR 文档的调阅与应用。

（二）数据访问与存储

1. 数据交换　是对业务系统提供标准的数据交换和共享服务。医院信息平台信息交换以满足医院内外数据共享和协同应用为目标，为整个平台的数据来源提供技术基础和保障，通过信息标准、交换原则的制定，对业务系统提供标准的信息交换服务，规范数据采集、抽取、清洗、转换、传输、存储的过程；对结构化、非结构化数据处理全流程的质量控制，包括数据采集、识别/匹配、数据标准化、数据清理等；系统之间医疗数据的整合和应用，规范医疗信息系统之间的协同通信，确保数据交换过程的安全、可靠，实现数据在系统平台范围内自由、可靠、可信地交换。

数据交换服务具备数据访问、数据路由、数据传输、数据转换等四项功能，提供数据访问中间件、数据路由、数据交换运行引擎、数据提取和装载策略等四个服务组件，支持数据库、文本、多媒体等三种类型数据源。

2. 数据存储　实现平台数据的统一存储、处理和管理，具备信息资源目录库、基础信息库、业务信息库、临床数据中心、交换信息库、操作数据存储信息库、数据仓库、对外服务信息库、智能化管理等九种管理功能。

信息资源目录库提供每条医疗信息记录的真实存放地址。读取服务会通过信息资源目录库查询到真实存放地址。地址信息包括存放服务器地址、存放服务名等信息，并可直接在远端系统中读取相关数据。存放服务器需要实现统一的基于 web 服务的数据存储服务，同时使用非显性认证机制来解决安全问题。

基础信息库集中了整个医院信息平台的基础信息和共享数据，包括患者的人口学信息、医疗卫生人员的注册信息以及各种医疗卫生、公共卫生术语字典数据和流程模板数据等，为业务系统提供基础信息服务。

业务信息库是整个医院信息平台的数据基础，主要存储原始业务产生的数据，以未经过进一步加工的数据为主，包括诊疗业务、医疗服务管理以及医院运营管理产生的结果数据。业务信息库通过交换信息库实现数据接入平台，根据基础信息库中的患者信息进行整合，并最终形成存储在临床数据中心的电子病历。

临床数据中心（clinical data repository，CDR）是医院信息平台的核心构件，是医院为支持临床诊疗和全部医、教、研活动而以患者为中心重新构建的新的一层数据存储结构。其组织形式以患者电子病历为核心展开；其存储结构方式更多地以个人基本索引模式组织展开，以结果数据为主体；它的内容是随着医院业务活动动态变化的，并且直接支持医生/护士对患者临床记录的实时应用。

交换信息库是信息平台的数据转换枢纽，包括中心交换库和对外交换库。中心交换库的作用主要是对医疗机构内部信息系统业务数据的采集、整合以及内部信息系统之间的业务联动。对外交换库的作用主要是实现医院信息平台与区域信息平台的数据交互。

操作数据存储库（operational data store，ODS）是数据库到数据仓库的一种过渡。ODS 数据来源于在线业务系统的实时映像。数据库结构和业务数据库是完全一致的，主要涵盖临床和管理数据，对数据查询、数据仓库、面向患者的公众信息服务以及区域卫生提供数据层支持，还支持整个医院范围内各业务系统的协同，可以与 CDR 结合，作为院内临床及其他业务驱动的数据，为医院内平台级别的应用提供信息支撑。

数据仓库是数据整合汇总中心，以业务需求为基础创建 ODS 库数据的抽取整理规范及流程，抽象出满足业务分析主题的度量和维度，区分事实表与维度表，按照"星型模型""雪花模型"的方式建立事实表与维度表之间的关联关系，将原有的二维数据表转换成以分析主题为中心的多维表，主要供管理决策分析之用，要求采用各种复杂的索引技术，对数据查询和数据展示的界面友好性提出更高的要求。

对外信息服务数据库是从系统安全性的角度考虑，设计的相对独立的医院对外提供各类形式信息服务的数据库，包括网站服务信息库和呼叫中心信息库等，通过医院门户平台等方式，为广大公众患者提供医疗咨询、预约、检验/检查结果报告查询、随访等服务。

智能化管理信息库包括系统管理数据库、系统安全数据库、数据库管理数据库和灾难备份数据库。其中前三个数据库是出于软件自身的功能需求，记录一些有关系统资源、数据库性能、监控等方面的系统信息、历史数据和日志；而灾难备份数据库则是从数据保护及最终应用切换的角度出发，提供对核心业务数据库、网站数据库、数据库等的异地备份。

3. **数据质量**　对数据进行评价和分析以提高数据质量。数据质量服务具备患者识别、隐私安全、临床应用、业务管理、科研价值等五项数据质量评价功能，具备数据质量评价知识库、数据模型和评价报告自动生成等三种功能组件。

数据质量服务建立数据质量评价知识库、数据模型，全面分析患者识别、隐私安全、临床应用、业务管理、科研价值等五项数据的完整性（事件、表单、记录、表项）、一致性（主数据一致性、逻辑一致性）、唯一性（无二义冗余、指标及计算口径）、及时性、原始性、可溯源性和可测量性。通过国家、省、市、县四级人口健康信息平台开展数据质量评价，自动形成数据质量评价报告。

（三）业务协同基础

1. 业务规则与流程管理　实现与医疗业务协同相关的管理和服务；具备业务规则管理、工作流管理、服务编排、协同事务实现等四项功能；提供业务协同服务框架、流程管理等两项服务组件。

（1）四项管理功能

1）业务规则管理功能：可以从医疗业务流程中以单独实体的形式提取业务规则，更好地对医院信息系统进行分离，提高可维护性。

2）工作流管理功能：应该支持 XML 工作流定义语言和 BPEL4People（WS-BPEL extension for people）规范。

3）服务编排功能：是指将 web 服务组件编排在一个处理流程并支持其执行，应该支持业务过程执行语言（business process execution language，BPEL）标准、web 服务、WSDL、SOAP 协议，可以通过可视化编辑工具设计 BPEL。

4）协同事务实现功能：实现通过复杂事件处理功能支持医疗管理业务协同相关的检测和决策控制。

（2）两项服务组件

1）业务协同服务框架：将各种类型的协同工具服务组件化，统一在信息平台上进行注册，提供服务调用适配器接口或 web 服务，以便平台的其他应用程序和组件利用协同组件工作。

2）流程管理服务组件：主要提供开发灵活、按需业务流程的方法，提高快速定义、创建和部署灵活的解决方案的能力，通过集成业务流程内部的服务、数据、规则、角色和规格来满足不断变化的客户需求。

2. 协同服务工具　实现多种协同服务工具的组件化和统一管理；具备协同服务组件注册功能；支持即时消息、信息门户、视频流媒体、电子邮件、短消息和电话传真以及其他服务扩展等六种类型的协同工具服务组件。

（四）服务接入与管控

1. 单点登录管理　实现用户只需登录一次即可访问所有授权应用系统；具备用户账户管理、授权控制、身份认证、加入应用环境、同步应用环境等五项功能。

单点登录管理在信息平台上提供应用的统一入口，通过结合用户认证和统一权限管理系统，使用户只需要登录一个系统，就可以访问所有相互信任的应用系统，以及在不同系统间随意切换并保持相同的背景信息，从而实现便捷、连续的业务操作，避免多次登录和切换而带来的操作麻烦与信息不一致的隐患。

2. 平台配置　对平台接入的服务进行可视化的配置管理；具备用户、权限、业务系统接入等三项配置功能，可实现交互式权限分配、异常访问侦测等；支持对各种协议和标准规范的遵从性检测规则设定、检测异常提示等两种功能。

3. 服务监控　实现对平台运行状态的智能监控和故障分析；具备智能监控、辅助故障分析两项功能；支持智能监控平台服务运行数据、消息路由情况、性能数据等三种监控内容；支持电子邮件、手机短信等两种信息推送服务方式。

对平台所有服务数据、消息路由情况、性能数据进行实时、动态、灵活的智能监控，实现平台集成（含路由、转换等）能力、吞吐能力和稳定性指标设定，检测规则设定和运行异常提示以及故障点可视化展示、关联因素提示，通过电子邮件、手机短信等方式推送平台异常信息。

（五）医院信息门户

医院信息门户实现医院各类信息基于浏览器的集成展示和发布，具备各种应用系统、数据资源和互联网资源等三项信息集成访问及各种信息发布功能。

医院信息门户将各种应用系统、数据资源、互联网资源集成到一个信息管理平台上，建立院内员工和患者的信息通道。根据不同用户的需求，门户集成的信息可以包含各种应用的信息和入口，使用户可基于单点登录、统一权限管理进入相关功能界面，服务于不同用户的信息需求。

（六）电子证照管理

1. 医疗机构电子证照管理模块　实现医疗机构的基本信息维护和行政审批业务办理，对外提供医疗机构证照信息查询服务；具备机构注册、信息变更、校验、查询等四项功能。

2. 医生电子证照管理模块　为医生在医疗机构执业提供信息服务，对外提供医生电子证照信息查询服务；具备注册、变更、备案、考核、查询等五项功能。

3. 护士电子证照管理模块　为护士在医疗机构进行执业提供服务，对外提供护士实名身份认证和电子证照的认证服务；具备注册、变更、延续注册、查询等四项功能。

第四节　医院信息平台测评

国家医疗健康信息医院信息互联互通标准化成熟度（以下简称"医院测评"）是对医疗机构组织建设的以电子病历和医院信息平台为核心的医院信息化项目进行标准符合性测试以及互联互通实际应用效果的评价。本节基于《国家医疗健康信息医院信息互联互通标准化成熟度测评方案（2020 年版）》（以下简称《测评方案》），从测评目的与对象、测评内容、评级方案及组织实施等方面进行介绍。

一、测评目的及对象

（一）测评目的

开展医院测评的目的，就是要建立一整套定量与定性相结合，引入第三方检测机构，客观、公正，具有自主知识产权的科学测试评价体系，以测评为抓手，促进标准化、信息化建设，促进医疗健康信息标准和相关管理规范的采纳、实施和应用，指导各参评单位对照有关标准对现有信息平台进行改造，推动医疗卫生服务与信息系统的标准化建设，探索以测促用，推进互联互通的有效方法和机制。

（二）测评对象

测评对象是医疗机构组织建设的以电子病历和医院信息平台为核心的医院信息化项目。依据电子病历基本数据集、电子病历共享文档规范、基于电子病历的医院信息平台技术规范等标准建立了多维度的测评指标体系，从数据资源标准化建设情况、互联互通标准化建设情况、基础设施建设和互联互通应用效果等方面进行综合测评，评定医院信息互联互通标准化成熟度。

二、测评内容、评级方案及测评组织

（一）测评内容及指标说明

医院测评针对以电子病历和医院信息平台为核心的医疗机构信息化项目，分别进行信息标准的符合性测试和互联互通实际应用效果的评价。

1. 标准符合性测试　被测评的医院信息平台（或系统）必须具备软件著作权证书，运行 1 年以上并通过初验，采用定量方法分别从数据集、共享文档、交互服务等方面验证与国家卫生健康行业标准的符合性。

（1）数据集标准符合性测试

1）测试内容：依据标准 WS 445—2014、WS 375.9—2012、WS 376.1—2013 的要求，测试电子病历数据的数据类型、表示格式、数据元值及代码等数据元属性的标准化程度，共 58 个测试项目，总分 15 分。

2）测试方式：通过对电子病历共享文档中的数据元进行测试工具自动化提取、校验，得到测试结果。项目必须有且完全符合国家标准才能得分。

（2）共享文档标准符合性测试

1）测试内容：依据 WS/T 500—2016、WS/T 483.2—2016、WS/T 483.11—2016、WS/T 483.16—2016 的要求，测试电子病历共享文档的文档结构和文档内容的标准符合性。共 55 个测试项目，总分 15 分。

2）测试方式：采用"黑盒测试"的方法，通过测试工具将测试数据或共享文档输入测试对象和接收测试对象生成共享文档的输出两个方向进行"双向验证"，验证测试对象的电子病历共享文档是否符合标准的要求。项目必须有且完全符合国家标准才能得分。

（3）交互服务标准符合性测试

1）测试内容：依据医院信息平台交互规范的要求，测试对交互服务解析、处理和响应的标准符合性。共 69 个测试项目，总分 25 分。

2）测试方式：采用"黑盒测试"方法，将信息平台视为"黑盒"，通过测试工具向测试对象发送服务请求；测试对象处理服务请求并返回处理结果给测试工具；测试工具分析校验返回的结果，判断测试对象是否符合医院信息平台技术规范和交互规范。项目必须有且完全符合国家标准才能得分。

2. 应用效果评价　包括但不限于以下内容。

（1）技术架构情况：主要是对评价对象的信息整合方式、信息整合技术、信息资源库建设以及统一身份认证和门户服务等定性指标进行测评。共 8 个测评项目，总分 10 分。

（2）硬件基础设施情况：主要对评价对象的服务器设备、存储设备以及网络设备等的配置、实现技术等定性指标进行测评。共 16 个测评项目，总分 6 分。

（3）网络及网络安全情况：主要对评价对象的网络带宽情况、接入域建设、网络安全等定性指标进行测评。共 12 个测评项目，总分 5.5 分。

（4）信息安全情况：主要对评价对象的环境安全、应用安全、数据安全、隐私保护、管理安全等定性指标进行测评。共 20 个测评项目，总分 4.1 分。

（5）业务应用系统（生产系统）建设情况：主要对医院临床服务系统建设情况、医疗管理系统建设情况以及运营管理系统建设情况等定性指标进行测评。共 3 个测评项目，总分 2.4 分。

（6）基于平台的应用建设情况：主要对基于平台的公众服务应用系统、基于平台的医疗服务应用系统和基于平台的卫生管理应用系统的建设情况及利用情况等定性指标进行测评。共 20 个测评项目，总分 7.7 分。

（7）医院信息互联互通情况：主要对平台内互联互通业务、平台外互联互通业务等定性指标进行测评。共 10 个测评项目，总分 4.3 分。

（1）～（5）部分主要采用专家评审的方式进行评价，通过审核相关技术文档、现场讲解 / 答疑等形式对测评指标进行评分。

（6）、（7）部分主要采用文件审查、现场验证、现场确认和演示答疑等定性审核方法，分别对申请机构提交医院信息平台相关技术文档和实际生产环境，按照相关指标要求由测评专家组确认并打分。

（二）评级方案

1. 分级要求　《测评方案》将医院信息互联互通标准化成熟度分为 7 个等级，由低到高依次为一级、二级、三级、四级乙等、四级甲等、五级乙等、五级甲等，在分级方案中列出了所有的建设要求，每个等级的要求由低到高逐级覆盖累加，即较高等级包含较低等级的全部要求。

2. 等级评定　医院信息互联互通标准化成熟度的等级由等级分决定，总得分反映了医院信息互联互通的标准化成熟度，体现了等级差异。评价指标包含数据资源标准化建设情况、互联互通标准化建设情况、基础设施建设情况、互联互通应用效果等五项一级指标、十一项二级指标。等级分从一级到五级甲等分别为 10 分、15 分、60 分、70 分、80 分、90 分、95 分。

（三）测评组织与实施

医院测评工作包括信息标准符合性测试、信息化建设成熟度专家评审两个环节以及申请、准备、实施、评级四个阶段。

1. **申请阶段**　申请机构在"中国卫生信息标准网（http://www.chiss.org.cn/）—测评管理系统"注册用户账号；提交测评申请；管理机构根据测评分级管理机制负责审核。

2. **准备阶段**　通过审核的申请机构，对照测评要求，进行改造，以满足定量和定性指标；申请机构做好各种文档、接口、环境等准备，并通报管理机构。

3. **测评实施阶段**

（1）标准符合性测试：管理机构组建专家工作组进行现场测试数据抽取，利用统一测试工具，进行标准符合性测试；测试专家归档数据，编制并提交测试报告。测试通过则可以进入下一环节，否则回到准备阶段，进行对标整改。

（2）专家文审：管理机构组建文审专家组听取申请机构的报告，审阅申请机构提交的相关证明材料，评分及汇总结果；管理机构填写"文审结果汇总表"，测试通过则可以进入下一环节，否则回到准备阶段，进行对标整改。管理机构组建现场查验专家组到申请机构现场，对定性指标进行现场查验，评分及汇总结果；管理机构填写"现场查验结果汇总表"。

4. **等级评定阶段**　管理机构根据专家评审情况，组织相关人员进行测评结果的评定，评定申请机构的标准化成熟度等级；分级管理机构向国家级管理机构上报评定结果；国家级管理机构组织飞行检查（抽查），从标准符合性和应用效果两个方面进行复核，不通过的申请机构取消评定资格；最后国家级管理机构对测评结果进行公示和发布。

（邓文萍）

思 考 题

1. 信息系统集成主要包括哪些方面的内容？
2. 医院信息集成有哪些模式？各有什么特点？
3. 医院信息平台包含哪些建设内容？
4. 医院信息互联互通标准化成熟度测评的内容和评级分类是怎样的？

第十八章

医院数据中心

医院信息化从 20 世纪 90 年代发展至今，已经有 30 多年历史。目前信息化程度比较高的三甲医院，已经应用上百套业务信息系统。这些信息系统对提高医院医疗质量、医疗安全、提高工作效率发挥了巨大的作用。医院信息化发展至今，医院积累了大量有价值的数据，如何利用这些宝贵的数据支持医院决策、支持医院的科研、支持医院运营？这是当前各家医院需要解决的问题。单一的系统数据往往不能满足工作需要，需要综合分析多个系统数据。医院数据中心正是解决这些问题的主要方法。本章从数据中心基础设施建设、数据中心常用的技术和数据中心应用做分析与介绍。

第一节　医院数据中心概述

一、国内外医院数据中心的特点和发展趋势

（一）医院数据中心简介

医院数据中心将医院内的管理、临床等信息数据进行统一收集存储，并完整、及时地提供给使用者，实现院内的信息共享和互联互通。数据中心的建设能极大地减轻医院 HIS 系统的压力，提高医疗数据的整合利用能力。在数据收集及传输方面，数据中心体现出了更好的稳定性和专业性。

医院信息化体系复杂，业务系统少则数十个，多则上百个，涉及人、财、物、运营管理等信息系统。业务系统厂商不同，设计不同。虽然医院建立了集成平台，从业务的角度在一定程度上规范了系统集成，但是没有从整体数据管理应用为出发点进行统筹规划，无法实现全面、统一的数据管理。因此建立数据中心，形成统一的数据资源库，是满足医院数据科学应用需求的重要方法。

（二）医院数据中心特点

1. **医院数据的集成互通**　按照统一标准规范，实现数据高质量的汇聚、清洗、融合，结合全方位的集中监管与数据质控，为医院提供高质量数据资产。

2. **医院数据的存储计算**　对来自病历资料、生化检查、影像、病理切片等多样性和多态性的数据资源实现有效存储、计算、分析，应用数据湖、数据仓库、数据库等技术的各自优势，结合列存储、压缩和智能索引技术，为医院结构化、非结构化、半结构化数据资源提供可靠的存储与计算。

3. **全生命周期数据治理**　遵循国家和医疗行业数据标准，整合业务数据资源，构建"事前标准制定、事中过程监管与质量评估、事后质量提升"的完整治理体系，有效保障资源的可重用性，确保数据资源品质，支撑医院大数据的有效利用。

4. **业务融合知识转化**　基于大数据分析、数据挖掘、机器学习等技术，通过分析病种、症状等临床数据属性之间的关联度，建立可持续的历史数据转换和利用机制，实现数据向知识的转换，建立支

持临床辅助、管理辅助、科研教学的知识中心,将医院的历史数据重新服务于临床管理决策。

5. 数据挖掘分析利用　采用交互式探索分析技术,对医院数据资源通过自由下钻、切片、汇总、快速响应等模式,实现一站式的数据挖掘、深度探索分析及模型闭环管理,构建数据业务应用,支撑临床分析、诊疗辅助、医疗科研。

（三）医院数据中心发展

医院数据中心的发展脉络按时间循序依次为手工(业务、管理、后勤服务)、信息化(信息系统,管理流程 - 医疗业务 - 患者服务)、数字化(数据来源 - 业务流程无纸化)、智能化(基础设施的自动化管理 - 楼宇自控)、智慧化(基于互联网、物联网技术实现系统互联互通、信息共享;利用大数据、人工智能技术对医院的患者服务、医疗业务、后勤保障、运营管理进行全方位现代化管理)。

数据是智慧化医院的基础,数据中心规划与建设是智慧化医院的核心工程。智慧化包含了互联互通、信息共享、业务协同,和基于大数据、人工智能的决策两大主要特点。

二、医院数据中心系统架构

（一）物理架构

医院数据中心的物理架构发展历程如下。

1. 单机运行阶段　在信息化建设初期,业务应用少,系统压力小,基础架构设备简单,成本优势明显,而且部署维护简单,完全可以满足建设要求。但是随着业务的增长,由于缺少必要的安全保护措施,维护过程中出现系统服务中断的现象,影响医院日常业务开展。

2. 基于物理服务器的虚拟化平台阶段　这个阶段,医院采用物理服务器结合虚拟化平台对数据中心进行改造升级,逐步将全院各业务系统迁移到基于威睿(VMware)虚拟化平台的基础架构上,实现患者信息网络化以及诊疗信息共享,提高医院对医疗信息资源的整合能力。

3. 基于超融合架构服务器的虚拟化阶段　超融合架构(hyper-converged infrastructure, HCI)是目前最新的方式,也是未来的发展趋势。医疗行业正逐步从传统架构向 HCI 转型。HCI 是一种软件定义的 IT 基础架构,可虚拟化传统硬件定义系统的所有元素。HCI 至少包括虚拟化计算、虚拟化存储(软件定义存储,一般为分布式存储)和虚拟化网络(软件定义网络)。HCI 打破了传统的服务器—网络—存储的固有模式,将计算资源、存储资源、网络资源逻辑整合到一台物理服务器上。每一台物理服务器作为一个物理单元节点,多节点通过网络聚合实现模块化的无缝并联扩展,形成统一的包含全部服务器元素的资源池。

4. Hadoop 大数据架构　Hadoop 是 Apache 软件基金会下的一个开源分布式计算平台,是一种分析和处理大数据的软件平台,是一个用 Java 语言实现的 Apache 的开源软件框架,在大量计算机组成的集群中实现了对海量数据的分布式计算。核心组件包括 HDFS(高容错、高吞吐的分布式存储系统,可以被广泛部署在低价的硬件设备之上)、MapReduce(分布式离线计算框架)、Yarn(分布式资源管理框架)、HBase(分布式、可扩展、面向列的 NoSQL 数据库)、Spark(快速通用、一站式的分布式计算引擎)、Kafka(布式消息引擎与流处理平台,经常被用做企业的消息总线、实时数据管道)等。Hadoop 大数据架构常用于海量日志数据分析,很多国内外知名公司都采用了 Hadoop 日志分析技术。

（二）管理系统架构

建立医院数据中心管理系统,规范数据中心设计,管理采集来源,将医院各业务系统数据有序、有量地加载到数据中心库中,为数据类应用服务提供相应基础,利用大数据技术中的分布式文件存储(HDFS)系统保存数据以及分布式实时处理框架(Spark)计算平台实现。数据中心按照业务逻辑,划分为五个层次。

1. 基础层　是指与医院数据决策支持平台有数据交互的系统中的数据,主要包含 HIS、EMRS、

PACS、LIS 等医院业务系统。数据经过业务系统抽取、转换等处理过程后加载到数据中心。

2. 交换层　是将 kettle（开源的 ETL 数据抽取工具）封装到该中心管理系统中，将数据采集到数据中心，将整个采集过程及数据校验可视化。

3. 数据中心管理层　按国家和行业标准建立标准化管理体系，数据中心可以自由构建，将采集方式、数据模型等进行统一管理，建立智能化数据管理平台，利用分布式存储技术可将数据存储在不同的数据库中。

4. 数据门户　统一数据输出管理，针对前端应用的需求，根据不同的需求类型、需求操作范围、需求的数据范围、需求操作流程进行管理，具有数据充分挖掘和利用功能。

5. 交互层　可将数据放到不同的媒介进行展现，同时可对接医院公有云或区域公有云等。

第二节　医院数据中心建设

一、医院数据中心常用技术介绍

医院数据中心涵盖了临床数据中心（CDR）、科研数据中心（RDR）、管理运营数据中心（ODR）等三大数据中心。运用数据湖技术，主要面向临床全量数据开展数据采集、数据治理、数据服务，构架医院医学数据中心。数据涉及院内业务系统数据、健康物联网（IoT）数据、生物样本数据、基因组学数据、蛋白质组学数据、代谢组学数据等。数据中心常用数据湖和数据仓库等信息技术。

（一）数据湖

数据湖（data lake）是一种数据存储理念，即在系统或存储库中以自然格式存储数据的方法。数据湖是一种不断演进中、可扩展的大数据存储、处理、分析的基础设施；以数据为导向，实现任意来源、任意速度、任意规模、任意类型数据的全量获取、全量存储、多模式处理与全生命周期管理，并通过与各类外部异构数据源的交互集成，支持各类产品应用。

医院数据中心采用数据湖技术，构建医院各种各样原始数据的大型仓库，其中的数据可供存取、处理、分析及传输。数据湖从医院的多个系统的数据库获取原始数据，进行统一存储，并且针对不同的目的，同一份原始数据还可能有多种满足特定内部模型格式的数据副本，同时能够支持各种应用场景对原始数据的需求。医院数据湖接入和存储的数据类型包括结构化的数据、半结构化数据和非结构数据。医院数据类型比较丰富，常用的数据类型包括 HIS、LIS 结构化数据，电子病历结构化和半结构化数据，影像、心电、超声、病理、肺功能、睡眠监测等结构化和半结构化数据。

数据湖有三个层次，分为数据库底层存储、元数据管理、跨不同数据源的 SQL 引擎。数据湖也是数据仓库发展的高级阶段；相对于数据仓库，数据湖有更多扩展能力；数据仓库能解决的核心问题，数据湖也能解决，而且涉及面更广。

数据湖有以下功能特点：①保真性。与原始数据严格一致（数据一致、数据同步）。②灵活性。什么格式数据都可以存。③可管理。元数据管理和权限管理。④可追溯。全生命周期管理和数据流动可重现。⑤丰富的计算引擎。可供离线 / 实时引擎快速分析查询。⑥多模态的存储引擎。支持多种存储引擎，并且能与其他存储引擎互通互换。

数据湖架构体系主要包括数据湖三大因素：数据、算法和算力。如图 18-1 所示，基于数据湖的应用正在快速发展。医院建立统一的数据湖平台，完成数据的采集、存储、治理、服务，提供数据集成共享服务、高

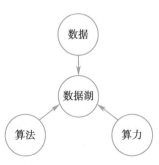

图 18-1　数据湖三大因素

性能计算能力和大数据分析算法模型,能支撑医院在运营、教学、科研、管理数据分析应用方面全面发展。

数据湖技术架构涉及数据采集、数据存储、数据计算、数据应用、数据治理、元数据、数据质量、数据资源目录、数据安全及数据审计等 10 个方面。

（二）数据仓库

数据仓库,英文名称为 data warehouse,可简写为 DW。数据仓库是为用户所有级别的决策制订过程提供所有类型数据支持的战略集合。它是单个数据存储,出于分析性报告和决策支持目的而创建。数据仓库是在数据库已经大量存在的情况下,为了进一步挖掘数据资源、为了决策需要而产生的,它并不是所谓的"大型数据库"。所以,数据仓库可以为需要业务智能的企业,提供指导业务流程改进、监视时间、成本、质量以及控制,它是研究和解决从数据库中获取信息的问题。它的特征在于面向主题、集成性、稳定性和时变性。

（三）数据湖和数据仓库对比

数据湖和数据仓库都是医院数据中心建设常用的技术。数据湖与数据仓库对比分析如表 18-1 所示。

表 18-1　数据湖和数据仓库对比

特性	数据湖	数据仓库
存储数据类型	能够处理生命科学所有类型的数据,包括结构化数据、半结构化数据、非结构化数据等;数据类型保持业务系统数据源的原始数据格式。数据可来自医院内的业务系统、检查 / 检验设备,健康监测类的 IoT 设备、小程序、App 程序。数据可以是移动设备和医院应用程序产生的关系型和非关系型数据	主要处理医院业务系统历史的、结构化的数据。这些数据必须与数据仓库事先定义的数据结构模型一致。数据来自各业务系统、运营数据和应用程序的关系型数据
数据处理模式	通过把备份库数据直接加载到数据湖中,根据项目需要进行数据处理和分析,采用读时模式（schema on-read）。拥有足够强的用于处理和分析所有类型数据的计算能力;分析后的数据会被存储起来供用户使用。现在也采用存储与计算分离的方式,进行低成本存储、高效率计算	是高度结构化的架构,数据在算法转换之后才会被加载到数据仓库。用户使用的是处理后数据,采用写时模式（schema on-write）。使用多维数据查询,或者数据统计报表处理结构化数据,以满足后续的高级报表及数据分析需求
性价比	较快的查询结构,存储成本低	更快的查询结构,存储成本高
数据质量	任何类型的数据或者无法监管的原始数据	可作为重要事实依据的高度监管数据
工作合作方式和服务对象	提供自助式的开放数据给所有人使用。数据团队更多是提供工具、环境供各业务团队使用;业务团队进行开发分析。服务对象:数据科学家、数据开发人员和业务分析师（BA）	提供集中式的服务,数据团队根据业务人员的需求加工数据并开发成数据表,供业务团队通过 BI 报表工具查询。服务对象:业务分析师（BA）
分析	机器学习、预测模型、数据挖掘	报表、商业智能和可视化

数据湖与数据仓库不是互斥的,在当前条件下,数据湖并不能完全替代数据仓库,它们的具体异同如下。

数据湖与数据仓库的理念不同。数据仓库注重数据管控,数据湖倾向于数据服务。数据湖对数据从业人员的素质要求更高,对数据系统的要求更高;要防止数据湖变数据沼泽,需要借助现代化的数据治理工具并且具有较高的数据治理能力。数据湖的架构是扁平的,数据湖中的每个数据元素都被赋予唯一标识符,并标记有一组元数据信息,对于已经使用数据仓库的公司,数据仓库可以作为数据湖的一个数据来源。

二、数据采集

数据采集是指从医院已有的信息系统中通过技术手段获得数据,医院可接入的系统如表18-2。

表18-2　医院可以接入的系统举例

序号	系统名称	序号	系统名称
1	HIS	16	肺功能信息管理系统
2	电子病历(EMR)	17	核医学信息管理系统
3	急诊信息系统	18	实验室信息系统(LIS)
4	门诊信息系统	19	手术麻醉信息管理系统
5	护理信息系统(移动护理)	20	重症监护(ICU)信息系统
6	临床路径信息系统	21	病案管理系统
7	放射科信息管理系统(RIS)	22	院感管理系统
8	普放信息管理系统	23	体检系统
9	CT信息管理系统	25	物资系统
10	MR信息管理系统	26	财务系统
11	病理信息管理系统	28	随访系统
12	超声信息管理系统	29	血透系统
13	电生理信息管理系统	30	叫号系统
14	内镜信息管理系统	31	人力资源系统
15	骨穿信息管理系统	32	放射治疗计划系统

数据采集方式包括自动数据采集和手工数据采集两种方式。其中自动数据采集又分为实时数据采集和非实时数据采集。根据不同业务系统、不同数据库类型,以及不同数据时限要求,采用不同的数据采集方式。

将所有数据接入到医院数据中心之前,需要确定数据脱敏方案。脱敏方案包括数据源、脱敏方式、脱敏范围、字段以及采用第三方软硬件脱敏等。数据脱敏过程需要同时支持数据采集端脱敏,支持增量脱敏和实时脱敏,脱敏算法灵活可配置;数据脱敏范围包含接入数据中心的各业务系统原始数据。数据脱敏字段,参考国际通用的《健康保险可携性和责任法案》(*Health Insurance Portability and Accountability Act*, HIPPA)的脱敏字段,具体的字段信息如:患者姓名、出生地、工作单位、工作单位及地址、工作电话、身份证号、家庭电话、现住址、户口地址、联系人姓名、联系人地址、联系人电话、新生儿姓名、新生儿出生地、医生姓名、护士姓名、其他操作者姓名。以上脱敏方式和脱敏字段可根据医院需要选择和增减。

三、数据治理

数据治理应遵循标准,在成熟的和获得广泛认可的治理框架下进行,严格遵守数据治理过程,对医院数据进行有效的管理和利用,充分评估和监督整个数据。通过临床数据高质量的创新数据服务,为医院数据化运营管理提供支持,最终实现数据价值的最大化。

(一)数据清洗

将医院的医疗数据中各种历史原因导致的不规范、错误的字段信息进行清洗,避免由部分明显错误的信息导致上层应用服务的结论错误。数据清洗是对数据进行重新审查和校验的过程,目的在于删除重复信息、纠正存在的错误,并确保数据的一致性。数据清洗是发现并纠正数据文件中可识别的错误的一道程序，包括检查数据一致性，处理无效值和缺失值等。而数据清洗的任务是过滤那些不符合要求的数据，将过滤的结果交给业务主管部门，由业务单位修正之后再进行抽取。不符合要求的数据主要包括不完整的数据、错误的数据、重复的数据三大类。

数据清洗时要进行一致性检查。一致性检查是根据每个变量的合理取值范围和相互关系，检查数据是否合乎要求，发现超出正常范围、逻辑上不合理或者相互矛盾的数据。例如，用 1～7 级量表测量的变量出现了 0 值或体重出现了负数，都应视为超出正常值域范围。

1. **无效值和缺失值的处理**　由于调查、编码和录入误差，数据中可能存在一些无效值和缺失值，需要给予适当的处理。常用的处理方法有：估算、整列删除、变量删除和成对删除。

2. **残缺数据**　主要缺失了一些应该有的信息。对于这类数据，按缺失的内容向客户提交，要求在规定的时间内补全或者选择删除，然后才能写入数据仓库。

3. **错误数据**　产生的原因是业务系统不够健全，是在接收输入后没有进行判断而直接写入后台数据库造成的，比如数值数据输成全角数字字符、字符串数据后面有一个回车操作、日期格式不正确、日期越界等。通过数据清洗把格式统一成标准格式。

4. **重复数据**　这类数据经常在维度表中出现，处理方法是将重复数据记录的所有字段导出来，让数据录入的医务人员确认并且整理。

数据清洗是一个需多次反复的过程，不可能在短时间内完成，只有不断地发现问题，解决问题。对于数据的过滤、修正一般要求用户确认，被过滤掉的数据，要求写入 Excel 文件或者写入数据表，并且催促用户尽快地修正错误，作为将来验证数据的依据。

（二）患者主索引

针对医院、紧密型医联体、医共体等医疗主体，为患者建立区域范围内患者主索引（EMPI）是十分必要的。患者主索引系统根据一定的匹配规则对各系统的患者进行匹配，形成患者主索引，建立患者主索引与其他各系统患者医疗信息间的管理关系。该匹配规则可以进行配置，同时需要提供管理界面，对于匹配率高但没有达到 100% 的患者，提供人工匹配的功能。

（三）数据结构化处理

医疗数据主要包含患者的基本信息、病历、医嘱、护理文书、检查/检验报告、治疗、手术、麻醉等。这些数据反映了患者的基本信息、临床诊断、治疗过程和结果。随着医疗系统信息化的建立和完善，越来越多的医疗数据已由人工记录的方式转为电子化录入，病历、医嘱、护理文书、检查报告等临床信息主要由医疗人员通过自然语言的方式书写而成，信息结构较为复杂。如何使计算机能够理解这些医疗信息中所包含的语义，并高效地对这些数据进行存储、检索、统计、分析和挖掘，是数据结构化处理要解决的重要问题。

目前临床电子病历文书主要采取两种方式来解决数据结构化问题。第一，从输入端开始构建结构化电子病历模板，以临床专科电子病历为代表，通过大量可选择、可配置、可模块化的控件来构建病历模板，从而使得病历内容向标准化、结构化方向改变。另外，结构化电子病历的使用也给临床医生带来了一定的工作量，且不能全面覆盖电子病历的所有内容。第二，利用自然语言处理技术，通过后置结构化的方式，将电子病历内容进行后结构化。在后结构化处理过程中，主要采用自然语言处理技术，涉及中文分词、基本词库储备、命名实体识别、关键词提取、短语提取、自动摘要、依存句法语义分析、语料库等，同时也需要采用医学标注等人工干预方法。

（四）元数据管理

元数据管理平台是大数据建设必备的平台级工具，也是帮助医院进行数据和业务应用系统解耦，建立主数据和元数据管理机制，重新获得业务系统和数据主动权的必经之路。依据卫健委规信司下发的《全国医院信息化建设标准与规范（试行）》，元数据管理平台的核心能力是以统一的数据标准对多源、异构的数据进行处理,形成统一、标准的大数据视图。

医疗机构组织架构异常复杂,管理体系和业务流程非标化,导致信息系统种类繁多。一家大型医疗机构信息系统供应商可达数十个甚至上百个子系统。业务系统以满足业务流程、医保支付、医院管理为核心,前期没有考虑数据二次利用的成本和效率问题,所以在实现上,系统前端设计与后端的数据存储结构高度耦合,厂商借此绑定医院的同时,也给医院信息化的安全性和灵活性带来了巨大的风险。

（五）数据资源目录

医院数据资源目录的初始构建,通过扫描数据湖全量数据以收集元数据。目录的数据范围包括在全部数据湖中被确定为有价值和可共享的数据资产。数据资源目录的提取采用机器学习算法自动完成查找和扫描各个数据集、数据表、提取的元数据可以支持数据集发现、推断语义,还可以支持搜索以及标识隐私、安全性和敏感数据等业务。

（六）数据质控管理

目前医疗机构的信息化建设以业务流程、医保支付和医管政策为核心驱动力,数据质量本身不会被特别关照。因此,以数据二次利用的要求,数据质量差在当前的业务系统具有普遍性。

为了解决数据质量问题,医疗大数据企业除设立必要的专业团队和流程进行质控外,还应建设相应的质量管理平台,针对数据处理过程中的多层数据,采用定量、定性综合校验方法,提供多维质量监控、问题预警功能,协助医疗机构解决完整性、一致性、准确性、唯一性、稳定性等数据质量问题。

（七）数据溯源

数据溯源定义为记录原始数据在整个生命周期内,从数据创建阶段、数据保护阶段、数据迁移阶段、数据归档阶段和数据回收的演变处理过程,是一种溯本追源的技术,根据追踪路径重现数据的历史状态和演变过程,实现数据历史档案的追溯。

常用的数据溯源都建立在数据库的基础上,造成了处理海量高复杂数据的效率低、结果不可靠等问题。针对上述问题,基于数据湖的数据溯源,可采用标注法作为溯源追踪的主要方法。标注法是一种简单且有效的数据溯源方法,使用非常广泛。它通过记录处理相关的信息来追溯数据的历史状态,即用标注的方式来记录原始数据的一些重要信息,如背景、作者、时间、出处等,并让标注和数据一起传输,通过查看目标数据的标注来实现数据的溯源。Sudha 等人提出的 7W 模型,就是采用标注法。标注并携带溯源信息,完成数据溯源的模型。标注法有以下三个特点:①用户可以查看通用数据模型每个表的每个字段映射来源及加工逻辑;②用户可以查看主题数据模型每个表的每个字段映射来源及加工逻辑;③在应用层面,用户可以查看所关注字段的来源、加工逻辑及每一层的数据结果,可以追溯到原始数据层。

（八）数据分析与挖掘

数据分析与挖掘支持数据预处理类、文本分析类、机器学习类、模型评估类等算法模型;支持对模型训练结果的可视化展示;基于统计分析、关联规则、文本聚类、语义分析等技术构建疾病知识图谱、同义词挖掘、疾病治疗方案演变、疾病演变等;基于贝叶斯深度学习等技术构建的疾病诊断、治疗、风险预测、疗效评估等模型的构建、应用及可视化展示。

根据医院的数据情况,按照卫生健康委员会发布的《电子病历基本数据集》要求,给医院提供相应数据报告。医院数据集报告的例子如表18-3所示。

（九）数据安全

医疗数据关系着患者的隐私、技术研发等重要敏感领域,一旦发生数据泄露,将对患者群体、社会稳定乃至国家安全造成严重影响。因此,做好医疗数据的安全防护与治理至关重要。可从如下几个方面做好数据安全防护。

表 18-3　某医院数据集报告

序号	系统 / 实体	医院情况	缺失情况
第 1 部分	病历概要	有	
第 2 部分	门急诊病历	有	
第 3 部分	门急诊处方	有	
第 4 部分	检查检验记录	有	
第 5、6 部分	医疗处置记录	部分缺失	待产记录（选测）、引导分娩记录（选测）、剖宫产手术记录（选测）
第 7、8 部分	护理操作及评估计划记录	部分缺失	护理计划
第 9 部分	知情告知信息	有	
第 10、11 部分	住院病案首页	部分缺失	中医病案首页（选测）
第 12、13 部分	入院及病程记录	有	
第 14 部分	住院医嘱	有	
第 15 部分	出院小结	有	
第 16、17 部分	转诊 / 院记录、组织结构	有	

1. 做好数据使用的授权　在医疗大数据的使用过程中，涉及个人隐私数据的分析、利用、传输等行为都应受到严格管控，无论从个人角度还是使用者角度，都需要获得授权许可。

2. 构建以患者为中心的医疗数据安全防护体系　现有的隐私安全防护，大多只是注重脱敏和匿名保护，不是全方位体系。需要加强构建"以患者为中心"的个人医疗信息风险评估和防护体系，覆盖信息录入、个人隐私管理、加密存储、访问控制等多个环节。

3. 云环境中数据的机密性保护存储　在云环境中的任何数据都需要进行加密存储和加密传输。对于任何需要进行流转处理的数据，都需要进行脱敏存储和传输，对数据库级别进行最小化权限控制，杜绝超级管理员的产生。通过数据库防火墙和数据库加密措施从根源上控制医疗数据信息的泄露，从而保证数据安全性。

4. 对病毒和恶意软件的防御　常规防御是针对所有恶意软件的常规性安全措施；系统防御是围绕着勒索病毒和恶意软件的特点，依据入侵生命周期做系统化的常规性防御；主动防御是针对勒索病毒的防御，最有效的还是部署专用的防勒索软件。

5. 加强个人信息保护法的宣传和教育　一方面，公民要有充分认知，应当学会对自身隐私的保护。另一方面，对违法行为要有足够的惩治，严厉打击个人信息泄露和非法利用。

四、数据服务

（一）面向临床业务服务

依托医院数据中心构建患者维度的诊疗模型，面向临床提供患者诊疗全景视图服务，支持单次就诊病历查看、患者全景视图查看、时间轴查看。

1. 实现同一名患者在医院的所有就诊的时间轴、就诊记录、检验、检查等信息整合，便于医生快速掌握患者的病情发展全貌。

2. 支持以时间轴方式查看某个患者在该院所有就诊信息的图形化总览，并可调整时间范围。

（二）面向科研教学服务

依托医院数据中心的数据提供科研教学服务，在数据湖的基础上根据专科和专病的科研需求，构建专科数据仓库和专病数据库；通过建立疾病研究模型和疾病标准数据集，针对单个、多个病种进行深入数据治理,构建患者全生命周期真实世界专科、专病数据库;提供科研灵感探索、人群挖掘、随访管理、统计分析、模型预测等功能,加快科研成果转化。

(三)面向运营管理服务

医疗卫生机构通过信息化手段,实现"人财物""医教研""护药技"一体化管理,依据医院数据中心构建的数据仓库,对数据进行治理和应用。

面向运营管理的数据服务主要体现为:形成以患者维度和疾病维度的数据模型,通过分析患者、疾病、费用、物资消耗等数据,按不同主题汇聚并建立主题数据,对全院以及各个科室的运营情况进行全面监测与分析,为全院行政管理部门提供日常运营管理数据支持。医院运行情况监管面向医疗运营管理者,形成医疗业务过程中的具体量化指标,衡量和评价各业务的工作效率。

1. 医疗效率洞察　通过数据中心提供的数据服务可以对医院现有号源、床位、药品、设备、耗材等资源的使用情况,按医院、科室、医生等实现综合分析。按科室门诊人次、科室出入院人次等,对全院医疗科室的医疗质量进行综合排名。

2. 医疗费用洞察　通过数据中心提供的数据服务可以对门急诊、住院等各项医疗费用(如药品、检验、检查、材料费用等)的收入情况,按医院、科室、医生等实现综合分析。以疾病、手术为单位,按照药占比、耗材占比、检查费占比、均次费用等,对全院医疗科室的医疗费用进行综合排名。

3. 重点耗材监管　通过数据中心提供的数据服务可以实现对重点关注耗材(高值耗材、进口耗材等)使用情况(手术、数量、费用等)的综合分析,按手术、科室、医生为单位,对全院医疗科室的重点耗材使用情况进行综合排名。

4. 重点药品监管　通过数据中心提供的数据服务可以实现对重点药品(基药、高值药品、大处方等)使用情况的综合分析,按照医院、科室、医生等为单位,对全院医疗科室的重点药品使用情况进行综合排名。

5. 医院绩效洞察　通过数据中心提供的数据服务可以实现对医疗机构的社会效益、有效管理、持续发展和年度重点任务等情况的综合分析,以医院为单位,按照服务满意度、费用适宜、综合质量、人力效率等维度,对全院医疗科室进行综合排名。

6. 医疗质量洞察　通过数据中心提供的数据服务对病案首页手术质量情况、诊断符合情况、危重患者抢救情况、转归情况等信息进行统计分析,并结合省、市质控中心的医疗质控检查结果,以医院、科室等为单位,按照手术切口愈合等级、术前术后诊断符合率、危重患者抢救成功率、治愈率、死亡率、质控检查结果等,对全院医疗科室的医疗质量情况进行综合排名。

7. 临床路径洞察　通过对电子病历临床路径管理情况进行综合分析,以医院、科室、病种等为单位,按照开展临床路径病种数、出院人次、临床路径入组率、临床路径变异率、临床路径完成率、临床路径退出率等,对全院医疗科室的临床路径管理情况进行综合排名。

8. 中西医药品主题洞察　对中医药科室及门诊的工作效率、中医药服务费用、中医药质控检查结果等进行综合分析,以医院、科室等为单位,按照中医科室出院人数、中医科室床位使用率、中医科室患者平均住院日、中医门诊日均诊疗人次、中药处方数、中药饮片处方数、人均门诊中药费、人均中药饮片费用、中医药质控检查结果(处方质量、调配质量、煎药质量、膏方质量、处方管理、药库管理、中药房管理、煎药房管理)等,对全院中医药服务情况进行综合监管。

9. 财务主题洞察　对医院财务报表、收支结余、预算管理、成本核算等数据进行综合分析;以医院、科室、医疗项目等为单位,按照医疗机构的偿债能力、预算执行情况、收支结构情况、成本管理能力等,对全院各临床部门的经济运行情况进行综合排名。建设医院数据中心应遵循与参考以下标准。

(1)医学主题词表(MeSH)。

(2)观测指标标识符逻辑命名与编码系统(LOINC)。

（3）药品词典规范：中国食品药品管理（CFDA）、药物的解剖学、治疗学及化学分类法（ATC）。

（4）HL7、DICOM、ICD10、ICD9、HL7CDA 标准

（5）《处方管理办法》（卫生部令第 53 号，2007 年）。

（6）《关于促进大数据发展的行动纲要》（国发〔2015〕50 号）。

（7）《医院信息平台应用功能指引》（国卫办规划函〔2016〕1110 号）。

（8）《国务院办公厅关于促进和规范健康医疗大数据应用发展的指导意见》（国办发〔2016〕47 号）。

（9）《全国医院信息化建设标准与规范（试行）》（国卫办规划发〔2018〕4 号）。

（10）《医院信息互联互通标准化成熟度测评方案（试行）》。

（11）《电子病历系统应用水平分级评价管理办法（试行）》（国卫办医发〔2018〕20 号）。

（12）《信息安全技术网络安全等级保护基本要求》（2019 年）。

（13）《2020 版医院信息互联互通标准化成熟度测评方案》。

第三节　医院数据中心应用

一、基于大数据的预测模型应用

某医院基于大数据的 HIV（人类免疫缺陷病毒）筛查预测模型：通过准确的条件组合，纳入医院大数据平台中符合条件的 20 万患者数据。数据覆盖几十个临床信息系统。通过对原始数据进行处理，筛选出与本项目相关的有代表性的数据，进行分析建模。抽样预测准确率大于 85%，训练结果显示梯度激励机制与分布式随机森林模型预测效果最佳。分析计算结果表明，以下指标有助于鉴别患者是否感染 HIV：乙型肝炎病毒核心抗体（HBV-cAb）、乙型肝炎病毒 e 抗体（HBV-eAb）、丙型肝炎病毒抗体（HCV-Ab）、镁（Mg）、酮体（KET）、梅毒螺旋体抗体（TP-Ab）、凝血酶原活动度（PTA）、葡萄糖（Glu）、钙（Ca）、亚硝酸盐（NIT）、性别、凝血酶原时间（PT）、凝血酶原国际标准化比值（INR）、婚姻状况、上皮细胞、总蛋白（TP）、淋巴细胞计数（Lymph#）、氯（Cl）、钠（Na）等。

二、基于大数据的药物不良事件自动预警模型在药物临床试验安全性评价的应用

某医院基于大数据的药物不良事件自动预警模型在药物临床试验安全性评价中的应用：利用大数据挖掘技术，开发药物不良事件（AE）自动预警模型，以实现药物临床试验中 AE 的自动识别，降低 AE 漏报率，减轻工作量。具体方法是通过与医院信息系统的自动化对接，对临床试验相关医疗数据进行归一和结构化。基于不良反应事件评价标准 4.0.3 版（CTCAE 4.0.3）制定 AE 报警规则，建立 AE 自动预警模型。以一项抗肿瘤新药注册临床试验项目为例，验证 AE 自动预警模型的有效性，以传统的人工 AE 填报方法为对照，比较两者在 AE 填报率和人力成本上的差异。结果 AE 自动预警模型实现了对 AE 的自动化提取，通过本项目实现了 AE 监控的半自动化，降低了 AE 漏报率和人力成本，在实际临床试验中具有积极作用，可进一步优化。

三、先天性心脏病防诊治方案精准化研究

某医院基于大数据的先天性心脏病防诊治方案的精准化研究：基于全院近万例先天性心脏病患者的 10 余年随访数据，对 10 余种先天性心脏病分型进行计算分析。通过 NLP（自然语言处理）技术对非结构化文本进行抽取和归一处理。使用深度学习技术进行特征提取和异常值处理。分析发现影响各种先天性心脏病亚型患者诊疗结局的风险因素，并建立先天性心脏病精准预防和治疗的模型，

助力完成以真实世界先天性心脏病大数据为基础的、覆盖先天性心脏病预防和治疗全链条的开放式在线分析系统。

（彭建明　许玉龙）

思 考 题

1. 查阅文献，了解虚拟化、超融合、Hadoop 分析技术的特点和区别。

2. 比较数据仓库和数据湖技术的特点。

3. 查阅文献可发现医院信息化虽然经过 20 多年发展，积累了大量数据，但为什么在做临床科研时，高质量的科研数据不多？这个问题如何解决？

第十九章

智慧医院建设

案例：火神山、雷神山，智能化设计当仁不让（节选）。

疫情来了，和时间赛跑，为生命呐喊。

武汉火神山医院的设计方在时间紧，任务重的情况下，使用 Revit、Navisworks、Enscape 和 Civil 3D 产品完成设计工作。设计师们认为从设计到施工，BIM（建筑信息模型）数据一直在不断地完善和自我更新，施工图还是采用传统 AutoCAD 设计，BIM 中心同时使用 Revit 平台搭建雷神山医院 BIM 模型。无论是火神山还是雷神山，医院中都有医疗专网和医疗外网两个核心的网络系统。其中医疗专网承载着整个医疗业务系统的高效运行，包括集成平台、HIS 系统、PACS 系统、检验系统、OA 系统以及财务系统等。医疗专网采用了接入—汇聚—核心三层全万兆组网、虚拟化、双链路冗余部署，提供稳定可靠高性能的网络承载；外联运营商专线实现云端资源的高速互通，满足医疗核心应用的全面需要，保障从患者建档、诊疗、护理，到医院的智能化管理。患者入院治疗全过程的病历数据、检验数据、医疗影像等数据通过网络实时共享，提高诊疗效率。

医疗外网出口部署高性能防火墙，提供 40G 的带宽接入，满足医院远程访问的需求，例如远程会诊、视频访问等。两座医院信息系统各有 5 大类 17 个系统之多，包括医护对讲系统、视频监控系统、综合布线系统、网络与 WiFi 系统等，为快速运营提供坚实的软硬件基础。两座医院的机房工程均采用双线路、双核心、双机热备，信息中心集成医院内所有信息与医疗专网互联，外部获授权人员可实时调阅系统内信息，实现信息互通。

医院的角角落落都安上了"智慧芯"。所有病房床头、洗手间、护士站、医生办公室都设置便捷按钮，实现一键呼叫、紧急报警功能，保障患者及医护人员安全；公共区域监控摄像系统全覆盖，实时监控，为医院安全可追溯运行保驾护航。火神山医院结合 5G 设置的"远程会诊平台"，让远在北京的医疗专家可通过远程视频连线的方式，与火神山医院的一线医务人员一同对患者进行远程会诊。这将进一步提高病例诊断、救治的效率与效果。

互联网、移动互联网、云计算、大数据、物联网、人工智能、虚拟现实等信息技术的发展，给众多行业带来了颠覆与活力，医疗健康领域更是首当其冲。智慧化建设是未来医院发展的必由之路，也是未来智慧医疗的核心。同时，医疗资源总量不足且结构布局不合理，医疗服务供需矛盾严重，加之老龄化社会的压力与新冠疫情的全球肆虐，迫切地需要通过信息化来提升医疗服务的潜能。因此，作为医疗服务体系中心的医院，建设智慧医院已势在必行。

第一节　智慧医院概述及发展现状、趋势

一、智慧医院概述

（一）智慧医院简介

智慧医院（smart hospital）是数字化医院发展的新阶段，旨在利用各种信息技术再造医疗服务流程，创新医院运行模式，降低医疗成本，提供高效、优质的医疗服务，从而给患者更好的医疗体验。智慧医院以医院为核心，在医疗领域充分利用信息技术，建立以患者为中心的医疗信息管理和服务体系，实现医疗信息互联、共享，医疗单元协作，治疗创新，诊断科学以及公共卫生预防等功能。

医院智慧化的建设源自政策、经济、社会以及技术等多方面的驱动。因此，智慧医院的概念也在不断演进。互联网医院、数字化医院、智能化医院等概念不断被提出，以及物联网、人工智能、大数据、云计算等新技术在医院的不断应用，提高了就诊效率，一定程度上弥补了医疗资源的不足，但也给医院信息化建设的建设者与管理者带来了困惑。在新医改的背景下，智慧医院正在被普通百姓所熟悉。智慧医院通过医院楼宇的物联网建设，搭建一套智慧的医疗信息化服务平台，使患者更加便捷地完成就诊，享受更加高效、安全、优质的诊疗服务。

（二）智慧医院的内涵

简单地说，智慧医院是在医院利用物联网、智能等技术提供医疗服务。智慧医院是医院通过智慧化建设达到具备能够感知医院各方需求并能够进行思考、分析、探求持续提升智慧化服务能力的医院，主要内容包括智慧医疗、智慧服务、智慧管理。智慧医院是智慧化在医院建设中的具体应用：一方面体现在运用云计算、大数据等技术对医院原有的传统信息系统中的数据进行有效整合，实现医院各类信息的集成与共享；另一方面体现在运用人工智能、传感设备、物联网、移动互联网、智慧终端等技术，以智慧医院医疗系统、服务系统、管理系统和保障系统等为主干系统，实现医疗信息全面感知、医疗系统协同工作、医疗信息智慧处理、医疗服务实时有效推送。

智慧是智慧医院的核心。医院集成性 IT 系统相当于智慧医院的"大脑"，通过数据的收集与分析，为医院诊疗活动、运行的合理化提供判断与决策。智慧医院需要多个 IT 系统支持，包括医院信息系统（HIS）、电子病历系统（EMRS）、临床信息系统（CIS）、实验室信息系统（LIS）、放射信息系统（RIS）、影像归档和传输系统（PACS）、手术室麻醉信息系统（AIMS）、临床决策支持系统（CDSS）、医院运营管理系统（HRP）以及办公自动化系统（OA）等（图 19-1）。

数据是智慧医院的基础。为了保证这些分散的 IT 系统能够具有统一的"思维"，需要通过主索引系统和信息集成平台将这些 IT 系统集成起来，在医疗流程信息化再造的基础上，形成有机的医疗信息与医院运行信息收集、共享、处理机制。数据的统一、标准、准确是智慧医院形成"思维"的基础，只有形成格式合理、意义准确、传达到位的指令，才会精准地执行，才能表现出智慧。因此，智慧医院不仅需要强大的 IT 系统，同时也需要借助物联网、智能化技术，延伸其感知和执行能力，使智慧医院保持思维、感知和执行的一致性。

随着新技术的出现与技术的深入应用，智慧医院也将被赋予新的内涵。"5G ＋ AI"正赋能智慧医院建设，未来医院就是以 5G 和 AI 等新基建为支撑，以数据为驱动，以现代医学为基石，以全健康管理为主线，以临床创新为引领的智慧型、研究型医院。同时，移动互联网与医疗健康的深度融合引发医学模式发生革命性的变化。5p 医学模式，即预防性（preventive）、预测性（predictive）、个体化（personalized）、参与性（participatory）和精准医疗（precision medicine）已成为医学发展的趋势。

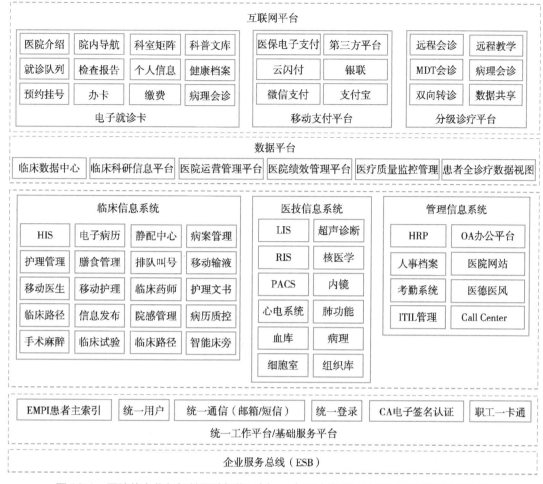

图 19-1　医院信息化与智慧医院架构示例——复旦大学附属肿瘤医院智慧医院架构图

（三）智慧医院相关概念辨析

1. 智慧医疗（smart healthcare）　源于 2009 年 1 月 28 日美国工商业会议上首次提出的"智慧地球（smart planet）"概念。智慧地球概念包含了智慧电力、智慧医疗、智慧城市、智慧交通、智慧供应链和智慧银行在内的六大领域。

智慧医疗具有互联互通、医疗协同、感知预防、便捷可及等优势特点，在医疗服务、公共卫生、卫生监管和医疗保障等方面有着广阔的应用前景，将推动医疗卫生服务模式和管理模式的深刻转变。通常意义上的智慧医疗是指运用新一代物联网、云计算等信息技术，通过感知化、物联化、智能化的方式，将与医疗卫生建设相关的物理、信息、社会和商业基础设施连接起来，并智能地满足相应医疗卫生生态圈内的需求。智慧医疗作为医药行业智能化应用的高级阶段，在概念上与数字医疗、移动医疗等概念颇有相似之处，但是其在物联网基础上施行的信息化系统集成、信息共享和智能处理等方面存在着巨大优势。

随着技术的发展、实践的深入，以及医联体、智慧医养等领域的发展，人们对于智慧医疗与智慧医院赋予了新的认识。智慧医院、区域智慧医疗和家庭自助健康监控是智慧医疗的 3 个重要组成部分。智慧医疗的建设，以智慧医院为中心。智慧医疗主要从医院的信息化应用、医院 IT 基础设施和医院室内基础设施三个方面着力，全面提升医院基础设施智慧化程度。智慧医疗的建设以高效有序的医院管理，应需而动的公共服务，无处不在的信息沟通，便捷安心的医疗氛围，可持续发展的能力为保障。

2. 数字化医院　数字化医院的概念随着时代的发展而不断充实和完善。数字化医院是指利用计算机和数字通信网络等信息技术,实现在医疗服务过程中产生的语音、图像、文字、数据、图表等信息的数字化采集、存储、阅读、复制、处理、检索和传输。同时,数字化医院是基于计算机网络技术发展,应用计算机、通信、多媒体、网络等其他信息技术,突破传统医学模式的时空限制,实现疾病的预防、保健、诊疗、护理等业务管理和行政管理的数字化运作。

数字化医院建设不只是 IT 系统的建设,而是以患者为中心,从医院核心业务出发,统一进行医院信息化改造、流程再造与建设的信息化解决方案。由于信息技术的发展无止境,医院的信息化建设也不存在终极目标。医院数字化、智慧化建设并不能与智慧医院建设画上等号。现阶段的医院信息化建设更多是对医院不同功能模块基于新技术、新设备的信息化升级,而智慧医院更加强调整体智慧表现。数字化医院是医院信息化建设的必然阶段,智慧医院是数字化医院建设的一种高级形式。

3. BIM 与智慧医院　建筑信息模型(building information modeling, BIM)概念最初由美国乔治亚理工大学的查克·爱斯特曼教授在 1975 年提出。BIM 主要是以信息技术、互联网、计算机技术为基础,能够全面收集和分析建筑工程的各项数据信息,构建三维建筑物模型,便于全面管理工程。

早期的智慧医院主要以 RFID 为基础。基于 EPCglobal、传感网络和 M2M(machine-to-machine)的体系架构,"互联网 + BIM"与智慧医院的结合将促进传统医疗业务流程的巨大变革。BIM 不仅能够提供整个医院直观的、互动的可视化界面,最重要的是它可以成为医疗信息的载体和基础数据。基于 BIM 的新一代智慧医院系统将是在 M2M 物联网体系架构基础上,发展的由应用层、网络层、感知层和数据层组成的四层体系架构的智慧医院。基于 BIM 技术、医疗信息系统与建筑信息系统间数据交互接口开发,实现"BIM +"的拓展,一体化整合应用地理信息系统(GIS)、智能化集成系统(IBMS)、系统仿真、VR、互联网、物联网、二维码、大数据、云计算、深度学习及人工智能等技术,实现"可视化、集成化、智能化"的医院综合运营管理目标。

二、国外智慧医院发展现状与趋势

目前,国外智慧医院发展态势较好的地区,主要是美国、欧洲一些国家、日本、韩国、新加坡等。AI 医疗、移动健康(mHealth)、智能医疗穿戴设备应用以及医企结合已成为趋势。

(一)美国

自 2009 年美国奥巴马政府投资 500 亿美元推进医疗信息化以来,美国借助智慧医疗产业拥有的强大的研发实力,使植入式医疗设备、大型成像诊断设备、远程诊断设备和手术机器人等智慧医疗设备的技术世界领先。2021 年,美国著名刊物《新闻周刊》评选全球 250 个最佳智慧医院,美国占绝大多数,位于明尼苏达州罗切斯特市的梅奥诊所居于首位。美国是全球最大的智慧医疗市场和头号智慧医疗强国。目前,美国移动医疗、智慧医疗市场约占据全球市场份额的 80%,同时全球 40% 以上的智慧医疗设备都产自美国。

美国 FDA 采取大量实际行动促进 RFID 的实施与推广,通过立法加强其在药物运输、销售、防伪、追踪体系的应用。此外,美国在推出物联网相关计划时,重点关注智慧医疗、智慧医院建设方面。美国医疗机构利用信息化技术向患者直接提供远程医疗服务已经成为常态化、规模化应用。美国远程医疗协会(ATA)认可的远程医疗服务已拓展到远程皮肤诊疗、远程病理诊疗、远程精神卫生服务、远程儿科等十几个专科医疗领域。为了保证服务质量、安全及有效性,ATA 颁布《远程病理实践指南》等 14 份医疗指南文件。截至 2017 年,全美已有 31 个州和华盛顿哥伦比亚特区颁布法律,赋予远程医疗在私人保险中和"面诊"一样的法律地位。

2019 年,美国各种疾病患者负担日益加重、传染病暴发、新型冠状病毒肺炎的突然大流行以及技术进步,极大地促进了智慧医院市场的发展。人工智能、机器人手术、数字成像、远程医疗、智能建筑、信息技术基础设施和电子健康记录的使用,引领医院医疗保健的发展。越来越多的智慧医院正将职能和决策与从电子病历中挖掘的数据联系起来，并利用这些数据培训临床医生和微调护理。同时，移动网络、移动设备的使用，正在促进 mHealth 的发展。克利夫兰诊所阿布扎比（CCAD）正在使用数字应用程序作为其治疗过程的一部分，以提高患者体验。入院前，患者可以使用应用程序与医务人员沟通，并完成所有入院手续。住院期间，患者可以使用智能垫获取详细的临床信息和日常治疗计划，并订购食物和其他服务。出院时，CCAD 使用移动应用程序将药物处方发送到患者当地的药店，并允许患者确认出院时间并检查账单。在昆士兰州，患者通过移动网络与设备，登录 Facebook、Netflix、昆士兰州健康应用等程序，在输入患者号码后，就可获得多种服务，包括订餐。

数据至上已成为美国医院的重心。在美国，联邦政府的美国医保与医助服务中心（CMS）构建和维护庞大的数据库，用于跟踪每一笔医疗保险报销并监控其背后的医疗行为。美国医院协会和一些专业医疗机构也拥有大规模、跨地域的病历数据库。这些客观的数据库就成为了第三方评价的最主要信息来源。随着美国医院数据的全面电子化，数据挖掘的相关技术应用已是医院评价的关键。与此同时，一些科技巨头公司也参与智慧医疗与智慧医院的发展。

（二）欧洲

近几年，德国、法国、英国、意大利、西班牙等西欧 11 国智慧医疗设备市场发展繁荣。由于老龄化社会、大批计划外移民涌入和医疗设备更新的需要，市场需求仍将继续保持增长。

德国智慧医疗产业规模仅次于美国，是欧洲最大的医疗设备生产国和出口国。柏林的一家医院向 Charite 大学的人工智能软件开发人员提供图像和诊断，以训练和验证他们用于医疗服务的系统；手术开展也受益于机器学习和其他先进技术的实施。一些智能医院已经部署了先进的成像技术，为患者准备手术前的"数字克隆"，即虚拟 3D 图像，使外科医生能够从各个角度检查患者的解剖结构，这有助于规划最佳手术方法并预测异常。

法国将数据分析和机器学习与医院的临床和研究活动相结合。其目的是确保对患者护理的个性化，提高干预的精准性和诊断的准确度，并帮助医院管理患者的流动，从而实现整体医疗保健和内部组织改进。此外，外科医生在手术室使用机器人进行泌尿科、妇科、骨科、耳鼻咽喉科、普通外科手术。诊断成像现在可以依靠黄金标准操作机器，保证详细检查与患者的辐射量最少。英国人口老龄化和社会工业化造成的疾病困扰，将使智慧医疗产业在未来几年以 8.2% 左右的速度保持快速增长。英国卫生部已启动通过物联网技术帮助人们管理自身健康的示范项目，使前沿技术能够更快应用于医疗领域，推动移动医疗成为智慧医疗产业新的发展方向。在英国布里斯托尔的纳菲尔德医院（Nuffield Health Bristol Hospital），机器人可以将厨房为患者准备的食物运至患者手中，并可以将患者的食物送去厨房加热，还可以运送各类医疗用品等。2020 年 7 月，英国 7 个城市推出了 5G 网络，不仅改善了远程医疗和虚拟现实培训的运行环境，还实现了远程手术。为了进一步提高诊疗效率，英国开发 Medic Bleep。该应用程序可以为护士每班节省 21min，为医生节省 48min，这种效率每年可以为 NHS 节省 13.5 亿英镑。为了追求更好的服务，英国医疗机构应用移动应用程序与设备，实现有效的医疗资源配置，以及以"合适的人员、合适的时间、合适的地点"为基础的实时工作负载优先级的分配。

（三）日本、韩国、新加坡

日本的信息化发展战略，将医疗健康信息技术作为重点领域。日本因为在整个无线传感器方面非常发达，为了能在全球奠定一定的智慧医疗技术基础，日本把物联网技术、无线传感技术、RFID 内嵌技术等用在智慧医疗领域的各个方面。同时，近年来陷入亏损的日本电子业巨头纷纷转型智慧医疗产业，进一步促进日本智慧医疗产业的发展。2018 年，日本政府决定在 5 年内投入 100 亿日元，以促进医院与企业在医疗 AI 方面的应用和研究。2019 年，日本建立全球首家智能医院人脸识别系统，通过患者脸部图像训练计算机识别高风险场景，不仅实现医生不在床边即可观察患者，还帮助医生判断用药量并采取及时的医疗措施。同时,日本打造人工智能医院,计划在2022年之前建立10所AI医疗示范医院,利用AI技术自动记录病例,完成磁共振检查和内镜影像诊断、血液、DNA检查及选择最佳治疗方案等,以人工智能技术来克服不断增加的医疗费、医护人员短缺以及慢性病医疗等结构问题。同时希望借助AI技术推动相关研发,促进医疗器械的出口,并提高日本医疗产业的国际竞争力。

在韩国,盆唐首尔大学医院(Seoul National University Bundang Hospital)自主开发的医疗信息系统享誉全球。韩国政府为提升医疗智能化,采取了多种有效措施。韩国三星医疗中心推出了RFID系统,以增强患者在健康筛查中心的体验。每个患者都被分配一个集成的RFID标签,系统可以自动检测患者的位置,在该位置的壁挂式面板上显示个性化信息(例如等待时间),并将进度报告发送到患者手机上,以提高医院的就诊效率。同时,韩国开发了一项创新的5G医疗服务,奠定了建立5G智慧医院的基础。计划继续发展智能患者护理和5G驱动的创新医疗实践,提高医院运营效率。

新加坡的法勒公园医院,其设计突出自然和艺术的元素,拥有700幅画和15个花园。整个医院有光纤连接,有650个WiFi接入点。医生通过与医院系统相连的平板电脑或手机为患者提供远程医疗咨询服务,医院运用医疗旅游与"医疗+酒店"相结合的方法开展医疗服务。

三、我国智慧医院的发展现状

以"患者为中心"的新医改政策的实施为医院的运营、服务质量、区域互联互通提出了挑战。按病种收费、控制公立医院费用增长、取消药品加成等医保支付方式的改革对医院运营也提出了巨大挑战。医院寻求通过智慧手段提升服务品质与运营效率。对于医院的智慧化建设需求,国家积极支持和鼓励,将医院智慧化建设列入智慧城市建设、"互联网+"等国家级发展战略中,并出台相关建设细则、评估标准。

（一）政策支持,驱动智慧医院发展

自2009年,信息化被作为新医改方案"一个目标,四梁八柱"中的一柱,史无前例地写入新医改方案之后,为了推进医疗体制的改革,指导医疗信息化发展、智慧医院的建设,国家多部委先后从医疗卫生体制改革、信息化战略、智慧医院建设方面颁布了多项文件(表19-1)。

表 19-1　医院智慧化建设相关文件筛选

时间	部门	文件
2014.08	国家发展和改革委员会	关于促进智慧城市健康发展的指导意见
2015.11	国家卫生和计划生育委员会	首批12家智慧医院试点公布
2015.11	国家卫生和计划生育委员会	《智慧医院综合评价指标(2015版)》,对智慧医院的应用及影响因素进行分析,引导医院的智慧化建设
2018.04	国家卫生健康委员会	《全国医院信息化建设标准与规范(试行)》,引导二级及以上医院"开展信息化建设"
2018.09	国家卫生健康委员会	《互联网诊疗管理办法(试行)》《互联网医院管理办法(试行)》及《远程医疗服务管理规范(试行)》
2019.03	国家卫生健康委员会	《关于印发医院智慧服务分级评估标准体系(试行)的通知》,提出建立0～5级的医疗机构智慧服务分级评估体系
2020.12	国家卫生健康委员会	《关于加强公立医院运营管理的指导意见》,指出实现智慧医疗、智慧服务、智慧管理的整体协同发展,实现事、物全场景智能
2021.03	国家卫生健康委员会	《关于进一步完善预约诊疗制度加强智慧医院建设的通知》,指导医疗机构开展智慧医院建设; 印发《医院智慧管理分级评估标准体系(试行)》,为各医院推进智慧医院建设提供了参考

目前,我国已基本形成智慧医院三大评级标准体系,即《电子病历系统功能应用水平分级评价方法及标准》《医院智慧服务分级评估标准体系(试行)》《医院智慧管理分级评估标准体系(试行)》,为智慧医院的建设与评估提供了具体指引。

（二）"诊前、诊中、诊后"一体化,就医效率、质量双提升

据统计,2018—2019年中国近60%的医院开通了基于互联网的医疗服务,涵盖预约挂号、结果查询、费用支付、轻问诊、药品送递、患者随访、慢性病管理等。其中,预约挂号、在线支付以及报告查询上线比例最高,分别达90%、77%、76%。近年来,我国互联网医院数量迅猛增长,互联网医院已成为医疗服务体系的重要组成部分。

我国医院信息技术正得到深入的应用,远程医疗、网上医院发展迅速。医院通过IT系统、App,构建"诊前、诊中、诊后"的线上线下一体化医疗服务模式。医疗机构,特别是三级医院,利用信息化手段,为患者提供从预约诊疗到诊后服务的全过程线上服务,努力做到"四个减少",即患者往返医院次数减少,在医院内的重复排队减少,门诊全程候诊时间减少,平均住院日减少。医疗机构通过应用移动医疗App,让"指尖上的医疗服务"变成现实。医务人员使用移动查房、移动医嘱、移动护理设备和智能化的动态无线监控设备,打破了医疗服务的空间限制。医务人员在诊疗过程中使用语音输入病历、综合预警提醒、智能化诊疗决策支持,极大提升了服务效率。目前,很多医院通过建立综合运营管理系统、医疗废弃物管理系统、智能被服管理系统、智能设备监控系统、智能能源管控系统等,实现了工作流程的闭环管理,提高了医院管理的科学水平。

（三）多模式、多形式发展,智慧化程度不断提升

1. **智慧医疗**　一是通过整合院内各医疗系统的数据,当诊断、病历、用药、检验、检查出现冲突时,能够实时提醒医生,减少医疗差错,医院可实现诊疗过程的综合预警提醒。二是基于大数据和人工智能技术建立决策模型,融合循证医学知识库,实现智能化诊疗决策,支持和保障医疗安全。三是将语音识别集成于电子病历系统,医生通过语音输入病历,系统识别语音实时转换为文字,提高临床诊疗效率。四是通过移动医生工作站,实现了移动查房、移动心电、移动影像等医疗应用,使医生在任何地方都可以访问本科室住院患者病历信息,利用碎片时间提高效率。

2. **智慧服务**　医院利用互联网、物联网等信息化手段,为患者提供预约诊疗、候诊提醒、就诊导航、检查结果查询、划价缴费、健康教育等服务,使医疗服务流程更便捷、更高效。医院应用信息化优化服务流程,门诊全程候诊时间大幅缩短。同时,打造融合医保全流程移动就医平台,除了"问诊、检验/检查、处置、取药治疗"需要患者在线下完成,其他各项就医环节都能在线上完成,并都有信息引导。

3. **智慧管理**　医院运用大数据技术进行内部管理,相当于配备了"智慧管家",帮助医院开展精细化管理,提高综合管理水平。通过医院综合运营管理系统,可实现药品、试剂、耗材、物品的全流程追溯,资产全生命周期管理,财务业务一体化联动,收入/付款管理,预算管理及成本核算,提高运营管理部门的协同效率,支持运营综合分析和管理决策;医疗废弃物管理系统和智能被服管理系统,都是基于物联网技术,实现对医疗废物和被服的全过程闭环操作与全过程管理;智能设备监控系统和智能能源管控系统,运用物联网传感技术,实时对医疗设备、水、电、气、暖等各类能源基础设施、设备进行监测和智能管控;智能安防系统,以视频监控图像大数据为核心,通过人脸识别等技术,及时向医院安保部门预警,有效保障患者和医务人员的人身财产安全。

目前,我国正在积极通过医院临床智慧化实践推动智慧医院的建设,未来可期。我国将建立智慧医疗、智慧服务、智慧管理"三位一体"的智慧医院:一是面向医务人员的"智慧医疗",以电子病历为核心的"智慧医疗"信息化建设,以实现电子病历、影像、检验结果等系统之间数据资料的互联互通;二是面向医院管理者的"智慧管理"后勤管理系统建设,以实现医院管理者在手机或电脑上就可

以看到全院各项设备的运转状态,以开展医院的精细化、智能化管理;三是面向患者的"智慧服务"系统建设,以实现患者用手机可以进行的预约挂号、预约诊疗、费用结算、信息提醒等服务,让患者的就医过程更加方便和快捷。

第二节　建设智慧医院的重点和技术难点

一、建设智慧医院的重点

智慧医院建设的第一个领域是面向临床医务人员,以电子病历评级为核心的智慧医疗。2010年,为规范医疗机构电子病历管理和临床使用,促进医疗机构信息化建设,卫生部印发《电子病历基本规范(试行)》。2018年,国家卫生健康委制定了《电子病历系统功能应用水平分级评价方法及标准》,将电子病历按照0~8级来管理,并提出了"所有三级医院在2019年达到分级评价3级以上,到2020年达到4级以上;所有二级医院在2020年达到3级以上"的目标。智慧医院建设的第二个领域是以患者为中心的智慧服务。2019年,国家卫生健康委发布《医院智慧服务分级评估标准体系(试行)》,将医院"智慧服务"分成0~5级,主要指医院,特别是三级医院利用互联网、物联网等信息化手段,为患者提供预约诊疗、候诊提醒、院内导航等服务,范围涵盖诊前、诊中、诊后和基础安全等就诊全流程。智慧医院建设的第三个领域是面向医院管理者的"智慧管理",同样也分成0~5级,主要指医院运用物联网、大数据等技术进行内部管理,涉及运营、科研、教学、后勤等医院运营管理的多个领域,相当于为医院配备"智能管家",促进医院精细化管理,以评促建,推动医院智慧管理的标准化。下面将就智慧医院包含的智慧医疗、智慧服务和智慧管理进行详细介绍。

(一)智慧医疗

智慧医疗面向医务人员,以电子病历为核心,运用现代化技术给患者提供更高效和便捷的医疗服务。一些比较重视信息化建设的医院,建立了全闭环临床管理系统、智能急救推车和5G超声空中诊室等内容,助力提高医疗质量,控制相对成本。智慧医疗的目标是以医、护、药、技为根本,构建以电子病历为核心的信息化体系,贯穿智慧医疗全过程,全面提升医疗效率。智慧医疗的建设方向包括医护维度,科研及教学维度,医务及质控维度。

电子病历系统应用水平是反映智慧医疗水平的重要参考,分为9个等级。每一等级的标准包括电子病历各个局部系统的要求和对医疗机构整体电子病历系统的要求。其中:0级为未形成电子病历系统,手工处理医疗过程,较少使用计算机处理业务;1级为建立了独立的医疗信息系统,用计算机系统处理基本医疗业务数据;2级实现医疗信息部门内部交换;3级实现部门间数据交换;4级为全员信息共享,支持初级医疗决策;5级实现统一数据管理,支持中级医疗决策;6级为全流程医疗数据闭环管理,支持高级医疗决策;7级实现医疗安全质量管控,区域医疗信息共享;8级为健康信息整合,医疗安全质量持续提升。新医改的核心内容就是加大建设具有系统化、制度化、规范化、程序化、标准化、信息化的智慧医疗模式。由此,智慧医疗是社会发展的迫切需求,紧跟中央出台的政策,以物联网、大数据、云计算及移动互联等技术的发展与应用为支撑而出现的新型服务载体。智慧医疗的建设为传统医疗模式的创新提供了方向性的指引,也是促进卫生事业科学发展、实现人人都能享有基本医疗卫生服务的重要保障。

智慧医疗是在原医疗基础上发展起来的,是一个医学进步的过程,经历了从传统医疗、数字医疗、信息医疗到智慧医疗的转型。数字医疗实现了医疗设备和内容的数字化录入;信息医疗实现了独立数据的信息关联;智慧医疗致力于在信息的基础上获取海量医疗信息的价值。现阶段智慧医的应用研究已取得初步成果：从发展时间上看，实现了从临床信息化向区域医疗信息化、从以疾病为中心到以患者为中心的转变，并致力于从有病治病向未病保健、从基础医疗管理到定制个性化医疗管理发展；从内容上看，智慧医疗着力于医疗物联网、医疗移动可穿戴设备、医疗专病化、医疗大数据等研究。

智慧医疗实现了更高效、便捷的医疗服务。从医务人员的角度，智慧医疗是医疗卫生领域信息化建设的更高阶段。它是一种更广泛的医疗信息化和基于生命全过程的信息化，通过物联网、云计算等技术，以及在线诊答、电子病历、远程医疗等手段，在更高阶段的信息化建设中，做到病情早知道、早诊断，对住院患者进行实时、动态监护，提高突发情况的应急处理能力等，提供更便捷、优质的服务，也提供了更公平、开放的医疗资源供给。智慧医疗的新服务模式，强调患者、医务工作者和医疗机构之间的互联互通，使得更多基层患者能就近跨地域享受更优质的服务，也使医务人员能够在分级诊疗的基础上进一步加强区域医疗联系与互动，加强和患者之间的交流，通过远程医疗、在线问答等形式扩大优质医疗资源的辐射范围，促进医疗资源、服务均等化。患者就医的目的是改善健康，医者治病为了救助患者，智慧医疗则能提供更高效、低失误的医疗保障：基于电子健康档案、RFID 技术等实现对患者的个性化管理，点对点了解患者既往史、过敏史、用药禁忌等事项；基于物联网、信息系统等技术，实现对科室和医疗器械等的信息化管理，提高科室之间的协作效率，对手术包、尖锐医疗器械、医疗垃圾等实现精准管理，降低医疗事故发生的可能性，让就医变得安全、可靠。

（二）智慧服务

智慧服务涵盖了患者诊断前、诊断中、诊断后的所有环节。智慧服务可通过"互联网+"等手段，优化诊前、诊中和诊后流程，节约等待时间，降低患者就诊成本，改善就医体验，以患者感受为出发点，提高患者满意度；患者满意度是医院服务的重要指标。2019 年 3 月 19 日，国家卫生健康委发布《医院智慧服务分级评估标准体系（试行）》，明确将对医院应用信息化为患者提供智慧服务的功能和患者感受到的效果进行分级评估，包括 5 大类、17 个评估项目，涵盖患者诊前、诊中、诊后各环节，将医院智慧服务信息系统整体应用情况划分为 0～5 级共六个等级。标准将智慧服务定义为医院针对患者的医疗服务需要，应用信息技术改善患者的就医体验，加强患者信息的互联共享，提升医疗服务智慧化水平，打造新时代服务模式。预约门诊、预约叫号系统的优化创新，有效改善了患者预约难、排队时间长等问题；移动结算系统、诊间结算系统、自助服务结算系统的普及，大大缩短了患者排队结账的时间；院外导航、院内智慧停车、院内智慧导诊、无感就诊信息推送等有效地推动相关流程的衔接，方便了患者；移动医疗、远程就诊和远程会诊系统的建设极大地提高了医疗服务质量。智慧服务建设应以患者为中心，服务于临床和患者，注重新服务，以技术、新设备为工具，扩大服务范围，优化治疗流程，让信息多跑，患者少跑腿，例如：利用自助机、移动智能终端等智能设备取代手动窗口服务，实现医院门诊全流程自助服务，使服务更加方便；利用"互联网+"技术进行诊断，将服务前和服务后延伸到移动终端，使服务摆脱时间和空间的限制；采用新技术、新设备解决医疗过程中的困难，使服务更加智能和准确。下面分别列举智慧服务在诊前、诊中、诊后全程的应用。

（1）诊前智慧服务：患者来院等待门诊的过程中，等候时间过长会影响患者满意度。同时患者对相关科室的位置并不熟悉，对现场挂号流程不熟悉，就诊环节过多，指引不够明确，导致就诊流程不流畅。医院可以通过诊前智慧服务的相关应用，实现全网分时段科室预约挂号，降低现场挂号比例，减少患者等候时间。采用统一号源管理的模式，让医院门诊挂号服务更加准确，从而缩短排队就诊的时长，改善患者就诊体验。医技预约管理系统利用互联网、移动医疗、智能算法等技术手段实现医技检查自动化预约服务，为患者安排便利的就诊日期和次序。通过应用在线智能预诊功能，患者根据提示在移动端填写基本信息，医生再对结构化问卷进行审查和补充，一键生成标准电子病历记录，提高诊疗和沟通效率，减少患者的等待时间，同时方便医生记录。通过医院导航机器人和移动终端地图指引实现医院导航工作，为患者在医院就医提供导航服务，节省患者的就医时间。

（2）诊中智慧服务：诊中智慧服务的建设可以依托医院自助机服务体系进行构建和完善。在医院各个服务点部署智能服务自助机或医疗服务机器人，实现对人工窗口排队人群的分流，减少患者在医疗过程中的排队次数和等待时间，有效解决人流拥挤问题，降低医院管理人力成本，优化门诊和急诊处理流程，最大限度地缩短等待时间，提高医疗质量和工作效率。入院无感识别签到，即患者进入医院后，医院入口的智能闸机和通道的摄像头，通过人脸识别技术快速识别患者身份、患者就诊信息等，并根据患者就诊信息，主动帮助患者完成就诊签到功能。签到成功后，发送通知消息给患者，告知患者已完成签到，可直接去诊室等待医生呼叫，并为患者提供去诊室的院内导航信息，使患者无需再去服务站或自助机排队做诊前签到、缴费等操作，极大地改善患者的就医体验。无感缴费，即在帮助患者完成签到的同时，无感就医系统会判断患者的预存余额是否满足这次就诊需要的费用：满足的话，自动帮助患者执行门诊挂号费预扣；如预存余额不足，则直接推送消息，提醒就诊卡充值缴费，无须等到就诊时才发现余额不足，节省了患者和医生的宝贵时间。医疗服务机器人可运送药品、膳食、衣物、医疗垃圾等，可以掌握识别医护人员进出隔离区域，建立信息数据库并规划路径，去任何它想去的地方，完成点对点的材料分发，对隔离和保护起到了很好的作用。医疗服务机器人可提供24h服务，无需防护设备，虽然它不能取代医务人员，但它可以帮助医务人员，使医务人员的工作更有效、更安全。

（3）诊后智慧服务：对于许多慢性病患者，出院后的干预和随访对提高治疗效果和满意度非常重要。为了及时掌握慢性病患者的病情变化，保证医疗质量，可通过建立慢性病云随访系统，为慢性病患者提供从出院到康复的跟踪管理，提高患者用药依从性，改善患者预后。患者出院后通过住院患者移动随访服务平台，可查看出院医生医嘱和用药指导，提高后续的依从性和治疗效果。

（三）智慧管理

智慧管理是利用互联网、物联网等信息技术，实现医院内部信息系统互联互通，回归价值医疗，助力提高运营效率，合理、科学控制医院运营成本的管理方式。当前医院存在科室组织复杂、人员流动性大、交通不便等问题。而医院精细化管理和运营要求要实现精益管理，精益管理需要贯穿在人、财、物、医等全过程，这样就需要打造医院智能化运营，实现医院行政后勤部门的智慧管理。目前医院的管理系统很多，包括财务、结算、物资管理等，涉及大量药品、设备、耗材、检测试剂、医疗废弃物、衣物、被服等物资的管理，甚至还包括医院后勤的水电管理。精细化成本核算和精益管理方式是医院智慧管理的重要手段。

（1）人员和绩效管理建设：医院人员及绩效管理是现代医院管理的重要组成部分。效率是工作投入产出比和工作结果的直接体现，也是工作绩效的直接反映。如何让团队或个人愿意继续提高效率，合理分配超额成果是关键。而实现医院的有效管理，最重要的是提高两组的满意度，一组是患者，另一组是为所有患者服务的员工。为了提高两组的满意度，医院必须充分利用绩效管理工具。有效的绩效管理可以引导各部门和员工提升自己，全面提高工作效率。

（2）智慧财务管理建设：基于新时代的商业模式，采用智联网、大数据、云计算、人工智能和人机交互等新技术，实现结构化和半结构化会计工作的自主数据采集、计算、处理、报告和智能修正，提供非结构化会计工作的辅助决策支持，管控财务的算法和思维逻辑，监控数字资产的安全，实时为医院的预测、管理、决策和规划提供数字展现，为内外部相关应用提供信息决策服务。智慧财务颠覆了传统业务和财务流程，打破了医患间的物理结算壁垒，为医院的运营创新变革提供新的动能。

（3）设备物资管理建设：在医疗领域，通过物联网技术，每一个医疗"事物"可以随时随地访问它需要的数据和应用程序，随时随地传输自己生成的数据。通过物联网的加持，医疗机构可以提高生产效率，提供高效、完善的服务，使真正的智慧医院成为可能。同时，电子值班巡检系统、日间手术管理系统、康复科管理系统等集成医疗管理智能平台的建设,使医疗管理更加精细化,提高医务人员换班效率,提高医疗服务质量。通过建立全院物联网平台、数据服务中台,实现全院覆盖物联网和数据交换,为医院提供各种管理和医疗服务创造了更加完善的条件。通过物联网技术的应用实现更精细化的管理,更智能化的医护人员工作环境,更高质量的患者服务。

智慧管理作为医疗服务和医院管理的重要环节,将资源进行合理整合和分配,使各部门和员工可以及时得到所需要的信息资源。智慧管理建设的重点是打通各个子系统互联互通和实现资源的统一化整合,实现医院后勤工作的开展、运行、处理、反馈和改善。2021 年 3 月,为落实《关于进一步完善预约诊疗制度加强智慧医院建设的通知》(国卫办医函〔2020〕405 号)的有关要求,指导医疗机构科学、规范开展智慧医院建设,提升医院管理精细化、智能化水平,国家卫生健康委发布《医院智慧管理分级评估标准体系(试行)》,为地方及医院推进智慧医院建设提供了参照。标准从智慧管理的功能和效果两方面进行评估,评估结果分为 0 级至 5 级。

智慧医院的核心思想是利用当前信息技术发展优势,让患者方便就诊,实现病历数据共享,解决医疗信息孤岛的问题。中国的智慧医院建设虽然起步较晚,但发展迅速。目前,中国的医疗卫生体系正从临床信息化向区域医疗卫生信息化过渡。智慧医院是智慧城市的重要组成部分;作为智慧医院的基本载体,智慧医院整体解决方案的进步、发展将推动整个智慧城市的进步、发展,同时将促进产业结构的调整升级,促进城市管理水平的进一步提高。智慧医院是宜居城市的重要基础设施,智慧医院整体解决方案通过现代移动通信技术、泛在网络和智能终端来提供医疗和公共健康服务,例如:公共卫生信息收集,患者健康数据的收集、传输、处理、融合和应用;健康信息推送,对患者的生命体征远程监控、诊断和治疗,方便患者就医。智慧医院将为市民的卫生、保健、医疗提供良好的环境条件,从而提升宜居水平。智慧医院是为政府实施的一项民心工程,智慧医院整体解决方案的完善和实施,将有效提高医疗效率和服务水平,高质量地发展公立医院,助力缓解目前医疗优质资源紧缺问题,提升本地居民的健康医疗水平,实现公立医院优质医疗资源的"共同富裕"。

二、建设智慧医院存在的问题及技术难点

目前我国智慧医院正处在快速建设阶段,也取得了很好的成效,但仍存在诸多问题,如在医院发展过程中,对信息化建设的理解不足,缺乏对信息系统的总体规划,医院信息化建设投入不足及信息化项目的重复建设等问题,具体表现如下。

(一)缺乏长期规划和顶层设计

智慧医院的建设不是简单的医院信息系统的叠加,而是一种旨在提高医疗质量、改善患者服务、促进医院管理的系统设计和资源的有机整合。目前,我国对智慧医院缺乏成熟的实践经验,传统智慧医院的建设重点是"互联网 + 医疗",即利用互联网的便捷性、效率性和可达性,实现线上线下诊疗流程,如线上预约、线上会诊、移动支付等,同时向患者推送健康教育信息。由于对标准理解和应用的偏差,医院在推进智慧医院建设的同时,很难从顶层进行整体设计。

(二)系统间缺乏统一标准及互联互通困难

系统间的互联互通也是困扰医院信息化发展的重要因素。标准落地难,无法互连,系统、数据缺乏统一性,形成了大量的"信息隔离"。目前,国内众多医院的信息系统不是由一家企业开发的,系统的升级,接口的扩展,使用系统与不同产品之间的互联、兼容性和共享还缺乏必要的基础。同时,不同地区的医疗政策也有所不同,在医院信息建设中采用了不同的系统平台,各医院的系统标准、规范、流程、方法和数据格式不同,因此信息难以统一,很容易形成技术或业务"孤岛"的信息现象。

(三)电子病历应用广度和深度不足

作为智慧医院建设的基础,国内电子病历的应用水平整体较低,存在较大的建设缺口。根据

2021年3月中国医院协会信息专业委员会（CHIMA）发布的《中国医院信息化状况调查（2019—2020年度）》，目前三级医院的功能应用普遍集中在3级、4级，三级以下医院主要在2、3级。从调查结果来看，在诊疗业务信息化建设中，临床辅助决策、院前急救和康复信息管理最为欠缺；在辅助医疗管理信息化建设中，公共卫生事件相关信息上报、卫生应急管理最为不足；在辅助医院运行管理信息化建设中，培训管理、医疗废弃物管理、基建管理信息系统建设比例最低。

（四）"云大物移智"等新技术不能与医疗场景深度融合

"云大物移智"等新技术、新基建不断地涌现，很多医院将其快速地运用于医疗的各种场景，但是医院的场景非常复杂和特殊，这些新技术往往宣传效果好，但实际落地效果并不显著，没有深度与医疗场景融合，使用一段时间后因为没有发挥真正的价值从而淡出医院的实际应用，同时也给医院带来不少困惑。

（五）智慧服务建设不足

医院注重医院信息化建设，即注重医院自身的便利性，通过提高管理效率和信息传递效率，从客观供给的角度提升患者的医疗体验。但是，只有让人们亲身体验改变，强调获得医疗服务的主观感受，才能真正为患者服务。2019年上半年，国家卫生健康委医政医管局开展了智慧服务分级评估试点工作，囊括了全国东中西部共21所医院。试点评估结果显示，在最高为5级的医院智慧服务评价中，21所医院的平均等级为1.67级，其中家庭服务、患者保障服务、服务监督3个维度得分最低，分别为0.52、1.38和1.62分。由此可见，目前我国以患者为核心的全周期智能服务尚未全面开展，诊断后服务环节尤为薄弱，诊断后随访和家庭监测服务开展较少。

（六）智慧管理总体水平不高

智慧管理作为医疗服务和医院管理的重要组成部分，合理整合和分配分散的资源，使各部门和涉及的员工及时得到所需的信息资源，加强员工间、部门间、医患间的密切沟通与配合，高效、高质地完成工作。但由于传统的粗放管理模式、滞后的管理理念和后勤工作人员的影响，目前我国医院后勤信息化关系水平明显偏低，成为智慧医院建设中的一块短板。其中，智慧后勤建设最主要的一个问题在于后勤系统彼此间不互通共享，存在信息孤岛，缺乏统一化的信息管理链，无法实现医院后勤工作的开始、运营、处理、反馈和改善的全流程信息化管理方式。

对于上述问题，首先医院要重视落实，特别是医院在技术与应用方面的投入。医院信息建设的成功取决于业务驱动的能力与水平。其次，医院信息建设需要大量的复合型和专业人才，应当培养全院人员的信息化思维，加强信息化人才培养和团队建设。在新时代背景下，创新人才培养模式，加强高素质人才的建设已成为当今智慧医院建设的基础支撑。再者，医院应该建立由一把手牵头的信息化领导工作组，以加强医院信息建设的组织工作和领导力。下设领导机构和执行机构。领导机构在信息建设中发挥着协调和监督的作用。同时还要做好以下方面内容。

1. 加强长期规划及顶层设计指导　运用系统工程方法论，以顶层设计来指导智慧医院建设，做好近、中、远期规划。从系统观念出发，强调整体性、综合性和科学性。智慧医院建设是一个融合医院管理、临床业务和信息工程等多方面逻辑的复杂过程。在建设过程中，要明确一些通用、贯彻始终的原则、路径和策略，避免医院信息化项目推进过程出现偏离轨道、收效甚微等情况。智慧医院建设的顶层设计要关注高质量的临床结果、全流程的患者服务、精细化的医院管理，以政策标准为导向，以技术创新为医院亮点突破，全方位提升医疗服务效率和质量。

2. 建立共享机制，统一标准实现互联互通　医院急需建立信息共享机制和标准化接口服务平台，发展医联体、医共体和医疗联盟，通过对区域医疗卫生信息平台的升级和改造，统一的信息标准使多系统对接，使医疗服务实现互联互通。对于第三方接入系统必须要求满足开放接口和接口标准，对接统一接口服务平台，进行接口数据的动态采样、监测、分析和管理，实现业务数据间按时、有效、安全地进行网络传输和交换,以满足区域医疗建设的需要,充分发挥卫生信息化建设的整体优势。

3. **深化电子病历智能应用** 以无纸化、智能化、闭环管理为核心,提升电子病历应用水平。电子病历数据是医院信息的核心,实现病案的无纸化管理,可以在一定程度上弥补传统纸质病案效率低、容易出错的缺陷。因此要将结构化电子病历作为智慧医院发展的基础工程,以电子病历系统应用水平分级评价工作为契机,实现临床数据的深度应用。梳理形成合理用药、输血、手术、护理、检验、检查、护理评估等知识体系,建立以知识库为核心的临床决策支持系统,将临床决策支持系统与电子病历系统相结合,在诊疗评估、医嘱录入、病历书写、静态知识调用等应用场景中为医生护士提供智能提醒、辅助决策等服务,并实现医嘱、输血、用药等环节的闭环管理。

4. **"云大物移智"新技术与医疗场景深度融合** 新的技术优势深度融合智慧医院的建设需求和功能,需要使用现代社会最先进的科学技术,这为信息系统建设提供了重要的基础,给智慧医院提供有效的技术架构支持。如云平台技术和 5G 技术,利用这两种技术可以完成智能数据采集、智能处理智能传输,使信息能够完成有效流通。云端医疗系统包括云医疗系统和医疗业务系统,通过利用物联网技术构建感知系统,以大数据技术和人工智能技术为核心,构建系统服务中台,并将其融入整个系统并均匀分布在云平台上。5G 无线通信技术是在原有无线通信技术的基础上,经过升级和创新而成;其性能和安全水平极大地提高,突破了传统无线通信技术的局限性,为用户提供如 5G 问诊、诊疗、义诊、会诊等更丰富、更优质的医疗服务。

5. **重塑患者服务体系** 以人为本的理念深深扎根于医院的信息系统中。医院信息化工程的重点也从系统建设转向"以患者为中心"的全流程、全方位服务体系的建设。为患者提供多样化、精准、主动、智能的便捷服务是医院智慧服务评级的核心。以患者为中心,重塑全流程、全方位的服务体系。全流程指在就诊时间轴上涵盖诊前、诊中、诊后各环节;全方位是指囊括线上、线下、门诊、住院,院内、院外等多方面的就诊体系。

6. **整合推动智慧管理建设** 以绩效管理、物资管理、智慧楼宇为重点,推进医院管理资源规划建设。医院资源规划(HRP)是指医院引入企业资源计划(ERP)的思想和技术,整合医院已有信息资源,"以终为始",从用户需求和运维需求出发,形成一体化的智能化管理设计思想和统一、高效、互联、信息共享的系统化医院资源管理平台。信息化发展进入物联网时代,通过电子标签标识码、无线通信技术和监控技术,实现各个建筑和产品的互联集成,实现信息识别、材料传输、智能管理和功能协调的智能化建筑。同时,建立自动化的绩效评价体系,对成本、效果和满意度进行精益管理,提高信息的处理、收集、反馈和分析的速度,最终达到集约资源、提升效能的管理目标。

7. **构建大数据科研平台** 整合临床信息和生物组学信息,构建临床大数据科研平台。信息系统建设完成后,医院积累了大量的患者临床信息和生物组学信息,这为医生的临床和科研工作提供了有效的支持。但这些业务系统产生的原始数据存在相互独立、信息复杂、利用率低的问题,需要建立统一规划的大数据平台,包括运营数据中心、临床数据中心、科研数据中心。其中科研数据中心是对相关业务系统层的原始数据按照一定的逻辑进行处理分析,转化为结构化的可用科研数据。同时,根据医院的特色和优势学科,还可建立基于特殊病种的专病数据库。科研人员通过应用层实现数据检索、病例分组、患者随访和统计功能,大大提高科研效率。虽然医疗数据为医疗活动带来了巨大的科研和应用价值,但是如何提高数据质量、保障数据安全、保护患者隐私仍是大数据科研平台应用中值得考虑的关键问题。

8. **建立医疗协作联盟** 以 5G 和区块链技术发展为契机,建立基于云互联的合作联盟。建设智慧医院的目标是打通医疗机构的信息网络,建立内外联动的医疗协同服务系统,确保患者医疗信息和服务在系统内的有效流通。5G 网络技术具备大带宽、低时延、海量连接特性,适用于远程医疗、示教、监测等场景;区块链技术具有开放性、去中心化、匿名性、不可篡改性和可追溯性等特点,可解决电子医疗数据共享的难题,实现方便、安全的医疗数据共享。两大技术为建立医疗协作联盟提供了很好的保障。

随着智慧医院建设相关优惠政策的出台,5G、移动医疗、云计算、人工智能、大数据、物联网等医药产业融合项目加快推进,智慧医院已成为支撑现代医院管理、改善患者医疗状况的重要手段,是推动医院信息化建设和高水平发展的有力举措。结合创新理念,充分利用新一代信息技术,以智慧医疗、智慧服务、智慧管理"三位一体"医院信息系统建设为核心,引领创新医院的全方位业务应用和面向高质量发展。在中国,智慧医院建设仍然是处在起步阶段。在整体规划和具体实施方面,没有现成的经验可供借鉴和学习。在实施过程中,存在信息资源共享不充分及信息安全等问题,因此,需要顶层设计智慧医院系统体系,融入标准、智慧、智能的数字化医院建设整体解决方案,通过临床实践结合医院实际,推动智慧医院高效、快速发展。

(颜鲁合　高志宏)

思 考 题

1. 分析目前国内智慧医院的发展现状和趋势,未来智慧医院将如何发展?
2. 智慧医院可分为哪三大部分? 各个部分的建设重点是什么?
3. 你认为建设智慧医院能够给患者带来哪些便利及好处?
4. 建设智慧医院存在的难点是什么? 如何解决?

第二十章

医院信息化未来发展

医院信息化发展是高质量发展卫生健康事业和全面深化医药卫生体制改革的基础和关键。随着"互联网+"行动计划的深入实施和健康中国战略的持续推进，医院需要借助信息化发展，形成以互联网为基础设施和创新要素的医院发展新形态，提高医院信息化发展与"全面推进健康中国建设"战略任务的适应度。新形势下，医院信息化将在以互联网为主的新一代信息技术、新一轮医药卫生体制改革实施与医院信息化之间渗透、融合和创新的基础上，创造医院信息化发展空间，适应"互联网+医疗"发展，推动技术进步、效率提升和组织变革，促进医疗资源数字化、网络化和智能化及其利用效率的最大化，优化医疗资源配置，推进医疗服务模式的变革和创新。

第一节　互联网医院

一、互联网医院概述

（一）基本概念

互联网医院（internet hospital）是以实体医疗机构为依托，接受线上线下一体化监管，开展互联网诊疗活动的一种新型医院模式，例如：医疗机构可以使用互联网医院作为第二名称，在实体医院基础上，运用互联网技术提供安全适宜的医疗服务，允许在线开展部分常见病、慢性病复诊；医生在掌握患者病历资料之后，允许在线开具部分常见病、慢性病处方。依托互联网医院，实体医疗机构充分应用互联网等信息技术拓展医疗服务空间和内容，构建覆盖诊前、诊中、诊后的线上线下一体化、闭环式医疗服务模式。

作为实体医疗机构的延伸，互联网医院是"互联网+医疗健康"发展所需的一种新业态，现已成为医疗卫生服务体系的重要组成部分。截至 2021 年 6 月，我国互联网医院已达 1 600 余家。互联网医院通过医疗服务模式的创新，助力解决我国医疗资源总量不足、医疗资源分布不均衡问题，最大限度地降低成本，优化服务流程，提高优质医疗资源可及性，提升医疗服务整体效率以及满足人民群众的医疗健康需求。另外，互联网医院更为医院信息化发展提供了新的方向和路径，以便提升以医疗机构为"体"、互联网为"用"的线上线下一体化服务能力，保障"医疗机构实体+互联网医院"融合发展。

（二）相关词汇

互联网医院、远程医疗服务和互联网诊疗活动均属于互联网医疗服务范畴。三者存在着密切的关系。作为"互联网+医疗健康"的基础设施，互联网医院能够提供"闭环式"互联网诊疗活动，重构线上线下医疗服务流程。远程医疗服务能够为互联网医院运行提供技术重要支撑。

1. **远程医疗服务**　主要涉及两种模式。一种模式是一方医疗机构邀请其他医疗机构，运用信息化技术,为本方诊疗患者提供技术支持的医疗活动。医疗机构之间运用信息化技术(如通信、计算机及网络技术),在一方医疗机构使用相关设备,精确控制另一方医疗机构的仪器设备(如手术机器人),直接为患者进行实时操作性的检查、诊断、治疗、手术、监护等医疗活动,并按照病历书写及保管的有关规定共同完成病历资料。病历原件由双方分别归档保存。远程医疗服务相关文书可通过传真、扫描文件及电子签名的电子文件等方式发送。另一种模式是医疗机构运用信息化技术,向医疗机构外的患者直接提供诊疗服务。其中,远程医疗服务项目包括:远程病理诊断、远程医学影像(含影像、超声、核医学、心电图、肌电图、脑电图等)诊断、远程监护、远程会诊、远程门诊、远程病例讨论等。医务人员向本医疗机构外的患者直接提供远程医疗服务的,应当经其执业注册的医疗机构同意,并使用医疗机构统一建立的信息平台为患者提供诊疗服务。上述的远程医疗应注重智能化服务能力,如对患者医学影像、病历资料等的智能化辅助功能。

2. 互联网诊疗活动   是指医疗机构利用在本机构注册的医生,通过互联网等信息技术开展部分常见病、慢性病复诊和“互联网＋”家庭医生签约服务。互联网诊疗活动应当由取得“医疗机构执业许可证”的医疗机构提供,接受准入管理(如向卫生健康行政部门提出设置和执业登记申请,明确与第三方机构合作的责权利,互联网诊疗活动与其诊疗科目相一致等)。在明确各方对医疗服务、信息安全、隐私保护等方面的责权利情况下,医疗机构可以与第三方机构合作建立互联网诊疗服务信息系统,支持互联网诊疗活动。另外,医疗机构应在遵守一定的执业规则情况下,开展互联网诊疗活动,例如:医疗机构不得对首诊患者开展互联网诊疗活动;医疗机构在线开展部分常见病、慢性病复诊时,医生应当掌握患者病历资料,确定患者在实体医疗机构明确诊断为某种或某几种常见病、慢性病后,可以针对相同诊断进行复诊;当患者出现病情变化需要医务人员亲自诊查时,医疗机构及其医务人员应当立即终止互联网诊疗活动,引导患者到实体医疗机构就诊。

（三）组织模式

互联网医院包括作为实体医疗机构第二名称的互联网医院以及依托实体医疗机构独立设置的互联网医院。实体医疗机构自行或者与第三方机构合作搭建信息平台,使用在本机构和其他医疗机构注册的医生开展互联网诊疗活动的,应当申请将互联网医院作为第二名称。另外,实体医疗机构仅使用在本机构注册的医生开展互联网诊疗活动的,可以申请将互联网医院作为第二名称。

互联网医院的命名应当符合有关规定,并满足相应要求。如实体医疗机构独立申请互联网医院作为第二名称,第二名称应当是本机构名称＋互联网医院(如北京协和医院互联网医院)。如实体医疗机构与第三方机构合作申请互联网医院作为第二名称,第二名称应当是本机构名称＋合作方识别名称＋互联网医院(如图木舒克市人民医院健客互联网医院)。对于独立设置的互联网医院,其名称应当是申请设置方识别名称＋互联网医院(如海南医云互联网医院)。

二、互联网医院信息化建设

互联网医院信息化是规范互联网诊疗行为、提高医疗服务效率、保证医疗质量和医疗安全的重要保障。互联网医院需要依据诊疗活动范畴、组织模式特点、执业规则、基本标准以及实体医疗机构信息化实际,积极推进互联网医院以及相关实体医院的信息化建设。

（一）执业规则

互联网医院应遵守一定的规则开展业务活动,保证医疗质量和医疗安全。互联网医院执业规则主要包括:技术规范和操作规程、医务人员、患者、处方、病历、信息系统与安全、分级诊疗、不良事件等方面。

1. 技术规范和操作规程   互联网医院执行由国家或行业学／协会制定的诊疗技术规范和操作规程。

2. **医务人员** 在互联网医院提供医疗服务的医生、护士应当能够在国家医师、护士电子注册系统中进行查询。互联网医院应当对医务人员进行电子实名认证。互联网医院可以通过人脸识别等人体特征识别技术加强医务人员管理。另外，第三方机构依托实体医疗机构共同建立互联网医院的，应当为实体医疗机构提供医师、药师等专业人员服务和信息技术支持服务，通过协议、合同等方式明确各方在医疗服务、信息安全、隐私保护等方面的责权利。

3. **患者** 互联网医院必须对患者进行风险提示，获得患者的知情同意。患者在实体医疗机构就诊，由接诊的医生通过互联网医院邀请其他医生进行会诊时，会诊医生可以出具诊断意见并开具处方；患者未在实体医疗机构就诊，医生只能通过互联网医院为部分常见病、慢性病患者提供复诊服务；互联网医院可以提供家庭医生签约服务。另外，在患者病情出现变化或存在其他不适宜在线诊疗服务的情况下，医生应当引导患者到实体医疗机构就诊。

4. **处方** 互联网医院应当严格遵守《处方管理办法》等处方管理规定。在线开具处方前，医生应当掌握患者病历资料，确定患者在实体医疗机构明确诊断为某种或某几种常见病、慢性病后，可以针对相同诊断的疾病在线开具处方。另外，所有在线诊断、处方必须有医生的电子签名。处方经药师审核合格后方可生效。医疗机构、药品经营企业可委托符合条件的第三方机构配送药品；不得在互联网上开具麻醉药品、精神类药品处方以及其他用药风险较高、有其他特殊管理规定的药品处方；为低龄儿童（6岁以下）开具互联网儿童用药处方时，应当确定患儿有监护人和相关专业医生陪伴。

5. **病历** 互联网医院开展互联网诊疗活动应当按照《医疗机构病历管理规定》和《电子病历基本规范（试行）》等相关文件要求，为患者建立电子病历，并按照规定进行管理。另外，患者可以在线查询检查/检验结果和资料，诊断和治疗方案，处方和医嘱等病历资料。

6. **信息系统与安全** 互联网医院信息系统按照国家有关法律法规和规定，实施第三级信息安全等级保护。另外，互联网医院应当严格执行信息安全和医疗数据保密的有关法律法规，妥善保管患者信息，不得非法买卖、泄露患者信息。在发生患者信息和医疗数据泄露时，医疗机构应当及时向主管卫生健康行政部门报告，并立即采取有效应对措施。

7. **分级诊疗** 互联网医院提供的医疗服务应当符合分级诊疗相关规定，与依托的实体医疗机构功能定位相适应。另外，城市三级医院可以通过互联网医院与偏远地区医疗机构、基层医疗卫生机构、全科医生与专科医生的数据资源共享和业务协同，促进优质医疗资源下沉。

8. **不良事件** 互联网医院如发生医疗服务不良事件和药品不良事件，按照国家有关规定上报。

（二）基本标准

作为新型的医疗机构，互联网医院需要具备一定的基本标准，主要涉及诊疗科目、科室设置、人员、信息化设备/设施、规章制度等方面。

1. **诊疗科目** 互联网医院根据开展的业务内容确定诊疗科目，不得超出所依托的实体医疗机构诊疗科目范围。

2. **科室设置** 互联网医院根据开展的业务内容，设置相应临床科室，并与所依托的实体医疗机构临床科室保持一致；必须设置医疗质量管理部门、信息技术服务与管理部门、药学服务部门。

3. **人员** 互联网医院开设的临床科室，其对应的实体医疗机构临床科室至少有1名正高级、1名副高级职称的执业医师在本机构注册（可多点执业）。互联网医院有专人负责互联网医院的医疗质量、医疗安全、电子病历的管理，提供互联网医院信息系统维护等技术服务，确保互联网医院系统稳定运行。另外，互联网医院有专职药师负责在线处方审核工作，确保业务时间至少有1名药师在岗审核处方。在药师人力资源不足时，互联网医院可通过合作方式，由具备资格的第三方机构药师进行处方审核。互联网医院的相关人员必须经过医疗卫生法律法规、医疗服务相关政策、各项规章制度、岗位职责、流程规范和应急预案的培训，确保其掌握服务流程，明确可能存在的风险。

4. 信息化设备设施 互联网医院拥有不少于 2 套服务器,用于支撑其运行;数据库服务器与应用系统服务器需划分,存放服务器的机房应当具备双路供电或紧急发电设施,存储医疗数据的服务器不得存放在境外;拥有至少 2 套开展业务的音视频通信系统(含必要的软件系统和硬件设备)。互联网医院具备高速率、高可靠的网络接入,业务使用的网络带宽不低于 10Mbps,且至少由两家宽带网络供应商提供服务。互联网医院可以接入互联网专线、虚拟专用网(VPN),保障医疗相关数据传输服务质量。互联网医院建立数据访问控制信息系统,确保系统稳定和服务全程留痕,并与实体医疗机构的 HIS、PACS/RIS、LIS 实现数据交换与共享,具备远程会诊、远程门诊、远程病理诊断、远程医学影像诊断和远程心电诊断等功能,并注重智能化服务能力(如为基层医疗机构提供影像、心电图等内容的智能化辅助服务)。另外,互联网医院的信息系统实施第三级信息安全等级保护。

5. 规章制度 互联网医院建立互联网医疗服务管理体系和相关管理制度、人员岗位职责、服务流程。规章制度应当包括:互联网医疗服务管理制度,互联网医院信息系统使用管理制度,互联网医疗质量控制和评价制度,在线处方管理制度,患者知情同意与登记制度,在线医疗文书管理制度,在线复诊患者风险评估与突发状况预防处置制度,人员培训考核制度,停电、断网、设备故障、网络信息安全等突发事件的应急预案。

(三)信息化建设

信息化是互联网医院出现和发展的核心驱动力。互联网医院信息化建设主要涉及服务信息平台、数据交换与共享平台、互联网医院信息系统等方面。

1. 服务信息平台 互联网医院提供互联网诊疗活动,主要涉及部分常见病、慢性病复诊和"互联网 +"家庭医生签约服务。因此,实体医疗机构需要自行或者与第三方机构合作搭建互联网诊疗服务信息系统,支持上述的互联网诊疗活动。平台应具有良好的包容性,支持互联网医院的"医—患—药—险"服务闭环,例如,平台可以接入医疗保险经办机构、商业医疗保险机构和所有合规的医药生产企业、经营企业、配送企业,保障其公信力。平台还要足够智能化,保障各类主体之间的交流方便快捷。另外,上述诊疗活动可以由所依托的实体医疗机构之外的其他医疗机构注册的医生开展。平台可以提供人脸识别等人体特征识别技术,以便加强医务人员管理。最后,平台应具有诊前、诊中、诊后等相关信息存储功能,保证互联网诊疗活动信息的完整性,如风险提示、知情同意、会诊邀请等信息。最后,依据互联网医院准入和监督管理的相关要求,互联网医院信息平台必须与省级互联网医疗服务监管平台对接,以便接受卫生健康行政部门与互联网医院登记机关的实时监管;同时,互联网医院信息平台内容需要接受审核管理,以便保证互联网医疗服务安全、有效、有序开展。

2. 数据交换与共享平台 互联网医院可以依托多个实体医疗机构,并与第三方机构合作,开展"闭环式"互联网诊疗活动。因此,在结合上述的诊疗活动基础上,依据基本标准的信息化设备设施,互联网医院需要建立数据访问控制信息系统,并在服务流程约束下,需要与实体医疗机构的 HIS、PACS/RIS、LIS 交换与共享数据,确保服务全程留痕、可追溯。相应地,相关实体医疗机构的数据标准化成为上述交换和共享的瓶颈问题。同时,上述的交换与共享将涉及信息安全和医疗数据保密问题。相应的,互联网医院信息化建设应当严格执行信息安全和医疗数据保密的有关法律法规,妥善保管患者信息,不得非法买卖、泄露患者信息。

3. 互联网医院信息系统 在安全与运行方面,互联网医院信息系统按照国家有关法律法规和规定,实施第三级信息安全等级保护,具有使用管理制度,能够稳定运行。在系统集成方面,互联网医院信息系统可以共享医疗机构的现有系统,降低系统复杂度和经济成本,例如:针对以单个医疗机构为依托的互联网医院,互联网医院信息系统可以包容医疗机构现有的信息系统,如接入便民服务系统,支持预约、便民结算、随访等服务,或者接入远程医疗信息系统,支持远程会诊、远程门诊、远程病理诊断、远程医学影像诊断和远程心电诊断等活动。在新增功能方面,互联网医院信息系统建设应严格依据互联网医院的执业规则、基本标准等相关要求,提供相应的功能,以便延伸医疗服务,规范互联网医院管理,保证医疗质量和医疗安全,提高医疗服务效率,例如:特殊处方(如麻醉药品、精神类药品处方以及其他用药风险较高、有其他特殊管理规定的药品处方)的审核;特殊患者用药处方开具附加条件(如6岁以下患儿监护人和相关专业医生陪伴)的确定;药品配送机构(如医疗机构、药品经营企业所委托的第三方机构)的审核;病历资料(如检查/检验结果和资料,诊断和治疗方案,处方和医嘱等)的在线查询。最后,互联网医院信息系统建设需要处理好互联网医院信息化与成员医院原有的信息系统之间的紧密关系,如现有信息安全保护等级的升级,现有信息系统接口设计与功能扩充等。

第二节　医　联　体

一、医联体概述

(一)基本概念

医疗联合体(简称医联体,medical alliance)是指根据分级诊疗制度,以城市、县域、区域间、边远贫困地区为重点,医疗资源整合而成的一种医疗机构(或专科)组织形式。医联体包括但不限于城市医疗集团(简称医疗集团)、县域医疗共同体(或称县域医疗卫生共同体,简称县域医共体或医共体)、专科联盟和远程医疗协作网。其中,城市医疗集团和县域医共体是坚持政府主导,根据区域医疗资源结构布局和群众健康需求实施网格化管理的医联体组织模式。专科联盟和远程医疗协作网是以依托学/协会等行业组织或医疗卫生机构自主组建为主,地方卫生健康行政部门和中医药主管部进行指导的医联体组织模式。

作为深化医药卫生体制改革的重要步骤和制度创新,医联体已成为调整优化医疗资源结构布局,促进医疗卫生工作重心下移和优质医疗资源下沉,提升基层服务能力的重要途径。医联体建设有利于医疗资源上下贯通,提升医疗服务体系整体效能,更好地实施分级诊疗和满足群众健康需求,推进疾病预防、治疗、管理相结合,推动医疗卫生机构发展方式由以治病为中心向以健康为中心转变,促进医疗质量同质化管理的逐步实现。

(二)相关词汇

网格是医疗集团和医共体所含医疗卫生资源的整合依据及管理单元。医联体是推动分级诊疗的重要载体。

1. **网格**　是指设区的地市和县级卫生健康行政部门根据地缘关系、人口分布、群众就医需求、医疗卫生资源分布等因素所划分出的服务区域。在资源整合方面,设区的地市和县级卫生健康行政部门整合网格内医疗卫生资源,组建由三级公立医院(或代表辖区医疗水平的医院)牵头,其他若干家医院、基层医疗卫生机构、公共卫生机构等为成员的医联体。在医联体管理方面,每个网格原则上由一个医疗集团(或医共体)负责,为网格内居民提供疾病预防、诊断、治疗、营养、康复、护理、健康管理等一体化、连续性的医疗卫生服务;其中,三级医院、妇幼保健机构、公共卫生机构和康复、护理等慢性病医疗卫生机构可以跨网格提供服务。另外,传染病、精神疾病专科医院可以被纳入医联体网格管理,以便发挥医疗资源统筹优势,带动提升区域内传染病、精神疾病救治能力。

2. **分级诊疗**　是深化医药卫生体制改革的关键举措。分级诊疗指按照疾病的轻重缓急及治疗的难易程度进行分级,通过基层首诊、双向转诊、急慢分治、上下联动,不同级别医疗机构承担不同诊疗任务的一种诊疗模式。其中,基层首诊是指常见病、多发病患者首先到基层医疗卫生机构就诊。

双向转诊是指依据双向转诊程序和转诊指导目录，不同级别、不同类别医疗机构之间的有序转诊，例如，基层医疗卫生机构为超出基层医疗卫生机构功能定位和服务能力的疾病患者提供向上转诊服务，慢性期、恢复期、稳定期患者（如急性病恢复期患者、术后恢复期患者、危重症稳定期患者等）转诊至下级医疗机构。急慢分治是指根据各级各类医疗机构急／慢性病诊疗服务功能，通过"治疗—康复—长期护理"服务链，为患者提供科学、适宜、连续性的诊疗服务，以及急危重症患者可以直接到二级以上医院就诊。上下联动是指根据不同级别、不同类别医疗机构所建立的目标明确、权责清晰的分工协作机制，以促进优质医疗资源下沉为重点，推动医疗资源合理配置和纵向流动。分级诊疗有利于以提高基层医疗服务能力为重点，以常见病、多发病、慢性病（如高血压、糖尿病、肿瘤、心脑血管疾病等）分级诊疗为突破口，完善服务网络、运行机制和激励机制，引导优质医疗资源下沉，形成科学合理的就医秩序，切实促进基本医疗卫生服务的公平性和可及性。

（三）组织模式

依据医联体的内涵，医联体的组织模式主要包括医疗集团、医共体、专科联盟、远程医疗协作网等四种基本模式以及其他模式。

1. 医疗集团　是指在设区的市级以上城市，由三级公立医院或者业务能力较强的医院牵头，联合社区卫生服务机构、护理院、专业康复机构等其他医疗机构，进行资源共享、分工协作的一种模式。在医疗集团内，以人才共享、技术支持、检查互认、处方流动、服务衔接等为纽带，促进若干医疗机构合作。

2. 医共体　是指在县域，以县级医院为龙头、乡镇卫生院为枢纽、村卫生室为基础，县乡医疗机构一体化管理，与乡村医疗机构一体化管理有效衔接而成的一体化管理组织。医共体能够充分发挥县级医院的城乡纽带作用和县域龙头作用，形成县乡村三级医疗卫生机构分工协作机制，构建三级联动的县域医疗服务体系。

3. 专科联盟　是指在跨区域情况下，根据不同区域医疗机构优势专科资源，以若干医疗机构的特色专科技术力量为支撑的专科协作组织。专科联盟有利于以专科协作为纽带，充分发挥协同网络作用，组建区域间若干特色专科联盟，形成补位发展模式，提升重大疾病救治能力。

4. 远程医疗协作网　是指面向基层、边远和欠发达地区，由公立医院向基层医疗卫生机构提供远程医疗、远程会诊、远程查房、远程教学、远程心电检查、远程监护、远程培训等服务的远程合作网络。远程医疗协作网利用信息化手段促进资源纵向流动，提高优质医疗资源可及性和医疗服务整体效率，完善"省—地市—县—乡—村"五级远程医疗服务网络。

5. 其他模式　国家级和省级公立医院除参加属地医联体外，可跨区域与若干医联体建立合作关系，组建高层次、优势互补的医联体，开展创新型协同研究、技术普及推广和人才培养，辐射带动区域医疗服务能力提升。另外，城市与农村之间可以城市三级公立医院为主体单位，在已建立的长期稳定对口支援关系基础上，通过托管区域内县级医院等多种形式组建医联体。三级公立医院可向县级医院派驻管理团队和专家团队，重点帮扶提升县级医院医疗服务能力与水平。

二、医联体成员医院信息化建设

成员医院信息化建设需要配合医联体建设与运行管理，适应基层首诊、双向转诊、急慢分治、上下联动的分级诊疗模式，提升区域协同信息化水平，满足分级诊疗、双向转诊、区域病理共享等指标的建设要求和功能内容。另外，不同等级的成员医院需要满足不同项数的功能。

（一）分级诊疗

分级诊疗信息系统按照疾病的轻、重、缓、急以及治疗的难易程度，实现基层首诊和双向转诊，以居民健康卡作为身份识别依据和信息加载传输载体，进行分级诊疗全程管理。具体功能包括：疾病分级管理、疾病信息共享、医疗服务资源管理、转诊申请、转诊审核、就诊确认、接诊处理、出院反馈、病历资料协同传输、权限管理、费用结算、统计查询、分级诊疗知识库、疾病分级分类模型等。表20-1即为分级诊疗知识库和疾病分级分类模型的功能说明。

二级医院具备8项功能，三级乙等医院具备10项功能，三级甲等医院具备12项功能。

表20-1　分级诊疗指标的主要功能说明

功能内容	功能说明
分级诊疗知识库	为分级诊疗临床决策提供支持，包括转诊指征、会诊指征、慢性病协同管理指征等
疾病分级分类模型	根据疾病编码，对各类疾病进行分类，确定疾病级别

（二）双向转诊

双向转诊信息系统支持上下级医院之间的双向转诊业务，协助下级医院实现电子化的转诊申请与审核，协助上级医院接诊、审核与转诊，对转诊流程、专家门诊预约、检查/检验预约、住院病床预约等进行统一管理。具体功能包括：专家门诊预约、检查/检验预约、住院病床预约、日间手术预约、转诊申请、转诊审核、上级医院接诊、审核与转诊、就诊确认、接诊处理、出院反馈、病历资料协同传输、统计查询、转诊流程管理等。表20-2即为患者的身份识别、信息共享及其状态跟踪的功能说明。

二级医院具备7项功能，三级乙等医院具备9项功能，三级甲等医院具备11项功能。上述功能涵盖了患者的身份识别、信息共享和状态跟踪等功能。另外，双向转诊知识库可以纳入功能内容，支持根据体征、症状等信息判断是否转诊，提升工作效率。

表20-2　双向转诊指标的主要功能说明

功能内容	功能说明
患者身份识别	通过居民身份证、居民健康卡等身份证件识别个人信息
患者信息共享	支持患者基本信息、费用信息、电子病历、检验/检查等数据在转诊医院之间及区域信息平台之间进行共享
患者状态跟踪	支持转诊患者治疗状态跟踪和提醒

（三）远程会诊

远程会诊系统利用信息化和现代通信工具，为患者完成远程病历分析、疾病诊断和治疗方案。具体功能包括：医患双方身份数字认证、会诊申请、患者病历信息采集、专家会诊、病历信息调阅、专科诊断、会诊结果下传、远程会诊相关知识库、会诊评价、示教/示范、数字音视频处理、视频压缩传输等。表20-3即为医患双方身份数字认证、患者病历信息采集、数字音视频处理和视频压缩传输的功能说明。

二级医院具备6项功能，三级乙等医院具备8项功能，三级甲等医院具备10项功能。另外，远程会诊工作量统计分析可以纳入功能内容。

表20-3　远程会诊指标的主要功能说明

功能内容	功能说明
医患双方身份数字认证	通过医生电子证照以及患者居民身份证、居民健康卡等身份证件，识别医患个人信息
患者病历信息采集	通过电子病历等信息系统共享患者临床信息
数字音视频处理	支持标准语音视频协议，支持抗干扰、抗噪声处理，支持远程语音视频交互
视频压缩传输	支持标准视频编解码协议，支持高清图像传输，高效编码传输与保存高清视频数据

（四）远程影像诊断

通过远程影像诊断系统，运用通信、计算机及网络技术，医疗机构邀请其他医疗机构，为本医疗机构诊疗患者提供远程诊断支持。具体功能包括影像诊断功能和影像数据处理两方面。其中，影像诊断功能包括远程病理诊断、远程医学影像（含影像、超声、核医学、心电图、肌电图、脑电图等）诊断等；影像数据处理功能包括影像数据采集、影像后处理分析、影像数据标准化处理、影像数据存储归档、影像数据存储管理、图像压缩、信息加密处理、信息安全管理等。表 20-4 即为影像数据处理的功能说明。

二级医院具备 2 项诊断功能，支持 3 项数据处理方式；三级乙等医院具备 3 项诊断功能，支持 4 项数据处理方式；三级甲等医院具备 4 项诊断功能，支持 5 项数据处理方式。

表 20-4　远程影像诊断指标的主要功能说明

功能内容	功能说明
影像数据采集	设备数据采集标准化，支持与医院所有的医学数字成像和通信接口设备（DICOM 和非 DICOM 接口）、影像设备的连接，实现影像数据采集
影像后处理分析	综合运用计算机图像处理技术、医学知识，将各种医学图像重组处理，得到立体仿真的医学影像
影像数据标准化处理	支持医学影像一致性输出，应用影像集成模型，确保在不同的输出和浏览环境获得一致性的观察效果，包括胶片、影像诊断工作站等
影像数据存储归档	存储模式建议采用网络附属存储（NAS）或存储区域网络（SAN）或混合模式
影像数据存储管理	实现在线、近线、离线存储
图像压缩	依据政府发布或指定的信息标准，采用无损压缩算法压缩图像
信息加密处理	支持网络传输信息加密，影像数据加密规范化处理，支持国密算法
信息安全管理	远程影像诊断和数据共享服务过程中，数据的采集、处理、存储和传输等应提供必要的安全保护机制，包括身份鉴别、访问控制、匿名化处理等

（五）区域病理共享

区域病理共享系统支持接收外来病理样本和区域范围病理检查的远程诊断，对样本物流运输全程跟踪监管。具体功能包括：病理申请，标本采集，标本处置，图像采集，标本物流跟踪与管理，登记签收，诊断报告，报告审核与实时发布，报告调阅，质量控制等。表 20-5 即为图像采集、标本物流跟踪与管理、消息通知和数据传输加密的功能说明。

二级医院具备 4 项功能，三级乙等医院具备 6 项功能，三级甲等医院具备 8 项功能。

表 20-5　区域病理共享指标的主要功能说明

功能内容	功能说明
图像采集	病理切片数字化处理，即通过全自动显微镜或病理切片扫描仪采集病理切片的高分辨率数字图像；依据国际和政府发布或指定的信息标准，采用无损压缩算法压缩图像
标本物流跟踪与管理	病理标本运输过程冷链管理
消息通知	病理诊断报告发布后，通过消息通知申请医院医生
数据传输加密	通过互联网传输影像数据时，需要采用数据加密传输，支持国密算法

（六）区域检验共享

区域检验共享系统能够实现检验标本跨机构送检管理。具体功能包括：TAT 时间管理、样本管理、物流跟踪与管理、设备数据采集、结果报告管理、发布与回传、样本物流全程监管、质量审核、生物安全管理,以及检验设备数据自动采集等。表 20-6 即为检验全过程时间管理、LIS 和检验设备间双向通信、诊断报告自动审核、双向质控条码管理、消息预警、标本全程冷链监测、消息通知和数据传输加密的功能说明。

二级医院具备 4 项功能,检验设备数据自动采集比例≥50%;三级乙等医院具备 5 项功能,检验设备数据自动采集比例≥65%;三级甲等医院具备 6 项功能,检验设备数据自动采集比例≥80%。另外,检验医嘱知识库可以纳入功能内容,用于根据检验医嘱知识库自动合并检验医嘱,实现医嘱合并。

表 20-6 区域检验共享指标的主要功能说明

功能内容	功能说明
检验全过程时间管理	标本采集、接收、运输、检测全过程关键时间节点采集和管理
LIS 和检验设备间双向通信	根据仪器扫描的条码信息系统,自动传入检验项目,检验结束后检验设备自动将结果输出到 LIS,并实现输出结果的智能转换和计算
诊断报告自动审核	根据审核规则,智能审核检验结果,检验报告调阅需经过授权
双向质控条码管理	通过条码自动识别质控品,并将质控结果数据传入质控管理系统
消息预警	出现危急值或发现不合格样本,支持危急值管理,通过消息提醒医生、护士或检验技术人员
标本全程冷链监测	使用 RFID 支持标本传输过程中的温度监控管理
消息通知	检验报告发布后,通过消息通知申请医院医生
数据传输加密	通过互联网传输数据时,需要采用数据加密传输,支持国密算法

第三节 区 块 链

一、区块链概述

(一)基本概念

1. 定义 区块链(blockchain)是按照时间顺序将数据区块相连而成的一种链式数据结构。区块是区块链的基本存储单元。在区块链中,每一个区块由区块头和区块体构成,如图 20-1 所示。区块头用于存储高度、时间戳、前一区块的哈希值、Merkle 树的根节点以及其他信息(如本区块哈希值、版本、难度等);区块体用于记录具体交易数据。高度是指当前区块与第一个区块之间的块数。时间戳是用于证明区块存入时间的字符序列,并作为区块连接顺序的依据。前一区块的哈希值被视为指向前一个区块的哈希指针,并结合时间戳,生成按照时间排序的区块链式结构。Merkle 树是用于组织区块体中所有交易数据的一种哈希树,叶节点用于存储交易数据,父节点用于存储两个子节点所含哈希值的相接值;其中,Merkle 树根节点所存的哈希值将被视为区块体中所有记录数据的数字指纹,且任何交易数据的改变均会导致根节点的哈希值变化,用于副本区块数据的一致性验证、不一致记录数据块的快速定位等,例如:通过验证 Merkle 树根节点的哈希值的一致性,发现分布式节点所获取的数据是否正确;进一步地,在不一致情况下,利用父节点和子节点的哈希值相接关系,追溯不一致的哈希值及其所对应的具体记录数据。

本质上,区块链是基于上述链式数据结构的一种共享的、分布式网络数据存储方案。一方面,在网络环境下,数据分散地存储在系统中相互联通的节点,每一个节点都有独立的、完整的数据存储。另一方面,在区块链系统中,每一个节点可以向任何一个节点写入和读取数据,参与数据的维护工作。

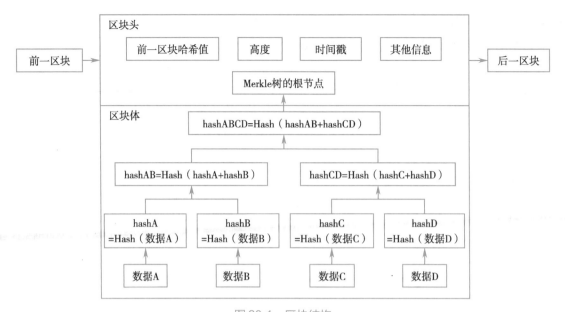

图 20-1   区块结构

注：Hash 为哈希函数；hashA 为数据 A 的哈希值。

2. **分类**   区块链分为私有链、公有链和联盟链三种类型。私有链（又称私链）是仅供单独组织内部或个人使用的区块链，即特定个人或组织（如企业、公司等）独享区块链的读写权限。私有链的数据仅供某一些特定节点的访问应用，且所有参与节点必须符合个人或组织的约定，实现节点的严格控制。公有链（又称公链）是世界上任何个人或组织都可以加入并参与数据维护的一种区块链类型。作为最广泛使用的区块链，公有链的任意节点都可以随时在区块链上读取和发送交易、参与共识、共同维护区块链，且任何节点可随时加入或脱离区块链系统。联盟链是由若干群体组织共同参与管理的区块链，介于公有链和私有链之间。每个联盟成员各自运行一个或多个节点，并在联盟成员共同协商制定的权限下，对联盟链内的数据进行操作。

（二）关键技术

区块链提供了一种去中心的基础架构和分布式计算范式。区块链以 P2P 网络为底层网络，利用块链式结构验证和存储数据，利用密码学方式保证数据传输和访问的安全，利用分布式节点的共识算法生成和同步更新数据，利用自动化脚本代码组成的智能合约操作数据。

1. **P2P（peer-to-peer，点对点）网络**   提供了去中心化、点对点的一种网络场景，又称为对等网络。P2P 网络没有中心服务器和专用工作站，彼此连接的多台计算机处于对等的地位，即针对资源、服务和内容，每一个节点具有提供者和请求者双重身份，使得所有资源、服务和内容分布在每一个节点上，并在中心服务器的介入情况下，节点之间可直接共享和交换信息。另外，P2P 网络具有动态可扩展性，任何节点的加入或退出都不会影响网络结构。

2. **密码学技术**   用于解决信息传播和访问过程所涉双方的相互信任问题，保证数据的完整性和安全性，包括非对称加密技术、哈希函数、Merkle 树等。非对称加密技术是采用两个不相同的、成对的密钥来保证数据安全和用户隐私的一种加解密方法。其中，两个密钥分别为公开密钥（简称公钥）和私有密钥（简称私钥）。公钥由私钥推导形成，用于数据的加密，且须用相匹配的私钥才能解密数据；同时，私钥签名的消息需要相匹配的公钥进行验证签名。哈希函数能够将任意长度的输入值映射成一组固定长度的输出值（哈希值）。基于密码学的哈希函数具有单向性（无法利用哈希值反推输入值）；同时，输入值的变化将导致不同的输出值。

3. **共识机制**   是指实现分布式节点对区块数据有效性达成一致决策的算法，保证在大规模、高效协作情况下所有参与节点的数据和状态的一致性与正确性。目前，主要共识机制包括：工作量证明（proof of work，PoW）、权益证明（proof of stake，PoS）、股份授权证明（delegated proof of stake，DPoS）、实用拜占庭容错（practical Byzantine fault tolerance，PBFT）等算法。以 PBFT 算法为例，共识过程包括预准备、准备和确认等三个阶段。在预准备阶段，客户端向随机选出的某一个节点（主节点）发送激活请求；主节点在收到签名请求并验证请求身份后，向其余所有节点（备份节点）发送预准备信息。在准备阶段，备份节点检验预准备消息的合法性，并在检验通过后将准备消息发送给其他节点，同时接收其他节点发送来的准备消息；节点对所收到的准备消息进行合法性检验；如果一个节点收集到了至少 2f 个来源不同的、检验通过的信息，那么该节点进入准备状态。在确认阶段中，准备状态的节点向其他节点发送提交信息；如果节点所收集到的检验成功提交信息数目 ≥2f+1（客户端所发的请求已达成全网共识），那么就返回给客户端将结果写入区块。其中，f 是失效节点数。

4.智能合约技术 是部署在区块链系统中并可以被自动触发执行的应用程序。实质上，智能合约是一种以信息化方式传播、验证和自动执行的数字化合约。智能合约用于实现一组复杂的、带有触发条件和逻辑规则的合约，能够在脱离第三方情况下进行自动的、可信的、可追踪的、不可逆转的交易。其中，合约的逻辑规则常由 IF-THEN 和 WHAT-IF 等语句实现。智能合约在由区块链系统中多个用户共同参与制定之后，通过 P2P 网络传播到每一个节点，存入区块链，并在满足预置条件时被触发激活和自动执行，完成区块链数据的操作（或触发其他合约）。另外，区块链系统将验证合约执行的结果。

二、医院信息化的区块链应用

利用区块链技术，构建全局备份、协作维护、不可篡改、可追溯、去信任的分布式网络数据存储环境，提升数据的安全性、完整性、有效性、可共享性和互操作性，促进业务的分工协作。区块链系统建设有利于转变医院信息化发展理念，拓展医疗服务、资源管理等相关系统设计与实现思路，提升医院信息化建设质量和效果。

下面从区块链的特点出发，以医疗服务范畴的电子病历系统、分级诊疗系统以及资源管理范畴的药品管理系统等为例，介绍区块链在医院信息化中的应用。

（一）去中心化与开放性

利用区块链技术，构建基于 P2P 网络的分布式存储系统，实现多节点之间数据的生成、存储、传输、验证和维护等过程。其中，每一个节点对应着一个医疗机构成员（或部门）。系统不存在中心化的设备和管理机构。例如，在基于区块链技术的分级诊疗系统中，每一个参与分级诊疗的医院作为系统的一个节点，且所有参与节点处于对等地位，具有同等权限，实现系统的去中介、多中心。

在区块链系统中，参与节点可随时加入和退出，例如，基于区块链技术的分级诊疗系统将允许新医疗机构的动态加入，有效支持异地式医疗业务协作的就医模式。对于区块链系统中所有成员，除加密信息外，其余所有信息都是公开的，每一次事务（如电子病历修改、诊疗费用支付、患者转诊、药品出库等）都是可见的，实现运行规则（如电子病历管理制度、医疗事故处理条例、分级诊疗制度、药品管理制度等）和数据操作的公开透明。

（二）匿名性与安全性

在区块链系统中，所有参与成员的信息不必公开。系统采用密码学技术，将系统成员信息进行匿名化处理，使得参与者无需公开真实身份。另外，由于参与节点之间是去信任的，因此每个参与节点都是匿名的。

利用密码学技术，保证事务不可伪造和数据不可篡改；同时，综合基于时间戳和 Merkle 树的链式数据结构，保证数据传输和访问具有可验证性和可追溯性。以电子病历系统的病历添加为例，利用病历创建的时间生成时间戳,利用哈希算法生成哈希值,利用加密算法生成受密钥保护的数据,并将时间戳、哈希值和密钥等信息存入区块中,支持病历调取、查阅、修改等过程的权限控制;其中,区块设计需要体现电子病历的组成,如病案首页区块、知情告知区块、病程记录区块、治疗处置区块等。另外,系统需要考虑诊疗过程所涉及的医院、医生、患者等多方关系以及患者信息的敏感性和不可随意篡改性,综合应用对称加密及非对称加密技术,提升权限控制能力,例如:利用对称加密的密钥进行患者病历数据的加密,并利用私钥将对称加密的密钥进行加密;之后,利用通过合法性和有效性验证的公钥获得对称加密的密钥,并利用对称加密的密钥对数据进行解密,获得患者病历数据,避免病历的肆意调阅、随意篡改等行为;其中,非对称密钥可以发布给患者,公钥向医生(或医疗机构)公开,保障病历数据操作的患者知情权和公开透明性。

利用智能合约技术,保证数据操作的公平性。根据事先达成的相关共识,签署并发布业务工作(或协作)数字化合约,实现具体的业务逻辑规则,如:电子病历系统的病历修改合约、病历添加合约等;分级诊疗系统的首诊合约、转诊合约、急慢分治合约、上下联动合约等;药品管理系统的药品购进合约、药品验收、药品调配合约、药品安全突发事件应急处理合约等。在此基础上,利用共识机制的相关算法,保证数据生成和同步更新的一致性和正确性。最后,通过共识机制、智能合约等技术的综合应用,保证系统运行的去信任特征。

第四节　物　联　网

一、物联网概述

(一)基本概念

物联网(internet of things,IOT)是通过终端信息传感设备,按照约定的协议,将物与互联网连接起来,进行信息交换和通信,实现智能化识别、定位、追踪、监控和管理的一种泛在网络。其中,信息传感设备包括射频识别、红外感应器、气体感应器、激光扫描器、全球定位系统等;物需要根据实际场景,具有唯一的识别编号、信息接收器、数据传输通路、一定的存储功能、运算处理单元、专门的应用程序等。物联网包含终端感知、网络通信和应用服务等三个核心要素,以便实时采集物体(或过程)的声、光、热、电、温度、湿度、空气、力学、化学、生物、位置等信息,并与互联网结合而形成一个巨大网络,建立物与物、物与人、人与人的泛在连接,随时随地进行信息共享、交互、分析和处理,实现物体(或过程)的感知、识别、定位、跟踪、控制和管理等功能,如实时在线监测、定位追溯、远程控制、安全防范、远程维保等。

物联网是在互联网基础上进行延伸和扩展,促进物理世界和信息世界的互联互通与无缝整合而成的一种动态的全球网络基础设施,属于国家新兴战略性产业。目前,物联网已被广泛应用于公共安全、工业控制、环境监测、智能交通、智能家居、智能医疗等领域,促进了生产生活和社会管理方式的智能化、精细化、网络化,提升了社会管理和公共服务水平。

(二)体系框架

物联网具有多层性的体系框架,自上而下分别为感知层、网络层和应用层。

1. 感知层　位于物联网体系框架的最底层,提供感知功能。感知层包括数据采集子层、短距离通信技术和协同信息处理子层。其中,数据采集子层通过传感器、条形码识读器、RFID读写器、摄像头、感应器等分布式终端感知设备,实时监测感知信息和采集数据;短距离通信技术和协同处理子层通过嵌入式系统在局部范围内分布式协同处理数据,并通过短距离传感网络接入广域承载网络和传送数据。数据协同处理用于提高信息精度,降低信息冗余度。

2. 网络层 处于物联网体系框架的中间层,是连接感知层和应用层的桥梁。网络层用于接收感知层的数据并将数据传输到应用层,接收应用层返回的指令并传递给感知层。除了以移动通信网、互联网、卫星网、广电网、行业专网等现有网络为基础,网络层还需要有线通信和无线通信相结合的融合网络,满足数据传送的无障碍、高可靠、高安全要求。

3. 应用层 处于物联网体系框架的最顶层,为物联网应用提供服务接口。应用层包括应用程序子层和终端设备子层。其中,应用程序子层用于接收网络层所传输的数据,通过信息系统进行存储、检索、分析和处理,支持实时控制、精确管理和科学决策;终端设备子层用于提供应用领域和服务支撑所涉及的人与物联网终端设备之间的交互功能,如操作、控制等。信息系统不仅需要支持物联网所涉具体应用领域的数据处理,而且需要实现跨领域之间的信息协同和共享,保障物联网应用的广度和深度。另外,针对应用功能的公用性问题,应用程序子层可以划出中间件子层。中间件子层用于封装公用性强的应用服务程序,支持多个系统之间的资源共享。

二、医院信息化的物联网应用

作为智慧医院建设的关键技术,物联网已经广泛应用于医院信息化各个环节,促进实时、准确、高效的控制和管理,如药品流通和使用、病患看护、电子病历管理、远程诊断、医疗废物追溯、健康服务、远程医学教育、远程手术指导、电子健康档案、精准医疗、资产定位管理、设备能效管理等环节的应用。

(一)应用标准

物联网技术的医院信息化应用标准主要包括患者安全、数据采集以及资产和物资管理等方面。上述内容是医院智慧服务和智慧管理的重要组成部分,有益于提升医院的医疗服务智慧化水平及其管理精细化、智能化水平,例如:使用机读标识(如 RFID 电子标签)管理消毒供应物品和重复清洗物品,记录物品发放与回收的痕迹信息,提升药品/耗材的智慧管理能力;使用传感器(如颗粒传感器、气体传感器等)对空气和环境进行监测记录,提升医院环境智慧管理和控制能力。

1. 患者安全 采用基于 RFID 电子标签的物联网应用架构,通过物联网终端设备支持在医院就诊环境下的患者业务服务应用。具体要求为:物联网终端的无障碍感应扫描,在不同业务场景下感应功率的自动调节;患者定位、身份识别、用药识别、业务监控等功能。无障碍感应扫描和感应功率自动调节能够保障患者所处场景的物联网应用适应度。患者安全的具体功能涉及了基于 RFID 系统的患者位置、自身及接触人员、使用药物、相关业务监督与控制等方面。以用药识别为例,物联网在患者所用药物的名称、服用方法等信息写入电子标签基础上,利用 RFID 系统,识别患者用药,获取相关数据,保证用药安全。

2. 数据采集 支持基于传感网络的物联网应用架构,支撑医疗环境下的各类设备的数据采集与利用。具体要求为:数据信息的加密传输;通过红外线、射频等介质进行数据传输;医疗设备的生命体征采集,大型医疗检查设备的能耗数据采集,医疗环境下的温湿度、污染颗粒数据采集等;数据采集设备的安全接入和审计。上述要求分别涉及了数据机密性传输保护、数据传输介质、数据采集范畴和采集设备管理等方面。数据采集范畴需要传感器支持,例如脉搏传感器、心率传感器、体温传感器、血压传感器、血糖传感器等用于采集生命体征数据;电压传感器、电流传感器等用于采集检查设备能耗数据;环境的温湿度、污染颗粒数据采集,包括颗粒传感器、气体传感器等用于采集污染颗粒数据,监测手术室、监护室的洁净度和病房空气质量等。

3. 资产和物资管理 采用基于传感网络的物联网应用架构,通过 RFID 电子标签实现医院资产或药品的管理。具体要求为:RFID 标签和医院资产的匹配绑定;区域内资产自动识别和盘点管理;

医院固定资产管理、特殊药品的综合管理,包括医疗设备、高值耗材、毒麻药品等物品的全生命周期管理等。

（二）应用架构

结合上述标准,物联网的医院信息化应用架构主要涉及基于 RFID 电子标签的物联网应用架构和基于传感网络的物联网应用架构;其中,基于传感网络的物联网应用架构可以分为基于无线传感器网络的物联网应用架构和基于 ZigBee 网络的物联网应用架构。

1. **基于 RFID 电子标签的物联网应用架构**　主要是利用 RFID 技术,借助 RFID 系统实现物联网应用。射频识别(radio frequency identification,RFID)技术是一种非接触式的自动识别技术。RFID 通过射频信号自动识别目标对象,获取相关数据,无需在识别系统与目标对象之间建立机械(或光学)接触。最基本的 RFID 系统由电子标签、阅读器和应用软件系统组成,如图 20-2 所示。根据能量来源的差异,电子标签分为无源(被动)标签和有源(主动)标签,具有唯一的电子编码,其中:前者体积小、有效识别距离短,需要阅读器所发送的视频信号,借助感应电流获得能量,完成信息交换,如二代身份证、患者标签等;后者体积大、有效识别距离长,需要通过外接电源供电,主动向阅读器发送信号,完成信息交换,以便满足位置、温度等实时信息获取需求,提高物品的可控性和可追溯性,如疫苗标签、血浆标签等。根据信息读写的差异,阅读器分为识读器和读写器,其中:前者读取电子标签的信息;后者能够使电子标签根据阅读器的指令,修改所存信息。以无源标签和识读器为例,RFID 系统的工作基本流程为:识读器向工作区域内的无源电子标签发送射频信号,并将标签所返回的信息发送给应用软件系统;应用软件系统进行信息分析处理,发现有用信息,激发后续控制机制。最后,RFID 系统利用物体感知功能,并通过接口与互联网连接,实现物体自动识别、物体跟踪追溯、环境感知监测、物物通信、实时控制等,形成物—物相连的分布式协同网络,支撑物联网建设。

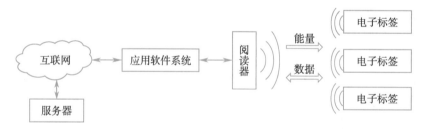

图 20-2　射频识别系统组成

2. **基于无线传感器网络的物联网应用架构**　主要是利用无线传感器网络技术,借助无线传感器网络实现物联网应用。无线传感器网络(wireless sensor networks,WSN)是由特定区域内大量的、随机分布的传感器节点组成,通过无线通信技术组织、结合而成的一种自组织网络系统。WSN 由传感器节点、汇聚节点和管理节点组成,如图 20-3 所示。传感器节点由传感、处理、无线通信和能力供应等四个模块组成,用于采集、存储、处理和传输数据,并通过自组织形式构成网络,其中:传感模块负责采集和转换监测区域内的信息;处理模块负责控制节点的操作以及存储和处理自身所生成(或其他节点所发送)的数据;无线通信模块负责与其他节点之间的通信,实现控制信息的交换和数据的收发;能力供应模块用于提供节点运行所需的能量。汇聚节点用于连接无线传感器网络与外部网络,发布管理节点的监测任务,将传感器节点所发送的数据进行存储、处理并转发至管理节点和外部网络。管理节点用于配置和动态管理 WSN 以及访问 WSN 资源,发布监测任务,收集监测数据。WSN 具有密集且大规模(可容数万个传感器节点且区域分布广)、自组织(分布式节点自动形成信息传输网络)、动态性(系统可重构)、协作性(节点间的多跳中继转发和协作发射)等突出特点。

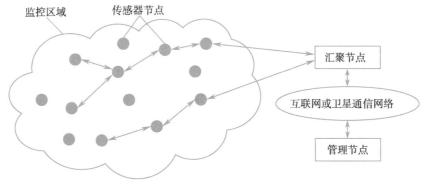

图 20-3　无线传感器网络结构

3. 基于 ZigBee 网络的物联网应用架构　主要是利用 ZigBee 技术，借助 ZigBee 系统实现物联网应用。ZigBee 技术是用于构建多设备近距离无线连接、相互协调、高可靠数据传输网络的一种无线通信技术。ZigBee 技术具有短距离（<100m）、低数据速率（<250kbit/s）、低功耗（电池供电可维持数年以上）、自组织（节点灵活加入和退出）、网络容量大（可容 65 000 个节点）、时延短（15～30ms）、低成本（协议简单）等突出特点。ZigBee 网络由协调器、路由器和终端设备等三类设备（节点）组成。其中，协调器是作为 ZigBee 网络的第一个设备，在选择可用信道和唯一网络标识符之后启动、设置、管理和控制一个 ZigBee 网络，并能够以路由器身份运行；路由器用于参与完成数据包传输的路由功能实现，并允许其他路由器（或终端设备）加入所在网络，扩展网络覆盖的物理范围；终端设备通过激活并与其他父节点协作，完成数据采集和发送。一个 ZigBee 网络中只有一个协调器。另外，ZigBee 网络包括星形、簇状和网状等三种拓扑结构，如图 20-4 所示；在星形结构中，终端设备节点直接与协调器节点进行通信；在簇状结构中，每一个节点只能与其直接相连的节点进行通信，形成单一的数据传输路径；在网状结构中，多个路由器节点之间直接通信，支持多条路径的数据传输。ZigBee 技术已广泛应用于智能医疗，例如，借助传感器和 ZigBee 网络，将传感器所采集到的血压、脉搏、体温等参数信息转发至协调器，并经协调器的处理、整合后传输至监护平台，支持远程监护。

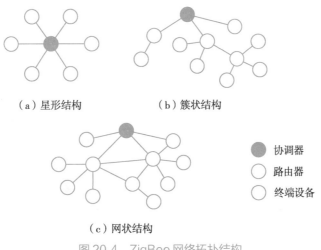

（a）星形结构　　　　（b）簇状结构

●　协调器
○　路由器
○　终端设备

（c）网状结构

图 20-4　ZigBee 网络拓扑结构

（闫朝升）

思 考 题

1. 互联网医院信息化建设的主要作用有哪些?
2. 医联体成员医院信息化建设的瓶颈有哪些?
3. 结合远程医疗系统,物联网技术该如何应用?
4. 结合运营管理系统,区块链技术该如何应用?

推荐阅读

[1] 国家卫生与计划生育委员会. 医院信息化建设应用技术指引（国卫办规划函〔2017〕1232号）

[2] 国家卫生与计划生育委员会. 医院信息平台应用功能指引（国卫办规划函〔2016〕1110号）

[3] 吴亚杰. 数字化医院[M]. 郑州：河南科学技术出版社，2015.

[4] 李兰娟，杨胜利. 现代医院信息化建设策略与实践[M]. 北京：人民卫生出版社，2019.

[5] 郭扬帆，魏书山. 医院网络安全建设指引[M]. 广州：暨南大学出版社，2019.

[6] 王韬. 医院信息化建设[M]. 北京：电子工业出版社，2017.

[7] 中国标准出版社. 中医病证分类与代码[M]. 北京：中国标准出版社，1995.

[8] 周庆利. 医院信息化实施策略与案例集[M]. 杭州：浙江大学出版社，2021.

[9] 周莲茹，黎安明，范振中. 医院信息系统建设及安全管理[M]. 北京：北京邮电大学出版社，2011.

[10] 胡建平. 医院信息系统功能设计指导[M]. 北京：人民卫生出版社，2021.

[11] 沈剑峰. 现代医院信息化建设策略与实践[M]. 北京：人民卫生出版社，2019.

[12] 张志清. 医院药事管理[M]. 北京：人民卫生出版社，2018.

[13] 李包罗. 医院管理-学信息管理分册[M]. 北京：人民卫生出版社，2011.

[14] 姚志洪. 医院信息系统理论与实践[M]. 北京：高等教育出版社，2014.

[15] 宋晓宇. 数据集成与应用集成[M]. 北京：中国水利水电出版社，2008.

[16] 张学高. 人工智能+医疗健康：应用现状及未来发展概论[M]. 北京：机械工业出版社，2019.

[17] 钱阳明，朱智明. 远程医疗与慢性病管理[M]. 北京：人民卫生出版社，2018.

[18] 叶舟，来勇臣，卢清君. 实用远程医疗技术规范与标准[M]. 北京：电子工业出版社，2019.

[19] 杭波，马计. 远程医疗服务模式创新与系统平台化技术分析研究[M]. 哈尔滨：哈尔滨工业大学出版社，2020.

[20] 李劲松，刘奇，张岩，等. 生物医学信息学[M]. 北京：人民卫生出版社，2019.

[21] 孙虹. "互联网+"时代智慧医院建设[M]. 北京：电子工业出版社，2017.

[22] 叶明全. 医学信息学[M]. 北京：科学出版社，2021.

[23] 倪语星，张祎博，糜琛蓉. 院内感染防控与管理[M]. 北京：科学出版社，2016：88-101.

[24] 邹妮，孙喆. 院内感染管理——体系与实践[M]. 上海：上海世界图书出版公司，2020：69-181.

[25] 任连仲，陈一君，郭旭，等. HIS内核设计之道——医院信息系统规划设计系统思维[M]. 北京：电子工业出版社，2021.

[26] 李小华，周毅，赵霞. 医院信息平台技术与应用[M]. 北京：人民卫生出版社，2017.

[27] 邓劲生，郑倩冰. 信息系统集成技术[M]. 北京：清华大学出版社，2012.

[28] 《智能建筑与智慧城市》编辑部. 智慧医院，未来可期[J]. 智能建筑与智慧城市，2020，9：7-12.

[29] 麦肯锡白皮书，《未来已来：智慧医院发展之路》.

[30] 华为区块链技术开发团队. 区块链技术及应用[M]. 北京：清华大学出版社，2019.

中英文名词对照索引

P2P（peer-to-peer，点对点）　306

web 服务（web service）　263

B

贝叶斯决策（Bayes decision making）　204

C

操作数据存储库（operational data store，ODS）　267

超融合架构（hyper-converged infrastructure，HCI）　273

超文本标记语言（hyper-text markup language，HTML）　17

持续数据保护（continuous data protection，CDP）　31

传输控制协议 / 网际协议（Transmission Control Protocol/Internet Protocol，TCP/IP）　12

磁盘冗余阵列（redundant array of inexpensive disks，RAID）　11

存储区域网络（storage area network，SAN）　12

D

第五代移动通信技术（5th generation mobile communication technology，5G）　15

电子病历（electronic medical record，EMR）　166

F

放射信息系统（radiology information system，RIS）　110

G

工作量证明（proof of work，PoW）　307

公共密钥基础架构（public key infrastructure，PKI）　22

股份授权证明（delegated proof of stake，DPoS）　307

光纤分布式数据接口（fiber distributed data interface，FDDI）　13

H

互联网医院（internet hospital）　297

患者主索引（master patient index，MPI）　266

J

机构级患者主索引（enterprise master patient index，EMPI）　266

基础设施服务（infrastructure as a service，IaaS）　16

基于非知识库的 CDSS（nonknowledge-based）　201

基于知识库的 CDSS（knowledge-based）　201

绩效指标（key performance indicator，KPI）　243

结构化查询语言（structured query language，SQL）　20

静脉血栓栓塞（venous thromboembolism，VTE）　184

决策树（decision tree）　205

K

开放式系统互联通信参考模型（open system interconnection reference model，OSI）　13

客户端 / 服务器（client/server，C/S）　20，180

扩展 AT 型（advanced technology extended，ATX）　10

L

临床决策支持系统（clinical decision support systems，CDSS）　200

临床数据中心（clinical data repository，CDR）　267

浏览器 / 服务器（browser/server，B/S）　20

浏览器和服务器架构（browser/server architecture，B/S）　179

M

媒体存取控制地址（media access control address，MAC）
13

美国医疗保险和医疗补助服务中心（Centers for Medicare & Medicaid Services，CMS）　167

面向服务的架构（service-oriented architecture，SOA）　263

P

平台即服务（platform as a service，PaaS）　16

Q

企业服务总线（enterprise service bus，ESB）　183，262

区块链（blockchain）　305

权益证明（proof of stake，PoS）　307

R

入侵防御系统（intrusion prevention system，IPS）　25

入侵检测系统（intrusion detection system，IDS）　29

软件即服务（software as a service，SaaS）　16

S

射频识别（radio frequency identification，RFID）　310

实用拜占庭容错（practical Byzantine fault tolerance，PBFT）　307

输入 / 输出（input/output，I/O）　10

T

通用网络文件系统（Common Internet File System，CIFS）
12

W

网络接入存储（network attached storage，NAS）　12

网络态势感知（cyberspace situation awareness，CSA）　26

网络文件系统（Network File System，NFS）　12

网络信息服务（internet information services，IIS）　18

卫生信息交换标准（Health Level Seven，HL7）　111

文件传输协议（file transfer protocol，FTP）　10

沃森肿瘤软件（Watson for Oncology，WFO）　184

无线传感器网络（wireless sensor networks，WSN）　310

物联网（internet of things，IOT）　16，308

X

下一代防火墙（next generation firewall，NG firewall）　26

相对价值比率（resource-based relative value scale，RBRVS）　244

销售终端（point of sale，POS）　18

虚拟局域网（virtual local area network，VLAN）　27

Y

医疗联合体（简称医联体，medical alliance）　301

医学数字成像和通信（digital imaging and communication in medicine，DICOM）　111

医学影像归档与传输系统（picture archiving and communications system，PACS）　110

医院服务总线（hospital service bus，HSB）　263

医院管理信息系统（hospital management information system，HMIS）　2

医院信息系统（hospital information system，HIS）　1

医院资源计划（hospital resource planning，HRP）　229

医院自助服务系统（hospital self-service system，HSS）　214

异步传输模式（asynchronous transfer mode，ATM）　13

英国国家医疗服务体系（National Health Service，NHS）　166

Z

真阳性（true positive，TP）　204

真阴性（true negative，TN）　204

支持向量机（support vector machine，SVM）　184

知识库（knowledge base）　200

直连式存储（directed attached storage，DAS）　12

中心辐射型集成（hub-and-spoke，或称星型模式）　262

中央处理器（central processing unit，CPU）　13

主数据（master data，MD）　265

主数据管理（master data management，MDM）　266

注册审批机构（registration authority，RA）　22

自然语言处理（natural language processing，NLP）　184